Jorzig/Matusiewicz (Hrsg.)

Digitale Gesundheitsanwendungen (DiGA)

Rechtliche Grundlagen, innovative Technologien und smarte Köpfe

Digitale Gesundheitsanwendungen (DiGA)

Rechtliche Grundlagen, innovative Technologien und smarte Köpfe

Herausgegeben von
Prof. Dr. Alexandra Jorzig
Prof. Dr. David Matusiewicz

mit Beiträgen von
Dr. Pamela Aidelsburger
Prof. Dr. Volker Amelung
Dr. Arne Bartol
Jeanette Baudach
Inga Bergen
Dr. Martina Bittroff
Martin Blaschka
Dr. Dorothee Brakmann
Prof. Dr. Karl Broich
Patricia Ex
Dr. Anne Sophie Geier
Natalie Gladkov
Dr. Christiane Groß
Dr. Dennis Häckl
Dr. Michael Hägele
Prof. Dr. Stefan Heinemann
Leo Hilse
Dr. Pascal Hofer
Ingo Horak
Prof. Dr. Thomas Jäschke
Alexandra Jelen
Gregor Jelen
Sophie Anne Ines Klopfenstein
Sabrina Kühn
Dr. Wiebke Löbker
Dr. Lara Maier
Pia Maier
Tobias Manner-Romberg
Dr. Filippo Martino
Dr. Andrea Mischker
Dr. Mirja Mittermaier
Tom Mühlmann
Daniel Nathrath
Laura Nelde
Frank Sarangi
Dr. Tonio Schönfelder
Mareike Schröder
David Seißler
Caroline Stellmach
Prof. Dr. Sylvia Thun
Dr. Elmar Waldschmitt
Laura Wamprecht
Prof. Dr. Jürgen Wasem
Prof. Dr. Kai Wehkamp
Marcel Weigand
Jan Wemmel
Dr. Daniel Wirth

und Interviews mit
Dr. Julian Braun
Dominik Burziwoda
Ralf Drüge
Henrik Emmert
Dr. Philip Heimann
Manuel Grahammer
Diana Heinrichs
Christoph Kaminski
Admir Kulin
Noah Lorenz
Sebastian Mansow-Model
Dr. Bernd Niethen
Adalbert Pakura
Daniela Schumacher
Farina Schurzfeld
Dr. Uso Walter

medhochzwei

Bibliografische Informationen der Deutschen Nationalbibliothek

Die Deutsche Nationalbibliothek verzeichnet diese Publikation in der Deutschen Nationalbibliografie; detaillierte bibliografische Daten sind im Internet über http://dnb.d-nb.de abrufbar.

Bei der Herstellung des Werkes haben wir uns zukunftsbewusst für umweltverträgliche und wiederverwertbare Materialien entschieden.
Der Inhalt ist auf elementar chlorfreiem Papier gedruckt.

ISBN 978-3-86216-761-6

www.medhochzwei-verlag.de

Satz: Reemers Publishing Services GmbH, Krefeld
Druck: mediaprint solutions GmbH, Paderborn
Umschlaggestaltung: Wachter Kommunikationsdesign, St. Martin
Titelbild: Shutterstock/Hilch #260768489

Geleitwort

Prof. Josef Hecken

Digitale Anwendungen gehören für einen Großteil der Menschen in Deutschland mittlerweile zum Alltag dazu. Egal ob wir arbeiten, einkaufen, uns von A nach B bewegen oder einfach nur kommunizieren. Und wir lernen täglich dazu, welche Anwendungen welchen Mehrwert haben – für wen und unter welchen Voraussetzungen. Die Gesundheitsbranche bildet da keine Ausnahme. Smarte, vernetzte Systeme und Produkte, wie die digitalen Gesundheitsanwendungen (DiGAs), haben unbestritten das Potenzial, die medizinische wie künftig auch die pflegerische Versorgung zu verbessern. Wir haben in diesem Bereich in unserem Gesundheitssystem großen Nachholbedarf, aber auch Chancen. Bei einer stark steigenden Anzahl älterer multimorbider Patientinnen und Patienten mit eingeschränkter Mobilität sowie knappen Fachpersonalressourcen in Pflege und Medizin kann gerade eine „digitale Offensive" viel bewirken. Gleichzeitig muss aber auch stets bedacht werden, dass Digitalisierung kein Wert an sich ist. Das scheinen manche Akteure gelegentlich aus dem Blick zu verlieren. Wie bei allen anderen Innovationen muss sich ihr Einsatz, wenn er von der Solidargemeinschaft der Gesetzlichen Krankenversicherung (GKV) finanziert werden soll, an Aspekten der Sicherheit, Nützlichkeit und Wirtschaftlichkeit messen lassen. Tragen DiGAs beispielsweise dazu bei, eine Behandlung zu unterstützen, Krankheitsdiagnosen sicherer zu machen oder auch Patientinnen und Patienten den Umgang mit ihrer Erkrankung zu erleichtern?

Stand Frühjahr 2021 lässt sich feststellen: Die mehr als 10 DiGAs sind – zumindest vorläufig – vom Bundesinstitut für Arzneimittel und Medizinprodukte (BfArM) zugelassen worden. Sie können z. B. bei Migräne, Tinnitus, Rückenschmerzen, Angststörungen oder Depressionen helfen und gesetzlich Versicherten von ärztlichen wie psychotherapeutischen Leistungserbringern verordnet werden. Die Kosten tragen die gesetzlichen Krankenkassen. In diesem Punkt betritt Deutschland, sonst eher nicht bekannt als Vorreiter in Sachen Digitalisierung, international gesehen Neuland. Bei allen vom BfArM gelisteten DiGAs handelt es sich ausnahmslos um Medizinprodukte niedriger Risikoklassen. Nur für sie kommt das Fast-Track-Verfahren in Frage, bei dem das BfArM innerhalb von 3 Monaten die Angaben der Hersteller u. a. zum Gebrauch, zur Sicherheit und zum Datenschutz prüft. Für die Bewertung von Medizinprodukten hoher Risikoklassen ist nach wie vor der Gemeinsame Bundesausschuss zuständig. Hier sind vor einer Einführung in die Regelversorgung im Interesse der Patientensicherheit umfassende Prüfungen auf der Basis tragfähiger Evidenz notwendig, um mögliche Chancen und Risiken sorgfältig abzuwägen. Nur so kann eine Gefahr für Patientinnen und Patienten ausgeschlossen oder zumindest minimiert werden.

Wir sehen an den bereits vorhandenen Beispielen: Digitale Medizinprodukte bieten viele Möglichkeiten, um Menschen zu helfen, selbstbestimmter mit ihrer Erkrankung umzugehen und gegebenenfalls den Krankheitsverlauf positiv zu beeinflussen. Bisher ist das erst ein kleiner Vorgeschmack dessen, was möglich ist. Digitale Medizinprodukte können einen echten Mehrwert für die Versorgung darstellen – aber wie weist man den als Hersteller nach und wie überprüft man ihn von Seiten der Zulassungsbehörden?

Die rasante Entwicklung bei digitalen Medizinprodukten stellt für all die Institutionen, die die Qualität und den Mehrwert von Innovationen beurteilen müssen, eine enorme Herausforderung dar. Vor allem, wenn aussagekräftige Studien fehlen. Gerade dann darf Schnelligkeit nicht zum alleinigen Maßstab bei der Beurteilung von neuen digitalen Technologien werden. Wir brauchen vielmehr Verfahren, die mit dem Start-up-Tempo der Produktentwicklungen mithalten können und zugleich mittelfristig aussagekräftige Daten zum Nutzen- und Schadenpotenzial liefern. Eine denkbare Option ist für mich eine anwendungsbegleitende Datenerhebung, wie wir sie seit kurzem bei der Bewertung von neuen Arzneimitteln einsetzen können: Dabei werden pharmazeutische Unternehmer verpflichtet, Daten zu ihrem neuen Arzneimittel in der klinischen Routine zu erheben und nach vorab festgelegten Fragestellungen auszuwerten. Diesen Weg der Datengewinnung aus der Versorgungsrealität, der auch Vorgaben an die verschreibenden Leistungserbringer macht, könnte ich mir bei bestimmten digitalen Medizinprodukten durchaus vorstellen. Ein nicht zu unterschätzender positiver Nebeneffekt eines solchen Vorgehens: Mediziner können die aus den Anwendungen aggregierten Daten in die Diagnostik und Behandlung einspeisen. Hier öffnet sich eine gute Datenquelle für die Versorgungsforschung und damit für die Weiterentwicklung des Gesundheitswesens insgesamt.

Je nach Branche ist die Einschätzung, was DiGAs zur „vierten industriellen Revolution" beitragen können und wie sie die Versorgung verändern werden, von Akteur zu Akteur verschieden. Dieses Buch gibt vielen Stimmen Raum: von der Krankenversicherung als Kostenträger, über die Ärzteschaft als Verordner, die die DiGAs in ihre Therapie einbauen sollen, bis zur Industrie, in deren Forschungsabteilungen bereits an der Technologie von übermorgen gearbeitet wird.

Jenseits aller Branchensichtweisen ist klar: Die Zukunft des deutschen Gesundheitswesens ist ohne den Beitrag von digitaler Technologie nicht mehr vorstellbar, egal ob wir über Prävention, Therapie oder Nachsorge reden. Ebenso sollte aber auch klar sein: Digitale Technologien unterliegen wie alle anderen Medizinprodukte,

Prozeduren und Arzneimittel gesetzlichen Vorgaben zu Sicherheit, Wirksamkeit und Wirtschaftlichkeit. Schließlich haben Qualität und Wirksamkeit aller GKV-Leistungen dem allgemein anerkannten Stand der medizinischen Erkenntnisse zu entsprechen. Hieraus folgt nicht nur ein Anspruch der Versicherten auf eine den Fortschritt abbildende Versorgung, sondern umgekehrt impliziert dies auch eine Gewährleistungsfunktion, unsichere oder nutzlose Interventionen oder Produkte nicht in die Versorgung aufzunehmen.

Berlin, Frühjahr 2021 *Prof. Josef Hecken*

Vorwort

Durch das Digitale-Versorgung-Gesetz (DVG) und die Digitale-Gesundheitsanwendungen-Verordnung (DiGAV) sind rechtliche Rahmenbedingungen geschaffen worden, um digitale Gesundheitsanwendungen (DiGA) in die Regelversorgung zu bekommen. Es bildet die Grundlage für den Leistungsanspruch der Versicherten auf Versorgung mit digitalen Gesundheitsanwendungen. Und mit der DiGAV, die auf dem DVG fußt, und dem Leitfaden des Bundesinstituts für Arzneimittel werden nun weitere Bausteine gelegt, damit die „App auf Rezept" zügig Bestandteil der Versorgung werden kann. Als DiGA wird ein Medizinprodukt bezeichnet, dessen Hauptfunktion auf einer digitalen Technologie beruht. Zur Erstattungsfähigkeit von DiGA sind positive Versorgungseffekte nachzuweisen. Soviel in Kürze zu den Rahmenbedingungen.

Wichtiger ist: DiGA sind keine theoretischen Modelle mehr, sondern verändern jetzt gerade die Versorgungsrealität des Gesundheitswesens in Deutschland. Während die einen in diesem Kontext die neue globale Vorreiterrolle Deutschlands im Gesundheitswesen feiern, sehen andere der Entwicklung aus beispielsweise der Kosten-Nutzen-Perspektive kritisch entgegen. Fest steht, dass DiGA einen Meilenstein für die Innovationsfähigkeit des Gesundheitsweses bedeutet und sicherlich im Laufe der Zeit nachgeschärft werden muss. Auch wenn DiGA einem strengen regulatorischen Prozess unterliegen, so zeigt dieses Werk doch die Verknüpfung zur Praxis auf.

Das vorliegende Opus stellt erstmalig einen umfassenden und unabhängigen Überblick zum Forschungs- und Anwendungsstand von DiGA in Deutschland dar. So haben wir die am DiGA-Prozess direkt und indirekt beteiligten Akteure eingeladen, an dem Buch zu partizipieren. Es ist für uns an der Stelle nochmal wichtig zu erwähnen, dass die Digitalisierung im Gesundheitswesen in Deutschland im Vergleich zu anderen Ländern oder gar Großmächten wie den USA oder China nur funktionieren kann, wenn wir gemeinsam an einem Strang ziehen. Das ist das neue Mindset für ein neues zukunftsfestes Gesundheitswesen. Das Buch ist auch als ein Aufschlag zum kritischen Diskurs zu sehen.

Das Werk gibt damit einen Überblick über das Themenfeld digitale Gesundheitsanwendungen und zeigt neben den Technologien vor allem auch die digitalen Köpfe hinter den Technologien auf. Nach einer Einführung in das Themenfeld werden die rechtlichen Rahmenbedingungen in kurzer Form zusammengefasst. Das Bewertungsverfahren, die Themen Datenschutz und Datensicherheit werden beschrieben und ein Ausblick auf die Versorgungsrealität gegeben. Im zweiten Teil des Buches werden die Perspektiven der einzelnen etablierten Akteure näher betrachtet – insbesondere die der Krankenversicherung als Kostenträger, der Ärzteschaft, der pharmazeutischen Industrie sowie von einschlägigen Spitzenverbänden. Im dritten Teil geht es schließlich um die Evaluation und die Effekte auf die Versorgung. Im darauffolgenden Teil wird ein Einblick in die Welt der Daten und ihre Verwendung gegeben. In letzten Teil des Buches geht es schließlich um Start-ups und die digitalen Köpfe hinter den Technologien, die in Form von Interviews Einblicke in ihre digitalen Gesundheitsanwendungen geben.

Das Buch wendet sich wegen seiner für die gesamte Gesundheitsbranche zukunftsrelevanten Thematik an einen breiten Leserkreis: u. a. an Gründer, Entrepreneure und Investoren in der Digital Health Branche, an Entscheider, Führungskräfte und Fachexperten aus allen Bereichen des Gesundheitswesens, an Hochschulen und Studierende sowie an die Gesundheitspolitik und Institutionen.

Lasst uns gemeinsam das Gesundheitswesen digitaler werden lassen!

Virtuell, Januar 2021

Prof. Dr. Alexandra Jorzig
Prof. Dr. David Matusiewicz

Inhaltsverzeichnis

I Einführung und Überblick

Beitrag 1

Digitale-Versorgung-Gesetz (DVG)

Frank Sarangi

Abstract: Das Gesetz für eine bessere Versorgung durch Digitalisierung und Innovation vom 9.12.2019 (DVG) ist am 19.12.2019 in Kraft getreten. Es soll die Digitalisierung im Gesundheitswesen maßgeblich vorantreiben und als Katalysator dienen. Herzstücke des DVG sind die Implementierung von digitalen Gesundheitsanwendungen, das Verzeichnis für digitale Gesundheitsanwendungen sowie die Möglichkeit des Market-Access für Startups auf dem Weg der Finanzierung durch die gesetzliche Krankenversicherung. Demographischer Wandel, medizinische Fortschritte sowie steigende Gesundheitsausgaben bei verknappten Personalressourcen lassen den Anspruch einer guten medizinischen Versorgung der Bevölkerung für das Gesundheitssystem zu einer Herausforderung werden. Für die Sicherstellung einer gleichbleibend guten Versorgung bedarf es langfristiger Strategien. Diese betreffen sowohl eine effiziente, kostengünstige, sachliche und personelle Versorgung als auch eine Weiterentwicklung des digitalen medizinischen Standards. Digitale Entwicklungen im Gesundheitswesen machten 2017 ein weltweites Marktvolumen von 25,4 Milliarden US-Dollar aus. Für das Jahr 2020 wird ein Volumen von 233,4 Milliarden US-Dollar prognostiziert (Jorzig/Sarangi 2020).

1 Allgemeines zum DVG

Sowohl die Digitalisierung an sich als auch die Implementierung innovativer Versorgungsstrukturen stellen eine große Chance für eine bessere Gesundheitsversorgung in Deutschland dar. Nach Ansicht von Bundesgesundheitsminister Jens Spahn war das aktuelle Gesundheitssystem (also vor dem Inkrafttreten des DVG) unter den rechtlichen Rahmenbedingungen bei der Implementierung digitaler Lösungen und neuer innovativer Formen der Zusammenarbeit nur eingeschränkt adaptiv und agil. Das DVG will also Verbesserungspotenziale, die aktuell nicht genutzt werden, aufgreifen und schneller der Regelversorgung zuführen.

Konkret sieht das Gesetz u. a. vor, dass Versicherte einen Rechtsanspruch auf digitale Gesundheitsanwendungen (z. B. Medical Apps) erhalten. Darüber hinaus soll die Telematikinfrastruktur durch Einbinden weiterer Gesundheitsberufe ausgebaut werden. Ein weiterer wesentlicher Punkt des DVG sind Start-ups und deren Eintritt in den deutschen Gesundheitsmarkt. Das Gesetz ermöglicht Start-ups eine spezielle finanzielle Förderung und sieht diese als treibenden Innovator der digitalen Zukunft an. Durch das DVG entsteht für die Verwaltung ein Erfüllungsaufwand von ca. 500.000 Euro jährlich. Für den Aufbau und Betrieb der organisatorischen und technischen Verbindungsstellen und den grenzüberschreitenden Austausch von Gesundheitsdaten entstehen in der GKV einmalige Kosten von ca. 15 Millionen Euro und weitere Kosten in Höhe von ca. 2 Millionen Euro. Im Rahmen der Fortführung und Weiterentwicklung der Förderung über den Innovationsfonds entsteht ein weiterer Erfüllungsaufwand, der allerdings vollständig von den jährlich durch die GKV zur Verfügung gestellten Mitteln in Höhe von 200 Millionen Euro gedeckt ist. Für die private Krankenversicherung wurde mit einem jährlichen Erfüllungsaufwand in Höhe von einmalig 1,5 Millionen Euro sowie 200.000 Euro jährlich kalkuliert.

Um das Ziel einer schnellen Digitalisierung und einer Aufnahme von digitalen Gesundheitsanwendungen in die Regelversorgung zu realisieren, hat das DVG das Verzeichnis für digitale Gesundheitsanwendungen mit § 139e SGB V aufgenommen. Die Vorschrift regelt, welche Voraussetzungen digitale Gesundheitsanwendungen erfüllen müssen, um in die Regelversorgung zu Lasten der gesetzlichen Krankenversicherung aufgenommen zu werden.

2 Digitale Gesundheitsanwendungen

Mit dem DVG wurde § 33a SGB V eingeführt. Die Vorschrift regelt als Novum die Aufnahme von digitalen Gesundheitsanwendungen in den Leistungskatalog der gesetzlichen Krankenversicherung. Die Norm lautet auszugsweise:

§ 33a Digitale Gesundheitsanwendungen

(1) Versicherte haben Anspruch auf Versorgung mit Medizinprodukten niedriger Risikoklasse, deren Hauptfunktion wesentlich auf digitalen Technologien beruht und die dazu bestimmt sind, bei den Versicherten oder in der Versorgung durch Leistungserbringer die Erkennung, Überwachung, Behandlung oder Linderung von Krankheiten oder die Erkennung, Behandlung, Linderung oder Kompensierung von Verletzungen oder Behinderungen zu unterstützen (digitale Gesundheitsanwendungen). Der Anspruch umfasst nur solche digitalen Gesundheitsanwendungen, die

1. vom Bundesinstitut für Arzneimittel und Medizinprodukte in das Verzeichnis für digitale Gesundheitsanwendungen nach § 139e aufgenommen wurden und
2. entweder nach Verordnung des behandelnden Arztes oder mit Genehmigung der Krankenkasse angewendet werden. [...]
3. (2) Medizinprodukte mit niedriger Risikoklasse nach Absatz 1 Satz 1 sind solche, die der Risikoklasse I oder IIa [...] zugeordnet und als solche bereits in den Verkehr gebracht sind.

Digitale Gesundheitsanwendungen werden in § 33a Abs. 1 SGB V legal definiert. Die Definition umfasst sowohl eine reine Software als auch auf anderen digitalen Technologien basierende Medizinprodukte mit gesundheitsbezogener Zweckbestimmung und einem geringen Risikopotenzial. Digitale Gesundheitsanwendungen unterscheiden sich durch ihre Eigenschaften ganz wesentlich von den bisher auf dem Markt befindlichen Untersuchungs- und Behandlungsmethoden. Wesentliche Unterschiede sind ein schneller Innovations- und Entwicklungszyklus, eine hohe Individualisierung, ein digitaler Charakter, eine modulare Erweiterbarkeit und ein geringes Risikopotenzial. Zu digitalen Gesundheitsanwendungen zählen in erster Linie Medical Apps, Software sowie weitere Produkte, deren Hauptfunktion auf digitalen Technologien beruht. Es müssen indes solche Produkte sein, deren Zweckbestimmung gesundheitsbezogen ist und die ein geringes Risikopotential aufweisen. Die Definition stellt schwerpunktmäßig darauf ab, dass die *„Hauptfunktion wesentlich auf digitalen Technologien beruht"*. Stand-Alone-Software zählt bereits per se dazu. Aber nicht nur digitale und rein softwarebasierte, sondern vielmehr auch physisch fassbare Produkte, die eine digitale bzw. softwaregestützte Hauptfunktion haben, fallen unter die Definition der digitalen Gesundheitsanwendungen (Braun 2019).

Essenziell für die Einordnung als digitale Gesundheitsanwendung ist bei jedem physischen Medizinprodukt, dass die wesentliche Hauptfunktion des Produkts durch digitale Technologie dargestellt wird. Die Hauptfunktion des Medizinprodukts muss beim Einsatz durch die Versicherten, bei der Interaktion des Versicherten mit dem Leistungserbringer oder der Interaktion mit weiteren Medizinprodukten durch digitale Technologien umgesetzt sein (Braun 2019). Dienen digitale Technologien lediglich der Ergänzung oder Steuerung anderer Medizinprodukte, so fehlt es an der maßgeblichen *„wesentlichen"* Hauptfunktion und die betreffenden Medizinprodukte unterfallen nicht dem Begriff der digitalen Gesundheitsanwendung (BT-Drucks. 19/13438, 44).

Neben dieser Hauptfunktion ergibt sich eine Einschränkung auch aus der Risikoklassifizierung des jeweiligen Medizinprodukts. Digitale Gesundheitsanwendungen unterfallen nur dann dem Anwendungsbereich von § 33a SGB V, wenn sie Medizinprodukte *„niedriger Risikoklasse“* sind.

3 Exkurs Medical Device Regulation

Nach § M33 Abs. 2 SGB V fallen hierunter solche Medizinprodukte, die bereits unter der MDR (Medical Device Regulation, EU-Medizinprodukteverordnung 2017, 745; ABl. Nr. L117 vom 5.5.2017, S. 1) zertifiziert wurden und durch diese Zertifizierung in die Risikoklassen I oder II fallen. Diese Einordnung bedeutet im Umkehrschluss, dass sämtliche Medizinprodukte höherer Risikoklasse eben nicht von dem neuen § 33a SGB V erfasst werden.

Für die Bewertung und Einordnung entscheidend ist, dass Medizinprodukte mit niedriger Risikoklasse solche sind, die der Risikoklasse I oder IIa der MDR zugeordnet und als solche bereits in den Verkehr gebracht sind. Medizinprodukte mit niedriger Risikoklasse sind aber auch Medizinprodukte der Risikoklasse IIa, die aufgrund der Übergangsbestimmungen in Artikel 120 Abs. 3 und Abs. 4 MDR bereits in den Verkehr gebracht wurden oder – als letzte Einordung – Medizinprodukte der Risikoklasse I, die aufgrund unionsrechtlicher Vorschriften verkehrsfähig bleiben und im Verkehr sind. Konkret handelt es sich dabei um eine gültige Bescheinigung nach der Medizinproduktrichtlinie 93/42/EWG.

Das geltende Medizinprodukterecht wird durch die MDR im Jahr 2021 umfangreiche Änderungen erfahren. Gemäß Art. 1 Abs. 1 MDR regelt die Verordnung das Inverkehrbringen, die Bereitstellung auf dem Markt und die Inbetriebnahme von für den menschlichen Gebrauch bestimmten Medizinprodukten und deren Zubehör. Durch den Rat der europäischen Union wurde die MDR zwischenzeitlich berichtigt. Herstellern von Medizinprodukten der Risikoklasse I wurde nunmehr durch Art. 120 MDR ein längerer Übergangszeitraum und eine Schonfrist eingeräumt.

Art. 120 Abs. 3 MDR bestimmt nun, dass Medizinprodukte (also auch digitale Gesundheitsanwendungen), die nach der bisherigen Medizinprodukterichtlinie 93/42/EWG in die Risikokategorie I eingestuft wurden, und für die durch die MDR auch ein entsprechendes Konformitätsbewertungsverfahren vorgesehen ist, bis zum 26.5.2024 in den Verkehr gebracht oder in Betrieb genommen werden können. Erforderlich ist dafür allerdings, dass bis zum 26.5.2024 eine entsprechende EU-Konformitätserklärung erstellt wurde und dass seit diesem Zeitraum an dem Produkt keine wesentliche Änderung oder Auslegung der Zweckbestimmung geändert wird.

Software erfüllt unter Hinzutreten weiterer Voraussetzungen regelmäßig die Anforderungen an eine digitale Gesundheitsanwendung. Art. 2 Nr. 1 MDR qualifiziert Software ausdrücklich als Medizinprodukt. Die Norm lautet:

Für die Zwecke dieser Verordnung gelten folgende Begriffsbestimmungen:

1. „Medizinprodukt" bezeichnet ein Instrument, einen Apparat, ein Gerät, eine Software, ein Implantat, ein Reagenz, ein Material oder einen anderen Gegenstand, das dem Hersteller zufolge für Menschen bestimmt ist und allein oder in Kombination einen oder mehrere der folgenden spezifischen medizinischen Zwecke erfüllen soll:

- Diagnose, Verhütung, Überwachung, Vorhersage, Prognose, Behandlung oder Linderung von Krankheiten,
- Diagnose, Überwachung, Behandlung, Linderung von oder Kompensierung von Verletzungen oder Behinderungen,
- Untersuchung, Ersatz oder Veränderung der Anatomie oder eines physiologischen oder pathologischen Vorgangs oder Zustands,
- Gewinnung von Informationen durch die In-vitro-Untersuchung von aus dem menschlichen Körper – auch aus Organ-, Blut- und Gewebespenden – stammenden Proben

und dessen bestimmungsgemäße Hauptwirkung im oder am menschlichen Körper weder durch pharmakologische oder immunologische Mittel noch metabolisch erreicht wird, dessen Wirkungsweise aber durch solche Mittel unterstützt werden kann.

Die MDR ordnet digitale Gesundheitsanwendungen, die Medical Apps sind, extensiver als Medizinprodukt ein. Anhang I, Kapitel 2 Nr. 17 MDR stellt grundlegende Anforderungen an die Auslegung und Herstellung von Medizinprodukten. Nach Anhang I, Kapitel 2 Ziffer 17.2. MDR muss die Software entsprechend dem Stand der Technik entwickelt und hergestellt sein, wobei die Grundsätze des Software-Lebenszyklus, des Risikomanagements einschließlich der Informationssicherheit, der Verifizierung und der Validierung zu berücksichtigen sind. Die Vorschrift lautet:

17.2. Bei Produkten, zu deren Bestandteilen Software gehört, oder bei Produkten in Form einer Software, wird die Software entsprechend dem Stand der Technik entwickelt und hergestellt, wobei die Grundsätze des Software-Lebenszyklus, des Risikomanagements einschließlich der Informationssicherheit, der Verifizierung und der Validierung zu berücksichtigen sind.

Die MDR klassifiziert etwa Medical Apps (typische digitale Gesundheitsanwendung) in die Risikoklassen von Medizinprodukten ein. Hierbei sind Anhang VIII, Kapitel 3, Ziffer 4 sowie Ziffer 4.1, Regel 1 und Ziffer 6.3, Regel 11 entscheidungserheblich. Die Regelungen lauten wie folgt:

4. Nicht-invasive Produkte

4.1. Regel 1

Alle nicht-invasiven Produkte gehören zur Klasse I, es sei denn, es findet eine der folgenden Regeln Anwendung. [...]

6.3. Regel 11

Software, die dazu bestimmt ist, Informationen zu liefern, die zu Entscheidungen für diagnostische oder therapeutische Zwecke herangezogen werden, gehören zur Klasse IIa, es sei denn, diese Entscheidungen haben Auswirkungen, die Folgendes verursachen können:

- den Tod oder eine irreversible Verschlechterung des Gesundheitszustandes einer Person;

in diesem Fall wird sie der Klasse III zugeordnet oder

- eine schwerwiegende Verschlechterung des Gesundheitszustandes einer Person oder einen chirurgischen Eingriff; in diesem Fall wird sie der Klasse II zugeordnet.

Lediglich Software, die für die Kontrolle von physiologischen Prozessen bestimmt ist, gehört zur Klasse IIa, es sei denn, sie ist für die Kontrolle von vitalen physiologischen Parametern bestimmt, wobei die Art der Anwendung dieser Parameter zu einer unmittelbaren Gefahr für den Patienten führen könnte; in diesem Fall wird sie der Klasse IIb zugeordnet. Sämtliche andere Software wird der Klasse I zugeordnet.

4 Verzeichnis für digitale Gesundheitsanwendungen

Um den finalen Schritt in die Regelversorgung zu nehmen, wurde durch das DVG § 139e SGB V geschaffen. Die Vorschrift lautet in ihrem wesentlichen Inhalt wie folgt:

§ 139e Verzeichnis für digitale Gesundheitsanwendungen; Verordnungsermächtigung

(1) Das Bundesinstitut für Arzneimittel und Medizinprodukte führt ein Verzeichnis erstattungsfähiger digitaler Gesundheitsanwendungen nach § 33a. Das Verzeichnis ist nach Gruppen von digitalen Gesundheitsanwendungen zu strukturieren, die in ihren Funktionen und Anwendungsbereichen vergleichbar sind. Das Verzeichnis und seine Änderungen sind vom Bundesinstitut für Arzneimittel und Medizinprodukte im Bundesanzeiger bekannt zu machen und im Internet zu veröffentlichen.

(2) Die Aufnahme in das Verzeichnis erfolgt auf elektronischen Antrag des Herstellers beim Bundesinstitut für Arzneimittel und Medizinprodukte. Der Hersteller hat dem Antrag Nachweise darüber beizufügen, dass die digitale Gesundheitsanwendung

1. den Anforderungen an Sicherheit, Funktionstauglichkeit und Qualität des Medizinproduktes entspricht,

2. den Anforderungen an den Datenschutz entspricht und die Datensicherheit nach dem Stand der Technik gewährleistet ist und

3. positive Versorgungseffekte aufweist. [...]

(3) Das Bundesinstitut für Arzneimittel und Medizinprodukte entscheidet über den Antrag des Herstellers innerhalb von drei Monaten nach Eingang der vollständigen Antragsunterlagen durch Bescheid. Die Entscheidung umfasst auch die Bestimmung der ärztlichen Leistungen, die zur Versorgung mit der jeweiligen digitalen Gesundheitsanwendung erforderlich sind. [...]

Voraussetzungen für die Aufnahme in das Verzeichnis für digitale Gesundheitsanwendungen sind drei Punkte:

1. Die digitale Gesundheitsanwendung muss bestimmte Anwendungen an Sicherheit, Funktionstauglichkeit und Qualität erfüllen.
2. Es müssen bestimmte Anforderungen an den Datenschutz und die Datensicherheit nach dem Stand der Technik gewährleistet werden.
3. Die digitale Gesundheitsanwendung muss einen positiven Versorgungseffekt aufweisen.

§ 139e Abs. 9 SGB V sieht vor, dass das Verzeichnis für digitale Gesundheitsanwendungen und dessen Inhalt sowie die Voraussetzungen der erforderlichen Aufnahmenachweise durch Rechtsverordnung zu regeln sind. Dies ist geschehen. Die Details der Aufnahme in das Verzeichnis für digitale Gesundheitsanwendungen regelt die Digitale-Gesundheitsanwendungen-Verordnung (DiGAV).

Neben den formalen Antragsvoraussetzungen ist für die Aufnahme entscheidend, dass die jeweilige digitale Gesundheitsanwendung *„positive Versorgungseffekte“* aufweist. Daneben muss eine digitale Gesundheitsanwendung bestimmte Mindeststandards im Hinblick auf Datenschutz und Datensicherheit erfüllen. Weiter werden Mindeststandards an Sicherheit, Funktionstauglichkeit und Qualität des Medizinproduktes verlangt.

Für die Aufnahme unerheblich ist, ob es sich bei der digitalen Gesundheitsanwendung um eine Untersuchungs- oder Behandlungsmethode im Sinne von § 135 SGB V handelt. Das zuständige Bundesinstitut für Arzneimittel und Medizinprodukte (BfArM) prüft aber dennoch, ob die digitale Gesundheitsanwendung Leistungen enthält, die nach der vorbenannten Norm und dem dritten Kapitel des SGB V ausgeschlossen sind oder über die der Gemeinsame Bundesausschuss bereits eine ablehnende Entscheidung getroffen hat (Braun 2019).

Positive Versorgungseffekte im Sinne der vorbenannten Vorschriften sind entweder ein medizinischer Nutzen oder patientenrelevante Verfahrens- und Strukturverbesserungen in der Versorgung. Der Begriff des medizinischen Nutzens wird nach § 14 Abs. 2 DiGAV als patientenrelevanter therapeutischer Effekt bezeichnet, und zwar in Bezug auf die Verbesserung des Gesundheitszustands, der Verkürzung einer Krankheitsdauer, der Verlängerung des Überlebens oder einer Verbesserung der Lebensqualität.

Die Vorschrift stellt also auf die Definition für die Bewertung von Arzneimittel als patientenrelevante Effekte ab. Patientenrelevante Verfahrens- und Strukturverbesserungen sind nach § 14 Abs. 3 DiGAV im Rahmen der Erkennung, Überwachung, Behandlung oder Linderung von Krankheiten oder der Erkennung, Behandlung, Linderung oder Kompensierung von Verletzungen oder Behinderungen ausgerichtet. Sie zielen auf eine Unterstützung des Gesundheitshandelns der Patienten oder eine Integration der Abläufe zwischen Patient und Leistungserbringer ab.

Erfasst werden folgende Bereiche:

1. Koordination der Behandlungsabläufe,
2. Ausrichtung der Behandlung an Leitlinien und Standards,
3. Adhärenz,
4. Erleichterung des Zugangs zur Versorgung,
5. Patientensicherheit,
6. Gesundheitskompetenz,
7. Patientensouveränität,
8. Bewältigung krankheitsbedingter Schwierigkeiten im Alltag oder
9. die Reduzierung der therapiebedingten Aufwände und Belastungen des Patienten und seiner Angehörigen

Die patientenrelevanten Strukturen und Verfahrensverbesserungen gehen also davon aus, dass digitale Gesundheitsanwendungen die notwendigen Rahmenbedingungen schaffen können, um die Rolle der Patientinnen und Patienten in der Versorgung zu stärken und ihre Stellung durch Information, Mitwirkung und Mitentscheidung zu verbessern. Im Ergebnis sollen patientenrelevante Strukturen und Verfahrensverbesserungen also die Compliance des Patienten insgesamt optimieren. Konkret können patientenrelevante Verfahrens- und Strukturverbesserungen wie folgt aussehen.

Die Interaktion zwischen Patient und Leistungserbringer kann durch eine optimierten Kommunikationsablauf oder eine besser organisierte Therapieplanung aufgegriffen werden. Durch digitale Gesundheitsanwendungen können etwa ein durch Arzt und Patient gemeinsam verabredetes Behandlungs- und Therapieziel umgesetzt werden. Diese Adhärenz setzt die aktive Mitwirkung des Patienten (eben die Compliance) voraus. Digitale Gesundheitsanwendungen können aber auch eine patientenrelevante Verfahrens- und Strukturverbesserung ermöglichen, indem sie durch telemedizinische Anwendungen den Zugang zur Versorgung verbessern und einen gleichwertigen und guten Zugang zu Gesundheitsleistungen, unabhängig vom Wohnort, unterstützen. Durch bestimmte Erinnerungs- und Warnfunktionen können Patientensicherheit und Gesundheitskompetenz gefördert werden.

Der Nachweis, dass eine digitale Gesundheitsanwendung einen positiven Versorgungseffekt aufweist, kann nur für eine definierte Patientengruppe oder definierte Patientengruppen gelingen. Der Hersteller hat diese auch zu benennen. Nur für eine solche Patientengruppe ist die digitale Gesundheitsanwendung dann auch im Falle der Listung verordnungsfähig. Die medizinische Zweckbestimmung des Herstellers für eine digitale Gesundheitsanwendung determiniert zugleich die möglichen Einsatzgebiete der digitalen Gesundheitsanwendung. Der nachzuweisende positive Versorgungseffekt muss also innerhalb dieser Einsatzgebiete angesiedelt sein, damit die digitale Gesundheitsanwendung in das hiesige Verzeichnis aufgenommen werden kann.

Für die Verordnungsfähigkeit ist eine definierte Patientengruppe anzugeben. Es wird gefordert, dass die Definition und Eingrenzung dieser Patientengruppe anhand einer oder mehrerer Indikationen nach ICD-10-GN erfolgt. 3- als auch 4-stellige Angaben sind hier allerdings zulässig. Dadurch kann etwa unterschieden werden, ob grundsätzlich alle Typ-1-Diabetiker zur Zielgruppe der digitalen Gesundheitsanwendung gehören oder ob die positiven Versorgungseffekte nur für Typ-1-Diabetiker nachgewiesen werden sollen.

Nach § 16 Abs. 1 DIGAV führt der Hersteller den Nachweis der positiven Versorgungseffekte mittels einer vergleichenden Studie. Im Rahmen vergleichender Studien soll aufgezeigt werden, dass eine Verbesserung erreicht werden kann gegenüber der Behandlung ohne Einsatz einer digitalen Gesundheitsanwendung. Der Nachweis kann im Nachweis eines therapeutischen Effekts oder auch den Nachweis einer patientenrelevanten Verfahrens- und Strukturverbesserung liegen. Die Studiendurchführung wird auf das Gebiet der europäischen Union begrenzt, und zwar mit dem Hintergrund, dass die Versorgungssituation in Deutschland wesentlich vergleichbar ist, sodass die Studienergebnisse demensprechend aussagekräftig sind.

5 Das Fast-Track-Verfahren

§ 139e Abs. 3 SGB V bestimmt ausdrücklich, dass das zuständige BfArM über den Antrag eines Herstellers zur Aufnahme in das Verzeichnis für digitale Gesundheitsanwendungen binnen drei Monaten nach Eingang der vollständigen Antragsunterlagen durch Bescheid entscheiden muss. Um diesem zeitlichen Rahmen gerecht zu werden, hat das BfArM ein Fast-Track-Verfahren für digitale Gesundheitsanwendungen etabliert. Kern des Verfahrens sind die Prüfung der Herstellerangaben zu den geforderten Produkteigenschaften sowie der Nachweis des positiven Versorgungseffekts. Über das Fast-Track-Verfahren soll die Unterstützung des Gesundheitszustands der Patientinnen und Patienten sowie die Integration der Prozesse von Leistungserbringern in den Mittelpunkt rücken und zu einer zügigen Erstattungsfähigkeit von Produkten zu Lasten der GKV gewährleistet werden (BfArM 2020). Das Fast-Track-Verfahren geht von der Grundannahme aus, dass digitale Anwendungen sicher und auch leicht zu nutzen sein müssen, wenn sie erfolgreich in der Gesundheitsversorgung etabliert werden sollen. Das Verfahren zielt damit auf einen Brückenschlag zwischen Datenschutz und Informationssicherheit sowie Nutzerfreundlichkeit und Leistungsfähigkeit ab (BfArM 2020).

Das gesamte Antragsverfahren erfolgt ausschließlich über das Antragsportal des BfArM. Einzureichen sind der Antrag auf Aufnahme in das Verzeichnis, die Unterlagen zum Ablauf der Erprobungsphase zur endgültigen Aufnahme oder die Beantragung einer Verlängerung der Erprobungszeit. Aber auch wesentliche Produktveränderungen nach § 18 bzw. § 19 DiGAV sind über das Antragsportal des BfArM möglich. Das Antragsverfahren beginnt damit, dass der Hersteller die entsprechende Aufnahme und das Formular elektronisch übermittelt. Das BfArM führt zunächst eine vollständige Eingangsprüfung durch, mit der die formale Vollständigkeit der eingereichten Unterlagen und Nachweise geprüft werden. Der Antragsteller erhält binnen 14 Tagen eine Antwort des BfArM. Mit dem Tag des Eingangs der vollständigen Unterlagen beim BfArM beginnt die gesetzlich vorgesehene maximale dreimonatige Bewertungszeit des Antrags durch das BfArM. Stellt das BfArM allerdings im Rahmen der Prüfung der Eingangsunterlagen fest, dass diese unvollständig sind, so fordert es den Antragsteller auf, den Antrag innerhalb einer Frist von bis zu drei Monaten zu ergänzen und die Änderungen über das Antragsportal einzureichen. Hieraus folgt logischerweise, dass die vom Gesetz vorgesehene Zeit von drei Monaten dann nicht fix eingehalten wird, sondern sich durchaus auf einen längeren Zeitraum ab Eingang der vollständigen Antragsunterlagen erstrecken kann.

6 Vergütungsbeträge für digitale Gesundheitsanwendungen

Die Vergütung der Hersteller digitaler Gesundheitsanwendungen ist in § 134 SGB V geregelt. Die Vorschrift lautet auszugsweise:

§ 134 Vereinbarung zwischen dem Spitzenverband Bund der Krankenkassen und den Herstellern digitaler Gesundheitsanwendungen über Vergütungsbeträge; Verordnungsermächtigung.

(1) Der Spitzenverband Bund der Krankenkassen vereinbart mit den Herstellern digitaler Gesundheitsanwendungen mit Wirkung für alle Krankenkassen Vergütungsbeträge für digitale Gesundheitsanwendungen. Die Vergütungsbeträge gelten nach dem ersten Jahr nach Aufnahme der jeweiligen digitalen Gesundheitsanwendung in das Verzeichnis für digitale Gesundheitsanwendungen nach § 139e. Gegenstand der Vereinbarungen sollen auch erfolgsabhängige Preisbestandteile sein. Der Hersteller übermittelt dem Spitzenverband Bund der Krankenkassen:

1. die Nachweise nach § 139e Abs. 2 und die Ergebnisse einer Erprobung nach § 139e Abs. 4 sowie
2. die Angaben zur Höhe des tatsächlichen Vergütungsbetrags bei Abgabe an Selbstzahler und in andere europäische Länder.

[...]

(2) Kommt eine Vereinbarung nach Abs. 1 nicht innerhalb eines Jahres nach Aufnahme der jeweiligen digitalen Gesundheitsanwendungen in das Verzeichnis für digitale Gesundheitsanwendungen nach § 139e zustande, setzt die Schiedsstelle nach Abs. 3 innerhalb von drei Monaten die Vergütungsbeträge fest. [...] Frühestens ein Jahr nach Festsetzung der Vergütungsbeträge durch die Schiedsstelle können Vertragsparteien eine neue Vereinbarung über die Vergütungsbeträge nach Abs. 1 schließen.

(3) Der Spitzenverband Bund der Krankenkassen und die für die Wahrnehmung der wirtschaftlichen Interessen gebildeten maßgeblichen Spitzenorganisationen der Hersteller von digitalen Gesundheitsanwendungen auf Bundesebene bilden eine gemeinsame Schiedsstelle. [...]

(4) Bis zur Festlegung der Vergütungsbeträge nach Abs. 1 gelten die tatsächlichen Preise der Hersteller von digitalen Gesundheitsanwendungen.

Digitale Gesundheitsanwendungen werden im ersten Jahr grundsätzlich nach dem herstellerseits festgelegten Abgabepreis von den Krankenkassen vergütet. Dieser Zeitraum ist sachgerecht, da es sich dabei regelmäßig um den Zeitraum handelt, in dem die Erprobung und Evaluation der digitalen Gesundheitsanwendungen nach vorläufiger Aufnahme in das Verzeichnis für digitale Gesundheitsanwendungen beim BfArM erfolgt. Da erst nach Ablauf des Jahres effektive Erkenntnisse gewonnen werden können, sind die Preise im Anschluss daran nach einheitlichen kollektivvertraglichen Regelungen für die Preisfindung zu vereinbaren oder festzusetzen. Die primär bestehende freie Preisgestaltung der Hersteller wird hierbei eingeschränkt. Es bleibt dem Hersteller aber unbenommen, einen höheren Abgabepreis zu verlangen, der durch den Versicherten über den festgelegten Höchstbeitrag hinaus selbst zu tragen wäre.

Die Norm bezweckt, einen wirtschaftlich angemessenen Finanzierungsrahmen für die gesetzliche Krankenkasse sicherzustellen. Aus diesem Grund sieht die Vorschrift vor, dass der GKV-Spitzenverband mit den für die Wahrnehmung der wirtschaftlichen Interessen maßgeblichen Spitzenverbänden der Hersteller für digitale Gesundheitsanwendungen auf Bundesebene eine Rahmenvereinbarung zur einheitlichen Ermittlung der tatsächlichen Abgabepreise der Hersteller zu treffen hat. Darin müssen ausdrücklich die von den Herstellern zu übermittelnden Preisinformationen und deren datentechnische Erhebung geregelt werden.

7 Zukunftsausblick

Mit dem DVG hat der Gesetzgeber ein dynamisches Vehikel für die Digitalisierung im Gesundheitssektor geschaffen. Seit Oktober 2020 sind die ersten beiden Medical Apps als „*App auf Rezept*“ beim BfArM gelistet und werden in der Regelversorgung verordnet. Aktuell zeichnet sich beim Bundesministerium für Gesundheit ab, dass noch vor der Bundestagswahl im Jahr 2021 ein weiteres Gesetz zur Weiterentwicklung der Digitalisierung im Gesundheitssektor folgen soll. Teile der Eckpunkte des Digitalisierungsgesetzes sind schon bekannt:

- Telemedizin wird gestärkt. Die Videosprechstunde wird anteilig auf die Praxiszeiten der sprechstundenfreien Zeit angerechnet. Heilmittelerbringer und Hebammen sollen ebenfalls Videosprechstunden anbieten können.
- Digitale Gesundheitsanwendungen: Die Erprobungszeiten für Anwendungen sollen flexibilisiert werden.
- Telematikinfrastruktur: Die grenzüberschreitende Patientenversorgung soll gestärkt werden. Heilmittelerbringer und die PKV sollen in die Telematikinfrastruktur eingebunden werden.

Es zeigt sich also auch für die Zukunft, dass Digitale Gesundheitsanwendungen einen wesentlichen Fokus in der medizinischen Versorgung einnehmen werden.

Literatur

Braun, J.: Die Versorgung mit digitalen Gesundheitsanwendungen nach den Regelungen des Digitale-Versorgung-Gesetz. In: GesR 2012, 2019.

Bundesinstitut für Arzneimittel und Medizinprodukte: Das Fast Track Verfahren für digitale Gesundheitsanwendungen nach § 139e SGB V. Ein Leitfaden für Hersteller, Leistungserbringer und Anwender. 2020. Online: https://www.bfarm.de/SharedDocs/Downloads/DE/Service/Beratungsverfahren/DiGA-Leitfaden.pdf?__blob=publicationFile [abgerufen am 10.11.2020]

Jorzig, A./Sarangi, F.: Digitalisierung im Gesundheitswesen – ein kompakter Streifzug durch Recht, Technik und Ethik. Berlin 2020.

Pohl, J.: Zugang digitaler Gesundheitslösungen in die Regelversorgung? In: MPR 2019/4, S. 127.

Verordnung (EU) 2017/745 des Europäischen Parlaments und des Rates vom 5.4.2017 über Medizinprodukte zur Änderung der Richtlinie 2091/83/EG, der Verordnung (EG) Nummer 178/2002 und der Verordnung (EG) Nummer 1223/2009 und zur Aufhebung der Richtlinie 90/385/EWG und 93/42/EWG des Rates.

Beitrag 2

Verordnung aus Herstellersicht

Dr. Pascal Hofer

Abstract: Der Beitrag erläutert mit konkretem Praxisbezug, wie eine App zur Digitalen Gesundheitsanwendung wird. Die Aufnahme in das DiGA-Verzeichnis beim Bundesinstitut für Arzneimittel und Medizinprodukte ist dabei alles andere als ein Selbstläufer und bedarf einer intensiven und rechtlich versierten Vorbereitung. Idealerweise erfolgt schon die Konzeption der App bzw. der Software-Lösung als *DiGA by Design*. Die rechtlichen Stolpersteine mit einer Schwerpunktsetzung im Rahmen der Anforderungen an Datenschutz und Datensicherheit und an den Nachweis positiver Versorgungseffekte werden beschrieben und praxisnah kommentiert.

1 Einführung

Häufig besteht aus Herstellersicht, insbesondere bei global agierenden Unternehmen, eine bereits bestehende bzw. unter globalen Vorgaben gefertigte digitale Gesundheitslösung. Zwar erfahren diese Anwendungen eine lokale Anpassung, man denke an die Übersetzung der App und etwaige Modifikation der Nutzungsbedingungen und der Datenschutzerklärung. Diese Apps sind jedoch alles andere als eine *DiGA by Design*. Basis ist im Allgemeinen ein in geographischer, inhaltlicher und technischer Hinsicht global intendiertes Produkt, das sich so für eine möglichst einfache und damit skalierbare Verbreitung über App-Stores eignet. Selten werden solche Gesundheitsanwendungen von vornherein speziell für einen Markt gestaltet. Vor diesem Hintergrund erzeugen die Anforderungen an DiGAs für die meisten Hersteller einen signifikanten Anpassungsbedarf an der bestehenden Lösung: Im besten Fall müssen nur Randthemen, wie die Schnittstelle zu den Krankenkassen zur technischen Implementierung des sozialrechtlich vorgesehenen Sachleistungsprinzips, bearbeitet werden; im schlimmsten Fall droht eine Neukonzeption der App, da die regulatorischen oder datenschutzrechtlichen Rahmenbedingungen von vornherein nicht passgenau eingehalten werden.

Tipp

Idealerweise kann die Konzeption und Entwicklung einer Gesundheitsanwendung von vornherein oder in großen Teilen unter Berücksichtigung der gesetzgeberischen Vorgaben erfolgen. Eine solche *DiGA by Design* kann durch das Setzen der richtigen medizinprodukterechtlichen Zweckbestimmung bzw. einem modularen Aufbau (Stichwörter sind hier Patientenzentrierung und niedrige Risikoklasse), der Berücksichtigung der Vorgaben bei der Verarbeitung von personenbezogenen Daten und schließlich einer frühzeitigen und robusten Evidenzgenerierung entscheidend dazu beitragen, Friktionen zu vermeiden und die Prüfkataloge des Verordnungsgebers zu erfüllen.

2 Rechtliche Verortung

Mit dem Inkrafttreten des Gesetzes für eine bessere Versorgung durch Digitalisierung und Innovation (sog. Digitale-Versorgung-Gesetz, DVG) zum 19. Dezember 2019 wurde die Grundlage des in § 33a und § 139e des Fünften Buches Sozialgesetzbuch (SGB V) ausgeformten Leistungsanspruchs von Versicherten auf Versorgung mit digitalen Gesundheitsanwendungen geschaffen.

Auf Grund von § 134 Abs. 3 Satz 17 und § 139e Abs. 7 bis 9 SGB V hat das Bundesministerium für Gesundheit (BMG) zum 8. April 2020 die Verordnung über das Verfahren und die Anforderungen zur Prüfung der Erstattungsfähigkeit digitaler Gesundheitsanwendungen in der gesetzlichen Krankenversicherung (sog. Digitale Gesundheitsanwendungen-Verordnung, DiGAV) erlassen.

Die DiGAV ist zum 21. April 2020 in Kraft getreten und legt unter anderem das Verfahren zur Aufnahme neuer Produkte in ein gesondertes Verzeichnis für digitale Gesundheitsanwendungen fest, die als Positivliste fungiert (Becker/Kingreen/Kircher, § 139e Rn. 1). Darüber hinaus legt die DIGAV die Anforderungen an digitale Gesundheitsanwendungen fest.

Die Verordnungsermächtigung umfasst die folgenden Bereiche:

- Inhalte des Verzeichnisses und dessen Veröffentlichung,
- die nachzuweisenden Anforderungen hinsichtlich Datenschutz und Datensicherheit und der positiven Versorgungseffekte (unter Berücksichtigung der Grundsätze der evidenzbasierten Medizin),
- die zu begründenden Versorgungsverbesserungen und das beizufügende Evaluationskonzept zum Nachweis positiver Versorgungseffekte (unter Berücksichtigung der Grundsätze der evidenzbasierten Medizin),
- die anzeigepflichtigen Veränderungen,
- die Einzelheiten der Antrags- und Anzeigeverfahren und des Formularwesens beim Bundesinstitut für Arzneimittel und Medizinprodukte,
- die Gebühren und Gebührensätze für die von den Herstellern zu tragenden Kosten sowie den Auslagen,
- die Bestellung der Mitglieder der Schiedsstelle und zum Verfahrensablauf.

> Während das Digitale-Versorgung-Gesetz den Anspruch des gesetzlich Versicherten auf Versorgung mit digitalen Gesundheitsanwendungen geschaffen hat, soll die DiGAV die weiteren Anforderungen und Prüfkataloge schaffen, damit das gesetzgeberische Ziel der Schaffung guter und sicherer digitaler Gesundheitsanwendungen erreicht werden kann (vgl. Referentenentwurf des Bundesministeriums für Gesundheit, A. Problem und Ziel).

3 Schwerpunkte

3.1 Anforderungen an Datenschutz und Datensicherheit

Eine besondere Herausforderung für global aufgestellte Unternehmen hält die Anforderung an den Datenschutz bereit. Dies betrifft insbesondere den Bereich des Hostings der Daten, kann aber auch andere DiGA-relevante Datenverarbeitungsprozesse betreffen.

> **Beispiel**
> Der Hersteller hat als Cloud-Hosting Anbieter bspw. Amazon Web Services gewählt. Der Server steht in der EU. Die primäre Datenverarbeitung findet somit in der EU statt. Allerdings kann es aufgrund des potentiellen Fernzugriffs der Muttergesellschaft in den USA zu einer sekundären Datenverarbeitung in den USA kommen.

Unter anderem heißt es in § 4 Abs. 3 DiGAV zur Datenverarbeitung durch digitale Gesundheitsanwendungen außerhalb Deutschlands:

Im Rahmen einer digitalen Gesundheitsanwendung darf die Verarbeitung von personenbezogenen Daten durch die digitale Gesundheitsanwendung selbst sowie bei einer Verarbeitung personenbezogener Daten im Auftrag nur im Inland, in einem Mitgliedstaat der Europäischen Union oder in einem diesem nach § 35 Absatz 7 des Ersten Buches Sozialgesetzbuch gleichgestellten Staat oder, sofern ein Angemessenheitsbeschluss gemäß Artikel 45 der Verordnung (EU) 2016/679 vorliegt, in einem Drittstaat erfolgen.

Die Anträge zur Aufnahme in das Verzeichnis für digitale Gesundheitsanwendungen werden von dem Bundesinstitut für Arzneimittel und Medizinprodukte (BfArM) wissenschaftlich bewertet. Darüber hinaus stellt das BfArM ein Verzeichnis für digitale Medizinprodukte bereit, die nach erfolgreicher Prüfung als erstattungsfähige digitale Gesundheitsanwendungen gelistet werden.

Wesentliche Hinweise zum Verfahrensablauf, zum Antragsverfahren und zur Nachweisführung hat das BfArM in einem gesonderten Leitfaden (DiGA-Leitfaden) aufbereitet. Zur Verarbeitung personenbezogener Daten durch digitale Gesundheitsanwendungen außerhalb Deutschlands heißt es auf Seite 45 des DiGA-Leitfadens unter Gliederungspunkt 3.3.3:

Die DSGVO erlaubt eine Datenverarbeitung innerhalb der EU. Eine Verarbeitung außerhalb der EU in einem sog. Drittstaat ist zulässig, sofern ein vergleichbares Schutzniveau im Drittstaat besteht (Angemessenheitsbeschluss nach Artikel 45 DSGVO). Die weitreichenden Ausnahmen nach Artikel 46 und 47 DSGVO sind für DiGA aufgrund des regelhaft anzunehmenden besonderen Schutzbedarfs der verarbeiteten Daten nicht anwendbar.

Die DiGAV beschränkt analog zu den für Krankenkassen geltenden Regeln (§ 80 SGB X) den Ort der Datenverarbeitung auf die Bundesrepublik Deutschland, die Mitgliedstaaten der Europäischen Union, die Vertragsstaaten des Abkommens über den Europäischen Wirtschaftsraum und die Schweiz und Staaten, für die ein Angemessenheitsbeschluss nach Art. 45 DSGVO vorliegt. Eine Verarbeitung von personenbezogenen Daten außerhalb der EU auf Basis von Art. 46 DSGVO (Standardvertragsklauseln) oder Art. 47 (Corporate Binding Rules) ist für DiGA nicht zulässig.

In einer aktuellen Liste der Staaten, für die ein Angemessenheitsbeschluss nach Art. 45 DSGVO vorliegt, wurden bisher die USA aufgeführt. Hier galt der Angemessenheitsbeschluss für Unternehmen, die unter den EU-US Privacy Shield fallen. Der Durchführungsbeschluss (EU) 2016/1250 der Kommission vom 12.7.2016 (EU-US-Datenschutzschild) wurde durch das Urteil des EuGH vom 16.7.2020 (Az. C-311/18) für unvereinbar mit Art. 45 Abs. 1 DSGVO erklärt, da Art. 1 des Beschlusses mit den Rechten aus den Art. 7 und 8 der Charta der Grundrechte der Europäischen Union unvereinbar ist und dieser hinzu keinen ausreichenden

Rechtsschutz im Sinne von Art. 47 der Charta gewährt. Dadurch ist der Durchführungsbeschluss insgesamt ungültig.

Eine Verarbeitung von personenbezogenen Daten in den USA ist auf seiner Grundlage folglich nicht mehr zulässig. *(Hervorhebung durch den Verfasser)*

Hinweis

Bereits seit Ausarbeitung der DiGAV bestehen Zweifel an der Vereinbarkeit des § 4 Abs. 3 DiGAV mit höherrangigem Recht und insbesondere mit den Vorgaben der DSGVO. Unter anderem war am 25. September 2020 eine Anfrage an das BMG zur Dokumentation der Vereinbarkeit von § 4 Abs. 3 DiGAV mit Art. 49 Abs. 5 DSGVO und insbesondere zur Klärung der Frage gerichtet worden, ob mit Blick auf § 4 Abs. 3 DiGAV die gemäß Art. 46 Abs. 5 S. 2 DSGVO erforderliche Mitteilung an die Europäische Kommission zur Beschränkung der Übermittlung bestimmter Kategorien personenbezogener Daten an Drittländer erfolgt sei (vgl. dazu https://fragdenstaat.de/anfrage/informationen-zu-4-abs-3-digav/). Das BMG hat diese Anfrage bisher nicht beantwortet.

Darüber hinaus hatte am 29. September 2020 die Bundesregierung auf eine Kleine Anfrage der FDP-Fraktion im Bundestag (19/22464) (vgl. dazu https://dip21.bundestag.de/dip21/btd/19/224/1922464.pdf) mitgeteilt, dass nach ihrer Ansicht der Datenschutz bei digitalen Gesundheitsanwendungen umfassend und (europa-)rechtskonform geregelt sei (19/22922) (vgl. dazu https://dip21.bundestag.de/dip21/btd/19/229/1922921.pdf). Die maßgeblichen Regelungen begrenzten die Datenverarbeitung auf unmittelbar versorgungsrelevante Zwecke, verböten ein umfassendes Nutzertracking zu Werbezwecken und unterbänden die Weitergabe von Daten an Dritte. Im Hinblick auf § 4 DiGAV heißt es in der Stellungnahme der Bundesregierung:

Zur Gewährleistung des Vertrauens in Datenschutz und Datensicherheit digitaler Gesundheitsanwendungen wurden umfassende Regelungen getroffen. Nach §§ 33a Absatz 1, 139e Absatz 2 S. 1 Nummer 2 SGB V sind in der gesetzlichen Krankenversicherung nur solche digitalen Gesundheitsanwendungen erstattungs- und verordnungsfähig, die die Anforderungen an Datenschutz und Datensicherheit erfüllen. Die von den Herstellern digitaler Gesundheitsanwendungen zu erfüllenden Datenschutzvorgaben ergeben sich aus den Regelungen nach § 4 und Anlage 1 der Digitale-Gesundheitsanwendungen-Verordnung (DiGAV). Die vorgesehenen Regelungen begrenzen die Datenverarbeitung im Rahmen von digitalen Gesundheitsanwendungen auf unmittelbar versorgungsrelevante Zwecke, verbieten ein umfassendes Nutzertracking etwa zu Werbezwecken, unterbinden die Weitergabe von Daten an Dritte und begrenzen die Datenverarbeitung auf Deutschland, Mitgliedsstaaten der Europäischen Union, nach § 35 Absatz 7 SGB I gleichgestellte Staaten oder Drittstaaten, sofern ein Angemessenheitsbeschluss gemäß Artikel 45 der Verordnung (EU) 2016/679 vorliegt.

Wichtig

§ 4 Abs. 3 DiGAV ist in seiner derzeitigen Fassung nicht mit den Anforderungen der DSGVO vereinbar und insoweit europarechtswidrig (hierzu vertieft Hofer/Sachs/Sonnenschein), als er im Rahmen digitaler Gesundheitsanwendungen die Übermittlung personenbezogener Daten in Drittstaaten durch die digitalen Gesundheitsanwendungen selbst sowie bei einer Verarbeitung personenbezogener Daten im Auftrag allein auf Grundlage eines Angemessenheitsbeschlusses im Sinne des Art. 45 DSGVO, nicht aber auch vorbehaltlich geeigneter Garantien nach Art. 46 DSGVO oder aber auf Grundlage verbindlicher interner Datenschutzvorschriften gemäß Art. 47 DSGVO zulässt. Insbesondere genügt § 4 Abs. 3 DiGAV nicht den Vorgaben aus Art. 49 Abs. 5 DSGVO.

Entgegen Art. 49 Abs. 5 S. 1 DSGVO sieht § 4 Abs. 3 DiGAV keine ausdrücklichen Beschränkungen der Übermittlung *„bestimmter Kategorien von personenbezogenen Daten“* vor. Damit bleibt § 4 Abs. 3 DiGAV zugleich hinter Erwägungsgrund 41 DSGVO zurück, da weder die Vorschrift klar und präzise formuliert noch ihre Anwendung für die Rechtsunterworfenen gemäß der Rechtsprechung des Gerichtshofs der Europäischen Union und des Europäischen Gerichtshofs für Menschenrechte vorhersehbar ist. Darüber hinaus scheinen die in § 4 Abs. 3 DiGAV vorgesehenen Beschränkungen entgegen Art. 49 Abs. 5 S. 2 DSGVO auch nicht der Europäischen Kommission mitgeteilt worden zu sein.

Eine andere Rechtsgrundlage für einen europarechtskonformen Erlass des § 4 Abs. 3 DiGAV ist nicht ersichtlich. Die Vorschrift verstößt damit gegen die Vorgaben der DSGVO und ist europarechtswidrig.

Tipp

Es empfiehlt sich jedoch, zum einen zunächst abzuwarten, wie sich das BMG zu der Frage der Unvereinbarkeit des § 4 Abs. 3 DiGAV mit den Anforderungen der DSGVO positionieren und ob das BMG dieser Unvereinbarkeit durch eine Neuregelung und/oder sonstige gebotene Maßnahmen abhelfen wird; sowie zum anderen die in dem Urteil des EuGH vom 16. Juli 2020, Az. C-311/18 vorgegebenen Anforderungen an die Verwendung von Standarddatenschutzklauseln zu berücksichtigen und in jedem Einzelfall einer möglichen späteren Datenübermittlung in ein Drittland auf Grundlage von Standarddatenschutzklauseln sicherzustellen, dass die Rechte der Personen, deren personenbezogene Daten auf der Grundlage von Standarddatenschutzklauseln in ein Drittland übermittelt werden, ein Schutzniveau genießen, das dem in der Europäischen Union durch die DSGVO im Licht der Charta der Grundrechte der Europäischen Union garantierten Niveau der Sache nach gleichwertig ist.

3.2 Anforderungen an den Nachweis positiver Versorgungseffekte

Mit der Begriffsschöpfung des positiven Versorgungseffekts betritt der Gesetzgeber Neuland. Hierunter sind entweder ein medizinischer Nutzen oder patientenrelevante Struktur- oder Verfahrensverbesserungen in der Versorgung zu verstehen. Nach dem klaren Wortlaut handelt es sich um alternative Subgruppen, sodass es für den Nachweis eines positiven Versorgungseffektes ausreichend ist, wenn wahlweise nur ein medizinischer Nutzen oder nur eine patientenrelevante Struktur- oder Verfahrensverbesserung in der Versorgung nachgewiesen wurde (so auch Becker/Kingreen/Kircher, § 139e Rn. 7–9).

Tipp

Der Nachweis mehrerer positiver Versorgungseffekte, ggf. auch aus beiden Bereichen kumulativ, ist nicht notwendig für die Aufnahme ins DiGA-Verzeichnis, kann sich jedoch unter Berücksichtigung der hohen Anforderungen und des damit verbundenen Risikos, dass nicht alle primären oder sekundären Endpunkte erreicht werden, empfehlen. Im Übrigen kann es sich unter Umständen positiv auf die später erzielten Vergütungsbeträge auswirken (DiGA-Leitfaden, S. 87, Ziffer 4.2.2).

Welcher Grad an Evidenzgenerierung ausreichend ist, sagt das Gesetz nicht. § 10 Abs. 1 DiGAV verlangt als Nachweis eine retrospektive vergleichende Studie, die eine Überlegenheit zur Nichtanwendung zeigt. Voraussetzung ist nach dem DiGA-Leitfaden, dass es quantitative vergleichende Studien sind und dass die gewählte Methodik adäquat zum gewählten Untersuchungsgegenstand ist (DiGA-Leitfaden, S. 90, Ziffer 4.3.1).

Die klinische Bewertung des Konformitätsverfahrens nach MDD/MDR ist zwar zunächst getrennt vom DiGA-Fast-Track zu betrachten (so auch DiGA-Leitfaden, S. 90, Ziffer 4.3.1). Denn im Rahmen des Konformitätsbewertungsverfahrens geht es um den Nachweis der Sicherheit und Tauglichkeit des Medizinprodukts. Da prinzipiell jedoch auch Studienergebnisse, die in das Konformitätsverfahren eingebracht wurden, bei der Erfüllung der Kriterien der DiGAV für den Nachweis der positiven Versorgungseffekte angeführt werden können, wäre es denkbar im Sinne eines prospektiven Ansatzes *DiGA by Design* schon im Rahmen der regulatorischen Zertifizierung Studiensätze und -ziele zu definieren, die eine Evidenzgenerierung bereits im frühen Stadium möglich machen.

Nach der Begründung des Regierungsentwurfs zum DVG kann ein medizinischer Nutzen *„durch positive Beeinflussung patientenrelevanter Endpunkte wie der Lebensqualität“* bestehen (BT-Drs. 19/13438, 59). § 8 Abs. 2 DiGAV definiert den medizinischen Nutzen in Anlehnung an die entsprechenden Normen für die Bewertung von Arzneimitteln (vgl. § 2 Abs. 3 Arzneimittel-Nutzenbewertungsverordnung – AM-NutzenV) als patientenrelevanten Effekt insbesondere hinsichtlich der Verbesserung des Gesundheitszustands, der Verkürzung der Krankheitsdauer, der Verlängerung des Überlebens oder einer Verbesserung der Lebensqualität.

Die patientenrelevanten Verfahrens- und Strukturverbesserungen in der Versorgung umfassen nach § 14 Abs. 3 DiGAV *„insbesondere“*, also nicht abschließend, folgende Bereiche:

1. Koordination der Behandlungsabläufe,
2. Ausrichtung der Behandlung an Leitlinien und anerkannten Standards,
3. Adhärenz,
4. Erleichterung des Zugangs zur Versorgung,
5. Patientensicherheit,
6. Gesundheitskompetenz,
7. Patientensouveränität,
8. Bewältigung krankheitsbedingter Schwierigkeiten im Alltag oder
9. Reduzierung der therapiebedingten Aufwände und Belastungen der Patienten und ihrer Angehörigen.

Mit diesem Konzept wird dem Umstand Rechnung getragen, dass gerade DiGAs in besonderem Maße dazu beitragen können, Behandlungsabläufe zugunsten des Patienten aber auch des Behandlers zu strukturieren und zu integrieren.

4 Zusammenfassung

Der Hersteller eine DiGA ist gut beraten, bereits im Rahmen der Entwicklung einer digitalen Lösung die Anforderungen aus der DiGAV gleichsam als Requirements einfließen zu lassen. Eine solche *DiGA by Design* bietet die Gewähr dafür, potenzielle Friktionen vor vornherein zu vermeiden und eine möglichst hohe Passgenauigkeit mit den gesetzgeberischen Vorgaben zu erreichen.

Literatur

Hofer/Sachs/Sonnenschein: Zur (teilweisen) Europarechtswidrigkeit und Unvereinbarkeit der Digitale Gesundheitsanwendungen-Verordnung (DiGAV) mit der Datenschutz-Grundverordnung (DSGVO) in: MPR 2020, S. 227 ff.

Becker/Kingreen/Kircher: SGB V Gesetzliche Krankenversicherung. 7. Neu bearb. Aufl. München 2020.

Das Fast Track Verfahren für digitale Gesundheitsanwendungen (DiGA) nach § 139e SGB V – Ein Leitfaden für Hersteller, Leistungserbringer und Anwender. Online: https://www.bfarm.de/SharedDocs/Downloads/DE/Service/Beratungsverfahren/DiGA-Leitfaden.pdf?__blob=publicationFile&v=11. [abgerufen am 6.11.2020].

Referentenentwurf des Bundesministeriums für Gesundheit – Verordnung über das Verfahren und die Anforderungen der Prüfung der Erstattungsfähigkeit digitaler Gesundheitsanwendungen in der gesetzlichen Krankenversicherung. Online: https://www.bundesgesundheitsministerium.de/fileadmin/Dateien/3_Downloads/Gesetze_und_Verordnungen/GuV/D/DiGAV_RefE.pdf [abgerufen am 6.11.2020].

Beitrag 3

Das Bewertungsverfahren/Evaluation

Martin Blaschka/Dr. Dennis Häckl/Dr. Tonio Schönfelder

Abstract: Digitale Gesundheitsanwendungen (DiGA) durchlaufen zur Aufnahme in das erstattungsfähige DiGA-Verzeichnis einen regulatorischen Antragsprozess am Bundesinstitut für Arzneimittel und Medizinprodukte (BfArM). Die Einzelfallentscheidung des BfArM stützt sich auf die Erfüllung von Grundanforderungen in Bezug auf Medizinproduktzertifizierung, Sicherheit, Qualität, Funktion, Datenschutz und -sicherheit sowie den Nachweis eines positiven Versorgungseffekts (pVE). Der pVE muss durch eine wissenschaftliche Studie belegt werden. Sollten noch keine Studienergebnisse vorliegen, so kann eine vorläufige Aufnahme in das DiGA-Verzeichnis für zwölf Monate beantragt werden. Innerhalb dieses Erprobungszeitraums wird eine verbindlich konzipierte, auf Nutzungsdaten gestützte Evaluationsstudie durchgeführt.

1 Das Bewertungsverfahren/Evaluation

Das Digitale-Versorgung-Gesetz (DVG) sowie die Digitale-Gesundheitsanwendungen-Verordnung (DiGAV) definieren die regulatorischen Zugangskriterien für den „Fast-Track"-Antrag am Bundesinstitut für Arzneimittel und Medizinprodukte (BfArM). Notwendig für eine Aufnahme in das durch die gesetzliche Krankenversicherung (GKV) erstattungsfähige DiGA-Verzeichnis nach § 139e SGB V ist die Erfüllung definierter Vorgaben, die das BfArM in Form eines Leitfadens (BfArM 2020) für Hersteller bereitstellt.

Zu diesen Zulassungskriterien zählt zunächst eine bereits erfolgte Zertifizierung als Medizinprodukt in den niedrigen, nicht-invasiven Risikoklassen I oder IIa nach der Medizinprodukterichtlinie 93/42/EWG (Medical Device Directive MDD), ab Mai 2021 nach der Medizinprodukteverordnung 2017/745 (Medical Device Regulation MDR). Zudem gelten weitere Grundanforderungen in Bezug auf Datensicherheit und Datenschutz, Interoperabilität, Robustheit, Nutzerfreundlichkeit und qualitätsgesichertes Fachwissen.

Darüber hinaus müssen DiGA-Hersteller einen patientenrelevanten, positiven Versorgungseffekt (pVE) der Gesundheitsanwendung nachweisen, d. h. anhand einer wissenschaftlichen Studie muss dargelegt worden sein, dass die DiGA einen direkten Nutzen für die Patienten, z. B. für deren Gesundheitszustand oder gesundheitsbezogene Lebensqualität, hat. Ökonomische Parameter wie eingesparte Behandlungskosten sind nicht als patientenrelevante Endpunkte zu betrachten.

Falls noch keine wissenschaftliche Studie durchgeführt wurde, aus der ein pVE für Patienten hervorgeht, kann dennoch ein Antrag auf Aufnahme in das erstattungsfähige DiGA-Verzeichnis gestellt werden. In diesem Fall muss im Rahmen einer Erprobungsstudie ein erwartbarer pVE nachgewiesen werden. Bei einem positiven Entscheid durch das BfArM, der innerhalb einer Dreimonatsfrist erfolgt, erfolgt jedoch noch keine endgültige Aufnahme in das Verzeichnis nach § 139e SGB V, sondern eine zeitlich begrenzte Aufnahme für zwölf Monate zur Erprobung der Anwendung und zur Durchführung einer vorab konzipierten und vom BfArM genehmigten Studie.

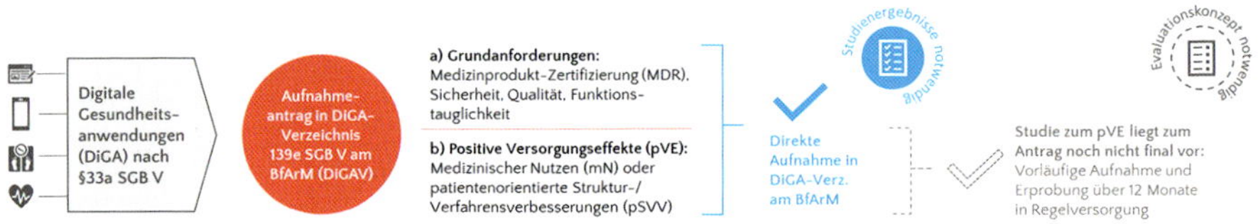

Abb. 1: Digitale Gesundheitsanwendungen (DiGA)

Quelle: Eigene vereinfachte Darstellung nach BfArM-Leitfaden für DiGA-Hersteller (2020).

2 Nachweis des positiven Versorgungseffektes

Unter dem pVE wird im Rahmen des DiGA-Antragsverfahrens ein nachgewiesener Nutzen für die Patienten verstanden. Der Nachweis kann als medizinischer Nutzen oder als sogenannte patientenrelevante Struktur- und Verfahrensverbesserung (pSVV) der DiGA erbracht werden. Zu den medizinischen Nutzeneffekten zählen Verbesserungen des Gesundheitszustandes, eine Verkürzung der Krankheitsdauer, eine Verlängerung des Überlebens oder eine Verbesserung der gesundheitsbezogenen Lebensqualität. Hierunter fallen z. B. patientenrelevante Effekte wie die Reduktion von Schmerzen oder die Verringerung von depressiven Beschwerden.

Eine pSVV adressiert indes den potenziellen Mehrwehrt einer digitalen Anwendung, der über den reinen medizinischen Nutzen hinaus besteht. Eine solche kann auf eine Erkennung, Überwachung, Behandlung oder Linderung von Krankheiten oder auf die Erkennung, Behandlung, Linderung oder Kompensation von Verletzungen oder Behinderungen sowie bei der Unterstützung des Gesundheitshandelns der Patienten sowie der Abläufe zwischen Patienten und Leistungserbringern abzielen (BfArM 2020).

Beispiel
Zu den pSVV zählen unter anderem:
- Koordination von Behandlungsabläufen
- Leitliniengerechte Behandlung
- Adhärenz
- Versorgungszugang
- Patientensicherheit und -souveränität
- Gesundheitskompetenz
- Bewältigung krankheitsbedingter Alltagsschwierigkeiten
- Reduzierung der Aufwände und Belastungen für Patienten und Angehörige

Der pVE muss im Rahmen des DiGA-Antragsverfahrens wahlweise durch mindestens einen medizinischen Nutzen oder eine pSVV über eine eigene Datenauswertung nachgewiesen werden. Verweise auf andere Studien zu gleichartigen DiGA, die einen Effekt zeigten, sind nicht ausreichend. Es ist auch möglich, mit einer oder mehreren wissenschaftlichen Studien mehrere pVEs nachzuweisen, um damit die Verhandlungsposition des Herstellers im Rahmen der Vergütungsfindung mit dem GKV-Spitzenverband nach § 134 SGB V positiv zu beeinflussen. Prinzipiell ist DiGA-Herstellern vor dem Hintergrund des zeitlichen und finanziellen Aufwands einer wissenschaftlichen Studie zu raten, parallel mehrere Endpunkte für potenzielle pVE zu untersuchen, wobei das Antragsprozedere nicht offenbart, wie das BfArM mit Studien umgeht, deren primärer Endpunkt keinen positiven Versorgungseffekt zeigt, dieser jedoch bei einem oder mehreren sekundären Endpunkten festgestellt worden ist. Es sollte zudem beachtet werden, dass die Auswahl von Endpunkten nach aktuellem Erfahrungsstand mit dem DiGA-Antragsverfahren dem üblichen Standard vergleichbarer Studien folgen sollte. Wird also in vergleichbaren Studien ein patientenberichteter Effekt, gemessen sechs Monate nach Therapiebeginn zugrunde gelegt, so sollten diese Maßstäbe auch zum Nachweis des pVE adaptiert werden.

Der zu führende Nachweis muss stets konsistent mit der Zweckbestimmung des Medizinproduktes, der Funktionsbeschreibung und dem zugehörigen Werbematerial der DiGA sein. Bewirbt beispielsweise ein Hersteller seine Anwendung als therapiebegleitende Smartphone-App für Asthmatiker auf seiner Webseite, so muss der pVE ebenfalls für eine mobile App im selben Indikationsgebiet erbracht werden.

Während des Antrags zum DiGA-Verzeichnis ist der Nachweis des pVE für eine definierte Patientengruppe zu führen, die anhand eines drei- oder vierstelligen ICD-10-Codes sowie eines gegebenenfalls vorhandenen ambulanten Zusatzkürzels zu bestimmen ist. Dies bedeutet, dass der DiGA-Hersteller in Form einer wissenschaftlichen Studie nachweisen muss, dass die DiGA einen pVE für die Patientengruppe(n) hat. Bei erfolgreicher Aufnahme in das Verzeichnis ist die DiGA ausschließlich für Patienten mit diesen Diagnoseschlüsseln erstattungsfähig. Soll eine DiGA für mehrere Patientengruppen verschrieben werden, so muss der Nachweis des pVE auch für diese Patientengruppen bzw. Indikationen erfolgen. Dies kann durch separate Studien unterlegt werden oder durch Nutzennachweise, die mehrere Indikationen abdecken. Eine Einzelfallentscheidung darüber obliegt dem BfArM.

Wichtig

Die Prüfung der durchgeführten Studie oder des Evaluationskonzepts erfolgt durch das BfArM und mündet in einer Einzelfallentscheidung nach Ermessen. So kann die Verwendung der grundsätzlich erlaubten, retrospektiven Daten durch das BfArM abgelehnt werden, sollte der zu messende Effekt einer DiGA nicht mit den bestehenden Datenquellen abzubilden sein.

3 Anforderungen an Studien zum Nachweis des positiven Versorgungseffektes

Anmerkung

Studien zum Nachweis eines pVE für das DiGA-Antragsverfahren sind durch den Hersteller selbst zu finanzieren. Eine Durchführung der Studie beispielsweise als Innovationsfondsprojekt ist ausgeschlossen (Gemeinsamer Bundesausschuss 2020).

Hersteller einer DiGA müssen als Nachweis des pVE die Ergebnisse einer vergleichenden Studie vorlegen, die einen medizinischen Nutzen respektive einen struktur- oder verfahrensbezogenen Mehrwert gegenüber einer Nichtanwendung in der deutschen Versorgungsrealität zeigt. Unter einer Nichtanwendung können im Rahmen des Antragsverfahrens am BfArM verschiedene Fälle abgebildet werden: eine Behandlung ohne Anwendung der DiGA im Sinne einer üblichen Leitlinie, eine Nichtbehandlung oder perspektivisch die Behandlung mit einer vergleichbaren, bereits im Verzeichnis nach § 139e SGB V gelisteten DiGA. Die hierfür vorzulegende Studie soll möglichst in der Versorgungsrealität in Deutschland angesiedelt sein und mit versorgungsnahen Daten durchgeführt werden. In diesem Kontext ist auch die Nutzung von retrospektiven Daten, beispielsweise GKV-Abrechnungsdaten oder klinischen Registerdaten, ausdrücklich vorgesehen. Dabei ist zu beachten, dass die herangezogene Datenquelle maßgeblich durch die Endpunkte der Studie bestimmt wird; beispielsweise wird eine Reduktion von Schmerzen oder eine Verbesserung der gesundheitsbezogenen Lebensqualität nicht auf der Basis von GKV-Abrechnungsdaten erfolgen können, weil solche Parameter nicht Bestandteil der Abrechnungssystematik sind. Für viele Fragestellungen im Rahmen einer DiGA-Evaluation werden Sekundärdaten mit Einschränkungen behaftet sein, sodass Studien mit Primärdaten zum Nachweis eines pVE in vielen Fällen die bessere Wahl sind.

> **Beispiel**
> Die Maßgabe der Versorgungsrealität kann zu verschiedenen Bewertungen einer zu nutzenden Vergleichsgruppe führen. Aufgrund des strukturellen Versorgungsdefizits und langen Wartezeiten in der psychotherapeutischen Behandlung kann einer DiGA, die für eine psychische Erkrankung gelistet werden soll, eine Nichtbehandlung als Vergleichsgruppe zugrunde gelegt werden.

Für den Nachweis des Versorgungseffekts werden durch das BfArM verschiedene Studientypen mit unterschiedlichen Evidenzstufen akzeptiert. Die Mindestanforderung beläuft sich hierbei auf eine vergleichende Studie. Dies können sowohl retrospektive als auch prospektive Studien sein. Als Sonderform sind auch intraindividuelle Vergleiche, d. h. ein Vorher-Nachher-Vergleich über eine Patientengruppe möglich (s. Abb. 2). Für DiGA-Hersteller bedeutet dies, dass keine aufwändige randomisierte klinische Studie (RCT) durchgeführt werden muss, um einen potenziellen pVE nachzuweisen, sondern dass auch bereits verfügbare Daten, wie z. B. GKV-Abrechnungsdaten oder Registerdaten, genutzt werden können, solange die notwendigen Daten in der erforderlichen Qualität vorhanden sind. Bei retrospektiven Studien muss jedoch eine Vergleichbarkeit der betrachteten Studiengruppen rechnerisch, z. B. durch Matchingverfahren, hergestellt werden, was je nach Indikation der DiGA eine große Herausforderung sein kann.

Die Durchführung einer Interventionsstudie (z. B. RCT) hat im Vergleich zu einer Beobachtungsstudie (z. B. Fall-Kontroll-Studie, Kohortenstudie) eine höhere Aussagekraft hinsichtlich des Effekts der DiGA. Dieser Aspekt ist nicht nur relevant für die Bewertung der DiGA durch das BfArM, sondern hat – ebenso wie Nachweise über ökonomische Effekte – gegebenenfalls auch Bedeutung für die Verhandlungsposition des DiGA-Herstellers zur Höhe der Vergütung mit dem GKV-Spitzenverband (BfArM 2020).

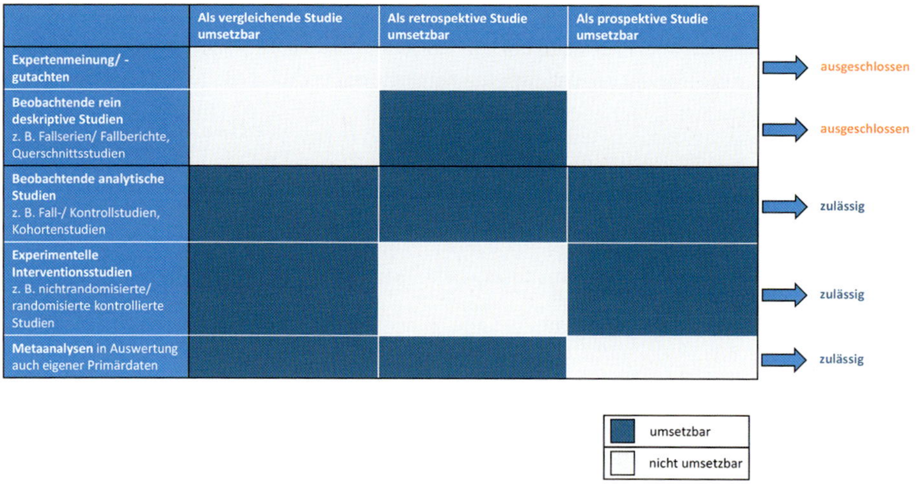

Abb. 2: Studientypen zum Nachweis des positiven Versorgungseffekts
Quelle: BfArM-Leitfaden für DiGA-Hersteller.

Das verwendete oder konzipierte Studiendesign sowie die herangezogenen Datenquellen müssen methodisch valide sein, insbesondere bei der Auswahl geeigneter statistischer Methoden sowie der Größe und Vergleichbarkeit von Studienpopulationen – beispielsweise in Bezug auf Alter, Geschlecht, Erkrankungskarrieren und sozio-ökonomischen Status.

Wichtig

Studiendesigns ohne Kontrollgruppe sind für den Nachweis des pVE einer DiGA ausgeschlossen. Hierzu zählen unter anderem Expertengutachten, Fallstudien oder Querschnittsstudien. Meta-Analysen sind nur dann zulässig, wenn sie Studien und eigene Daten des Herstellers beinhalten. Ausgenommen sind zudem qualitative Studien, z. B. in Form von Einzelinterviews oder Fokusgruppen mit Patienten.

Studien, die einen pVE im Rahmen eines Antrags zum DiGA-Verzeichnis nachweisen sollen, dürfen ausschließlich in Deutschland durchgeführt werden und müssen in einem öffentlichen Studienregister registriert sein. Zu den anerkannten Registern zählen insbesondere die Primär- und Partnerregister der WHO International Clinical Trials Registry Platform, zu der in Deutschland maßgeblich das Deutsche Register klinischer Studien (DRKS) zählt. Sollte eine Studie, die außerhalb von Deutschland durchgeführt wurde, für den Antrag zum DiGA-Verzeichnis genutzt werden, so muss ein Nachweis über die Vergleichbarkeit der Versorgungsrealitäten geführt werden.

Ein Sonderfall ergibt sich zudem für diagnostisch eingesetzte DiGA. Für diese ist eine zusätzliche Studie zum Nachweis der diagnostischen Güte erforderlich, sollten die eingesetzten Messinstrumente nicht bereits auf Validität überprüft sein. Ein gesonderter Nachweis ist dementsprechend nicht notwendig, wenn beispielsweise standardisierte Fragebögen eingesetzt werden.

Die Ergebnisse der Evaluationsstudie zum pVE sind spätestens zwölf Monate nach Abschluss der Studie vollständig zu veröffentlichen. Der Studienbericht muss dabei, in Hinblick auf die Planung, Methodiken, Durchführung und Datenauswertung, möglichst umfassend sein. Dabei gelten die internationalen Standards für die Studiendarstellung und -berichterstattung. Die Publikation muss mindestens online – beispielsweise auf der Webseite des Herstellers – erfolgen. Eine Publikation in einem Fachjournal ist nicht notwendig, kann für weitere Schritte der Etablierung am Gesundheitsmarkt aber sinnvoll sein.

4 Sonderfall: Vorläufige Aufnahme zur Erprobung im DiGA-Verzeichnis

Sollten bei Antragsstellung zur Aufnahme in das DiGA-Verzeichnis am BfArM noch keine Ergebnisse einer wissenschaftlichen Evaluationsstudie vorliegen, so kann dennoch eine Aufnahme für einen Erprobungszeitraum von zwölf Monaten beantragt werden. Hierfür muss gegenüber dem BfArM zwingend und plausibel dargestellt werden, dass ein pVE erwartbar ist und mit einer Studie innerhalb der zwölf Monate realistisch nachgewiesen werden kann. Es ist zu beachten, dass sich der Zwölfmonatszeitraum auf die Durchführung der gesamten Studie bezieht. Patientenrekrutierung, Datenerhebung, Datenanalyse sowie Berichterstellung müssen durch diesen Zeitraum abgedeckt sein. Dieser Aspekt ist insbesondere bei Primärdatenstudien relevant, wenn die DiGA ein relativ selektiertes Patientenklientel betrachtet, das einen höheren Rekrutierungszeitaufwand erfordert.

Eine weitere Problematik betrifft Interventionseffekte, die erst über einen längeren Zeitraum, z. B. nach zwölf Monaten, sichtbar werden. Eine solch lange Beobachtungsdauer ist im Rahmen der Erprobung nicht umsetzbar. Je nach Rekrutierungsaufwand der Studienpopulation sind im Rahmen der Beantragung einer vorläufigen Aufnahme Beobachtungszeiträume von bis zu sechs Monaten realisierbar.

Für die vorläufige Aufnahme zur Erprobung im DiGA-Verzeichnis sind maßgeblich zwei Voraussetzungen zu erfüllen:

a) Begründung einer erwarteten Versorgungsverbesserung
Der Hersteller muss eine systematische Auswertung von Nutzungsdaten der betreffenden DiGA vorlegen. Diese Auswertung soll erste Anhaltspunkte für die durchzuführende Studie offenlegen. Dazu zählen insbesondere die erwarteten Interventionseffekte, Fallzahlen, Messinstrumente, Rekrutierungspotenziale und relevante Forschungsfragestellungen. Die Ergebnisse der Auswertung sind in einem Evaluationskonzept zu adressieren. Nach aktuellem Erfahrungsstand hat das BfArM keine verbindlichen Anforderungen an eine solche systematische

Auswertung formuliert, d. h., es ist nicht definiert, über welchen Zeitraum und mit welchen Datenerhebungszeitpunkten für welchen Populationsumfang Daten erhoben und schließlich ausgewertet werden müssen, um einen potenziellen erwartbaren Interventionseffekt zu begründen.

b) Vorlage eines wissenschaftlichen Evaluationskonzepts
Bei einem Antrag auf vorläufige Aufnahme in das DiGA-Verzeichnis muss der Hersteller ein Evaluationskonzept nach wissenschaftlichen Standards beilegen. Dieses Evaluationskonzept muss von einer herstellerunabhängigen Institution angefertigt werden, die im Antrag benannt wird. Zu den qualifizierten Institutionen für Konzepterstellung und Studiendurchführung zählen explizit auch privatwirtschaftliche Unternehmungen. Das Evaluationskonzept muss die ausgewerteten Nutzungsdaten der DiGA adressieren, zum Nachweis des gewählten pVE geeignet sein und sich in Form und Umfang an der einschlägigen Literatur orientieren. Begleitet wird das Evaluationskonzept von einem Studienprotokoll, das transparent und detailliert den Ablauf der Studie darstellt.

Anmerkung

Der Erprobungszeitraum kann in begründeten Fällen einmalig durch das BfArM um weitere zwölf Monate verlängert werden. Voraussetzung dafür ist, dass die Verzögerung, die eine Nachweisführung des pVE innerhalb der Zwölfmonatsfrist nicht zulässt, im Vorfeld nicht absehbar war und herstellerseitig unverschuldet ist. Die Darlegung der Notwendigkeit eines verlängerten Erprobungszeitraums bereits bei Antragsstellung ist derzeit nicht möglich, wird jedoch für zukünftige Iterationen des BfArM Leitfadens für DiGA-Hersteller diskutiert.

Literatur

Bundesinstitut für Arzneimittel und Medizinprodukte (BfArM): Das Fast-Track-Verfahren für digitale Gesundheitsanwendungen (DiGA) nach § 139e SGB V. 2020. Online: https://www.bfarm.de/SharedDocs/Downloads/DE/Service/Beratungsverfahren/DiGA-Leitfaden.pdf [abgerufen am 14.11.2020].

Bundesministerium für Gesundheit: Digitale-Versorgung-Gesetz (DVG). 2020. Online: https://www.bundesgesundheitsministerium.de/digitale-versorgung-gesetz.html [abgerufen am 11.5.2020].

Bundesministerium für Gesundheit: Digitale-Gesundheitsanwendungen-Verordnung (DiGAV). 2020. Online: https://www.bundesgesundheitsministerium.de/service/gesetze-und-verordnungen/guv-19-lp/digav.html [abgerufen am 11.5.2020].

Gemeinsamer Bundesausschuss: Förderbekanntmachung Innovationsfonds vom 12. Oktober 2020. Online: https://innovationsfonds.g-ba.de/downloads/media/216/2020-10-12_Foerderbekanntmachung_VSF_themenoffen_2021.pdf [abgerufen am 14.11.2020].

Datenschutz und Informationssicherheit bei Digitalen Gesundheitsanwendungen

Prof. Dr. Thomas Jäschke

Abstract: Bei Digitalen Gesundheitsanwendungen ergeben sich durch die Verarbeitung und Speicherung personenbezogener Daten besonderer Kategorien im Vergleich zu anderen Anwendungen einige zusätzliche Anforderungen bezüglich des Datenschutzes und der Informationssicherheit, die erfüllt werden müssen. Eng damit verbunden sind außerdem die Einführung eines Datenschutzmanagementsystems und eines Informationssicherheitsmanagementsystems zur Dokumentation der Verfahren. Damit werden wichtige Voraussetzungen für eine vertrauensvolle Nutzung durch den Anwender geschaffen, welche wiederum einen positiven Einfluss auf den Therapieerfolg haben kann.

Eine Digitale Gesundheitsanwendung, kurz DiGA, wird oft auch als digitaler Helfer bezeichnet. Es handelt sich dabei in der Regel um eine App, die zur Unterstützung bei der Therapie eingesetzt werden kann oder bereits in der Erkennung von Krankheiten Verwendung findet. Das grundsätzliche Ziel soll es sein, Patientinnen und Patienten im Rahmen einer selbstbestimmten gesundheitsförderlichen Lebensführung zu unterstützen. DiGA im Speziellen werden als CE-gekennzeichnetes Medizinprodukt der Risikoklassen I oder IIa eingeordnet.

Die Anforderungen an DiGA sind weitreichend. Auf der funktionalen Ebene steht die Verfolgung des medizinischen Zwecks, sprich die Erkennung, Überwachung, Behandlung und Linderung von Krankheiten oder die Erkennung, Behandlung, Linderung und Kompensierung von Verletzungen oder Behinderungen an oberster Stelle. Zusätzlich stehen der Einsatz bzw. die Nutzung vornehmlich für die Patienten im Vordergrund. Daneben ist aber auch die gemeinsame Nutzung von Leistungserbringern und Patienten möglich und sinnvoll.

Das Ganze wird durch das Digitale-Versorgung-Gesetz (DVG) geregelt, welches am 19. Dezember 2019 die „App auf Rezept“ für Patientinnen und Patienten in der Gesundheitsversorgung eingeführt hat. (§§ 33a und 139e SGB V). Das Besondere ist, dass die Kosten durch die Krankenkassen erstattet werden können. Voraussetzung hierfür ist jedoch, dass die DiGA ein Prüfverfahren beim BfArM - Bundesinstitut für Arzneimittel und Medizinprodukte erfolgreich durchlaufen haben und bereits zuvor als Medizinprodukt CE-zertifiziert worden sein muss, um in das neue Verzeichnis erstattungsfähiger digitaler Gesundheitsanwendungen aufgenommen zu werden.

Laut BfArM sind die Prüfung der Herstellerangaben zu den geforderten Produkteigenschaften – vom Datenschutz bis zur Benutzerfreundlichkeit – sowie die Prüfung eines durch den Hersteller beizubringenden Nachweises für die mit der DiGA realisierbaren positiven Versorgungseffekte der Kern des Verfahrens.

Den Hinweisen des BfArM zufolge haben Datenschutz und Datensicherheit höchste Priorität.

Beispielsweise prüfte das BfArM eine ins Verzeichnis aufgenommene DiGA nach eigenen Angaben umgehend auf bekannt gewordene potenzielle Sicherheitsmängel und forderte eine Erklärung des Herstellers hierzu. Der Hersteller behob daraufhin die Sicherheitsmängel unverzüglich und versicherte, dass die Anforderungen an Datenschutz und Informationssicherheit umgesetzt wurden, wie sie von der EU-DSGVO (Europäische Datenschutzgrundverordnung) und der DiGAV (Digitale-Gesundheitsanwendungen-Verordnung) verlangt werden.

Der Hersteller der DiGA, der für die Einhaltung der Informationssicherheit und der Datenschutzanforderungen verantwortlich ist, steht dem BfArM gegenüber immer in der Pflicht. Entsprechend ist der Hersteller auch meldepflichtig bei wesentlichen Änderungen, wie beispielsweise der Änderung des Ortes der Datenspeicherung und zur unverzüglichen, eigenverantwortlichen Anpassung nach Bekanntwerden von Verletzungen oder Mängeln verpflichtet.

1 DiGA im Kontext von Informationssicherheit und Datenschutz

Die Anforderungen an die Informationssicherheit und den Datenschutz bei DiGAs werden nach dem Gesetz, der Interpretation sowie Kommentaren als besonders hoch angesetzt.

Betrachtet man die Einbettung einer DiGA im Gesamtkontext, wird diese Forderung nachvollziehbar, da hier nach Art. 9 EU-DSGVO personenbezogene Daten besonderer Kategorie verarbeitet werden.

> Die Verarbeitung personenbezogener Daten, aus denen die rassische und ethnische Herkunft, politische Meinungen, religiöse oder weltanschauliche Überzeugungen oder die Gewerkschaftszugehörigkeit hervorgehen, sowie die Verarbeitung von genetischen Daten, biometrischen Daten zur eindeutigen Identifizierung einer natürlichen Person, Gesundheitsdaten oder Daten zum Sexualleben oder der sexuellen Orientierung einer natürlichen Person ist untersagt.

Art. 9 (1) DSGVO Verarbeitung besonderer Kategorien personenbezogener Daten

Eine DiGA soll aber folglich mit Daten umgehen, deren Verarbeitung nach Art. 9 (1) DGSVO untersagt ist. Hier kommen, vereinfacht gesagt, drei Möglichkeiten in Betracht, die eine Verarbeitung dieser Daten prinzipiell zulassen:

1. Eine gesetzliche Verpflichtung zur Verarbeitung solcher Daten
2. Eine gesetzliche Erlaubnis zur Verarbeitung solcher Daten
3. Eine Einwilligung auf Basis der informationellen Selbstbestimmung

Um die umgangssprachliche Problematik mit den Begriffen Datenschutz und Datensicherheit aufzulösen, soll die Schärfung der Begriffe dazu beitragen, dass in der weiteren Diskussion Klarheit um die Bedeutung besteht.

Grundsätzlich sind es nicht Daten, die geschützt werden wollen und sollen. Einzelne Daten haben oft keinen Wert, sondern werden erst dann wertvoll, wenn verschiedene Daten in einen Zusammenhang gebracht werden. Eine Liste mit Adressdaten, die auch sonst öffentlich zugänglich ist, ist nicht besonders schützenswert. Wird diese Liste jedoch mit der Angabe einer Diagnose bezeichnet oder als Datei namens diabetes_patienten.xls gespeichert, steigt der Schutzbedarf und folglich werden die Daten einer einfachen Kategorie im Sinne des obigen Artikel 9 DSGVO erhoben, gespeichert und kommuniziert. Aus einfachen Daten werden Informationen. Es hat sich anstelle des Begriffs der Datensicherheit der Begriff Informationssicherheit etabliert, da demnach Informationen einen höheren Wert als Daten haben. In Unternehmen und Institutionen wird die Rolle daher auch nicht Datensicherheitsbeauftragter genannt, sondern Informationssicherheitsbeauftragter. Dieser ist nicht zu verwechseln mit dem IT-Sicherheitsbeauftragten, der innerhalb der IT-Abteilung angesiedelt ist und für die operative Umsetzung der Sicherheitsmaßnahmen verantwortlich ist. In Summe geht es darum, dass Informationen als höchstes Gut sicher gespeichert, verarbeitet und kommuniziert werden. Besondere Informationen sind personenbezogene Daten, denen wegen ihres Schutzbedarfs ein spezielles Gesetz gewidmet ist: die EU-DSGVO (Europäische Datenschutzgrundverordnung) bzw. das BDSG (Bundesdatenschutzgesetz). Gesprochen wird hier, wie hinlänglich bekannt, vom Datenschutz. Sowohl in der Informationssicherheit als auch im Datenschutz geht es nicht ausschließlich um elektronisch verarbeitete Daten, wenngleich der Großteil der Informationen aller Art in IT-Systemen verarbeitet wird.

Die Anforderung nach Sicherheit lässt sich durch die Schutzziele der Informationssicherheit konkreter beschreiben. Neben der Authentizität, also der Glaubwürdigkeit von Objekten und Subjekten und der Verbindlichkeit als Ziel, dass die Beteiligung an einer Transaktion nicht abstreitbar ist, stehen drei weitere Schutzziele im besonderen Fokus:

Selbstverständlich ist hier zunächst die Vertraulichkeit zu nennen, die insbesondere als erstes Schutzziel mit dem Datenschutz in Verbindung gebracht wird. Hier steht die unerlaubte Informationsgewinnung, die zu verhindern ist, im Fokus. Dabei kommen besonders Maßnahmen wie Verschlüsselung zum Tragen. Aber auch weitere Mechanismen, die teilweise auch zu den Schutzzielen gezählt werden, von anderen allerdings lediglich als Maßnahmen gewertet werden: Anonymität und Pseudonymität.

Bei der Anonymität werden Datensätze soweit verändert, dass je nach Qualität ein Rückschluss auf eine Person gar nicht oder nur mit verhältnismäßig sehr großem Aufwand erfolgen kann. Was in der Theorie einfach klingt, ist in der Praxis nur schwer umzusetzen, da Datensätze ggf. derart beschnitten werden müssen, dass am Ende der Nutzen in einer Auswertung nicht mehr gegeben ist. Zur Pseudonymisierung werden in den Datensätzen, ähnlich der Anonymisierung, personenidentifizierbare Informationen entfernt oder unkenntlich gemacht. Jedoch wird durch eine Zuordnungstabelle, eine Berechnungsvorschrift o.ä. – eine Information –, das Pseudonym, hinzugefügt. Das Pseudonym darf nur einem kleinen Teilnehmerkreis bekannt sein. Für einen Dritten, der keine Kenntnis der Vorschrift zur Re-Pseudonymisierung hat, haben die Daten den gleichen Wert wie anonymisierte Informationen. Aus Datenschutzperspektive liegt aber in den beiden Maßnahmen ein sehr großer Unterschied. Anonymisierte Daten im tatsächlichen Sinne haben keinen Personenbezug mehr, und könnten theoretisch ohne Einwilligung für z. B. Statistiken genutzt werden. Jedoch stellt hier das Positionspapier des BSI als Standortbestimmung zwischen der DSGVO und dem TKG heraus, dass auch dieser Vorgang regelkonform, unter Durchführung einer Datenschutzfolgeabschätzung und nur auf Basis eines Erlaubnistatbestands erfolgen darf. Pseudonymisierte Daten unterliegen weiterhin den Anforderungen der DSGVO, was im Übrigen auch für verschlüsselte personenbezogene Daten gilt.

Aber auch die weiteren Schutzziele spielen aus Sicht des Datenschutzes eine wesentliche Rolle:

- Die Verfügbarkeit, die erfüllt ist, wenn ein Benutzer keine Einschränkung oder Beeinträchtigung beim Umgang mit den Informationen erfährt.
- Die Integrität, welche erreicht wird, wenn keine unerlaubte und unbemerkte Manipulation an Daten stattfinden kann oder wirksame Maßnahmen diese Modifikationen erkennen lassen, wie dies beispielsweise durch Einsatz einer digitalen Signatur ermöglicht wird.
- Der Schutz der Informationen über antragstellende Unternehmen zur Aufnahme ihrer DiGA ins Verzeichnis über das DiGA-Antragsportal ist, anders als auf der Web-Präsenz des BfArM verlautet, keine Angelegenheit des Datenschutzes, sondern der Informationssicherheit.

2 Verantwortliche und Erfüllung der Anforderungen

Aus Sicht der Verantwortlichen ist die Erfüllung der Anforderungen an die DiGA im Sinne einer CE-Konformität als Medizinprodukt in den Risikoklassen I und IIa eine wesentliche Aufgabe. Die Anforderungen sind im SGB V § 33a definiert.

Der Verantwortliche im Sinne der Verordnung ist der Hersteller der DiGA. Hier ist zunächst eine Diskrepanz zur Sichtweise des Datenschutzes zu sehen, bei dem die Verantwortlichkeit zentral beim Betreiber liegt. Selbstverständlich hat auch in diesem Zusammenhang der Hersteller die gesetzlichen Anforderungen zu erfüllen, insbesondere weil er im Sinne einer DSGVO-konformen Auftragsverarbeitung regelmäßig Wartungsarbeiten, Fehlersuchen usw. durchführt und ggfs. auf gespeicherte Informationen mit Personenbezug zugreifen kann. Bezugnehmend zur möglichen Nutzung einer DiGA zur Kommunikation zwischen dem Patienten und dem Leistungserbringer, sei auf den besonderen Umstand hingewiesen, der eintritt, wenn sich dadurch eine Arzt-Patienten-Kommunikation ergibt. Hier rückt oftmals in den Hintergrund, dass nicht nur die Anforderungen an die Verarbeitung besonderer Kategorien personenbezogener Daten nach Art. 9 DSGVO zu beachten ist, sondern ebenfalls die Berufsgeheimnisträgerpflicht im Sinne der ärztlichen Schweigepflicht zum Tragen kommt. Diese wurde 2018 reformiert und gibt dem Arzt seitdem überhaupt erst die Möglichkeit, dass eingeschaltete Dienstleister nicht nur im Sinne der DSGVO sondern auch im Rahmen der ärztlichen Schweigepflicht nach § 203 StGB tätig werden dürfen.

Bei der Erfüllung der Anforderungen im Sinne dieses Kapitels sind vor allem die beiden Aspekte Datenschutz und Informationssicherheit von Belang.

3 BSI – Sicherheitsanforderungen an digitale Gesundheitsanwendungen

Um den besonderen Ansprüchen der Informationssicherheit bezogen auf DiGAs gerecht zu werden, hat das BSI – Bundesamt für Sicherheit in der Informationstechnik die Technische Richtlinie BSI TR-03161 zu den Sicherheitsanforderungen an digitale Gesundheitsanwendungen veröffentlicht, die zum aktuellen Zeitpunkt noch nicht in der endgültig abschließenden Form vorliegt.

Im Sinne des Security Engineerings steht hier zunächst das grundsätzlich strukturierte, ingenieurmäßige Vorgehen am Anfang. Eine durchgeführte Schutzbedarfsanalyse, eine Bedrohungsanalyse, führt zu einer daraus abgeleiteten Risikobewertung. Das BSI sieht im Sinne eines Best Practice-Ansatzes die Grundanforderungen an diese Fragestellungen wie bei der Entwicklung sicherer, verteilter Anwendungen. Selbstverständlich ergeben sich daraus alle weiteren Tätigkeiten, wie beispielsweise Integrationstest, funktionale Tests sowie spezifische Tests auf Basis der eingesetzten Komponenten. Hier entscheidet auch die eingesetzte Architektur über den richtigen Ansatz und die richtigen Werkzeuge, abhängig davon, ob es sich um eine native App handelt oder eine hybride Variante und wo die Daten gespeichert werden: Stichwort Cloud.

Für die Überprüfung der unterschiedlichen Aspekte an eine DiGA sind eine Reihe von Sicherheitsfunktionalitäten zu betrachten.

Zunächst muss der Hersteller den Anwendungszweck inklusive der Dokumentation der Verwendung personenbezogener Daten dokumentieren. Dies muss später auch dem Benutzer vor der ersten Anwendung kommuniziert werden.

Der Grundsatz Security-by-Design, aber auch im Sinne des Schutzes personenbezogener Daten der Anspruch an Privacy-by-Design, muss von Beginn an und im gesamten Lebenszyklus der DiGA-Architektur berücksichtigt werden. Insbesondere die Richtlinien beim Einsatz kryptografischer Verfahren sind zu berücksichtigen. Hier zeigt sich leider oft, dass ein Entwickler eigene, vermeintlich bessere Verfahren „erfindet“.

Ein Prüfaspekt ist auch der Quellcode selbst sowie der Umgang bei der Einbindung von Drittanbieter-Software. Dabei ist vor allem zu vermeiden, dass sensible Daten an den Drittanbieter gelangen. Der Hersteller hat dafür Sorge zu tragen, dass die neuesten Versionen eingesetzt werden und bekannt gewordene Schwachstellen unverzüglich beseitigt werden. Das verpflichtende Sicherheitskonzept muss auf Basis der Kritikalität auch Aufschluss darüber geben, unter welchen Bedingungen eine Weiternutzung geduldet werden kann.

Eine besondere Bedeutung haben die kryptographischen Verfahren. Eine DiGA kommt nicht ohne Verschlüsselung aus, so dass hier bewährte Umsetzungen genutzt werden können. Insbesondere sollen Schlüssel nicht fest in der DiGA einprogrammiert werden. Auch die Verfahren zur Authentifizierung, beispielsweise durch biometrische Daten im Rahmen einer Zwei-Faktor-Authentifizierung, sind im Konzept zu berücksichtigen. Eine ganz grundlegende Forderung besteht konsequenterweise darin, dass immer Verfahren gewählt werden, die dem Stand der Technik entsprechen. Weitere Informationen dazu sind regelmäßig vom BSI zu erfahren.

Die Datenspeicherung einerseits und die Netzwerkkommunikation andererseits stehen besonders im Fokus und setzen im Sinne von Privacy-by-Default als Schutz bereits auf eine informationssichere, datenschutzfreundliche Umsetzung, so wie auch der Aspekt der kostenpflichtigen Dienste transparent dargestellt werden muss.

Die Technische Richtlinie BSI TR-03161 hat ebenso die Resilienz im Auge. Es wird unter anderem gefordert, dass die DiGA gerootete oder gejailbreakte Geräte entsprechend dem aktuellen Stand der Technik erkennen und angemessen darauf reagieren soll. Dem Hersteller wird abverlangt, dass er die Risiken darstellt, die für die Daten bei einer Fortsetzung der Benutzung bestehen.

Ganz allgemein sei dem Hersteller der Aufbau eines Informationssicherheitsmanagementsystems (ISMS) empfohlen sowie entsprechende Maßnahmen zur Evaluierung des Quellcodes und die regelmäßige Überprüfung der Wirksamkeit der genutzten Mechanismen durch sogenannte Penetrationstests verschiedener Varianten.

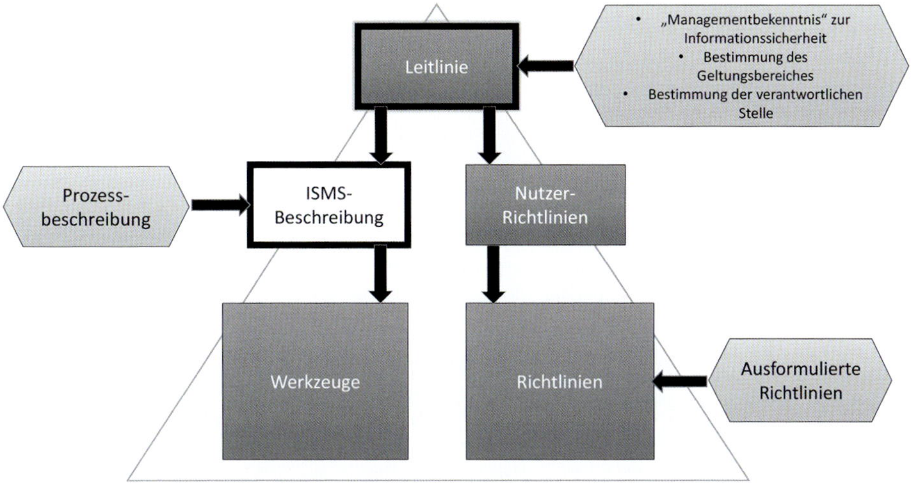

Abb. 1: Exemplarische Struktur eines ISMS
Quelle: Eigene Darstellung.

4 EU-DSGVO – Datenschutzmanagement

Ein Hersteller einer DiGA muss grundsätzlich als datenverarbeitende Stelle eine geeignete Datenschutz-Organisation implementieren. Eine zentrale Rolle spielt dabei das Datenschutzmanagementsystem (DSMS).

Eine entsprechende Datenschutzkultur, die zur Einhaltung des Datenschutzes verpflichtet, sollte ein strategisches Ziel sein. Die daraus folgende Datenschutzleitlinie legt die Prinzipien fest, nach denen personenbezogene Daten verarbeitet werden und stellt das Bekenntnis zum Datenschutz dar. Die Datenschutzrichtlinien bzw. das Datenschutzhandbuch sind verbindliche interne Regelungen, welche für die Mitarbeitenden die Bestimmungen für den Umgang mit datenschutzrelevanten Themen bei der Umsetzung der DiGA festlegen.

Unabhängig von der Unternehmensgröße soll beim Hersteller der DiGA die Rolle des Datenschutzbeauftragten installiert werden. Er unterstützt unabhängig in seiner beratenden und kontrollierenden Position. Die Begleitung eines Entwicklungsprojekts zur DiGA kann auch mit Unterstützung der notwendigen Expertise in Entwicklungsprojekten durch externe Datenschutzberater erfolgen.

Die Datenschutzfolgenabschätzung (DSFA) ist eine im Gesetz verankerte Pflicht zur Risikoanalyse. Durch den besonderen Einsatz einer DiGA und der damit verbundenen Datenverarbeitung ergibt sich als Konsequenz aus der Schwellenwertanalyse für die Verarbeitungstätigkeiten eine potenzielle Gefährdung und voraussichtlich ein hohes Risiko für die Rechte und Freiheiten betroffener Personen. Die DSFA ist zwingend vor Überführung der DiGA in den produktiven Einsatz durchzuführen. Um diesem Risiko angemessen Rechnung zu tragen, ist eine regelmäßige Evaluierung des Schutzbedarfes und der Wirksamkeit der getroffenen technischen und organisatorischen Maßnahmen erforderlich.

Das Verzeichnis von Verarbeitungstätigkeiten (VVT) als besondere Dokumentationspflicht im Datenschutz ist zu führen.

Um ein angemessenes Schutzniveau für die zu verarbeitenden personenbezogenen Daten zu gewährleisten, müssen die erforderlichen Vorkehrungen für die Sicherheit der Datenverarbeitung getroffen werden. Unter Berücksichtigung des Stands der Technik, der Implementierungskosten und der Risiken für die Rechte und Freiheiten der natürlichen Personen bei der Verarbeitung ihrer personenbezogenen Daten, sind angemessene physische, technische und organisatorische Maßnahmen zu treffen, damit die Vertraulichkeit, Integrität und Verfügbarkeit dieser Daten gewährleistet sind. An dieser Stelle kann wieder auf die Technische Richtlinie BSI TR-03161 verwiesen werden. Mit der ISO 27701 wurde eine Norm zum Nachweis der Einhaltung datenschutzrechtlicher Vorschriften veröffentlicht, welche eine Ergänzung der ISO 27001 darstellt. Diese ist jedoch nicht separat zu verwenden, sondern setzt die Erfüllung der gesetzten Anforderungen aus der ISO 27001 voraus.

5 Perspektive des Betroffenen

Einen besonderen Stellenwert nehmen die Betroffenenrechte ein, wie die Rechte auf Auskunft, Berichtigung, Löschung („Recht auf Vergessenwerden"), Sperrung, Widerspruch und Datenübertragbarkeit. Bei der Verarbeitung ihrer Daten muss die betroffene Person proaktiv, präzise und leicht zugänglich über die Umstände der Datenverarbeitung informiert werden. Diese Informationen müssen in einer verständlichen, klaren und einfachen Sprache verfasst sein. Es ist zu beachten, dass alle Erfordernisse an eine rechtskonforme Einwilligung gewahrt sind.

6 Zusammenfassung

Eine DiGA verarbeitet, speichert und transportiert in der Regel personenbezogene Daten besonderer Kategorien nach Art. 9 DSGVO, so dass bei der verantwortlichen Stelle höchste Anforderungen an den Datenschutz gestellt werden. Insbesondere die Betroffenenrechte sowie die rechtskonforme Einwilligung sind zu erfüllende Voraussetzungen in der transparenten und nachvollziehbaren Dokumentation gegenüber dem Anwender. Hierdurch wird auch das notwendige Vertrauen in die Nutzung der DiGA als Basis geschaffen, welches sicherlich auch die regelmäßige Verwendung zur Sicherung und Erhöhung des Therapieerfolgs nach sich zieht. Im Hintergrund sind die dargestellten Anforderungen der IT-Sicherheit zu erfüllen, die sich aus der Informationssicherheit ergeben.

Hersteller von DiGAs sind, um diesen Forderungen nachzukommen, gezwungen, die Verfahren mit Hilfe eines DSMS und eines ISMS zu dokumentieren und zu pflegen. Sinnvoll und notwendig sind die Rollen des Datenschutz- und Informationssicherheitsbeauftragten.

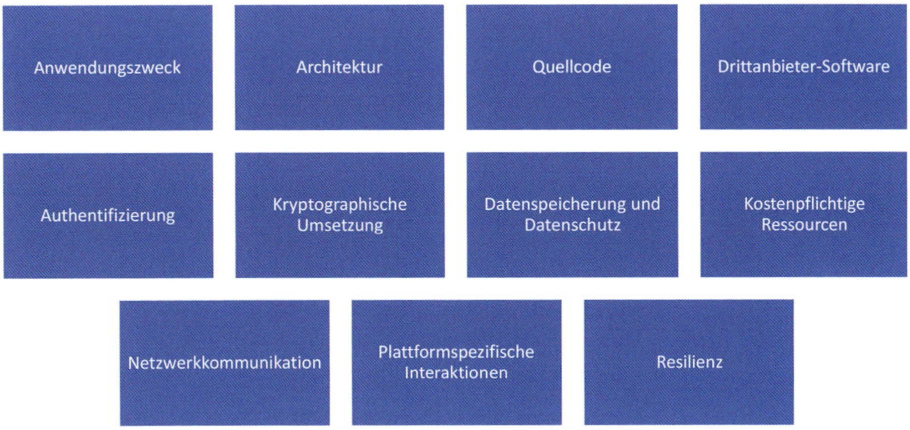

Abb. 2: Prüfaspekte einer DiGA nach BSI TR-03161

Quelle: Eigene Darstellung.

Literatur

Bundesamt für Sicherheit in der Informationstechnik (Hrsg.): Sicherheitsanforderungen an digitale Gesundheitsanwendungen. Technische Richtlinie BSI TR-03161. 2020. Online: www.bsi.bund.de/SharedDocs/Downloads/DE/BSI/Publikationen/TechnischeRichtlinien/TR03161/BSI-TR-03161.pdf;jsessionid=B9D1EE0AC9D94E0CFB9711B76B1C5445.1_cid501?__blob=publicationFile&v=2 [abgerufen am 30.11.2020].

Bundesinstitut für Arzneimittel und Medizinprodukte (Hrsg.): Die Ausfüllhilfe zum Antragsportal zur Aufnahme in das DiGA-Verzeichnis nach § 139e SGB V – Eine Hilfestellung für Antragsteller. 2020. Online: www.bfarm.de/SharedDocs/Downloads/DE/Service/Beratungsverfahren/DiGA-Ausfüllhilfe.pdf;jsessionid=F218FB1D5D9BF75318E9E3EC189E4C33.1_cid344?__blob=publicationFile&v=3 [abgerufen am 30.11.2020].

Bundesinstitut für Arzneimittel und Medizinprodukte: Digitale Gesundheitsanwendungen (DiGA). Online: https://www.bfarm.de/DE/Medizinprodukte/DVG/_node.html [abgerufen am 30.11.2020].

Jäschke, T. (Hrsg.): 2018: Datenschutz und Informationssicherheit im Gesundheitswesen. Berlin: MWV Medizinisch Wissenschaftliche Verlagsgesellschaft.

Sozialgesetzbuch – Fünftes Buch (SGB V), 3. Kap., 5. Abschn., 1. Titel, § 33a.

Sozialgesetzbuch – Fünftes Buch (SGB V), 4. Kap., 9. Abschn., § 139e.

Müthing, J./Jäschke, T./ Friedrich, C. M. 2017: „Client-Focused Security Assessment of mHealth Apps and Recommended Practices to Prevent or Mitigate Transport Security Issues.“ JMIR Mhealth Uhealth 5 (10). Online: https://mhealth.jmir.org/2017/10/e147/ [abgerufen am 30.11.2020].

BfDI Der Bundesbeauftragte für den Datenschutz und die Informationssicherheit: Anonymisierung – Eine Standortbestimmung zwischen der DSGVO und dem TKG. Online: www.bfdi.bund.de/DE/Infothek/Transparenz/Konsultationsverfahren/01_Konsulation-Anonymisierung-TK/Positionspapier-Anonymisierung-DSGVO-TKG.html?nn=5216976 [abgerufen am 30.11.2020].

Beitrag 5

Datenschutz und Datensicherheit – Hürden bei der Umsetzung der Geschäftsidee?

Jeanette Baudach

Abstract: Datenschutz und Datensicherheit eignen sich bestens um der deutschen E-Health Szene einen Wettbewerbsvorteil zu verschaffen: wenn sich nur die Herangehensweise aller Akteure endlich ändert. Welche Hürden sich aktuell ergeben und warum die Hausaufgaben nicht nur auf Unternehmerseite dringend gemacht werden müssen, beleuchtet der folgende Artikel. Betrachtet werden einerseits die möglichen Herausforderungen innerhalb eines Unternehmens, sowie die Rolle der öffentlichen Wahrnehmung, und warum eine sachlichere, offenere Herangehensweise allen Beteiligten viele Vorteile bringen kann.

1 Hürden bei der Umsetzung der Geschäftsidee?

„Unsere Datenbanken werden angegriffen. Jemand hat versucht, in unsere Systeme einzudringen.“ Eine Frage der Zeit, dass es sowas passiert, wer Daten verarbeitet, weiß das. Man hat sich vorbereitet, viel in das Monitoring investiert, mehr noch natürlich in die Sicherheit der eigenen Systeme selbst. Trotzdem macht es nervös. Es gilt, Ruhe zu bewahren, die Situation zu verstehen. Zu klären: was ist passiert? Und vor allem: Wie groß ist der Schaden? Bestenfalls: große, allgemeine Erleichterung. Die Sicherheitsmechanismen haben gegriffen, Kapital und Rohstoff der Firma und Eigentum der Nutzenden bleiben geschützt.

Derlei Angriffe, auch nur der Versuch, ist eine Straftat. Hundertprozentige Sicherheit eine Illusion.

Den Opfern droht Kontrollverlust über intimste Informationen oder – im Fall eines Unternehmens – ein großer Imageschaden bis hin zur existenziellen Krise oder dem Aus für eine gute Idee und vieler Arbeitsplätze. Und die Täter? Um diese aufzuspüren gibt es „Zentrale Ansprechstellen Cybercrime der Polizeien für Wirtschaftsunternehmen“.

Der Versuch, sich hierüber gegen die Angreifer zu wehren, endet unter Umständen wenig beruhigend: Das Verfahren wird eingestellt. Der Angriffsversuch ist (zum Zeitpunkt der Bearbeitung der Anzeige) schon zu lange her, und/oder laut IP-Adresse mutmaßlich aus dem Ausland gekommen – keine Chance für die Täterermittlung.

Vor knapp 40 Jahren hat das Bundesverfassungsgericht in seinem Volkszählungsurteil den Begriff der *„informationellen Selbstbestimmung“* als Hoheitsrecht eines Individuums über die eigenen Daten aus Artikel 1 und 2 des Grundgesetzes abgeleitet. Die freie Entfaltung der Persönlichkeit als unveräußerliches Recht ist der Grundsatz, auf dem die Gesetzgebung zum Schutz unserer Daten fußt. Die Grundfrage hat sich seither nicht geändert: Wie wird sichergestellt, dass die eigenen Daten als Teil der Persönlichkeit geschützt werden? Was sich ändert, ist der Wert von personenbezogenen Daten und ihre Nutzungsmöglichkeiten.

Persönliche Daten werden zum Rohstoff unseres Zeitalters. Der Schutz und die Sicherheit dieses Rohstoffes bekommen ein anderes Maß an Aufmerksamkeit: Es geht nicht um natürliche Ressourcen, deren Abbau bis zur Erschöpfung hingenommen werden kann. Wir selbst sind nicht mehr mit unserer körperlichen Leistungsfähigkeit Grundlage der eigenen wirtschaftlichen Entwicklung, sondern mit unseren Daten. Der Schutz dieser Daten ist damit von grundsätzlicher Bedeutung, und somit wächst die Angst vor Missbrauch und Ausbeutung. Der Bedarf an Schutz durch die Gesetzgebung ist entsprechend hoch.

Die gesetzlichen Anforderungen an Datenschutz und Datensicherheit einer digitalen Gesundheitsanwendung sind ebenso hoch. Gesundheitsdaten sind besonders schutzbedürftig. Der Effekt dieser hohen Anforderungen: Eine DiGA für den deutschen Gesundheitsmarkt zu entwickeln ist für all diejenigen unattraktiv, die kurzfristige Gewinnabsichten verfolgen oder deren Geschäftsmodelle auf dem Wert möglichst umfangreich gesammelter Daten selbst basieren.

Es bleibt also ein DiGA-Markt für echte Innovationen, deren Ziel die Wertschöpfung zugunsten des Nutzenden ist: individuelle Therapieangebote, ergänzende Begleitung chronischer Leiden, Prävention, Leistungen für unterversorgte Regionen sowie die Stärkung der Patientenautonomie.

Die nachfolgend beschriebenen Hürden bei der Umsetzung einer solchen Innovation entstehen im Zusammenhang mit den gesetzlichen Anforderungen, aber auch aufgrund externer Faktoren im Umfeld der Unternehmung.

2 Eine Frage der Perspektive: Die Risikoabwägung

Für die Gestaltung der Datenschutzmechanismen bei der Produktentwicklung gilt es stets die Wahrscheinlichkeit und Schwere eines Risikos mit den Aufwänden für die Risikominimierung abzuwägen. Der risikobasierte Ansatz ist ein Grundprinzip der EU-DSGVO. Diese Abwägung ist selten einfach, bietet aber eine gute Entscheidungsgrundlage und Spielräume bei der Gestaltung des Geschäftsmodells.

In der Praxis treffen bei der Abwägung von Risiko und Aufwand unternehmerische Anforderungen auf die des Schutzes von Persönlichkeitsrechten. Um sicher zu stellen, dass diese Rechte nicht verletzt werden, hat die EU durch empfindliche Strafen gute Argumente für die Einhaltung der Anforderungen geschaffen.

Der Freiraum, den die DSGVO bewusst für die individuelle Risikobeurteilung lässt, bedeutet viel Verantwortung für die verarbeitenden Unternehmen. Mit welcher Eintrittswahrscheinlichkeit entstehen welche Folgen für die Betroffenen? Je nach Risikobewertung müssen entsprechende technische und organisatorische Maßnahmen getroffen werden. Sind diese nach sorgfältiger Risikoabwägung festgelegt, ergeben sich in der Praxis zwei weitere Hürden für das Unternehmen: Für die Umsetzung der Maßnahmen bedarf es auftragsverarbeitender Unternehmen, die passgenau ausgewählt werden müssen. Außerdem dürfen die Interessen der Nutzenden nicht in den Hintergrund geraten.

3 Keine einfache Wahl: Die Auftragsverarbeitung

Die ersten Digitalen Gesundheitsanwendungen können seit Ende 2020 verschrieben werden. Dies ist ein wichtiger Schritt für die Entwicklung einer modernen Gesundheitsversorgung in Deutschland. Bis jedoch die Erstattungen aus dem ersten Gesundheitsmarkt für Hersteller ein tragfähiges Geschäftsmodell erlauben, muss dieses finanziert werden: über Wagniskapital, Family Offices, Großkonzerne, Förderprogramme, oder anderer Geldquellen. Sich über Einnahmen aus direkten

Verkäufen an die Endkunden zu finanzieren, ist praktisch unmöglich. Dabei darf auf keinen Fall unterschätzt werden, welche Mehrkosten durch die besonders hohen Schutzanforderungen des Geschäftsmodells entstehen. Datenschutz kostet Geld. Technische und organisatorische Maßnahmen, sicheres Hosting, höchste Ansprüche an die eigenen Dienstleister – all das muss mitfinanziert werden. In die Prävention zu investieren ist beim Datenschutz mit Sicherheit günstiger, als für die Folgen von Verstößen und Fehlern zu bezahlen. Doch auch ohne ISO-Zertifizierungen und teure externe Auditierung ist es notwendig, entsprechende Kosten bei der Entwicklung des Geschäftsmodells einzukalkulieren.

Für die praktische Umsetzung aller Schutzerfordernisse von DiGAs gilt es, bei der Anbieterauswahl das Datenschutzniveau genau zu prüfen. Neben den offensichtlichen Aspekten, wie Ort der Datenverarbeitung, Service-Level, Subunternehmer etc. finden sich bei kleinen Partnern oft praktische Schwachstellen, etwa bei den Datenaustauschmechanismen. Dies betrifft eher die Verarbeitenden für produktfremde Aspekte der Unternehmung, wie Dienstleister in Buchhaltungs- oder Postverarbeitungsprozessen. Wann immer man sich bei der Dienstleisterwahl hingegen an die großen Partner, oft internationale Marktführer, wendet, ist das Manko ein anderes: Als wachsendes, junges E-Health Start-up aus Deutschland fehlen die Steuerungsmöglichkeiten.

Das anfängliche Geschäftsvolumen einer DiGA sorgt nicht dafür, dass sich die Partner um den Hersteller reißen: Sonderwünsche an Kontrollmechanismen, Verträge oder Verarbeitungsprozesse außerhalb von Standardlösungen werden nicht beachtet. Dazu sind die Hersteller oft zu unbedeutend. Es gilt also für alle Bereiche des eigenen Unternehmens Partner zu finden, deren Dienstleistung

- finanzierbar,
- hinreichend sicher und
- trotzdem individuell steuerbar ist.

Digitale Geschäftsmodelle funktionieren nur mit einer Vielzahl solcher Partner, weil sich die Hersteller als meist kleine Unternehmen mit sehr kleinen Teams auf ihr Kernprodukt konzentrieren. Für alle Aufgaben „drumherum“ müssen Partner ausgewählt werden. Die Verantwortung für deren Verarbeitung liegt jedoch stets zu 100 % beim Hersteller selbst.

4 (K)eine Zumutung: Barrieren durch Datenschutz

Geschäftsideen im Gesundheitswesen orientieren sich natürlich an Bedarf und Marktpotenzial. Der erste Gesundheitsmarkt ist über 300 Milliarden Euro groß, Tendenz konstant steigend. In Anbetracht der demografischen Entwicklung und der steigenden Lebenserwartung in Deutschland ist das Marktgröße dabei in der Generation 60+ besonders groß. Gleichzeitig verbirgt sich hier für digitale Gesundheitsangebote eine nicht zu unterschätzende Herausforderung: Die Anwendungskompetenz der Zielgruppe ist niedrig. Sie ist nicht mit Apps und Online-Angeboten aufgewachsen und erschließt sich die digitale Welt entsprechend langsam. Konsequente Barrierefreiheit und eine einfache Nutzerführung würden dieser Gruppe den Zugang deutlich erleichtern. Die Realität des Angebotes sieht jedoch oft anders aus: Cookie Consent Manager, Double-opt-ins, 2-Faktor-Authentifizierung und Co. sind für Digital Natives zwar lästig und sorgen für Abzüge im Nutzungserlebnis. Älteren Menschen versperren sie aber teilweise gänzlich den Zugang zu digitalen Hilfen. Diese Situation ist paradox, denn die niedrigere Mobilität und der höherer Hilfebedarf sind eigentlich gute Gründe dafür, die ältere Generation schnell mit digitalen Angeboten zu versorgen. Trotzdem gibt es ein besonders stichhaltiges Argument für ein hohes Datenschutzniveau bei dieser Altersgruppe: Ähnlich wie Jugendliche benötigen auch ältere Menschen im Umgang mit digitalen Angeboten besonderen Schutz. Andernfalls werden sie leicht Opfer verschiedenster Gefahren bis hin zu Diebstahl und Missbrauch ihrer personenbezogenen Daten.

Datenschützer, Unternehmende und UI/UX-Designerinnen sind also gemeinsam gefordert, eine sichere Innovation zu entwickeln ohne Abstriche beim Schutz sensibler Daten, mit einem gesunden Verständnis für die Risiken ihrer eigenen Prozesse und mit Blick für die Bedürfnisse und Kompetenzen der Nutzenden.

Doch auch außerhalb des eigenen Unternehmens finden sich Herausforderungen für die Umsetzung einer Geschäftsidee im digitalen Gesundheitsmarkt. Typisch für Innovationen ist auch hier: Es fehlt an Erfahrungswerten und die Skepsis gegenüber dem Unbekannten ist nicht zu unterschätzen.

5 Viele offene Fragen: die junge EU-DSGVO

Zahlreiche für Unternehmen relevante Gesetze wurden über die Jahre erst durch die Urteile der Gerichte sicher umsetzbar. Gemessen am Stellenwert der EU-Datenschutz-Grundverordnung für die europäischen Unternehmen gibt es hier noch viel zu wenige solcher Orientierungshilfen. Während der Wartezeit beispielsweise auf die ePrivacy-Verordnung artet die Gestaltung von Cookie-Bannern/Cookie-Consent-Forms weiter aus – ohne dass dabei wirkliche Klarheit darüber besteht, ob das alles so im Sinne des Erfinders ist. Was ist der richtige Umgang? Cookie-Banner, Cookie-Hinweis in der Datenschutzerklärung, Cookie-Consent-Manager? Am besten natürlich ganz auf Cookies verzichten und warten bis Rechtssicherheit besteht. Diese Methodik mag aus Datenschutzperspektive sinnvoll sein, nur ist auch hier das Interesse des Unternehmens zu betrachten. Produktentwicklung ohne Nutzerverhaltensanalyse ist bei nicht etablierten Geschäftsmodellen schlicht unsinnig.

Leider können wir die Urteile zu all den offenen Fragen nicht beschleunigen, um unsere individuellen Sorgen mit der Umsetzung der EU-DSGVO zu lösen, sondern müssen abwarten und abwägen. Und reagieren, wenn ein Paukenschlag wie der des Schrems-II-Urteils ertönt, und erneut die eigenen Prozesse und Partner zu überprüfen.

6 Viel Angst vor Unbekanntem: Datenschutz in der öffentlichen Meinung

Die öffentliche Meinung zu allen Fragen des Datenschutzes stellt eine eigenständige Hürde für die Umsetzung innovativer Geschäftsideen dar. Datenschutzbedenken werden in politischen Debatten gern als Totschlagargumente missbraucht. Dies ist möglich, da in Deutschland eine breite Skepsis gegenüber technischen Innovationen zu herrschen scheint. Man tut sich hierzulande schwer mit Veränderung, Unbekanntem, Fortschritt. Wo doch der Wettbewerb um die Vermessung der Welt mutige Forscher und Expeditionsleiter hervorbrachte, ist dieser Pioniergeist in der deutschen Haltung leider offenbar völlig abhandengekommen. Ein eindrückliches Beispiel der jüngsten Zeit sind die Ereignisse im Brandenburgischen Grünheide. Dort wird in für deutsche Verhältnisse schwindelerregendem Tempo eine – ebenfalls für deutsche Verhältnisse – überdimensionierte Fabrik für eine – für deutsche Verhältnisse – völlig neuartige Technologie gebaut: der vollelektrisch angetriebene PKW von Tesla. Wir schauen hier, wie in so vielen Zukunftsbranchen, nur vom Spielfeldrand zu und versuchen maximal per Videobeweis nach Abpfiff noch ein paar Regelverstöße zu finden.

Dieses tiefliegende Problem in der wirtschaftlichen Entwicklung unseres Landes zu lösen, bräuchte es nicht weniger als eine totale Kehrtwende, hin zu eigentlich alten Tugenden: Freude am Fortschritt und Pioniergeist. Gelingt eine solche Wende, kann der hohe Datenschutzstandard in Europa zum Wettbewerbsvorteil werden – aber auch nur dann. Es muss uns gelingen, Apps zu entwickeln, die die Vorzüge einer digitalen Welt mit der Sicherheit des europäischen Schutzniveaus verbinden. Dann stünde uns ein großer Teil des Marktes offen.

Zusätzlich zur allgemeinen Skepsis wird von vielen Akteuren der Gesundheitsbranche regelmäßig die Angst vor den angeblich unberechenbaren Gefahren der digitalen Datenverarbeitung im Gesundheitswesen beschworen. Was leider meist ausbleibt, ist eine rationale Betrachtung der Tatsache, dass sich durch die Vernetzung von Datenwelten zwar eine neue Art der Bedrohung ergeben hat, das Gesamtausmaß des Risikos in der Gesundheitsversorgung aber kaum gestiegen ist.

Zweifellos dürfen beispielsweise Dritte niemals unbeabsichtigt Kenntnis von der HIV-Infektion eines Menschen erlangen. Ob dies aber geschieht, weil die Papier-Patientenakte im Empfangsbereich einer Praxis offen herumliegt oder weil diese Daten für Dritte elektronisch einsehbar werden, spielt für den Schaden an den Rechten des Betroffenen keine Rolle. Zur langfristigen Bekämpfung der irrationalen Angst vor der „Bedrohung“ eignet sich einzig die Aufklärung über Risiken und Nebenwirkungen einer DiGA und die maximale Kontrolle durch den Nutzenden. Beides sind grundsätzliche Anforderungen an Digitale Gesundheitsanwendungen.

Bitte verstehen Sie mich richtig: Datenschutz und Datensicherheit auf hohem Niveau sind unabdingbar für jedes digitale Gesundheitsangebot. Gleichwohl dürfen die großartigen Vorteile, die Onlineangebote zur Gesundheitsversorgung, Unterstützung der Behandlung und zum Schutz von Patientenautonomie bieten, nicht durch Überregulierung und unrealistische Anforderungen verhindert werden.

Persönlich wünsche ich mir einen deutlich entspannteren und offeneren Umgang mit dem Thema Datenschutz und Datensicherheit – ausdrücklich nicht mit den Anforderungen selbst. Wenn wir offen über die Hürden bei der Umsetzung des hohen Schutzbedarfs diskutieren können und dabei auch eine Fehlerkultur etablieren, könnten wir langfristig einen besseren Schutz gewähren – zum Wohle aller. Wir müssen uns trauen, Daten zu nutzen und ihren Wert für alle herauszustellen. Dann schützen wir sie am besten. Mehr und regelmäßige öffentliche Aufmerksamkeit (ohne Skandalmeldungen) wäre ein guter Anfang. Ebenso wie eine wirkliche Verfolgung von Straftaten.

Die DiGA-Schiedsstelle nach § 134 Abs. 3 SGB V

Prof. Dr. Jürgen Wasem

Abstract: Der vorliegende Beitrag ordnet zunächst die Schiedsstelle nach § 134 Abs. 3 SGB V (DiGA-Schiedsstelle) in die Entwicklung von Schlichtungsverfahren in der Gesetzlichen Krankenversicherung (GKV) ein. Grundlage für das Tätigwerden der Schiedsstelle ist der gesetzliche Rahmen für die Vereinbarung von Vergütungsbeträgen für Digitale Gesundheitsanwendungen (DiGAs), auf den anschließend eingegangen wird, auch um zu verdeutlichen, inwieweit der Gesetzgeber hierbei konzeptionelle Anleihen bei der Preisgestaltung für Arzneimittel (AMNOG) genommen hat. Anschließend berichtet der Beitrag über Gegensätze, Zusammensetzung und Arbeitsweise der Schiedsstelle. Vor einem kurzen Ausblick beleuchtet der Beitrag schließlich den von der Rechtsprechung entwickelten doppelten Charakter von Schiedssprüchen.

1 Die DiGA-Schiedsstelle: Die jüngste Schlichtungs-Kreation für die GKV in einer langen Entwicklung

Im Rahmen des für die GKV konstituierenden Sachleistungsprinzips geht der Steuerungsansatz des Gesetzgebers seit vielen Jahrzehnten in den meisten Bereichen davon aus, dass vertragliche Vereinbarungen zwischen den Krankenkassen bzw. ihren Verbänden und Leistungserbringern oder deren Verbänden ein sachgerechter Ansatz zur Findung von Vergütungen sind. Für das Leistungserbringerrecht der GKV sind solche vertraglichen Vereinbarungen, die in vielen Bereichen auch die näheren Modalitäten der Leistungserbringung (z. B. Aspekte der Struktur- oder Prozessqualität) regeln, geradezu konstitutiv.

Vertragliche Vereinbarungen setzen einen Konsens der Beteiligten über die Vertragsinhalte voraus, bei Vergütungsvereinbarungen also insbesondere über die Höhe der Vergütung. Der Gesetzgeber hat früh erkannt, dass es allerdings sein kann, dass sich die Vertragspartner im Gesundheitswesen aufgrund gegensätzlicher Interessen nicht einigen können – insbesondere, weil die Krankenkassen immer auch die Beitragszahler repräsentieren, die möglichst wenig mit Beiträgen belastet werden wollen. Schon mit dem Berliner Abkommen von 1913 zwischen Ärzteschaft und Krankenkassen wurde daher dem damaligen Zentralausschuss (als einem der Vorläufer des heutigen Gemeinsamen Bundesausschusses) ein unparteiischer Vorsitzender vorangestellt, der etwaige Pattsituationen des im Übrigen paritätisch mit Vertretern der Ärzte und der Krankenkassen besetzten Gremiums auflösen konnte. Nach 1945 ist dieser Grundgedanke auch für die Vergütungsfindung aufgegriffen worden, zuerst im Gesetz über das Kassenarztrecht von 1955. Das Gesetz regelte einerseits, dass die jeweilige Kassenärztliche Vereinigung mit den Krankenkassen in ihrem Einzugsgebiet Verträge über die Gesamtvergütungen schließen soll, andererseits sieht es die Bildung eines Landesschiedsamtes vor, das *„aus einem Vorsitzenden [...] sowie Vertretern der Ärzte und der Krankenkassen in gleicher Zahl“* besteht (§ 368i Abs. 3 Satz 1 RVO). Das Schiedsamt soll zunächst *„versuchen, eine Einigung über den Inhalt des Vertrages herbeizuführen“*, wenn sich dies jedoch nicht als möglich erweist, *„setzt das Schiedsamt innerhalb von drei Monaten den Inhalt des Vertrages fest“* (§ 368h Abs. 1 RVO).

Im Laufe der jüngeren Entwicklung hat der Gesetzgeber die Schlichtung im Rahmen eines Schiedswesens für zahlreiche weitere Konstellationen sowohl auf der Bundes- als auch auf der Landesebene aufgegriffen. Krankenhaus, Krankenpflege, Arzneimittel, Heilmittel, Apotheken wären hier beispielhaft zu nennen. Dabei ist eine größere Formenvielfalt entstanden, die sich auch in unterschiedlichen Bezeichnungen – Schiedsamt, Schiedsstelle, Schiedsperson – mit im Einzelnen unterschiedlichen Regelungen zu Zusammensetzung, Vorgehen und Rechtsweg unterscheidet. Die Schiedsstelle für die Festsetzung von Vergütungsbeträgen für digitale Gesundheitsanwendungen ist die bislang jüngste Kreation des Gesetzgebers in diesem Bereich.

2 Vereinbarung über Vergütungsbeträge für DiGAs

Mit dem Digitale-Versorgung-Gesetz (DVG) und der Digitale-Gesundheitsanwendungen-Verordnung (DiGAV) beabsichtigt der Gesetzgeber, DiGAs schneller als im bisherigen gesetzlichen Rahmen in die von der Gesetzlichen Krankenversicherung (GKV) finanzierte Versorgung zu bekommen (Fast Track). Dazu führt das Bundesinstitut für Arzneimittel und Medizinprodukte (BfArm) ein Verzeichnis für digitale Gesundheitsanwendungen (DiGA-Verzeichnis). Gesetz- und Verordnungsgeber normieren Voraussetzungen, die das BfArm überprüfen muss, wenn es über die Aufnahme in das Verzeichnis entscheidet. Dabei unterscheidet das Gesetz zwischen einer vorläufigen Aufnahme in das DiGA-Verzeichnis von zunächst 12 Monaten (unter bestimmten Voraussetzungen mit einer einmaligen Verlängerungsmöglichkeit um weitere 12 Monate) und einer dauerhaften Aufnahme in das Verzeichnis. Während der Phase der vorläufigen Aufnahme in das DiGA-Verzeichnis hat der Hersteller die Möglichkeit, durch geeignete Untersuchungen einen positiven Versorgungseffekt der DiGA nachzuweisen. Bei Nachweis des positiven Versorgungseffekts erfolgt die dauerhafte Aufnahme in das Verzeichnis. Ist der positive Versorgungseffekt bei Beantragung der Aufnahme in das Verzeichnis zur Überzeugung des BfArm bereits hinreichend nachgewiesen, erfolgt von Beginn an eine dauerhafte Aufnahme in das Verzeichnis.

Der regulatorische Rahmen sieht vor, dass der Hersteller einer digitalen Gesundheitsanwendung zunächst in der Preisgestaltung für die zulasten der GKV vom Vertragsarzt verordnete oder von der Krankenkasse genehmigte digitale Gesundheitsanwendung grundsätzlich frei ist. Für digitale Gesundheitsanwendungen, die in das Verzeichnis aufgenommen sind, sieht der Gesetzgeber sodann allerdings vor, dass der Spitzenverband Bund der Krankenkassen (GKV-Spitzenverband) und die Hersteller digitaler Gesundheitsanwendungen Vergütungsbeträge vereinbaren. Nach § 134 Abs. 1 Satz 2 SGB V gelten die vereinbarten Vergütungsbeträge *„nach dem ersten Jahr nach Aufnahme der digitalen Gesundheitsanwendung in das Verzeichnis für digitale Gesundheitsanwendungen“*. Für den Fall der Nicht-Einigung über die Vergütungsbeträge sieht der Gesetzgeber ein Schiedsverfahren vor.

3 Preisfindung und Schiedsstelle bei DiGAs: Anlehnungen an das AMNOG

In Bezug auf die Festsetzung von Vergütungsbeträgen für digitale Gesundheitsanwendungen hat sich der Gesetzgeber erkennbar am AMNOG-Verfahren angelehnt.[1] Das beginnt bereits bei der Grundkonstruktion: So wie im Rahmen des

1 Es hat sich eingebürgert, bei Nutzenbewertung nach § 35a SGB V und Preisverhandlungen nach § 130b SGB V vom „AMNOG-Verfahren“ zu sprechen, da diese Regelungen 2010 mit dem „Gesetz zur Neuordnung des Arzneimittelmarktes – Arzneimittelmarktneuordnungsgesetz – AMNOG“ eingeführt worden waren.

AMNOG der Hersteller bei Marktzutritt in Deutschland den Preis zunächst festlegt, bestimmt der Hersteller der digitalen Gesundheitsanwendung nach Aufnahme in das DiGA-Verzeichnis zunächst den Betrag, den die Krankenkassen dafür zahlen müssen. Anders als beim AMNOG hat der Gesetzgeber allerdings eine Regelung aufgenommen, die hierfür unter bestimmten Voraussetzungen Höchstbeträge vorsieht. Insofern ist die freie Preisgestaltung des Herstellers begrenzt.

Der zunächst vom Hersteller bei Aufnahme in das DiGA-Verzeichnis festgesetzte Betrag (§ 134 Abs. 5 Satz 1 SGB V spricht von den *„tatsächlichen Preisen"*) wird sodann abgelöst durch den vereinbarten Betrag – der im AMONG *„Erstattungsbetrag"*, im DiGA-Kontext *„Vergütungsbetrag"* heißt. Der AMNOG-Konstruktion entlehnt ist auch die Konstruktion rückwirkender Ausgleichszahlungen für den Fall, dass der Erstattungs- bzw. Vergütungsbetrag erst nach dem Zeitpunkt, zu dem er in Kraft treten soll (12 Monate nach Marktzugang bzw. Aufnahme in das DiGA-Verzeichnis), festgesetzt wird. Liegt also etwa der beispielhaft in Monat 15 vereinbarte Vergütungsbetrag unterhalb des zuvor vom Hersteller festgesetzten Preises, muss der Hersteller für zulasten der GKV abgegebene Anwendungen ab Monat 12 den Differenzbetrag an die jeweiligen Krankenkassen zurückzahlen.

Wie im AMNOG sollen die für die Wahrnehmung der wirtschaftlichen Interessen gebildeten maßgeblichen Spitzenorganisationen der Hersteller auf Bundesebene einerseits und der GKV-Spitzenverband andererseits in einer Rahmenvereinbarung Maßstäbe für die Vereinbarung der Vergütungsbeträge vereinbaren. Die oben angesprochenen Höchstbeträge etwa sind ein möglicher Regelungsinhalt der Rahmenvereinbarung.

4 Gegenstände und Zusammensetzung der Schiedsstelle

Wesentliche Aufgabe der Schiedsstelle ist die Festsetzung der Vergütungsbeträge, wenn sich der DiGA-Hersteller und der GKV-Spitzenverband nicht auf den Vergütungsbetrag einigen. Aber auch die zuvor angesprochene Rahmenvereinbarung ist *„schiedsstellenfähig"*, insoweit sie nicht zwischen den Herstellerverbänden und dem GKV-Spitzenverband konsensfähig ist. Zur Regelung der Abläufe bei einem Schiedsverfahren muss sich die Schiedsstelle darüber hinaus eine Geschäftsordnung geben. Dieser Dreiklang entspricht den Aufgaben, die auch die AMNOG-Schiedsstelle wahrnimmt.

Der Gesetzgeber sieht analog der Konstruktion im AMNOG vor, dass GKV-Spitzenverband und Herstellerverbände die Schiedsstelle gemeinsam bilden. GKV-Spitzenverband und Herstellerverbände sind insoweit Träger der Schiedsstelle. Für den Kontext der AMNOG-Schiedsstelle hat das Bundessozialgericht 2019 entschieden, dass es im Streitfall zur Kompetenz der Schiedsstelle gehört festzulegen, welche Verbände auf Herstellerseite die genannten gesetzlichen Voraussetzungen zur Mitwirkung erfüllen. Dies gilt hier analog. In Bezug auf die

13 Verbände von Herstellern digitaler Gesundheitsanwendungen, die an der Schiedsstelle zurzeit als Träger mitwirken, ist die Erfüllung der gesetzlich genannten Voraussetzungen aktuell nicht streitig, auch haben keine Verbände bislang erfolglos begehrt, zu diesem Kreis zu gehören.

Die Schiedsstelle besteht aus einem unparteiischen Vorsitzenden, zwei weiteren unparteiischen Mitgliedern sowie aus jeweils zwei Vertretern der Krankenkassen und des jeweiligen Herstellers der digitalen Gesundheitsanwendung. Die Schiedsstelle besteht damit verfahrensspezifisch auf der Herstellerseite jeweils aus anderen Beteiligten. Für die Festsetzung der strittigen Teile der Rahmenvereinbarung hat der Gesetzgeber festgelegt, dass die drei Unparteiischen diese im Benehmen mit den Partnern der Rahmenvereinbarung festsetzen. Auch die Geschäftsordnung der Schiedsstelle setzen die Unparteiischen nach der DiGAV im Benehmen mit Herstellerverbänden und GKV-Spitzenverband fest.

Über den Vorsitzenden und die weiteren unparteiischen Mitglieder sollen sich GKV-Spitzenverband und Herstellerverbände einigen. Dies gilt ebenfalls für die Stellvertreter der Unparteiischen. Sofern sich die beiden Seiten nicht einigen, bestimmt das BMG die Unparteiischen. Der Gesetzgeber hat hier also den durch das Terminservice- und Versorgungsgesetz (TSVG) in 2019 für die AMNOG-Schiedsstelle eingeführten Ansatz bei Nicht-Einigung übernommen, während dort zuvor bei Nicht-Einigung ein Losverfahren praktiziert worden war. Die Amtsdauer der Unparteiischen beträgt vier Jahre. Für die erste Amtsperiode haben sich GKV-Spitzenverband und Herstellerverbände auf den Vorsitzenden, die weiteren Unparteiischen und die Stellvertreter verständigt, und diese haben die Bereitschaft zur Amtsübernahme erklärt. Die Unparteiischen nehmen ihr Amt für die Periode vom 15. August 2020 bis zum 14. August 2024 wahr. Sofern ein unparteiisches Mitglied im Laufe der Amtsperiode ausscheidet, wird ein Nachfolger bis zum Ende der Amtsperiode benannt.

5 Arbeitsweise der Schiedsstelle

Die Schiedsstelle wird grundsätzlich auf Antrag tätig. Allerdings sieht der Gesetzgeber vor, dass das BMG den Vertragspartnern der Rahmenvereinbarung eine Frist setzen kann. Verstreicht diese, hat die Schiedsstelle auch ohne Antrag einer der beiden Seiten den Inhalt der Rahmenvereinbarung festzusetzen. Auch für die Festsetzung der Vergütungsbeträge sieht das Gesetz (Stand 31.10.2020) vor, dass die Schiedsstelle diese innerhalb von drei Monaten festsetzt, sofern die Vereinbarung zwischen GKV-Spitzenverband und Hersteller nicht innerhalb eines Jahres nach Aufnahme der digitalen Gesundheitsanwendung in das Verzeichnis zustande kommt – auch insoweit geht der Gesetzgeber also davon aus, dass die Schiedsstelle unter Umständen von Amts wegen tätig wird und es nicht der Antragsstellung bedarf.

Hinsichtlich der Schiedsstellenverhandlungen über Vergütungsbeträge für eine digitale Gesundheitsanwendung ist es zweckmäßig, drei Phasen zu unterscheiden: Die erste Phase ist das Vorfeld der Schiedsstellenverhandlung. In dieser Phase sind der Hersteller der digitalen Gesundheitsanwendung und der GKV-Spitzenverband aufgefordert, ihre jeweiligen Anträge einzubringen und zu begründen. In dieser Phase wird die Schiedsstelle auch – wie gesetzlich vorgesehen – dem PKV-Verband die Gelegenheit zur Stellungnahme geben. Anders als im AMNOG-Verfahren ist der PKV-Verband nicht an den Verhandlungen des GKV-Spitzenverbandes mit den Herstellern über die Vergütungsbeträge beteiligt. Dies liegt darin begründet, dass anders als bei den Arzneimitteln die Vergütungsbeträge nicht automatisch auch für die Privatversicherten gelten.

Die zweite Phase ist die Erörterung der Anträge durch die Mitglieder der Schiedsstelle mit den beiden Seiten. Diese werden Gelegenheit bekommen, ihre Anträge in einer Sitzung noch einmal vorzustellen und zu erläutern, und die Mitglieder der Schiedsstelle werden ergänzende Nachfragen stellen. Der Vorsitzende der Schiedsstelle wird sich vergewissern, dass alle für die Findung des Erstattungsbetrages relevanten Aspekte ausreichend thematisiert wurden und insoweit ein faires Verfahren stattgefunden hat. Die dritte Phase ist dann die eigentliche Erörterung in der Schiedsstelle, also dem 7er-Gremium. An dieser nimmt aufgrund entsprechender gesetzlicher Regelung auch das BMG teil.

Wie schon erwähnt, ging bereits der Gesetzgeber des Gesetzes über Kassenarztrecht davon aus, dass die Schiedsstelle zunächst einmal bemüht ist, noch einen Konsens der Vertragspartner zu erreichen. Auch das Bundessozialgericht hat in einem Urteil zur AMNOG-Schiedsstelle 2018 diesen Aspekt noch einmal betont. Aus eigener Erfahrung in der AMNOG-Schiedsstelle kann ich berichten, dass solche Initiativen der Unparteiischen zu einer Einigung verschiedentlich tatsächlich zum Erfolg geführt haben – entweder, indem beide Seiten dann um eine Unterbrechung der Schiedsstellenverhandlung baten, um sich bilateral auszutauschen und dies schließlich von Erfolg gekrönt war, oder aber indem ein Schiedsspruch einvernehmlich beschlossen wurde. Auch aus anderen Schiedsstellen wird immer wieder berichtet, dass den Unparteiischen Kompromissbildungen gelungen sind.

Sofern eine Konsensbildung nicht möglich ist, wird in der Schiedsstelle dann mit Mehrheit entschieden. Für eine Mehrheit in dem 7er-Gremium bedarf es vier Stimmen. Enthaltungen sind nicht zulässig. Eine der beiden Seiten muss also mit mindestens zwei der Unparteiischen stimmen. Sofern sich eine Mehrheit der Unparteiischen nicht den Antrag einer der beiden Seiten zu eigen macht, sondern einen eigenen Vorschlag entwickelt, muss dieser die Zustimmung einer der beiden Seiten finden. Aus der Erfahrung in der AMNOG-Schiedsstelle kann ich berichten, dass die drei Unparteiischen in vielen Fällen eine gemeinsame Position entwickeln. Auch in diesen Fällen bedarf es aber für eine Mehrheitsentscheidung der Zustimmung des GKV-Spitzenverbandes oder des Herstellers der digitalen Gesundheitsanwendung.

Soweit es um die strittigen Teile der Rahmenvereinbarung geht, stellen die Herstellerverbände bzw. der GKV-Spitzenverband ebenfalls im Vorfeld schriftlich Anträge, die in einer Sitzung mit ihnen erörtert werden. Da hier allerdings vom Gesetzgeber vorgesehen ist, dass die drei Unparteiischen die nicht einigungsfähigen Teile entscheiden, gibt es hier keine 7er Runde. Vielmehr ziehen sich die Unparteiischen nach der Erörterung mit den beiden Seiten in eine 3er-Runde zurück, um entweder einen Konsens zu erzielen oder mit Mehrheit zu entscheiden. Im Rahmen der Benehmensnahme wird der Beschluss der Unparteiischen wohl den beiden Seiten noch einmal mit der Möglichkeit der Kommentierung und daran anschließender abschließender Beratung durch die Unparteiischen zugeleitet.

Der Vorsitzende vertritt die Schiedsstelle gerichtlich und außergerichtlich. Er kann im Benehmen mit den weiteren unparteiischen Mitgliedern einen Bevollmächtigten bzw. eine Bevollmächtigte in gerichtlichen Verfahren beauftragen. Der Vorsitzende wird durch eine Geschäftsstelle unterstützt.

6 Doppelter Charakter von Schiedssprüchen

Die Rechtsprechung hat in den vergangenen Jahrzehnten herausgearbeitet, dass Schiedssprüche wie die der DiGA-Schiedsstelle in rechtlicher Hinsicht einen doppelten Charakter haben. Einerseits sind sie untergesetzliche Normen, denn sie entfalten bindende Wirkung in der GKV: Der von der Schiedsstelle festgesetzte Vergütungsbetrag ist verpflichtend von allen Krankenkassen bei der Vergütung der digitalen Gesundheitsanwendung zugrunde zu legen. Andererseits sind sie gegenüber den unmittelbar am Verfahren beteiligten beiden Seiten Verwaltungsakte, die vor den Gerichten der Sozialgerichtsbarkeit beklagt werden können. Klagen der jeweils unterlegenen Seite sind nicht außergewöhnlich. Im AMNOG-Kontext ist mehr als jeder dritte Schiedsspruch in den ersten Jahren beklagt worden.

Das Bundessozialgericht hat hierzu in ständiger Rechtsprechung, zuletzt nachdrücklich in 2018 in zwei Entscheidungen bei Klagen gegen Schiedssprüche zu festgesetzten Arzneimittelpreisen im AMNOG-Kontext, betont, dass Schiedsstellen einen weiten Gestaltungsspielraum haben. Denn dieser ist nicht geringer als der Spielraum der Vertragsparteien. Die Gerichte haben daher nur eine sehr eingeschränkte Prüfungsmöglichkeit, wenn es um die Entscheidung über die angemessene Höhe des Erstattungsbetrages geht. Auch die Anforderungen an die Begründung eines Schiedsspruchs, die der Vorsitzende nach der Verhandlung fertigt, dürfen nicht überspannt werden. Denn der Schiedsspruch ist aufgrund der Notwendigkeit, eine Mehrheit im Spruchkörper zu gewinnen, immer auch ein Kompromiss.

7 Ausblick

Nach den Erfahrungen in anderen Leistungsbereichen wird die einvernehmliche Verständigung zwischen den Herstellern digitaler Gesundheitsanwendungen und dem GKV-Spitzenverband über den Vergütungsbetrag wohl der weit überwiegende Regelfall sein. So einigen sich etwa bei der Festsetzung von Erstattungsbeträgen für Arzneimittel mit neuen Wirkstoffen der pharmazeutische Hersteller und der GKV-Spitzenverband in über 90 Prozent dieser Verfahren. Das in diesem Beitrag erörterte Schiedsverfahren wird daher sicherlich auch bei den Digitalen Gesundheitsanwendungen den Ausnahmefall darstellen. Es wird wohl insbesondere erst dann zum Zuge kommen, wenn sich Hersteller und GKV-Spitzenverband in einer ganzen Reihe von Verfahren schon über den Vergütungsbetrag verständigt haben. Insoweit wird es eine spannende Frage, ob und inwieweit bis zu diesem Zeitpunkt etwa schon eine grundsätzlich akzeptierte Systematik für die monetäre Bewertung von nutzenstiftenden digitalen Gesundheitsanwendungen innerhalb der GKV entwickelt wurde.

DiGA ist ein Medizinprodukt und die Medizinprodukt-Zulassung kein Fast Track

Alexandra Jelen/Gregor Jelen

Abstract: Der vorliegende Beitrag beschäftigt sich mit dem Fakt, dass die Medizinprodukt-Zulassung ein Gate-Keeper für eine DiGA ist und ohne eine Konformitätserklärung bzw. CE-Zertifizierung die Tür in das DiGA-Verzeichnis verschlossen bleibt.
Die grundlegenden regulatorischen Anforderungen wie Zweckbestimmung des Medizinproduktes und Risikoklassifizierung sowie Technische Dokumentation und Qualitätsmanagementsystem werden beschrieben.
Anhand einiger Beispiele werden die ersten Ergebnisse einer laufenden Untersuchung der ersten DiGA-Hersteller hinsichtlich Konformität mit den Medizinprodukt-Verordnungen vorgestellt und Empfehlungen für ein normkonformes und erfolgreiches Vorgehen gegeben.

1 Einleitung

Was haben Digitale Gesundheitsanwendungen, kurz DiGA, und Hilfsmittel gemeinsam? Nicht nur die gleiche Paragrafen-Nummer im Sozialgesetzbuch V: § 33 für Hilfsmittel und § 33a für DiGA. Beide – sowohl Hilfsmittel als auch DiGA – müssen zugelassene Medizinprodukte gemäß den geltenden Bestimmungen sein.

Die Tatsache, dass eine DiGA ein Medizinprodukt der niedrigen Risikoklasse I oder IIa sein muss, wird im ersten Satz des DiGA-Abschnitts im Digitale-Versorgung-Gesetz, kurz DVG (Bundesgesetzblatt 2019), genannt. Auch die Rechtsverordnung DiGAV (Bundesgesetzblatt 2020) – sowie der DiGA-Leitfaden des BfArM (BfArM 2020) weisen mehrfach darauf hin. Allerdings scheint es, als ob diese Information häufig in der gesamten Euphorie rund um den DiGA Fast Track und die nur 3-monatige Prüfung durch das BfArM untergeht. Denn einige Unternehmen, die eine DiGA entwickeln und anmelden wollen, fokussieren sich primär auf die Anforderungen des DiGA-Leitfadens. Um jedoch den DiGA-Prüfantrag zu stellen, ist ein bereits zugelassenes Medizinprodukt notwendig (BfArM 2020).

Woran liegt es, dass manche Hersteller der Zulassung ihrer digitalen Gesundheitsanwendung als Medizinprodukt wenig Aufmerksamkeit widmen oder das Konformitätsbewertungsverfahren ebenfalls in einer Art „Fast Track-Prozess" abhandeln möchten?

Möglicherweise liegt es daran, dass es bereits in der „Vor-DVG-Zeit" Gesundheits-Apps gab, die kein Medizinprodukt waren, und auch keines sein mussten, um beispielsweise bei der Zentralen Prüfstelle Prävention als ein Präventionsangebot nach § 20 Abs. 4 Nr. 1 SGB V aufgenommen zu werden. Oder um einen Vertrag über besondere Versorgung, kurz Selektivvertrag, nach § 140a SGB V mit einer gesetzlichen Krankenversicherung abzuschließen.

Eine weitere Überlegung ist, dass aktuell die Mehrzahl der DiGA-Hersteller Start-ups sind, die zwar ein breites medizinisches Know-how sowie digitale Affinität und Technologie-Skills mitbringen. Jedoch hatten viele von ihnen bisher wenige Berührungspunkte mit einem hochregulierten Markt wie dem der Medizinprodukte.

2 Regulatorische Einordnung

2.1 DiGA als Medizinprodukt

§ 33a SGB V bezieht sich bei der für die DiGA zugrundeliegenden Definition von Medizinprodukten mit niedriger Risikoklasse auf die entsprechenden Vorgaben der EU hinsichtlich der Klassifizierung von Software als aktives Medizinprodukt (Bundesgesetzblatt 2019).

Dadurch fallen unter die DiGA-Definition Medizinprodukte der Risikoklasse I oder IIa gemäß der Medical Device Regulation – MDR – oder, im Rahmen der Übergangsvorschriften aus dem 2. MDR-Korrigendum bis zum Geltungsbeginn der MDR am 26.5.2021, gemäß der Medical Device Directive – MDD (BfArM 2020).

BfArM prüft in einem 3-monatigen Bewertungsverfahren, dem Fast Track, neben dem Nachweis eines realisierbaren positiven Versorgungseffektes auch die Herstellernachweise zu Qualität, Datenschutz und Datensicherheit sowie Interoperabilität. Der Nachweis der Sicherheit und Funktionstauglichkeit einer DiGA wird durch die Einreichung einer Konformitätserklärung für Medizinprodukte der Risikoklasse I bzw. eines CE Zertifikates für Medizinprodukte der Risikoklasse IIa erbracht (BfArM 2020).

Bezogen auf eine DiGA ist die Einstufung als Medizinprodukt in Abgrenzung beispielweise zu einer Wellbeing-Webanwendung oder einer Lifestyle-App von erheblicher Bedeutung. Denn nur DiGA, die zugelassene Medizinprodukte sind und ein CE-Zeichen tragen, werden in das BfArM-Verzeichnis aufgenommen und durch die gesetzliche Krankenversicherung erstattet (BfArM 2020). Die Verantwortung für die Abgrenzung liegt beim Hersteller, die dieser für die eigene DiGA anhand der von ihm festgelegten Zweckbestimmung vornimmt (MDD 1993).

2.2 Zweckbestimmung

Zweckbestimmung bedeutet dabei nach § 3 Nr. 10 Medizinproduktegesetz – MPG (Bundesgesetzblatt 1994):

„...die Verwendung, für die das Medizinprodukt in der Kennzeichnung, der Gebrauchsanweisung oder den Werbematerialien nach den Angaben des in Nummer 15 genannten Personenkreises bestimmt ist."

Insofern entscheiden die durch den Hersteller kommunizierten, subjektiven Anwendungsbereiche und die Funktionsweise einer DiGA über ihre Einordnung als Medizinprodukt. Hervorzuheben ist, dass die einmal festgelegte Zweckbestimmung nicht verändert werden soll, da eine Änderung zu einem neuen Medizinprodukt führen kann (MDCG 2020-3). Des Weiteren ist es wichtig, dass die Zweckbestimmung immer als gleichlautende Angabe in allen Materialien des Herstellers verwendet wird (Johner Institut 2018).

2.3 Einstufung als Medizinprodukt

Für eine Einstufung als Medizinprodukt muss eine Software, also auch eine DiGA, gemäß § 3 Nr. 1 MPG folglich für mindestens einen der folgenden Zwecke bestimmt sein (Bundesgesetzblatt 1994):

1. Erkennung, Verhütung, Überwachung, Behandlung oder Linderung von Krankheiten,
2. Erkennung, Überwachung, Behandlung, Linderung oder Kompensierung von Verletzungen oder Behinderungen,
3. Untersuchung, Ersetzung oder Veränderung des anatomischen Aufbaus oder eines physiologischen Vorgangs,
4. Empfängnisregelung.

Für eine DiGA als Medizinprodukt liefert der DiGA-Leitfaden im Kapitel 2.1 eine Einschränkung der medizinischen Zwecke, die wie folgt aussieht (BfArM 2020):

1. Erkennung, Überwachung, Behandlung oder Linderung von Krankheiten,
2. Erkennung, Behandlung, Linderung oder Kompensierung von Verletzungen oder Behinderungen.

Ferner wird der Aspekt der Verhütung oder Verhinderung von Erkrankungen, also Primärprävention, von der gesetzlichen Definition einer DiGA nicht erfasst. Daher heißt es im DiGA-Leitfaden, Kapitel 2.1.4 (BfArM 2020):

DiGA, die dazu beitragen, die Verschlechterung eines Krankheitszustandes zu verhindern (Sekundärprävention) oder Folgeerkrankungen oder Komplikationen (Tertiärprävention) zu vermeiden, sind hingegen mit dem Begriff „Behandlung" umfasst. Voraussetzung ist, dass ein Risikofaktor im Sinne einer Erkrankung vorliegt, die als Diagnose verschlüsselbar ist.

2.4 Klassifizierung von Medizinprodukten

Medizinprodukte werden in vier Klassen eingeteilt, vom niedrigen bis zum hohen Risiko: Klasse I, IIa, IIb und III. Die jeweilige Zuordnung erfolgt dabei unter anderem anhand der Zweckbestimmung (MDR 2017). Die Risikoklasse eines Medizinproduktes hat eine weit reichende Auswirkung auf die regulatorischen Anforderungen. Unter anderem ist beim Konformitätsbewertungsverfahren für Medizinprodukte der Risikoklasse I keine Einbindung einer Benannten Stelle wie z. B. DEKRA oder TÜV erforderlich.

Ab der Risikoklasse IIa ist jedoch eine Benannte Stelle zwingend erforderlich, um ein CE-Kennzeichen zu erlangen. Ferner erhöht sich die Anzahl der Anforderungen an ein Medizinprodukt und die Pflichten für den Hersteller mit einer höheren Risikoklasse (MDR 2017). Die Europäische Kommission definiert in den jeweiligen Richtlinien, MDD und MDR, die Kriterien für die Klassifizierung.

Im Anwendungsbereich der Medizinprodukterichtlinie 93/42/EWG – MDD – kann Software häufig als Medizinprodukt der Risikoklasse I zugelassen werden. Davon profitieren viele DiGA-Hersteller. Die ersten fünf DiGA, die in das

DiGA-Verzeichnis aufgenommenen wurden, sind Medizinprodukte der Risikoklasse I (BfArM 2020).

Mit der Medizinprodukteverordnung 2017/745 – MDR – ändert sich ab Mai 2021 das Bild und die Klassifizierung von Software als Medizinprodukt wird deutlich strenger geregelt. Maßgeblich hierfür ist Regel 11 des Anhangs VIII MDR, die Folgendes verlangt (MDR 2017):

Software, die dazu bestimmt ist, Informationen zu liefern, die zu Entscheidungen für diagnostische oder therapeutische Zwecke herangezogen werden, gehört zur Risikoklasse IIa, es sei denn, diese Entscheidungen haben Auswirkungen, die Folgendes verursachen können:

- den Tod oder eine irreversible Verschlechterung des Gesundheitszustands einer Person; in diesem Fall wird sie der Risikoklasse III zugeordnet, oder

- eine schwerwiegende Verschlechterung des Gesundheitszustands einer Person oder einen chirurgischen Eingriff; in diesem Fall wird sie der Risikoklasse IIb zugeordnet.

Software, die für die Kontrolle von physiologischen Prozessen bestimmt ist, gehört zur Risikoklasse IIa, es sei denn, sie ist für die Kontrolle von vitalen physiologischen Parametern bestimmt, wobei die Art der Änderung dieser Parameter zu einer unmittelbaren Gefahr für den Patienten führen könnte; in diesem Fall wird sie der Risikoklasse IIb zugeordnet.

Sämtliche andere Software wird der Risikoklasse I zugeordnet.

Weitere Vorgaben zur Klassifizierung von Software als Medizinprodukt ergeben sich aus den bisher veröffentlichten Leitlinien zur MDR. Besonders hervorzuheben ist das Dokument Nummer 2019-11 der Medical Device Coordination Group, kurz MDCG mit dem Titel: *Guidance on Qualification an Classification of Software in Regulation (EU) 2017/745 - MDR and Regulation (EU) 2017/746 - IVDR* (MDCG 2019).

3 DVG fordert ein Medizinprodukt, das eine Technische Dokumentation erfordert

Steht die Zweckbestimmung für eine DiGA fest und ist die Risikoklassifizierung anhand der vorgegebenen Regeln ausgewählt, fängt die grundsätzliche Arbeit an. Für den Nachweis, dass ein Medizinprodukt die grundlegenden Anforderungen aus MDD oder MDR erfüllt, ist eine Technische Dokumentation, kurz TD, anzufertigen. Die Erstellung dieser wird durch MDD und MDR gefordert. Beide Richtlinien geben auch die Inhalte der TD vor.

Vor Beginn einer TD wird auch ein Qualitätsmanagementsystem, kurz QMS, gefordert. Hersteller, die Medizinprodukte in Verkehr bringen wollen, benötigen ein QMS, am besten zertifiziert nach der ISO-Norm 13485. Die Zertifizierung erfolgt hierbei in der Regel durch einen Benannte Stelle. Es gibt jedoch eine Ausnahme: Fällt ein Medizinprodukt in die Risikoklasse I nach MDD oder MDR, so kann auf ein QMS verzichtet werden. Allerdings fordert die Norm IEC 62304 bei Software-basierten Medizinprodukten ein QMS und spricht sich für ein System nach ISO 13485 aus. Somit lautet die klare Empfehlung für Medizinprodukte-Hersteller, ein QMS nach ISO 13485 aufzubauen und zu betreiben. Denn neben den Pflichten gibt es auch Vorteile wie schlankere Prozesse, Vermeidung von Fehlern oder Produktrückrufen, welche auf Dauer zu Kostensenkungen führen können (Johner Institut 2020).

Bei der Erstellung einer TD ist nicht nur die Erfüllung der grundlegenden Anforderungen aus MDD oder MDR zu beachten. Um eine vollständige TD aufzubauen, müssen DiGA-Hersteller mehrere standardisierte Normen anwenden, die die Anforderungen der Medizinprodukte-Verordnung konkretisieren. Neben der bereits erwähnten ISO 13485 sind es für Software-basierte Medizinprodukte die folgenden (MDD 1993):

- Risikomanagement: ISO 14971
- Software-Entwicklung: IEC 62304 / IEC 82304-1
- Usability: IEC 62366-1
- Medizinische Elektrische Geräte: IEC 60601-1

Des Weiteren finden sich detaillierte Anforderungen an eine Klinische Bewertung im Leitfaden MEDDEV 2.7.1 Rev. 4. Vorgaben an die Bereiche Datenschutz und IT-Sicherheit ergeben sich unter anderem aus der DS-GVO, § 4 der DiGAV, Anlage 1 zur DiGAV, die Technische Richtlinie: BSI TR-03161 des Bundesamtes für Sicherheit in der Informationstechnik sowie durch die neue Norm ISO/IEC 27001: Informationssicherheitsmanagementsysteme, die ab dem 2.1.2022 verpflichtend ist (Johner Institut 2020). Für die Entwicklung einer DiGA muss darüber hinaus die Technische Richtlinie: BSI TR-03107 berücksichtigt werden (BfArM 2020).

Als Zwischenfazit lässt sich Folgendes festhalten: Hersteller, die eine DiGA entwickeln, sollen nicht vordergründig auf die Anforderungen aus dem DiGA-Leitfaden schauen, sondern vielmehr zuerst auf die MDD-/MDR-Vorgaben. Sind die „Hausaufgaben“, die sich daraus ergeben, nicht vollständig und vor allem nicht normkonform erledigt, wird aus einer App oder einer Web-Anwendung kein Medizinprodukt und folglich auch keine DiGA.

4 Ein Blick in die Welt der ersten DiGA

Die ersten DiGA wurden gelistet und weitere Anwärter befinden sich im Antragsverfahren, wie der Pressemitteilung des Spitzenverbandes Digitale Gesundheitsversorgung (SV DGV 2020) zu entnehmen ist.

Anhand der öffentlich zugänglichen Daten wie Zweckbestimmung, Gebrauchsanleitung, Meldung im Medizinprodukte-Informationssystem DIMDI sowie Hersteller-Websites sind zehn DiGA-Hersteller und ihre veröffentlichten Unterlagen näher betrachtet worden.

Zweckbestimmung:

Im Rahmen einer Auswertung durch die Unternehmensberatung HEPICC in Oktober 2020 ist aufgefallen, dass in einigen Fällen die Zweckbestimmung nicht konsistent verwendet wird. Das heißt, der Wortlaut und die Inhalte wie z. B. die vorgesehene Patientengruppe unterscheiden sich, je nachdem, ob diese Informationen auf einer Hersteller-Website, in der Gebrauchsanleitung oder in einem Zweckbestimmungsdokument stehen (HEPICC 2020). Das widerstrebt der Idee der Zweckbestimmung: Die Formulierung soll so einheitlich wie möglich sein, um Interpretationen und Missverständnisse in Bezug auf die Produktnutzung auszuschließen (Johner Institut 2018). Eine Zweckbestimmung soll zu Beginn eines Produktentwicklungsprozesses festgelegt werden und beeinflusst ab dann die weiteren Schritte (Decomplix 2020). Die Zweckbestimmung sollte im Nachhinein nicht mehr angepasst oder geändert werden. Änderungen können zu einer Revision der bereits erstellten Dokumentation oder gar zu einem neuem Medizinprodukt führen.

Gebrauchsanleitung:

Bei der Betrachtung der Gebrauchsanleitungen fällt zum Teil auf, dass bei einigen Herstellern wesentliche Inhalte fehlen, wie z. B. (HEPICC 2020):

- Kennzeichnung
- Kontraindikationen, Neben- oder Wechselwirkungen
- Ausgeschlossene Patienten(gruppen)
- Warnungen, gekennzeichnet mit einem Achtung-Symbol
- Spezifische Angaben zu Nutzungsort, -dauer und -häufigkeit
- Symbole z. B. für Hersteller oder Medizinprodukt und die entsprechende Symbolerklärung
- Telefonnummer des Herstellers, E-Mail-Adresse für Kontaktaufnahme

Positiv hervorzuheben ist, dass die meisten Gebrauchsanleitungen Hinweise zur sicheren Benutzung der DiGA enthalten. Bei allen untersuchten Gebrauchsanleitungen geben die Hersteller das Ausgabedatum an.

Konformitätserklärung:

Bei zwei DiGA-Herstellern ist anhand vorliegender Unterlagen – Zweckbestimmungsdokument und Gebrauchsanleitung – nicht eindeutig erkennbar, auf welchen Klassifizierungsregeln und auf welcher Richtlinie die Konformitätserklärung basiert. In beiden Fällen werden sowohl MDD- als auch MDR-Anhänge und Klassifizierungsregeln genannt und miteinander vermischt.

Die weitere Auswertung fällt zum großen Teil positiv aus. Es gibt mehrere DiGA-Hersteller ohne Auffälligkeiten und einige, bei denen nur wenig anzumerken ist.

Bei zwei Herstellern weisen die öffentlich einsehbaren Unterlagen mehrere Fehler und Lücken auf. Daher stellt sich zwangsläufig die Frage, wie es um die Qualität und Vollständigkeit der Technischen Dokumentation bei diesen beiden Herstellern steht (HEPICC 2020).

5 Fazit

Die Medizinprodukt-Zulassung ist kein Fast Track und sollte auch nicht so behandelt werden. Alle Anforderungen der geltenden Verordnungen und dazugehöriger Normen sowie Leitlinien müssen berücksichtigt und vollumfänglich umgesetzt werden. Im Ergebnis entsteht ein qualitativ hochwertiges, vollständiges und normkonformes Medizinprodukt.

Empfehlungen:

- DiGA ist ein Medizinprodukt! Die Zulassung als Medizinprodukt als eine nebensächliche Voraussetzung des DVG zu betrachten, wird weder dem Medizinprodukt noch der DiGA gerecht und ist fahrlässig.
- Medizinprodukte zu entwickeln und in Verkehr zu bringen, erfordert eine intensive Auseinandersetzung mit den bestehenden regulatorischen Vorgaben und Normen, um die konforme Erstellung der Technischen Dokumentation und des Aufbaus eines Qualitätsmanagementsystems zu gewährleisten.
- Es ist wichtig, die Zusammenhänge und Wechselwirkungen von Medizinprodukt- und DiGA-Anforderungen zu kennen und zu verstehen.
- Mit der MDR-Geltung ab dem 26.5.2021 und der daraus resultierenden Hochstufung der Risikoklassen von Software durch die Regel 11 des Anhangs VIII wird das Thema Medizinprodukt-Zulassung komplexer.
- Eine gute Planung, qualifizierte Beratung und Begleitung durch Experten hinsichtlich Medizinprodukt und Konformitätsbewertungsverfahren, am besten zu Beginn eines DiGA-Projektes, ist empfehlenswert und ein Schlüssel zum Erfolg.

Literatur

BfArM: DiGA-Leitfaden. 2020. Online: https://www.bfarm.de/SharedDocs/Downloads/DE/Service/Beratungsverfahren/DiGA-Leitfaden.pdf?__blob=publicationFile&v=11 [abgerufen am 1.11.2020].

BfArM: DiGA-Verzeichnis. 2020. Online: https://diga.bfarm.de/de/verzeichnis [abgerufen am 1.11.2020].

Bundesanzeiger: Bundesgesetzblatt 1994 Teil I Nr. 52: Gesetz über Medizinprodukte (Medizinproduktegesetz – MPG). 1994, S. 1965. Online: https://www.bgbl.de/xaver/bgbl/start.xav?start=%2F%2F*%5B%40attr_id%3D%27bgbl194s1963.pdf%27%5D#__bgbl__%2F%2F*%5B%40attr_id%3D%27bgbl194s1963.pdf%27%5D__1604265325224 [abgerufen am 1.11.2020].

Bundesanzeiger: Bundesgesetzblatt 2019 Teil I Nr. 49: Gesetz für eine bessere Versorgung durch Digitalisierung und Innovation (Digitale-Versorgung-Gesetz – DVG). 2019, S. 2564). Online: https://www.bgbl.de/xaver/bgbl/start.xav?startbk=Bundesanzeiger_BGBl&start=//*%

5B@attr_id=%27bgbl119s2562.pdf%27%5D#__bgbl__%2F%2F*%5B%40attr_id%3D%27bgbl119s2562.pdf%27%5D__1604263765031 [abgerufen am 1.11.2020].

Bundesanzeiger: Bundesgesetzblatt 2020 Teil I Nr. 18: Verordnung über das Verfahren und die Anforderungen zur Prüfung der Erstattungsfähigkeit digitaler Gesundheitsanwendungen in der gesetzlichen Krankenversicherung (Digitale Gesundheitsanwendungen-Verordnung – DiGAV). 2020, S. 768. Online: https://www.bgbl.de/xaver/bgbl/start.xav?startbk=Bundesanzeiger_BGBl&start=//*[@attr_id=%27bgbl120s0768.pdf%27]#__bgbl__%2F%2F*%5B%40attr_id%3D%27bgbl120s0768.pdf%27%5D__1604264146087 [abgerufen am 1.11.2020].

Decomplix AG: Welche Bedeutung hat die Zweckbestimmung bei Medizinprodukten? 2020. Online: https://decomplix.com/zweckbestimmung-medizinprodukten/?lang=de# [abgerufen am 1.11.2020].

HEPICC – Healthcare Products Innovation and Commercialization Consulting: Untersuchung der DiGA-Hersteller hinsichtlich Konformität mit den Medizinprodukte-Verordnungen. Betrachtungszeitraum Juli – November 2020.

Johner Institut: Zweckbestimmung und bestimmungsgemäßer Gebrauch. 2018. Online: https://www.johner-institut.de/blog/regulatory-affairs/zweckbestimmung/ [abgerufen am 1.11.2020].

Johner Institut: Qualitätsmanagement ISO 13485. 2020. Online: https://www.johner-institut.de/blog/category/qualitaetsmanagement-iso-13485/ [abgerufen am 1.11.2020].

Johner Institut: ISO 27001: IT-Sicherheitsmanagement für alle Medizinproduktehersteller? 2020. Online: https://www.johner-institut.de/blog/iec-62304-medizinische-software/iso-27001/ [abgerufen am 1.11.2020].

Medical Device Coordination Group: Guidance on Qualification and Classification of Software in Regulation (EU) 2017/745 – MDR and Regulation (EU) 2017/746 – IVDR. 2019. Online: https://ec.europa.eu/health/sites/health/files/md_topics-interest/docs/md_mdcg_2019_11_guidance_en.pdf [abgerufen am 1.11.2020].

Medical Device Coordination Group: Guidance on significant changes regarding the transitional provision under Article 120 of the MDR with regard to devices covered by certificates according to MDD or AIMDD. 2020. Online: https://ec.europa.eu/health/sites/health/files/md_sector/docs/md_mdcg_guidance_significant_changes_annexes_en.pdf [abgerufen am 1.11.2020].

Medical Device Directive: COUNCIL DIRECTIVE 93/42/EEC of 14 June 1993 concerning medical devices. 1993. Online: https://eur-lex.europa.eu/LexUriServ/LexUriServ.do?uri=CONSLEG:1993L0042:20071011:en:PDF [abgerufen am 1.11.2020].

Medical Device Regulation: REGULATION (EU) 2017/745 OF THE EUROPEAN PARLIAMENT AND OF THE COUNCIL of 5 April 2017 on medical devices, amending Directive 2001/83/EC, Regulation (EC) No 178/2002 and Regulation (EC) No 1223/2009 and repealing Council Directives 90/385/EEC and 93/42/EEC. 2017. Online: https://eur-lex.europa.eu/legal-content/EN/TXT/HTML/?uri=CELEX:32017R0745&from=DE [abgerufen am 1.11.2020].

SV DGV: Pressemitteilung des Spitzenverbandes Digitale Gesundheitsversorgung: Digitale-Versorgung-Gesetz (DVG): Mitgliedsunternehmen des SVDGV reichen erste Anträge zur Aufnahme in das DiGA-Verzeichnis ein. 2020. Online: https://digitalversorgt.de/wp-content/uploads/2020/05/PRESSEMITTEILUNG_DiGA.pdf [abgerufen am 1.11.2020].

Beitrag 8

Innovative Gesundheitsversorgung mit DiGA: Sachgerechte Vergütung als Voraussetzung

Natalie Gladkov

Abstract: Vor dem Hintergrund der Vielzahl an Gesundheits-Apps ermöglicht das „Fast-Track-Verfahren" eine fundierte Auswahl an digitalen Medizinprodukten mit nachgewiesenem Nutzen. Laut Gesetzgebung handelt es sich bei digitalen Gesundheitsanwendungen (DiGA) um Medizinprodukte niedriger Risikoklassen mit digitaler Hauptfunktion. Mit dieser definitorischen Eingrenzung bleibt jedoch digitalen Medizinprodukten höherer Risikoklassen sowie Kombinationsprodukten ein schnellerer Zugang in die Gesundheitsversorgung verwehrt. Deshalb ist es wichtig, schon heute das „Fast-Track-Verfahren" weiterzudenken sowie das bestehende Verfahren innovationsfördernd auszugestalten.

1 Heute starten, um morgen weiter zu gestalten: „Fast-Track-Verfahren" aus der MedTech-Perspektive

Digitale Lösungen führen zu einer Verbesserung der Gesundheitsversorgung! Bei dieser Aussage weisen zahlreiche Studien seit langem einen großen Zuspruch in der deutschen Bevölkerung auf. So können sich rund 90 Prozent aller Bundesbürger vorstellen, aktiv Gesundheits-Apps zu nutzen (Bitkom 2019).

Im Jahr 2017 nutzten dennoch nur 11,9 Prozent der deutschen Bürger digitale Gesundheitslösungen (Statista et al. 2018). An einem fehlenden Angebot kann es nicht liegen: Weltweit stehen mehr als 150.000 Apps zu Themen wie Lebensqualität, Fitness und Gesundheit in den verschiedenen App-Stores zum Download bereit. Ein Drittel der Lösungen fällt unter den Begriff „Medizinische Apps", die den Nutzer im Selbstmanagement seiner Krankheit unterschützen sollen (Heathon 2019).

Das Manko des großen Angebots an Gesundheits-Apps besteht jedoch darin, dass nur in den seltensten Fällen die medizinische Wirksamkeit und die Qualität einer App für den Nutzer – sowohl für den Patienten als auch den behandelnden Arzt – deutlich ersichtlich sind. Bisherige Bedenken hinsichtlich der Patienten- und Behandlungssicherheit sind demnach nicht von der Hand zu weisen.

Dies ändert sich nun mit dem 2019 verabschiedeten Digitale-Versorgung-Gesetz (DVG). Das DVG zielt darauf ab, dass digitale Gesundheitsanwendungen („DiGA") einen schnelleren und niedrigschwelligen Weg in die Regelversorgung finden, um eine qualitativ hochwertige und zugleich wirtschaftliche Gesundheitsversorgung zu gewährleisten.

Bei einer digitalen Gesundheitsanwendung, die nach Prüfung und Bestätigung durch das Bundesinstitut für Arzneimittel und Medizinprodukte (BfArM) in das Verzeichnis nach § 139e SGB V aufgenommen wird, handelt es sich um ein Medizinprodukt, das nach der neuen europäischen Medizinprodukteverordnung (EU) 2017/745 (Medical Device Regulation/MDR) einer niedrigen Risikoklasse (Klasse I oder IIa) zuzuordnen ist. Eine digitale Gesundheitsanwendung kann – muss aber nicht ausschließlich – eine Gesundheits-App sein.

Mit dem sogenannten „Fast-Track-Verfahren" wird demnach erstmalig das europäische Medizinprodukterecht in den Kontext von digitalen Gesundheitsanwendungen einbezogen und der Fokus darauf gelegt, dass es sich bei einer digitalen Gesundheitsanwendung explizit um ein zertifiziertes, digitales Medizinprodukt handeln muss.

Mit der MDR wurde von der Europäischen Union (EU) im Jahr 2017 ein komplett neuer Rechtsrahmen für Medizinprodukte in Kraft gesetzt. Dieser Rechtsrahmen gilt nach einer mehrjährigen Übergangszeit ab dem 26. Mai 2021. Alle bestehenden Produkte müssen re-zertifiziert werden, wobei eine Vielzahl von Produkten höher klassifiziert wird. Es gibt künftig strengere Anforderungen an klinische

Bewertungen bzw. klinische Prüfungen von Medizinprodukten, höhere Anforderungen an die technische Dokumentation, neue Berichtserfordernisse für Hersteller – auch hinsichtlich der Überwachung nach dem Inverkehrbringen der Medizinprodukte – sowie verkürzte Fristen für Vorkommnis-Meldungen.

Für Software-Produkte wurden zudem neue Klassifizierungsregeln eingeführt. So „rutschen" viele Software-Produkte, die früher zur Risikoklasse I gehört haben, in die Risikoklasse IIa oder höher und müssen ihre CE-Zertifizierung über eine Benannte Stelle („Notified Body") beantragen. Eine Selbstzertifizierung durch den Hersteller ist nicht mehr möglich.

Die Vorgaben der MDR verlangen demnach ein hohes Niveau für Sicherheit und Leistungsfähigkeit der in Verkehr gebrachten Medizinprodukte und erfordern ebenfalls grundsätzliche Standards für die Qualität und Sicherheit einer digitalen Gesundheitsanwendung. Vergleichbar mit einer Arzneimittelzulassung ist damit von der Unbedenklichkeit, Funktionstauglichkeit und Qualität der entsprechenden Medizinprodukte rechtlich auszugehen. Ärzte und Psychotherapeuten können nun Versicherten gesondert-ausgewählte und geprüfte digitale Gesundheitsanwendungen, deren medizinische Eignung nachgewiesen wurde, verordnen.

Neben einer CE-Zertifizierung prüft das BfArM des Weiteren die Erfüllung weiterer hoher Anforderungen an Datensicherheit, Datenschutz, Interoperabilität und Barrierefreiheit von digitalen Gesundheitsanwendungen sowie den Nachweis von positiven Versorgungseffekten. Beim letzten Punkt weist der Gesetzgeber in der Gesetzesbegründung auf Folgendes hin: *„Der praktische Mehrwert durch die Gewinnung und Auswertung gesundheitsbezogener Daten, das geringe Risikopotenzial und die vergleichsweise niedrigen Kosten digitaler Gesundheitsanwendungen rechtfertigt es, für den Nachweis positiver Versorgungseffekte keine vergleichbar hohen Evidenzanforderungen zu stellen wie sie beispielsweise für den Nachweis des Zusatznutzens von Arzneimitteln mit neuen Wirkstoffen nach § 35a gefordert werden, die regelmäßig nur im Rahmen klinischer Studien höherer Evidenzstufe erbracht werden können, deren Aufwand hier jedoch unverhältnismäßig wäre."*

Mit Blick auf den gesamten Markt mit allen digitalen Medizinprodukten bedeutet das, dass das DVG „nur" den Marktzugang von „einfachen" digitalen Medizinprodukten fördert. Ein großer Teil an patientenrelevanten Lösungen in der ambulanten Versorgung bleibt weiterhin außen vor bzw. muss weiter einen langwierigeren Weg in die Gesundheitsversorgung gehen.

Dazu gehören einerseits innovative, digitale Medizinprodukte der Klasse IIb oder III. Hier kann ein Verfahren zur positiven Bewertung neuer Untersuchungs- und Behandlungsmethoden mit Medizinprodukten (§§ 135, 137c und h SGB V) über den Gemeinsamen Bundesausschuss (G-BA) mehr als fünf Jahre dauern. Aus Versorgungsperspektive bedeutet das, dass Gesundheitsinnovationen, die möglicherweise aufgrund ihrer Beschaffenheit, Komplexität und Wirkungsweise „einschlägiger“ als einfache Apps sind, mehrere Jahre lang nicht den Patienten zugutekommen.

Die lange Dauer der Zulassung „beißt“ sich zudem mit der Schnelllebigkeit von digitalen Lösungen. Die Digitalisierung bedingt und beschleunigt die stetige Fortentwicklung von Lösungen, beispielsweise in Sachen Usability oder im Rahmen von selbstlernenden KI-Systemen. Das, was heute State-of-the-Art ist, muss es morgen nicht mehr sein. Eine innovative Gesundheitslösung, die aber jetzt einen Wertbeitrag zur besseren Versorgung leisten kann, sollte umso schneller heute in die Versorgung kommen.

Bei der zweiten Medizinprodukte-Gruppe, die im Gesetzgebungsverfahren zum DVG außer Acht gelassen wurde, handelt es sich um Lösungen, die im Zusammenhang mit einem konventionellen Medizinprodukt („Kombinationsprodukt“) stehen.

So werden für den heutigen Gesundheitsmarkt nicht nur digitale Lösungen als „Stand-alone“-Software entwickelt, sondern auch als Zubehör von schon bestehenden Medizinprodukten. Dies betrifft Software oder Apps, die Informationen eines anderen Medizinprodukts aufbereiten und so den Arzt oder Patienten beispielsweise über die Parameter eines Herzschrittmachers oder einer Insulinpumpe informieren. Als Kombinationsprodukte fallen solche Lösungen häufig unter die Klasse III und werden nicht vom Versorgungsanspruch umfasst – obgleich die hiermit verfügbar gemachten Funktionen ähnlich einem Tagebuch der Auswertung der Versorgung dienen und dafür geeignet sind, Komplikationen in der Versorgung aufzudecken oder die Compliance des Patienten zu erhöhen.

In der BVMed-Herbstumfrage 2020 gaben rund 38 Prozent der Mitgliedsunternehmen an, dass sie großes Potenzial in digitalen Gesundheitsanwendungen sehen (BVMed 2020). Zahlreiche BVMed-Mitglieder streben auch aktuell mit ihren Produkten eine Aufnahme in das BfArM-Verzeichnis an. Darüber hinaus zeigte sich in einer internen BfArM-Umfrage 2019 auch, dass zwei Drittel der im digitalen Umfeld aktiven Hersteller noch viele weitere digitale Versorgungslösungen anzubieten hätten. Es handelt sich jedoch zumeist um Kombinationsprodukte.

Warum das so ist, lässt sich vor dem Hintergrund einer rhetorischen Frage leicht nachvollziehen: Was liegt für einen Medizinproduktehersteller näher, als ein bewährtes, analoges Medizinprodukt um eine digitale Funktion bzw. Dienstleistung zu ergänzen?

Mit der Entscheidung, Kombinationsprodukte im DVG auszuschließen, wurden somit digitale Geschäftsmodelle und Lösungen der traditionellen, aber sehr innovativen Medizintechnik-Branche außer Acht gelassen. Enorme Potenziale für die Gesundheitsversorgung bleiben demnach erst einmal ungenutzt.

Nichtsdestotrotz – und besonders vor dem Hintergrund der noch nicht davon erfassten digitalen Medizinprodukte – muss man das „Fast-Track-Verfahren“ zu schätzen wissen. Es setzt einen wichtigen Meilenstein, wodurch sich für das deutsche Gesundheitswesen ein neuer, digitaler Versorgungsbereich eröffnet, der auch international für großes Interesse sorgt. Mit einer erfolgreichen Etablierung des „Fast-Track-Verfahrens" und den damit gewonnenen Erfahrungen besteht die Hoffnung, dass auch ein schnellerer Marktzugang für digitale Medizinprodukte höherer Klassen möglich wird.

Umso wichtiger ist es, dass sich das „Fast-Track-Verfahren" positiv entwickelt. Zu den entscheidenden Einflussfaktoren gehört unter anderem die Rahmenvereinbarung für die Preisverhandlungen zwischen dem Hersteller und GKV-Spitzenverband (GKV-SV). Die zwischen den maßgeblichen Spitzenorganisationen der DiGA-Hersteller und dem GKV-SV verhandelte DiGA-Rahmenvereinbarung gilt dabei als eine wichtige Grundlage für die Preisgestaltung und Vergütung von aktuellen digitalen Gesundheitsanwendungen, aber auch von künftigen digitalen Versorgungslösungen.

Mit dem „Fast-Track-Verfahren" entsteht ein komplett neuer Marktzugangsprozess, sodass gängige Preismodelle nicht einfach auf digitale Gesundheitsanwendungen übertragen werden können. Digitale Gesundheitsanwendungen müssen hohe Kriterien an Datenschutz, Datensicherheit, IT-Sicherheit und Interoperabilität erfüllen. Hinzu kommen umfangreiche Aufwände zur Erbringung eines wissenschaftlich-fundierten und evidenz-basierten Nachweises von positiven Versorgungseffekten. Somit können faktisch die Preise von gelisteten, digitalen Gesundheitsanwendungen nicht dem niedrigen Preisniveau einfacher, ungeprüfter Gesundheits-Apps entsprechen.

Noch weniger sinnvoll ist es, in Ermangelung einer ausreichenden Anzahl bereits gelisteter digitaler Gesundheitsanwendungen Preise von ungeprüften Gesundheits-Apps für die Bestimmung von Höchstbeträgen hinzuziehen. Hinzu kommt, dass eine *„gläserne Vergütungsdecke"* in Form von Höchstbeträgen in einem sich gerade bildenden Markt – denn vorher gab es ja keine digitalen Gesundheitsanwendungen – die Gefahr birgt, Innovationen zu hemmen und die Attraktivität des Marktes nachteilig zu beeinflussen. Höchstbeträge zur Vereinfachung der Preisfindung können nur in einem etablierten Markt festgesetzt werden, sofern sie aufgrund einer angemessenen Anzahl sinnvoll vergleichbarer Gruppen definiert wurden und Mengenvolumina (Anzahl der verordneten digitalen Gesundheitsanwendungen) berücksichtigen.

Auch die Frage nach dem Verhandlungsbeginn kann eine große Rolle für die Hersteller spielen. Aufgrund einer fehlenden Differenzierung im Digitale-Versorgung-Gesetz (DVG) zwischen vorläufig oder endgültig in das BfArM-Verzeichnis aufgenommenen digitalen Gesundheitsanwendungen herrscht aktuell Uneinigkeit darüber, ob ein Hersteller bereits frühzeitig während der Erprobungsphase einen Vergütungsbetrag mit dem GKV-Spitzenverband verhandeln muss. Eine Verpflichtung des Herstellers, bereits dann in Preisverhandlungen zu treten, steht dem vorgesehenen Verfahren in mehreren Punkten entgegen.

Die Tatsache, dass das „Fast-Track-Verfahren" die Möglichkeit bietet, während der Erprobungsphase, unter Vergütung des tatsächlichen Preises den noch ausstehenden Nachweis positiver Versorgungseffekte zu erbringen, ist ein Kernstück des „Fast-Track-Verfahrens" und ein bedeutender Anreiz für den Hersteller, die vorläufige Aufnahme anzustreben. Eine vorgezogene Verhandlung bedeutet wiederum eine weitere Bürde für den Hersteller, der bereits damit ausgelastet ist, in einem recht kurzen Erprobungszeitraum einen Nachweis über positive Versorgungseffekte zu erbringen. In Ermangelung eines differenzierten Bewertungssystems besteht zudem die Gefahr, dass Preisverhandlungen auf Basis von noch nicht bestehenden oder geringen Evidenznachweisen zu einem sehr niedrigen Preisniveau führen, welches dem tatsächlichen Mehrwert der DiGA nicht entspricht. Das Herstellerinteresse an dem „Fast-Track-Verfahren" könnte sich somit verringern. Der Innovationsvorsprung durch das Verfahren würde verpuffen.

Im Sinne einer innovativen und bedarfsgerechten Gesundheitsversorgung durch digitale Medizinprodukte ist ein Scheitern des „Fast-Track-Verfahrens" aber keine Option. Politische und prozessuale Entscheidungen können große Auswirkungen auf das Verfahren haben und sollten stets genau beobachtet sowie kritisch geprüft werden, damit es nicht zu zusätzlichen Hürden und Hemmnissen im Verfahren kommt. Alle Beteiligten im deutschen Gesundheitswesen sollten sich für eine erfolgreiche Umsetzung des Verfahrens einsetzen, damit innovative und sinnvolle Behandlungsmethoden den Patienten schneller zugutekommen.

Literatur

Bitkom: Jeder Dritte würde Online-Sprechstunde nutzen. 2019. Online: https://www.bitkom.org/Presse/Presseinformation/Jeder-Dritte-wuerde-Online-Sprechstunde-nutzen [abgerufen am 7.1.2020].

BVMed: BVMed-Herbstumfrage 2020. Online: www.bvmed.de/zusammenfassung-der-ergebnisse-der-bvmed-herbstumfrage-2020 [abgerufen am 20.10.2020].

Healthon: HealthOn Statistiken. 2019. Online: https://www.healthon.de/healthon-statistiken [abgerufen am 7.1.2020].

Statista, brandeins Wissen und IKK classic: Gesundheit in Zahlen. 2018. Online: https://www.ikk-classic.de/assets/885_ikkc_web_pdf.pdf [abgerufen am 6.11.2020]

II Perspektiven etablierter Akteure

Die DiGA in Regel- und Selektivversorgung aus Sicht der Krankenkasse: Erwartungen, Gegenwart und Ausblick

Dr. Andrea Mischker/Dr. Elmar Waldschmitt

Abstract: Auf vielen Ebenen des individuellen Gesundheitshandelns sind mittlerweile digitale Applikationen im Einsatz. Auch wenn das Digitale-Versorgung-Gesetz (DVG) mehr als DiGA bietet, so bestimmen diese aktuell die Diskussion und Strategien der Kassen. Etliche Marktakteure verbinden mit den DiGA zudem die Erwartung, dass die Kassen eingedenk ihrer Gestaltungsspielräume durch die „agile Digitalgesetzgebung" des Bundes künftig die Rolle des Gestalters auch der digitalen Versorgung einnehmen werden. Doch welche Erwartungen haben die Kassen, diese Gestaltungsspielräume kundenorientiert in die Versorgung zu integrieren und worauf kommt es ihnen dabei an? Bei aller Euphorie muss auch die digitale Versorgung perspektivisch ihren Wirksamkeits- und Wirtschaftlichkeitsnachweis erbringen. Der regulatorische Rahmen für Digital Health, der seit dem DVG iterativ entwickelt wird, bedarf einer beständigen Weiterentwicklung. Hierauf sollten Gesetzgeber und Selbstverwaltung insistieren.

1 Einleitung

Nun sind sie in der Welt, die ersten „Digitalen Gesundheitsanwendungen", kurz DiGA[1] genannt. Mitte Oktober 2020 hat das Bundesamt für Arzneimittelsicherheit und Medizinprodukte (BfArM) die ersten beiden DiGA in das DiGA-Verzeichnis[2] aufgenommen. Mittlerweile sind fünf digitale Anwendungen bereit zum Einsatz in der Regelversorgung, weitere 21 sollen sich im Zulassungsverfahren befinden (Stand 9.11.2020). Auch wenn das Digitale-Versorgung-Gesetz (DVG) mehr als DiGA bietet, so bestimmen diese die Diskussion und Strategien der Kassen. Etliche Marktakteure verbinden mit den DiGA zudem die Erwartung, dass die Kassen eingedenk ihrer Gestaltungsspielräume durch die *„agile Digitalgesetzgebung"*[3] des Bundes künftig die Rolle des Gestalters der digitalen Versorgung einnehmen werden.[4] Deutschland bietet als erstes Land die *„App auf Rezept"* zulasten der gesetzlichen Krankenversicherung (GKV) – im Bereich Digital Health ist es jedoch alles andere als ein „First Mover". Die interessante Frage lautet: Welchen Beitrag wird die digitale Versorgung in fünf Jahren geleistet haben und wie hoch ist der Preis dafür?

2 Erwartungen – Die DiGA in der Regelversorgung

Die Einführung digitaler Gesundheitsanwendungen in den Leistungskatalog der GKV folgt konsequent einem Jahre andauernden und internationalen Trend zu mehr Digitalisierung im Gesundheitswesen. Auf allen Ebenen des individuellen Gesundheitshandelns (Knöppler u. a. 2016) sind mittlerweile digitale Applikationen im Einsatz. Die konsequent aus der Kundenperspektive entwickelten Anwendungen schicken sich an, integraler Teil der Versorgung zu werden.

Einige Beispiele mögen das illustrieren:

- Vorhersage von Erkrankungsrisiken: Wir erwarten DiGA, die Krankheitsrisiken berechnen und daraufhin gezielte Präventionsmaßnahmen oder Therapieempfehlungen unterbreiten.
- Automatisieren und Vereinfachen: Wir erwarten DiGA, die Versorgungsprozesse automatisieren und Patienten aktivieren, die Prozesse vereinfachen und Medienbrüche vermeiden.

1 Der Begriff „Digitale Gesundheitsanwendung" (DiGA) wird im § 33a für die Regelversorgung definiert. Wir nutzen den Begriff ebenso für digitale Lösungen im selektivvertraglichen Bereich, sofern sie ein vergleichbares Anwendungsspektrum vorweisen.

2 https://diga.bfarm.de/ enthält DiGA, die vom BfArM gemäß § 139e SGB V bewertet wurden.

3 Damit ist eine Gesetzgebung der kleinen Schritte gemeint – eine Regulatorik, die der Marktdynamik folgt. Vgl. Christian Klose, zitiert im Ärzteblatt online vom 4.12.2018.

4 Neue Wettbewerber buhlen um die Gunst der Versorgung gesetzlich Versicherter. Die Kassen müssen sich ihre Versorgungsrelevanz erarbeiten, in dem sie den Markt für digitale Versorgung aktiv gestalten und zum natürlichen Ansprechpartner ihrer Kunden werden.

- Vernetzung und Qualitätsverbesserung: Wir erwarten DiGA, die den Behandlungsprozess beschleunigen und Outcomes verbessern, indem sie die daran Beteiligten konsequent vernetzen und die Patienten auf ihrer gesamten Patientenreise integrieren, informieren und motivieren.
- Ressourcenschonung: Wir erwarten DiGA zur Ergänzung der konventionellen Versorgung, die den Arzt oder Therapeuten entlasten, die Behandlung zwischen den Besuchen verstetigen, die Behandlungsintensität steigern und damit den Behandlungszeitraum verkürzen. Solche Anwendungen haben das Potenzial, herkömmliche Therapien teilweise zu ersetzen.
- Verhaltensänderung: Last not least erwarten wir DiGA, die Lebensstil und Compliance von Patienten positiv beeinflussen und so zu besseren Gesundheitszuständen führen.

Ob die während der Anwendung einer DiGA generierten Daten auch ihren Platz in der ePA erhalten und vom Patienten an autorisierte Dritte zur tatsächlichen Generierung von Real-World-Evidenz weitergeleitet und genutzt werden, erwarten die Kassen mit großer Spannung.

3 Gegenwart – Die DiGA in der Regelversorgung

GKV-Versicherte erhalten ihre DiGA als Sachleistung i. d. R. vom Arzt auf Rezept verordnet. Außerdem können sie sich ihre DiGA nach einer Indikationsprüfung von der Kasse genehmigen lassen. Der für die ärztliche Verordnung vereinbarte Versorgungs-, Nutzungs- und Abrechnungsprozess ist gegenwärtig noch nicht komplett digital abbildbar. Hier hat die *„agile Gesetzgebung"* die Realität rechts überholt.

Während die Kassen das DiGA-Verordnungsverhalten der Ärzte und Psychotherapeuten kaum beeinflussen, haben sie beim Angebot an ihre Versicherten größere Handlungsspielräume. So können Kassen ihren Versicherten erstmalig aktiv digitale Gesundheitsanwendungen anbieten. Hierfür muss jedoch die entsprechende Indikation geprüft sein.[5]

Ob Kassen eine DiGA aktiv anbieten, hängt von einer Vielzahl von Faktoren ab. Maßgeblich sind das Versorgungspotenzial und der Preis der DiGA. Zu klären ist, inwiefern eine DiGA wirtschaftlich relevante Indikationen einer Kasse betrifft, welche Leistungsausgaben diese Indikationen nach sich ziehen oder ob es Subgruppen, z. B. im Sinne bestimmter Komorbiditäten gibt, die vom Einsatz einer DiGA profitieren könnten. Des Weiteren dürfte aus Sicht der Kassen interessant sein, ob die betreffende DiGA etwa dabei hilft, Zeiten der Arbeitsunfähigkeit zu reduzieren, den Konsum von Arzneimitteln zu verringern, die Compliance der Patienten zu erhöhen oder stationäre Einweisungen zu vermeiden. Außerdem

5 Das Problem der verzögerten Verfügbarkeit von Routinedaten (etwa Diagnosen) muss noch gelöst werden, um dieser Möglichkeit praktische Relevanz zu geben.

verdienen aufgrund der potenziell hohen Kosten die jeweiligen Vergütungsmodelle einer DiGA Aufmerksamkeit: Die Vergütung sollte sich grundsätzlich an der tatsächlichen Nutzungsdauer der DiGA orientieren.

Die Krankenkassen müssen deshalb eine Versorgungsstrategie für den DiGA-Einsatz erarbeiten und sowohl Versorgungsanlässe als auch in Frage kommende Versicherte identifizieren. Angebote der Kassen an ihre Versicherten setzen eine Einwilligung der Versicherten voraus. Idealerweise haben die Kassen ihre Versicherten bereits zu einem frühen Zeitpunkt umfänglich über die Bandbreite und Einsatzpotenziale von DiGA und den eigenen digitalen Kassenangeboten informiert, so dass Angebote auf Nachfrage und Nutzungsbereitschaft treffen.

4 Ausblick – Die DiGA in der Regelversorgung

Bei aller Euphorie und Vorschusslorbeeren, mit denen DiGA bedacht werden, sollten künftige Iterationen in der Gesetzgebung auch Fehlentwicklungen angehen. Hier eine Auswahl:

Ist der Nutzennachweis einer DiGA lediglich für ein bestimmtes Zeitfenster innerhalb des Anwendungs- oder Nachbetrachtungszeitraumes erbracht, sollte die DiGA auch nur für diesen Zeitraum verordnet werden dürfen. Im DiGA-Verzeichnis sollte die Verordnungsdauer (min/max) mit Zeiträumen für den Nutzennachweis korrespondieren.

Für die Nutzung einer DiGA fällt keine Zuzahlung an. Die DiGA wird damit gegenüber anderen Sachleistungen bevorzugt. Heilmittelverordnungen etwa unterliegen der Richtgrößenprüfung und sind zuzahlungspflichtig. Beides trifft auf digitale Gesundheitswendungen im Bereich der Heilmittelerbringung nicht zu und hat das Potenzial, das Verordnungsverhalten von Ärzten und das Nachfrageverhalten von Patienten nicht mehr im Sinne der medizinischen Notwendigkeit einzusetzen. Versicherte sollten analog zu anderen Sachleistungen auch an den Kosten der DiGA beteiligt werden. Dies dürfte sowohl die Adhärenz, als auch das Preisbewusstsein des Versicherten positiv verstärken.

Ein weiterer Punkt ist die fehlende Anwendbarkeit des § 275 SGB V für DiGA. Es ist derzeit nicht möglich, eine digitale Leistung durch den MDK auf ihre medizinische Notwendigkeit hin überprüfen zu lassen. Die medizinische Notwendigkeit ergibt sich aus dem Anwendungsgebiet der DiGA bei vorliegender Indikation. Die Kassen haben keine Handhabe, wenn etwa eine DiGA trotz Kontraindikation verordnet wurde, der Versicherte eine zweite gleichartige DiGA oder eine DiGA sowie eine vergleichbare analog wirkende Therapie nutzt und damit wirtschaftlich als übervorsorgt gilt.

Digitale Präventionsangebote können keine DiGA sein, da letztere an eine Diagnose gebunden sind. Hier gilt es Brücken zu bauen, um DiGA in der Primär-, Sekundär- und Tertiärprävention zuzulassen. Existieren vergleichbare DiGA, sollte der Nutzen dieser DiGA gegenübergestellt und die DiGA mit dem niedrigeren Nutzen aus der Regelversorgung gestrichen werden. Damit wird der Zustand *„immer mehr vom Gleichen“* vermieden.

5 Ein neues Rollenverständnis der Kassen im Digital-Health-Markt

Die DiGA in der Regelversorgung sind attraktiv für deren Hersteller, auch wenn noch viele Detailprobleme zu lösen sind und die Verschreibungsbereitschaft der Ärzte und Psychotherapeuten abzuwarten bleibt. Allerdings sind die Gestaltungsmöglichkeiten der Kassen, die sich besonders aus den §§ 68a und 68b SGB V sowie der wiederholten Modifikation des § 140a SGB V ergeben, weitreichend. Bei entsprechend progressiver Rolleninterpretation der Körperschaften können diese deutlich über das Gewohnte hinausgehende Möglichkeiten der Marktentwicklung und Versorgungsgestaltung nutzen. Der Gesetzgeber fordert diese Rolle spätestens mit dem DVG auch aktiv ein und stattet die Kassen hierfür mit wirkmächtigen Instrumenten aus. Damit gibt er ihnen die Gelegenheit, ihre Position und Relevanz im künftigen (digitalen) Versorgungsgeschehen in die eigenen Hände zu nehmen.

Man kann über die finanzielle Beteiligung von Kassen an Wagniskapitalfonds aus unterschiedlichen Perspektiven streiten. Aber die Kassen als Investoren, die sich mit Kapital und Know-how an der Entwicklung und Adaption digitaler Innovationen beteiligen, sind Ausdruck eines solchen progressiven Rollenverständnisses. Die Renditeabsicht muss dabei noch nicht einmal eine dominierende Rolle spielen. Es kann auch darum gehen, Funktionsweisen und Geschäftsmodelle internationaler Digital-Health-Märkte kennenzulernen und gute Ideen mit Hilfe der Kassen in den deutschen Gesundheitsmarkt zu überführen. Hier gibt es sicherlich viel zu entdecken – auch und insbesondere jenseits der Grenzen Deutschlands.[6]

6 Die Krankenkassen nutzen Gestaltungspielräume

Es muss aber nicht gleich die Anlage in Wagniskapital sein. Die Förderung digitaler Innovationen kann auch dergestalt erfolgen, dass Kassen einzeln oder gemeinsam – etwa im Rahmen offener Ausschreibungen – digitale Innovationen mit Dritten entwickeln. Erwähnenswert ist, dass diese digitalen Innovationen auch zur verbesserten Patientenorientierung beitragen sollen. Dieses Ziel in dieser Deutlichkeit ist neu für die GKV. Nicht Sektororientierung, sondern Orientierung am Patienten und seinen Präferenzen sollen damit handlungsleitend bei der Entwicklung digitaler Lösungen sein. Viele Start-ups machen das heute schon vor. Das gestalterische Element dieser Fördermöglichkeit ist, dass die Kassen sehr

6 Einige Beispiele hierzu liefern Jens Baas (2019) oder Thomas Schulz (2018).

frei in der Auswahl des – digitalen – Entwicklungsgegenstandes und ihrer Entwicklungspartner sind. So kann durchaus eine eigene DiGA, aber auch eine Lösung zur Umsetzung partizipativer Entscheidungsfindung im Behandlungsprozess im Fokus stehen. Oder die Partner entwickeln gemeinsame Prozesse und Verfahren zur Umsetzung der regionalen Zusammenarbeit über Sozialversicherungsträger hinweg, die mit dem Versorgungsverbesserungsgesetz (GPVG) vorgesehen sind. Man sieht: Die Rechtsgrundlage für eine bedarfs- und bedürfnisorientierte Versorgung ist gegeben.

7 Die Kassen versorgen individueller

§ 68b SGB V eröffnet den Kassen die Möglichkeit, die Versorgung ihrer Versicherten anhand des zuvor festgestellten konkreten Bedarfs weiterzuentwickeln. Diese eigentliche Selbstverständlichkeit erhält ihre Würze dadurch, dass die Kassen nicht nur einen individuellen Versorgungsbedarf feststellen, sondern ihren Versicherten auch eine passende individuelle Versorgungslösung anbieten dürfen. Idealerweise erhält ein gesetzlich Versicherter das für ihn relevante Produkt oder eine Lösung im passenden Moment – etwa beim Vorliegen einer Indikation oder in einer bestimmten Lebenssituation. Die Fähigkeit der Datenanalyse von Versichertengruppen sowie individueller Risikostratifikationen erhält hierbei einen hohen Stellenwert für Krankenkassen.

Das Patientendaten-Schutz-Gesetz (PDSG) ermöglicht mit dem Schwenk hin zu einem Opt-out eine deutlich einfachere Handhabung dieser Möglichkeit durch die Kassen. So werden die Kassen künftig einem Teil ihrer Versicherten digitale oder digital angereicherte Disease-Management-Programme, individuelle Präventionsangebote oder Therapieempfehlungen anbieten können. In welchem Umfang sie dieses Maß an Individualität umsetzen, hängt ab von der Fähigkeit zur Datenanalyse und der Fähigkeit, diese Erkenntnisse in Versorgungsbedarfe zu übersetzen sowie entsprechende Versorgungsprogramme zu entwickeln. Zuletzt müssen diese innovativen Angebote auch vermarktet werden. Hierfür müssen die Kassen frühzeitig Einwilligungen ihrer Versicherten einholen. Die Darreichungsform entsprechender Angebote bleibt hingegen offen: Sie kann elektronisch erfolgen – etwa über die Kassen-Apps – als klassisches Anschreiben oder persönlich.

Auch wenn die Umsetzung individueller Angebote anspruchsvoll ist, liegt die Chance für die Kassen darin, ihren Versicherten damit höchst relevante Angebote zu unterbreiten. Dieses vorausschauende Agieren der Krankenkasse wird etliche GKV-Kunden positiv überraschen, da sie ihre Kasse bislang eher als Kostenträger wahrgenommen haben. Versicherte dürfen allerdings zu keinem Zeitpunkt den Eindruck gewinnen, die Kasse handle nur aus eigennützigen Erwägungen, auch wenn die Wirtschaftlichkeit der Angebote nach § 12 und § 71 SGB V beachtet werden muss.

Die Kassen werden Strategien entwickeln, welche DiGA sie zur Lösung individueller Versorgungsprobleme aktiv anbieten und in welchem Setting (Regel- oder Selektivversorgung) dies geschieht. § 68b SGB V ermöglicht das individuelle Angebot von DiGA, die z. B. noch nicht zugelassen sind oder deren Verwendung über die DiGA der Regelversorgung hinausgehen. So können DiGA auch im Rahmen besonderer Versorgungsformen nach § 140a SGB V eingesetzt werden. Denkbar wäre zum Beispiel, dass im Rahmen der Zusammenarbeit einer Kasse mit einem Hersteller digitale Verbindungen zwischen DiGA und weiteren Leistungserbringern geschaffen werden mit dem Ziel, die Patientenreise durch die Sektoren digital komplett zu integrieren. Technologie, Rechtsgrundlagen und vor allem der Bedarf an solchen *„hybriden"* Anwendungsfeldern sind vorhanden.

8 Fazit: Die Kassen halten die gestalterischen Werkzeuge in den Händen

Die DiGA verändern perspektivisch das Rollenverständnis der Krankenkassen. Die Kassen werden die erweiterten Handlungsspielräume in Regel- und Selektivversorgung in unterschiedlicher Art und Weise sowie Intensität nutzen, um Gestalter der digitalen Versorgung in Deutschland zu werden. Das müssen sie auch, denn neue Wettbewerber stehen bereit, diese Aufgabe an der Schnittstelle zum Kassenkunden zu übernehmen und die Kassen möglicherweise auf die Funktion des Kostenträgers zurückzuwerfen. Der regulatorische Rahmen, der seit dem DVG gezimmert wurde, eröffnet nie dagewesene Spielräume, Versorgung bedarfs- und bedürfnisgerecht zu gestalten. Bei aller Euphorie muss auch die digitale Versorgung perspektivisch ihren Wirksamkeits- und Wirtschaftlichkeitsnachweis erbringen. Hierauf sollten Gesetzgeber und Selbstverwaltung insistieren.

Literatur

Ärzteblatt: Eckpunkte für eine Digitalisierungsgesetz soll es noch dieses Jahr geben. 2018. Online: www.aerzteblatt.de/nachrichten/99624/Eckpunkte-fuer-ein-Digitalisierungsgesetz-soll-es-noch-dieses-Jahr-geben [abgerufen am 10.11.2020].

Baas, J.: Zukunft der Gesundheit. Berlin 2019.

Knöppler, K./Neisecke, T./Nölke, L.: Digital-Health-Anwendungen für Bürger. Gütersloh 2016.

Schulz, T.: Zukunftsmedizin. München 2018.

Beitrag 2

DiGA aus Patientensicht

Marcel Weigand

Abstract: Um den Rückstand bei der Digitalisierung im deutschen Gesundheitswesen aufzuholen, wurde unter anderem die Möglichkeit eingeführt, Apps auf Rezept zu verordnen. Wie schätzen Patienten den Bedarf nach digitalen Anwendungen ein und welche Bedeutung messen Experten diesen Anwendungen für die Versorgung bei? Entscheidend ist, dass die Entwicklung und Weiterentwicklung patientenzentriert erfolgt und reale Nöte und Bedarfe aus der täglichen Versorgungspraxis dabei im Fokus stehen. Darüber hinaus sollten DiGA nicht nur als Anwendung selbst, sicher und verlässlich sein, sondern auch deren Einsatz und Verwendung muss dies gewähren. Hierzu bedarf es vor allem für ältere, nicht digital-affine Menschen Unterstützungsangebote und Aufklärungsmaßnahmen. Hierzu gehören auch Informationsportale, die Patienten verständlich und informativ eine geeignete Auswahl aus dem DiGA-Angebot ermöglichen. Am Ende wird der Erfolg der DiGA davon abhängen, ob es gelingt, sie in die Versorgungsprozesse von Patienten, Therapeuten und Krankenkassen einzugliedern und an analoge Versorgungsprozesse anzudocken. Eine nationale e-Health Strategie, die den Zweck und Stellenwert der DiGA im Zusammenhang mit anderen digitalen Projekten erläutert, könnte dafür zusätzliche Unterstützung leisten.

1 Bedarf nach DiGA aus Patientensicht

Bei der Digitalisierung im Gesundheitswesen liegt Deutschland weit hinter anderen Industrienationen zurück. Der Digital-Health-Index sieht Deutschland im Vergleich mit anderen OECD- und EU-Ländern auf dem vorletzten Platz (Bertelsmann Stiftung 2018).

Mit zahlreichen Gesetzen und Maßnahmen versucht das Bundesministerium für Gesundheit (BMG) die Digitalisierung im Gesundheitswesen voranzubringen. Eines dieser Gesetze ist das Ende 2019 in Kraft getretene Digitale-Versorgung-Gesetz (DVG). Dieses Gesetz bildet die Grundlage für *„Apps auf Rezept"* bzw. Digitale Gesundheitsanwendungen (DiGA) für gesetzlich Versicherte. Aber welchen Bedarf haben Patienten eigentlich an digitalen Gesundheitsanwendungen?

Diese Frage ist nicht ganz unbegründet. Zwar wünschen sich vier von fünf Befragten in einer Umfrage (apobank 2018) ein digitalisierteres Gesundheitswesen, aber dies führte zumindest bezogen auf digitale Anwendungen nicht zu höherer Nutzung. Denn beim Blick in den EPatient-Survey aus Mai 2020 (Schachinger 2020a) zeigt sich sogar ein kleiner Rückgang bei der Nutzung digitaler Anwendungen zwischen 2019 und 2020. Primär nutzen Akademiker und überdurchschnittlich digital aktive Nutzer solche Anwendungen. Die im Oktober 2020 (Schachinger 2020b) erneut durchgeführte Befragung zeigt einen moderaten Anstieg bei der Nutzung digitaler Anwendungen.

Wie gut die neuen Apps auf Rezept angenommen werden, ist noch unklar. Die ersten beiden DiGA wurden am 6. Oktober 2020 veröffentlicht. Zukünftig sollten gesetzliche Krankenkassen in regelmäßigen Abständen Zahlen zu den DiGA, aber auch zu den Apps, die über Satzungsleistungen angeboten werden, veröffentlichen. Durch diese Transparenz entstünde ein klareres Bild davon, inwieweit von gesetzlichen Krankenkassen vergütete digitale Anwendungen in der Versorgung angekommen sind.

Ob durch die Möglichkeit, Apps auf Rezept zu erhalten, tatsächlich ein Durchbruch erzielt wird, ist noch offen. Grundsätzlich können sich 59 % der Befragten die Nutzung von Gesundheits-Apps vorstellen (Bitkom 2020a). Bei den über 65-Jährigen liegt dieser Wert bei 48 % Eine höherer Verbreitungs- und Nutzungsgrad von Gesundheits-Apps scheint somit in Zukunft wahrscheinlich. Wobei beachtet werden muss, dass es zwischen „Nutzung vorstellen" und der tatsächlichen Nutzung eine Diskrepanz gibt. Zudem verfügen nur vier von zehn Senioren über ein Smartphone, wie eine weitere Studie der Bitkom (2020b) zeigt. Damit sind die grundsätzlichen Voraussetzungen bei älteren Menschen – zumindest für Anwendungen, die nur auf mobilen Endgeräten funktionieren – stark eingeschränkt. Neben technischen Grundanforderungen gibt es auch nicht-technische Aspekte, die eine Verbreitung von DiGA erschweren können. Dieser Aspekt wird später noch aufgegriffen.

2 Bedarf und Bedeutung von digitalen Anwendungen für die gesundheitliche Versorgung

Digitalisierung ist auch im Gesundheitswesen kein Selbstzweck, sondern sollte der Verbesserung der Gesundheitsversorgung dienen. Digitale Anwendungen sollten dort Unterstützung bieten, wo die Versorgung größere Probleme aufzeigt und/oder Versorgungsangebote nicht ausreichen. In Deutschland zeigt der Sachverständigenrat zur Begutachtung der Entwicklung im Gesundheitswesen in Gutachten die Probleme im Gesundheitswesen auf und gibt Empfehlungen, die zu deren Lösung beitragen sollen. Eines der Hauptprobleme ist demnach die fehlende Koordination und sektorenübergreifende Versorgung sowie Über-, Unter- und Fehlversorgung. Zudem müsse die Selbstbestimmung des Patienten sowie deren Gesundheitskompetenz gefördert werden (SVR 2018). Aber auch die mangelnde Digitalisierung wird in einem Gastbeitrag angeprangert und ein zügiger Einsatz der elektronischen Patientenakte (ePA) gefordert (SVR 2020).

Aus Sicht von Patienten bestehen die primären Probleme nicht in der mangelnden Digitalisierung. Die ersten vier Plätze belegen Zugangs- und Personalausstattungsprobleme, wie PwC (2018) anhand einer Bevölkerungsbefragung zeigt. Digitalisierung/Innovation steht mit 12 % der Nennungen erst an neunter Stelle. Die geringe Bedeutung, die Patienten der digitalen Versorgung beimessen, könnte auch mit wenig Erfahrung sowie Aufklärung über Sinn und Nutzen rund um digitale Angebote zusammenhängen. Ob durch die Corona-Pandemie ein grundsätzlicher und nachhaltiger Sinneswandel erfolgt, kann derzeit noch nicht abschließend beurteilt werden.

In diesem Zusammenhang soll die Frage aufgeworfen werden, ob die Beschäftigung mit der Gesundheitsversorgung Ausgangspunkt für die Konzeption und Entwicklung von DiGA ist. Steht bei der Konzeption von digitalen Anwendungen die Beschäftigung mit den alltäglichen Herausforderungen in der Patientenversorgung oder die Unterstützung der Patienten im Management ihrer Erkrankung im Fokus? Gehen Ansätze zur Verbesserung der Gesundheitsversorgung für bestimmte Indikationsbereiche oder gar wesentlicher Versorgungsprozesse entlang der Behandlungsketten der Idee für eine Anwendung voraus? Oder sind es eher Ideen aus Kreativabteilungen von Agenturen oder rein wirtschaftliche Überlegungen? Welches die tatsächlichen Ausgangspunkte für die Entwicklung von digitalen Anwendungen sind, sollte zukünftig untersucht werden. Es darf bezweifelt werden, dass eine systematische Befassung mit alltäglichen Versorgungsproblematiken häufig der Ausgangspunkt für die Konzeption von digitalen Anwendungen ist. Genau dies sollte jedoch künftig im Sinne der Patientenorientierung erfolgen. Zumal es auch ein wichtiger Aspekt für den Erfolg einer Anwendung ist – sowohl bezogen auf die Erstattungsbereitschaft, als auch auf die Akzeptanz der Nutzer. Hier fehlt möglicherweise das Bewusstsein bei den Herstellern oder schlichtweg der Kanal hin zur alltäglichen Versorgung. Es macht Sinn, schon bei den ersten konzeptionellen Überlegungen den Kanal zu Erkrankten, Patienten-/

Selbsthilfeorganisationen aufzumachen, um Informationen zu erhalten, wodurch die Behandlung aus Patientensicht unterstützt werden könnte. Warum sollten Gründer und Konzepter nicht in Praxen, Kliniken, Apotheken und anderen Gesundheitseinrichtungen hospitieren, um einen tatsächlichen Eindruck von der Versorgung bestimmter Erkrankungen zu bekommen? Dadurch ließe sich der mögliche Unterstützungsbedarf, der durch digitale Anwendungen gestillt werden soll, vielleicht effektiver ermitteln als beim theoretischen Skizzieren einer Patient Journey am Whiteboard. Zudem könnten Konzepter von Anfang an ein Bild davon erhalten, wie ihre geplanten Anwendungen an bestehende analoge und digitale Angebote an- und eingebunden werden könnten.

3 Patientenzentrierte Produkt-(Weiter-)Entwicklung

Wie ein App-Lebenszyklus aussehen kann, haben Brönner et al. (2016) im Rahmen der CHARISMA-Studie dargelegt: Planung und Systemanalyse, Design der App, Implementierung, Integration in die bestimmungsgemäße Systemumgebung, Testung, Freigabe und Veröffentlichung, Wartung sowie Außerbetriebnahme.

Die oben skizzierte Beschäftigung mit den Versorgungsproblemen von Erkrankungen sowie die Herausforderungen im alltäglichen Umgang und bei der Behandlung sollten das primäre Leitmotiv bei der patientenzentrierten Entwicklung von Anwendungen sein und dem Schritt der Systemanalyse noch vorausgehen. Eine starke Orientierung an den Bedürfnissen von Patienten und Health Professionals auf der eine Seite, und die Behebung von alltäglichen Schwachstellen bei der Gesundheitsversorgung auf der anderen Seite, sollten die Treiber bei der Konzeption von digitalen Anwendungen sein.

Die Beschäftigung mit den alltäglichen Versorgungsprozessen von bestimmten Erkrankungen wären für Hersteller gleichzeitig ein erster erkenntnisreicher „Pre-Nutzertest“. Eine patientenzentrierte Produktentwicklung sollte auch eine fortlaufende Einbindung von Test-Settings mit Patienten über den ganzen Entwicklungsverlauf hinweg beinhalten. Zudem kann die Einbeziehung von Ärzten und anderen Therapeuten nützlich sein, da sie wertvolle Erkenntnisse über Alltagsprobleme von Patienten und deren Erkrankungen liefern können.

Nutzertest haben eine große Bedeutung für die Patientenorientierung und den späteren Erfolg einer Anwendung. Was die Methodik von Nutzertest angeht, haben Maramba et al. (2019) in einem Scoping-Review aufgezeigt, dass Befragungen als häufigste Methode bei Usability-Tests von eHealth-Anwendungen eingesetzt werden. Eye-Tracking oder andere Methoden, die ein objektiveres Bild der Usability abgeben können, werden fast gar nicht eingesetzt. Hier gibt es eindeutig noch Nachholbedarf. Viele digitale Gesundheitsanwendungen richten sich an ältere Menschen, da diese häufiger von Krankheiten betroffen sind. Bei der Konzeption und Entwicklung sollten altersdidaktische und auch kognitive Aspekte der jeweiligen Zielgruppen beachtet werden. Warum sollte es bei Anwendungen, die sich an unterschiedliche Altersgruppen richten, nicht auch unterschiedlich ausgestaltete Varianten einer Anwendung geben?

4 Anforderungen an einen erfolgreichen und sicheren Einsatz von DiGA

Vor dem Hintergrund der definierten Prüfkriterien beim Bundesinstitut für Arzneimittel und Medizinprodukte (BfArM) stellt sich die Frage, ob damit die Anforderungen an den sicheren Einsatz von digitalen Anwendungen ausreichend berücksichtigt werden. Dabei gibt es drei Betrachtungsdimensionen: 1. Sind die Prüfkriterien ausreichend? 2. Werden die Kriterien ausreichend überprüft? 3. Reichen die Prüfkriterien aus, um eine digitale Anwendung im Alltag sicher zu machen?

Die Kriterien in Anlage 1 und 2 der Verordnung über das Verfahren und die Anforderungen zur Prüfung der Erstattungsfähigkeit digitaler Gesundheitsanwendungen in der gesetzlichen Krankenversicherung (Digitale Gesundheitsanwendungen-Verordnung – DiGAV) beinhalten über 100 Anforderungen an Datenschutz, -sicherheit, Interoperabilität, Patientensicherheit und zahlreiche weitere Bereiche, die alle Aspekte grundsätzlich gut abdecken. Fast wichtiger erscheint aber die Frage, ob eine ausreichende Überprüfung der Kriterien erfolgt. Bei den Prüfkriterien handelt es sich um Selbstangaben der Hersteller. Es erfolgt lediglich eine Plausibilitätsprüfung durch das BfArM im Rahmen der Zulassung. Zumindest für einzelne Kriterien, wie Datenschutz und -sicherheit sollte allein aus Gründen der Akzeptanz durch Patienten und Ärzte eine Überprüfung – und sei es durch beauftragte Dritte – erfolgen.

Unabhängig von der Frage, ob die Kriterien für die Zulassung als GKV-Leistung geeignet sind und diese ausreichend überprüft werden, stellt sich noch eine andere Frage: Führt das Erfüllen der erforderlichen Kriterien zwangsläufig zu einem nutzbringenden und sicheren Einsatz von DiGA im Alltag?

Ein Ansatz, um den sicheren IT-Einsatz zu gewährleiten und seine Tragweite zu verdeutlichen, ist das Heath-IT-Framework von Singh und Sittig (2016). Demnach sind drei Dimensionen bei gesundheitsbezogenen IT-Anwendungen relevant:

I Aspekte, der technischen Sicherheit, die sich durch Anforderungen an die Hard- und Software definieren lassen, wie bspw. Datenverfügbarkeit und -integrität.
II. Aspekte der sicheren Verwendung, wie z. B. hohe Usability und geeignete Nutzerführung sowie Kompetenz, damit die Anwendung wie intendiert funktioniert.

III. Aspekte der Überwachung des Einsatzes und kontinuierliche Qualitätsverbesserung, z. B. durch Analyse der Nutzerdaten sowie allgemeine Erkenntnisgewinne zur Verbesserung der Versorgung der jeweiligen Erkrankung.

Obwohl dieser Ansatz stark auf digitale Fehlermeldesysteme ausgerichtet ist, öffnet er den Blick für Betrachtungsebenen jenseits der Anwendung selbst. Die Kriterien, die Hersteller für die Prüfung beim BfArM anzugeben haben, zielen in erster Linie auf die erste Ebene ab. Dabei wird außer Acht gelassen: Eine Anwendung kann bspw. hinsichtlich korrekter Messung und Verarbeitung von Daten in sich noch so sicher sein – wenn jedoch eine mangelhafte Nutzerführung und/oder fehlende digitale Gesundheitskompetenz zu Fehlern führt, birgt dies Fehlerquellen. Dies außer Acht zu lassen, bedeutet potentielle Fehlerquellen zu ignorieren, aber auch den möglichen Nutzen einer Anwendung zu verspielen. Die unter III. genannte Analyse der Nutzerdaten zur Verbesserung der Anwendung selbst, aber auch, um Erkenntnisse über die Versorgung der Erkrankung zu generieren, ist ebenfalls ein Aspekt, der noch mehr berücksichtigt werden sollte, um den Nutzen einer DiGA zu steigern.

Für den sicheren Einsatz durch Patienten sind weitreichendere Aspekte von Bedeutung als technisch-administrative Anforderungen. Es ist ein grundlegendes Missverständnis und eine Fehleinschätzung, Digitalisierung als rein technischen Prozess zu verstehen und umsetzen zu wollen.

5 Informationen und Zugang zu DiGA

Es gibt zahlreiche Empfehlungen zur Frage, wie verlässliche Informationen für Patienten erstellt werden sollten. Diese beziehen sich jedoch auf Informationen zu Erkrankungen und Behandlungen, wie Gute-Praxis-Gesundheitsinformation. Wie Informationen über digitale Anwendungen erstellt und dargestellt werden sollten, steht bislang nicht im Fokus dieser Ausführungen.

Welche Kriterien sind bei einer Veröffentlichung von Informationen zu DiGA in Internetportalen sinnvoll? Primäre Blickrichtung sollte auch hier sein: Welchen Bedarf haben Nutzer? Was interessiert sie am meisten? Dieser Frage wurde im Rahmen des AppQ-Projekts der Bertelsmann Stiftung (2019) anhand von Fokusgruppen nachgegangen und in der Beta-Version im Portal Weiße Liste umgesetzt. Das Portal listet digitale Gesundheits-Anwendungen, die als Medizinprodukt zertifiziert sind. Hersteller können zusätzliche Informationen über Qualitätsberichte als Selbstangaben zur Verfügung stellen.

Das DiGA-Verzeichnis des BfArM enthält derzeit vier Informationskategorien (Plattformen, ICD-Anwendungsbereich, Eigenschaften wie Zuzahlung und Verweis auf Herstellerinformationen). Um bei zunehmender Anzahl von Anwendungen die Suche nach einer geeigneten DiGA zu erleichtern, sollten nutzerfreundliche Funktionen, wie Filter-, Such- oder Sortierfunktionen sowie ein Index, der die wichtigsten Kriterien auf einen Blick zusammenfasst und bewertet, implementiert werden.

Neben der Frage, welche Kriterien für die Darstellung relevant sind, stellt sich noch die Frage, auf welche Art und Weise die Informationen zu DiGA dargestellt werden sollten. Ähnlich wie Hibbard und Sofaer (2010) die geeignete Darstellung von Daten über die Qualität von Gesundheitsanbietern untersucht haben, ließe sich für digitale Anwendungen eine Untersuchung aufsetzen, die der Frage nach der bestmöglichen vergleichenden Darstellung von digitalen Anwendungen nachgeht. Dies wird vor allem dann relevant, wenn es darum geht, dass Arzt und Patient zwischen einer Vielzahl von Anwendungen, die für die gleiche Indikation zur Verfügung stehen, die passende auswählen müssen.

Neben geeigneten Informationen und Transparenz von DiGA sind auch die Zugangswege für Patienten von Bedeutung. Einen Zugang zu DiGA erhalten Patienten auf zwei Wegen. Der eine Weg führt wie bei Arznei- oder Hilfsmitteln über den behandelnden Arzt. Zusätzlich gibt es die Möglichkeit, eine DiGA direkt von der Krankenkasse zu beziehen. Lediglich der Nachweis über die bestehende Erkrankung muss erbracht werden. In vielen Fällen liegt dieser jedoch vor und daher sollten es Krankenkassen im Sinne einer patienten- und serviceorientierten Dienstleistung ihren Versicherten einfach machen und prüfen, ob diese Information nicht schon aufgrund von Abrechnungsdaten oder Behandlungsprogrammen (wie bspw. DMP) vorliegt.

Was Patienten, aber auch Therapeuten, über die Zugangswege zu DiGA wissen sollten, wie der Prozess von der Versorgung bis zur Installation abläuft und was bei Schwierigkeiten zu tun ist, hat die Unabhängige Patientenberatung Deutschland (2020) zusammengefasst.

Neben der Information für Patienten darf die Aufklärung der Therapeuten nicht vernachlässigt werden. Denn die ersten Wochen und Monate haben nicht zu einer exzessiven Verordnung von DiGA geführt. Dies ist vermutlich auch der mangelnden Aufklärung von Ärzten zuzuschreiben. 56 % der Ärzte fühlen sich zu DiGA schlecht oder sehr schlecht aufgeklärt, wie eine Befragung der BARMER (2020) zeigt. Gleichzeitig sollen sie Patienten zu diesem Thema aufklären und beraten. Dies geht nur über flächendeckende Aufklärung und Aufnahme der Thematik in die ärztliche Aus- und Weiterbildung.

6 Fazit und Einschätzung

Die Digitalisierung hat im deutschen Gesundheitssystem deutlich an Fahrt aufgenommen. Mit den DiGA wurden – auch international – neue Wege beschritten. Der Fast-Track und der direkte Bezug über Krankenkassen sind bei einer generellen GKV-Versorgungsleistung neu.

Damit DiGA und andere Digital-Projekte erfolgreich werden, sollten diese drei Punkte künftig stärker berücksichtigt werden:

1. Digitalisierung ist Wandel und dieser braucht Vertrauen.

2. Ein technisches Gesamtkonzept sollte erstellt und fortlaufend weiterentwickelt werden.
3. Eine eHealth-Strategie mit Versorgungszielen schafft Orientierung und Akzeptanz.

1. Digitale Transformation wird oft als rein technisch-administrativer Prozess verstanden. Dabei ist sie in erster Linie ein gesellschaftlicher Wandel. Die digitale Transformation gelingt nur, wenn dies verstanden wird und der Wandel durch vertrauensbildende Maßnahmen begleitet und gestaltet wird.

„Sie [die digitale Transformation] braucht nicht nur Geld, sondern vor allem mehr Vertrauen, Mut und Leidenschaft für Veränderung.“ (Belliger 2020)

Neben der Veränderungsbereitschaft müssen auch Voraussetzungen geschaffen werden, damit digitale Anwendungen (korrekt) genutzt werden können. Dies bedeutet, es muss eine grundlegende digitale Gesundheitskompetenz bei Patienten und Health Professionals aufgebaut werden, die über wenig Kompetenz verfügen. Hierzu bedarf es mehr und flächendeckende niedrigschwellige Aufklärungs- und Unterstützungsangebote, wie z. B. den Digital Kompass.

2. Zum Start der ePA war es noch nicht möglich, Daten aus DiGA in die ePA einfließen zu lassen bzw. dem Behandler zugänglich zu machen. Ebenfalls wird erst Monate nach Start des BfArM-Verzeichnisses eine Schnittstelle für die PVS- und KIS-Systeme für Praxen und Kliniken zur Verfügung stehen, wodurch die einfache und schnelle Verordnung nicht von Anfang an möglich ist. Für zukünftige Projekte sollte dies von Beginn an bedacht und umgesetzt werden. Generell entsteht für Leistungserbringer und Patienten der Eindruck, dass Einzelprojekte eingeführt werden, es aber keinen Gesamtplan gibt bzw. sich dieser nicht erschließt. Für die zahlreichen digitalen Projekte fehlt für Menschen jenseits der Digitalszene der Masterplan, aus dem hervorgeht, wie die einzelnen Projekte zusammenhängen und -wirken und welche weiteren Schritte und welches Zielbild dahinterstehen. Zudem werden Ansätze benötigt, um die bestehenden Versorgungskonzepte (z. B. DMP) mit digitalen Anwendungen zusammengeführt werden sollen. Es sollte mit digitaler Versorgung nicht das gleiche passieren, wie mit analogen – Versorgungsprozesse, die kaum miteinander interagieren und nicht aufeinander abgestimmt sind.

3. Es mangelt nicht nur an einem technischen Masterplan, sondern an einem Gesamtzielbild für Digitalisierung im Gesundheitswesen. Es fehlt ein übergeordneter Rahmen. Länder, die in der Digitalisierung deutlich weiter sind, verfügen i. d. R. über eine eHealth-Strategie. Aus zwei Gründen ist sie erfolgsentscheidend:

I. Sie vermittelt ein Grundverständnis über die Digitalisierung für diejenigen, die sich jenseits der Expertenkreise fragen, warum Digitalisierung bzw. Projekte wie DiGA sinnvoll sind.
II. Sie schafft Vertrauen und Akzeptanz durch die Transparenz über Ziele und Maßnahmen.

Idealerweise gehören zu einer solchen Strategie auch konkrete Ziele. Solch ein Ziel könnte bspw. lauten: Die 250.000 vermeidbaren medikationsfehlerbedingten Klinikeinweisungen pro Jahr mit dem eMedikationsplan in drei Jahren um die Hälfte zu reduzieren. Für solche Versorgungsziele ließen sich die Bürger als Unterstützer der Digitalisierungsmaßnahmen sicherlich gewinnen. Letzten Endes wird die Bereitschaft/Akzeptanz sowohl bei Leistungserbringern als auch bei Patienten ausschlaggebend sein, damit DiGA in der täglichen Versorgung wie Arznei- oder analoge Medizinprodukte verordnet und angewendet werden.

Eine vom BMG in Auftrag gegeben Studie von PwC (2016) zur eHealth-Strategie empfiehlt: *„Daher gilt es, die Versorgungsziele sowie eine mögliche eHealth- und Big Data-Strategie bereits frühzeitig aufeinander abzustimmen, um Synergieeffekte zu nutzen.“* In den aktuellen Ausführungen des BMG (2020) zum Thema eHealth sind die Begriffe Ziele, Versorgungszeile oder Gesundheitsziele nicht enthalten. Die Ausführungen sollten zu einer richtigen eHealth-Strategie weiterentwickelt werden und mit Versorgungszielen zusammengeführt werden. Dann wird für Patienten auch klar, wie sich das Vorhaben DiGA in die Gesamtmaßnahmen zur Digitalisierung einordnet und welchen Beitrag sie für positive Versorgungseffekte zu leisten im Stande sind – im Sinne einer integrierten digitalen Gesundheitsversorgung.

Literatur

Barmer: Umfrage zu Gesundheits-Apps – Ärzte stehen digitalen Helfern offen gegenüber. 2020. Online: https://www.barmer.de/presse/umfrage-app-diga-247896 [abgerufen am 10.11.2020].

Belliger, A.: Digitale Transformation bedeutet mehr als Gesundheits-Apps auf Rezept. 2020. Online: https://www.faz.net/asv/digitale-medizin-2020/digitale-transformation-bedeutet-mehr-als-gesundheits-apps-auf-rezept-16947023.html [abgerufen am 25.10.2020].

Bertelsmann Stiftung: #SmartHealthSystems Digitalisierungsstrategien im internationalen Vergleich. 2018. Online: https://www.bertelsmann-stiftung.de/fileadmin/files/Projekte/Der_digitale_Patient/VV_SHS-Gesamtstudie_dt.pdf [abgerufen am 25.10.2020].

Bertelsmann Stiftung: AppQ Gütekriterien-Kernset für mehr Qualitätstransparenz bei digitalen Gesundheitsanwendungen. Studienbericht. 2019. Online: https://www.bertelsmann-stiftung.de/fileadmin/files/BSt/Publikationen/GrauePublikationen/Studienbericht_AppQ_191028.pdf [abgerufen am 7.11.2020].

Bitkom 2020a: Deutschlands Patienten fordern mehr digitale Gesundheitsangebote. 2020. Online: https://www.bitkom.org/Presse/Presseinformation/Deutschlands-Patienten-fordern-mehr-digitale-Gesundheitsangebote [abgerufen am 24.10.2020].

Bitkom 2020b: Streaming, Online-Banking, Telemedizin: So nutzen Senioren digitale Technologien.2020. 2020. Online: https://www.bitkom.org/Presse/Presseinformation/Streaming-Online-Banking-Telemedizin-So-nutzen-Senioren-digitale-Technologien [abgerufen am 24.10.2020].

Brönner, M./Meister, S./Breil, B. u. a.: Orientierung für Hersteller von Gesundheits-Apps. In: Albrecht, U.-V (Hrsg.): Chancen und Risiken von Gesundheits-Apps (CHARISMHA). Braunschweig 2016.

Bundesministerium für Gesundheit: E-Health – Digitalisierung im Gesundheitswesen. 2020. Online: https://www.bundesgesundheitsministerium.de/e-health-initiative.html [abgerufen am 30.10.2020].

Hibbard, J.H./Sofaer S.: Best Practices in Public Reporting No. 1: How To Effectively Present Health Care Performance Data To Consumers. Rockville 2010.

Maramba, I./Chatterjee, A./Newman C.: Methods of usability testing in the development of eHealth applications: A scoping review. In: Int J Med Inform 2019 Jun;126:95-104.

PwC: Das deutsche Gesundheitswesen auf dem Prüfstand. 2018. Online https://www.pwc.de/de/gesundheitswesen-und-pharma/pwc-das-deutsche-gesundheitswesen-auf-dem-pruefstand.pdf [abgerufen am 24.10.2020].

Rowland, S.P./Fitzgerald, J.E./Holme, T. u. a.: What is the clinical value of mHealth for patients? In: npj Digit. Med. 3, 4 (2020). Online: https://doi.org/10.1038/s41746-019-0206-x [abgerufen am 10.11.2020].

Schachinger, A.: Pressemitteilung zum 9. EPatient Survey 2020. Online: https://www.epatient-analytics.com/aktuelles/eps2020 [abgerufen am 24.10.2020].

Schachinger, A.: Pressemitteilung zum 10. EPatient Survey 2020. Online: https://www.epatient-analytics.com/aktuelles/epsrelaunch [abgerufen am 7.11.2020].

SVR 2018: Bedarfsgerechte Steuerung der Gesundheitsversorgung. 2018. Online: https://www.svr-gesundheit.de/fileadmin/user_upload/Gutachten/2018/SVR-Gutachten_2018_WEBSEITE.pdf [abgerufen am 7.11.2020].

SVR 2020: Daten teilen heißt besser heilen! Digitalisierung als ein Schlüssel zur Überwindung der Coronakrise. 2020. Online: https://www.svr-gesundheit.de/fileadmin/user_upload/Aktuelles/2020/2020_04_22_Pressemitteilung_SVR_Digitalisierung_gegen_Corona_SPON-Gastbeitrag.pdf [abgerufen am 24.10.2020].

Singh, H./Sittig, D.F.: Measuring and improving patient safety through health information technology: The Health IT Safety Framework. In: BMJ Qual Saf. 2016 Apr;25(4):226-32. Online: doi: 10.1136/bmjqs-2015-004486. Epub 2015 Sep 14. PMID: 26369894; PMCID: PMC4819641 [abgerufen am 24.10.2020].

Unabhängige Patientenberatung Deutschland: Wichtigste Fragen und Antworten zu Gesundheits-Apps auf Rezept. 2020. Online: https://www.patientenberatung.de/dokumente/recht_service/Gesundheits-Apps%20auf%20Rezept.pdf [abgerufen am 13.1.2021].

Beitrag 3

Auf die Beschleunigungsspur wechseln: Pharma kann DiGA

Tom Mühlmann

Abstract: Das Digitale-Versorgung-Gesetz (DVG) hat mit den *„Apps auf Rezept"* die Möglichkeit der Verordnung und Erstattung von digitalen Gesundheitsanwendungen (DiGA) geschaffen. Noch sind es überwiegend ambitionierte Start-ups, die diesen Markt bespielen. Doch gerade die pharmazeutische Industrie hat fast alle Voraussetzungen, um in diesem wichtigen Teil der Gesundheitsversorgung eine relevante Position einzunehmen. Von Forschung und Entwicklung über Regulatorik bis hin zur Ärzte-Kommunikation ist die Expertise vorhanden, DiGA erfolgreich im Markt zu platzieren. Was fehlt ist eine neue Denkweise, wie in der schnelllebigen Zeit des digitalen Zeitalters digitale Produkte effizient entwickelt werden können. Doch das lässt sich durch die Erweiterung bestehender Teams mit „jungen Wilden" oder externen Partnerschaften ausgleichen.

Zwei wichtige Bereiche unseres täglichen Lebens könnten in puncto Einsatz digitaler Helfer nicht unterschiedlicher sein: Gesundheit und Finanzen. Unsere Geldgeschäfte managen wir mit Hilfe von Banking-Apps, Online-Zahlungen laufen über PayPal und unsere Portfolios lassen wir durch RoboAdvisor verwalten. Im institutionellen Bereich wickeln automatisierte Systeme den Wertpapierhandel ab und künstliche Intelligenz übernimmt die *Fraud Detection* bei Kreditkartenzahlungen. Elektronische Speicherung, Übermittlung und Verarbeitung von Finanzdaten ist im weltweiten Zahlungsverkehr schlichtweg nicht mehr wegzudenken.

Dagegen scheint das deutsche Gesundheitswesen heute noch meilenweit zurückzuliegen. Während die Finanzbranche zumindest schon auf der mittleren Spur der Digital-Autobahn unterwegs ist, war das Gesundheitswesen bis vor kurzem noch nicht mal auf der Autobahnauffahrt angekommen. In einer umfangreichen Studie hat die Bertelsmann Stiftung 2018 den Stand der Digitalisierung im Gesundheitswesen von 17 Ländern analysiert und dafür eigens einen Digital-Health-Index entwickelt. Die Autoren der Studie betonen, dass ein Dreiklang aus effektiver Strategie, politischer Führung und einer festverankerten Institution zur Koordination des Digitalisierungsprozesses essenzielle Faktoren sind, um die digitale Transformation zur Verbesserung der Gesundheitsversorgung effizient einzusetzen. In dieser Studie liegt Deutschland auf dem traurigen vorletzten Platz.

1 Die Voraussetzungen sind geschaffen

Seitdem hat sich einiges getan. Die Grundlagen für eine weitere Digitalisierung des Gesundheitswesens, v. a. im Bereich der elektronischen Erfassung und Speicherung von Gesundheits- und Versorgungsdaten ist in großen Schritten vorangekommen. Ausgehend vom Digitale-Versorgung-Gesetz (Dezember 2019) und dem Patientendaten-Schutz-Gesetz (Oktober 2020) wurden vom Gesetzgeber wichtige Elemente für ein digitales Ökosystem im Gesundheitswesen definiert. Innerhalb kurzer Zeit wurde nicht nur der regulatorische Rahmen geschaffen, sondern auch zeitnahe Umsetzungsziele festgelegt. Das Herzstück dieses Ökosystems ist die elektronische Patientenakte (ePA). Sie bildet die Grundlagen für die elektronische Dokumentation von Gesundheits- und Behandlungsdaten. Weitere Komponenten wie das eRezept, das Notfalldaten-Management, der eMedikationsplan, erweiterte Möglichkeiten im Bereich Telekonsultation und Videosprechstunde u. a. m. füllen die Patientenakte mit Daten.

Dazu kommen digitale Gesundheitsanwendungen (DiGA), die als *„Gesundheitshelfer in der Hand der Patienten"* das System ergänzen und weitere Vitaldaten bei Gesunden und Kranken erfassen und für Therapien zur Verfügung stellen können. Dabei hat der Gesetzgeber in der Digitale-Gesundheitsanwendungen-Verordnung (DiGAV) klar definierte Voraussetzungen festgelegt und durch das Prüfverfahren beim Bundesinstitut für Arzneimittel und Medizinprodukte (BfArM) sichergestellt, dass verordnungs- und erstattungsfähige DiGA kein

Spielzeug sind, sondern Bestandteil einer modernen, effizienten Gesundheitsversorgung. Dafür müssen diese einen medizinischen Nutzen und/oder patientenrelevante Struktur- und Verfahrensverbesserungen nachweisen (s. DiGAV § 8). Als „Apps auf Rezept“ steht damit für die erfolgreich im DiGA-Verzeichnis gelisteten evidenzbasierten Anwendungen auch ein Vergütungsmodell bereit, das Herstellern einen verlässlichen Rahmen für die Erstattung bietet. Es sind damit relevante Voraussetzungen gegeben, das deutsche Gesundheitswesen weiter zum Wohle der Patienten und Leistungserbringer zu digitalisieren und die Medizin durch weitere digitale Helfer zu unterstützen.

2 Die Bereitschaft zur Nutzung ist vorhanden

Die Bereitschaft der Bürger, digitale Helfer in ihrem Lebensalltag einzusetzen, steigt von Jahr zu Jahr. Bei Shopping, Kommunikation, Reisebuchungen, Musik und Video u. v. a. m. sind Web-Anwendungen und Smartphone-Apps bereits Standard. Auch Lifestyle- und Fitness-Apps haben bereits in vielfältigen Formen den Weg in das Bewusstsein der Konsumenten gefunden und sind oft fest in den Tagesablauf integriert. Laut dem Webportal Statista nutzten im Jahr 2018 bereits 29 Prozent der Befragten Fitness-Apps wie Schrittzähler & Co.

Und diese Bereitschaft, digitale Technologien zu nutzen, ist zwischenzeitlich auch im Bereich der Gesundheitsversorgung angekommen. So nutzen bereits 20 Millionen Bundesbürger digitale Gesundheitsanwendungen, davon rund 10 Mio. Diagnostik-Apps, rund 8 Mio. verfügen über Apps zum richtigen Umgang mit verordneten Arzneimitteln und über 3 Mio. Bürgerinnen und Bürger haben mit ihrem Arzt oder Therapeuten live via Internet gesprochen (EPatient Survey 2020).

Damit rückt das Thema eHealth kontinuierlich und mehr und mehr in den Fokus der Menschen – und die Bereitschaft zur Nutzung wird noch weiter steigen. Der Einsatz von DiGA wird in den nächsten Jahren so selbstverständlich werden wie der von Medikamenten und Medizinprodukten. Und auch der „Vollkasko-Mentalität“ wird jetzt Rechnung getragen: Mit den „Apps auf Rezept“ haben Versicherte den Anspruch auf die Verordnung und Erstattung von DiGA. Daher ist es eigentlich keine Frage des „ob“, sondern nur die des „wie“ medizinisch fundierte Apps für die Gesundheitskompetenz, Behandlung und Nachsorge von Krankheiten in der Breite zur Verfügung gestellt und genutzt werden.

3 Pharmaunternehmen sollten sich aktiv einbringen

Gerade für Pharmaunternehmen ist es daher wichtig, jetzt den nächsten Schritt zu gehen. Die Bereitschaft zur Nutzung ist klar erkennbar, die regulatorischen Rahmenbedingungen sind festgelegt, die Verordnung und Erstattung von DiGA ist ähnlich wie die von Arzneimitteln und Medizinprodukten geregelt. Alle Voraussetzungen sind gegeben, um DiGA als einen weiteren ergänzenden Baustein zum Wohle des Patienten einzusetzen. Pharmaunternehmen sollten dieses Feld nicht nur innovativen und ambitionierten Start-ups überlassen.

Noch ist der Markt jung und in vielen Bereichen werden noch Erfahrungen gesammelt. Doch erste Grundlagen sind gelegt und die Thematik ist bei Patienten und Leistungserbringern präsent. Das bietet *Early Followers* die Möglichkeit, einzusteigen und – trotz des noch jungen Marktes – bereits erste etablierte Strukturen und Absatzmöglichkeiten zu nutzen. Anders als bei *First Movers* ist das Risiko, auf einem unvorbereiteten Markt zu spielen, deutlich geringer. Gleichzeitig ist das Potenzial höher, sich früh als relevanter Marktteilnehmer zu positionieren.

Die fachlichen Kompetenzen sind im Pharmabereich vorhanden. Über Jahrzehnte hinweg wurde Know-how bei der Entwicklung von Arzneimitteln und Innovationen sowie zu kontinuierlichen Dokumentations- und Verbesserungsprozessen gesammelt. Die Unternehmen sind Spezialisten für Gesundheit und für die Heilung von Krankheiten. Dieses Wissen und die dazugehörige Vorgehensweise heißt es nun auf digitale Tools zu übertragen.

Forschung und Entwicklung von Medikamenten sind langwierige und durch Trial & Error geprägte Prozesse. Vom Startschuss der Entwicklung eines neuen Wirkstoffs bis zur Markteinführung eines Medikaments vergehen viele Jahre und es wird viel Geld investiert. Erst danach kann mit Umsätzen gerechnet werden. Bei digitalen Anwendungen ist der Prozess ähnlich. Nicht jede Idee führt im ersten Anlauf zum Erfolg. Erst ein kontinuierlicher Verbesserungsprozess führt zu einem Produkt, das von der Zielgruppe angenommen wird und den intendierten Nutzen schafft. Die Erfahrungen aus der Arzneimittelentwicklung, dass am Ende nur wenige Wirkstoff-Kandidaten erfolgreich sein werden, ist auch bei der Entwicklung von DiGA hilfreich.

Wenn es nach der Entwicklungsphase einer App, die den intendierten Nutzen umzusetzen scheint, um den Nachweis der positiven Versorgungseffekte geht, sind pharmazeutische Unternehmen wiederum gut aufgestellt. Ganze Abteilungen beschäftigen sich mit der Umsetzung regulatorischer Vorgaben für Evaluationskonzepte und Studien. Jahrelange Erfahrungen in der Durchführung und Auswertung von klinischen Studien sind vorhanden. Ein Vorteil, den sich Start-ups und branchenfremde Unternehmen erst teuer erkaufen müssen.

Dann fehlt noch der letzte Schritt auf dem Weg zu einer erfolgreichen DiGA. Es reicht nicht aus, im DiGA-Verzeichnis des BfArM gelistet zu sein. Ärzte und andere Leistungserbringer müssen über die Verfügbarkeit, die Vorteile und die möglichen Fragestellungen der Anwenderseite informiert und geschult werden. Für diese Kommunikation in Richtung Verordner gibt es in der pharmazeutischen

Industrie durch Außendienst und andere etablierte Kanäle bereits den Zugang zu den Leistungserbringern, die DiGA verordnen.

Damit hat die Pharmabranche auf der organisatorischen Seite bereits sehr viele Grundlagen, die für eine erfolgreiche Markteinführung von DiGA erforderlich sind.

4 Vorteile über den positiven Versorgungseffekt hinaus

Inhaltlich können DiGA ganz unterschiedliche Schwerpunkte setzen. Abhängig von Indikation und Zweck lässt sich das gesamte Spektrum von Stärkung der Gesundheitskompetenz und Patientensouveränität bis hin zur Verkürzung der Krankheitsdauer oder Verlängerung des Überlebens abbilden. Die DiGAV nennt dazu vier unterschiedliche medizinische Nutzen und neun weitere patientenrelevante Struktur- und Verfahrensverbesserungen. Alle sollen dafür sorgen, dass Patienten in ihrer eigenen Gesundheitsversorgung unterstützt und Patientenerfahrungen verbessert werden.

Neben dem positiven Versorgungseffekt gibt es aber auch weitere Aspekte, die DiGA für Pharmaunternehmen interessant machen. So kann man sich sehr gut Einsatzmöglichkeiten vorstellen, die die Anwendung einer bestehenden Medikation oder Therapieform unterstützen. Gemäß der Weltgesundheitsorganisation (WHO) erreichen im Durchschnitt nur 50 % der Patienten eine gute Adhärenz. Durch eine einfache Erinnerungsfunktion einschließlich Handlungsempfehlungen aufgrund von erfassten Vitalparametern kann beispielsweise die Adhärenz verbessert werden. Die verbesserte Adhärenz führt in der Regel zu einer besseren Gesamtbilanz der Wirksamkeit eines Arzneimittels oder einer Therapie und bietet – perspektivisch betrachtet – auch bei potenziellen *Pay-for-Performance*-Modellen bessere Ergebnisse.

Anders als bei Arzneimitteln, die meist über Dritte verordnet und/oder ausgegeben werden, ermöglicht eine DiGA den Aufbau eines direkten Drahts zwischen Hersteller und Nutzer. Dieser direkte Draht eröffnet neue Möglichkeiten, z. B. ein besseres Verständnis des Anwenderverhaltens. Diesbezügliche Daten können – immer unter Einhaltung der relevanten Datenschutz-Regularien – an das Unternehmen zurückgespielt werden und dort als *Real World Data* für die Weiterentwicklung von digitalen Anwendungen und Arzneimitteln genutzt werden. Außerdem können diese Erkenntnisse genutzt werden, um weitere Therapie-Empfehlungen auszugeben und im Sinne eines Up-Sellings zusätzliche Leistungen anzubieten.

Bei einem breiten Einsatz von DiGA können so große Mengen an Datensätzen gewonnen werden – auch über den Kreis der Nutzer der eigenen Arzneimittel hinaus. Diese (anonymisierten) *Big Data Pools* wiederum können die Grundlage sein, um in späteren Phasen z. B. Forschung & Entwicklung durch KI-Systeme zu unterstützen.

Diese unterschiedlichen Zusatznutzen zeigen auf, dass es sinnvoll sein kann, DiGA einzusetzen, die für sich selbst gesehen nicht profitabel sind, jedoch durch ihren Mehrwert in anderen Bereichen insgesamt zu einem wirtschaftlich positiven Ergebnis führen. Dies gilt auch für medizinische Apps, die keine DiGA im engeren Sinne des DVG (Prüfung und Aufnahme ins BfArM-Verzeichnis) darstellen. Alle Apps, die einen evidenzbasierten medizinischen Nutzen für den Betroffenen bieten, können die hier genannten Vorteile für pharmazeutische Unternehmen generieren.

5 Bisherige Expertise um digitale Kultur ergänzen

Noch fällt es vielen Pharmaunternehmen schwer, ihre Entwicklungsexpertise auf digitale Gesundheitsanwendungen zu übertragen. Dabei ähneln sich die Prozesse sehr stark: Ausgehend von Hypothesen wird ein Produkt entwickelt, das dem Patienten nutzen soll und auf Basis der gewonnenen Erkenntnisse kontinuierlich weiterentwickelt wird.

In der digitalen Kultur wird dies gerne mit Begriffen wie *lean* und *agil* beschrieben. Damit wird eine schrittweise Vorgehensweise bezeichnet, die immer auf ein Nutzerproblem ausgerichtet ist. Anders als bei einem Medikament kann bei Apps bereits eine erste Version auf den Markt gebracht werden, die anfangs nur einen auf die Kernfunktionalität eingeschränkten Funktionsumfang hat (*Minimal Viable Product – MVP*). Wichtig ist dabei, dass die umgesetzte Funktionalität dieses MVP bereits auf höchstem Qualitätsniveau funktioniert. Weitere sinnvolle und wünschenswerte Funktionen werden kontinuierlich von Version zu Version hinzugefügt. Und das immer auf Basis des Nutzer-Feedbacks bzw. durch das automatische Auswerten von Nutzungsdaten der jeweils aktuellen Version. Über diesen daten- und feedbackgetriebenen Weg ist es möglich, Apps frühzeitig in der Versorgungsrealität zu testen – und in kurzen Zyklen und regelmäßig mehr über Verhalten, Erwartungen und Ergebnisse bei den Nutzern zu lernen. Ein zusätzlicher Nebeneffekt: Bereits im frühen Stadium des neuen Produktes können erste Umsätze generiert werden.

Unter diesem Aspekt bedeutet *lean*, mit einer einfachen, auf die Kernfunktionalität fokussierten Version zu starten, und *agil* das schrittweise Weiterentwickeln auf Basis des Nutzer-Feedbacks. Das fühlt sich – v. a. für die richtigerweise sehr hohen Qualitätsstandards der Pharmabranche – zunächst nicht perfekt an. Es ist allerdings ein probates Mittel, um in der schnelllebigen Zeit des digitalen Zeitalters effizient und nutzerorientiert zu entwickeln. Durch diese pragmatische Vorgehensweise entstehen nutzerzentrierte Lösungen. Das ist wichtig, da nur Apps erfolgreich sein werden, die dem Nutzer einen klaren Benefit bringen.

6 Bestehende Prozesse digital neu denken

Der Schlüssel zum Erfolg liegt nicht alleine in der Digitalisierung. Bestehende Prozesse mit Hilfe digitaler Technologien eins zu eins in elektronischer Form abzubilden (Digitalisierung) ist bereits ein Fortschritt und schafft, u. a. durch die elektronische Verfügbarkeit der Daten, einen Effizienzgewinn. Doch die wahren Potenziale liegen darin, Prozesse und Dienstleistungen mithilfe neuer Technologien neu zu gestalten (Digitale Transformation).

Das erfordert ein Umdenken, eine andere Art der Herangehensweise als das bisherige klassische Pharma-Denken. Die Bereitschaft zum Experimentieren, der Fokus auf datengetriebene Entscheidungen und die Orientierung am Patientennutzen ist bereits in der DNA von Pharmaunternehmen vorhanden. Schwer fällt es oft, die etablierten Prozesse zu verändern und neue Weg zu gehen. Das ist mehr als nachvollziehbar, denn das Vorgehen der letzten Jahrzehnte war erfolgreich.

Aber digitale Transformation heißt, die Gesundheitsversorgung weiter zu denken. Neue Technologien schaffen neue Potenziale. Es muss nicht gleich die nächste große *Disruption* sein, also die Ablösung oder Zerschlagung eines bestehenden Geschäftsmodells durch eine bahnbrechende Innovation. Auch eine neu gedachte Umsetzung oder eine neue Kombination von bestehenden Technologien und Services kann hier Mehrwert schaffen. Digitale Transformation folgt anderen Grundsätzen – z. B. *lean* und *agil* – und verändert oft bestehende Prozesse. Diese Einstellung hat bereits vielen Start-ups und Internetunternehmen zu großem Erfolg verholfen.

Um dieses Potenzial zu heben, kann es überlegenswert sein, neue Teams aufzubauen und mit neuen Partnern zusammenzuarbeiten. Neue Kollegen aus der Generation der *Digital Natives* und aus Nicht-Pharma-Bereichen bringen neue Impulse, besonders dann, wenn sie bereits Erfahrungen in der Start-up-Welt gesammelt haben. Externe Partner, die über das Know-how der Entwicklung digitaler Produkte verfügen, jedoch in puncto medizinischer und regulatorischer Expertise Unterstützung brauchen, können eine erfolgreiche Erweiterung des eigenen Teams sein. Die Kombination aus der eigenen Erfahrung im Gesundheitsbereich und frischen Ideen zur Nutzung und Umsetzung digitaler Technologien ist ein Katalysator, um das wertvolle Wissen des Unternehmens in neue erfolgreiche digitale Produkte weiterzuentwickeln. So kann neben dem Kerngeschäft ein neuer Unternehmensbereich entstehen, der das Beste aus beiden Welten vereint.

7 Innovation entsteht langfristig

Es ist unwahrscheinlich, dass gleich der erste Versuch eines digitalen Produktes zum Kassenschlager wird. Viele erfolgreiche Unternehmen der digitalen Wirtschaft haben eine langjährige Entstehungsgeschichte hinter sich, mussten Rückschläge hinnehmen und haben viel Investorengeld verbraucht, bis sie zum heutigen Erfolg aufgestiegen sind. Und einige andere mussten unterwegs aufgeben.

DiGA sind Innovationen. Sie starten mit einem vermuteten Bedarf am Markt und einer Lösungsidee. Erst mit der Zeit stellt sich heraus, ob die Idee gut genug war und den Bedarf adressiert. Hier wird es Rückschläge geben – ganz analog zur Entwicklung neuer Wirkstoffe und Arzneimittel. Und daher gilt es auch bei digitalen Produkten, den Mut zu haben, damit zu beginnen und kontinuierlich und langfristig am Erfolg zu arbeiten. In wenigen Jahren werden DiGA so selbstverständlich im Gesundheitsbereich sein wie heute Arzneimittel und Medizinprodukte. DiGA und andere digitale Produkte müssten daher genauso langfristig gedacht werden wie Arzneimittel.

8 Fazit

Pharmaunternehmen haben mit ihrer Expertise in Forschung und Entwicklung, Regulatorik und Ärztekommunikation die besten Voraussetzungen, um zu wichtigen Partnern im Segment der DiGA zu werden. Spätestens jetzt ist also der Zeitpunkt, digitale Expertise aufzubauen, Pilotprojekte zu starten und mit digitalen Therapien die Gesundheit zu fördern. Der Aufbau neuer Teams mit einer Kombination aus „jungen Wilden" und erfahrenen Pharma-Mitarbeitern kann dabei hilfreich sein. Denn das deutsche Gesundheitswesen ist zumindest auf der Beschleunigungsspur der digitalen Autobahn angekommen. Es ist auch für die Pharmabranche an der Zeit, auf diese Beschleunigungsspur zu wechseln. Die grundlegenden Voraussetzungen dafür sind jetzt gegeben.

Literatur

Bertelsmann Stiftung: Digital Health Index. 2018. Online: https://www.bertelsmann-stiftung.de/de/unsere-projekte/der-digitale-patient/projektthemen/smarthealthsystems/digital-health-index/ [abgerufen am 18.11.2020].

Bundesgesetzblatt: Digitale Gesundheitsanwendungen-Verordnung – DiGAV.2020. Online: https://www.bgbl.de/xaver/bgbl/start.xav?startbk=Bundesanzeiger_BGBl&start=%2F%2F%2A%5B%40attr_id=%27bgbl120s0768.pdf%27%5D#__bgbl__%2F%2F*%5B%40attr_id%3D%27bgbl120s0768.pdf%27%5D__1605471773414 [abgerufen am 18.11.2020].

Bundesgesetzblatt: Digitale-Versorgung-Gesetz (DVG). 2019. Online: https://www.bgbl.de/xaver/bgbl/start.xav?startbk=Bundesanzeiger_BGBl&start=%2F%2F%2A%5B%40attr_id=%27bgbl119s2562.pdf%27%5D#__bgbl__%2F%2F*%5B%40attr_id%3D%27bgbl119s2562.pdf%27%5D__1605471610663 [abgerufen am 18.11.2020].

Bundesgesetzblatt: Patientendaten-Schutz-Gesetz – PDSG. 2020. Online: https://www.bgbl.de/xaver/bgbl/start.xav?startbk=Bundesanzeiger_BGBl&start=//*[@attr_id=%27bgbl120s2115.pdf%27]#__bgbl__%2F%2F*%5B%40attr_id%3D%27bgbl120s2115.pdf%27%5D__1605471876074 [abgerufen am 18.11.2020].

EPatient Analytics GmbH: EPatient Survey. 2020. Online: https://www.epatient-analytics.com/epatient-survey [abgerufen am 18.11.2020].

Beitrag 4

Die Perspektive des Bundesverband Internetmedizin (BiM)

Sabrina Kühn

Abstract: Der Gesundheitsmarkt wird bereits seit einiger Zeit durch die digitale Medizin revolutioniert. Diese voranzutreiben und die beteiligten Akteure miteinander zu verbinden, hat zur Gründung des Bundesverbands Internetmedizin geführt. Mit der Einführung der digitalen Gesundheitsanwendungen und der Schaffung weiterer rechtlicher Rahmenbedingungen ist dieser neue Zweig der Internetmedizin nun endlich offiziell fester Bestandteil der Gesundheitsversorgung. Neue Leistungsbereiche, wie die digitalen Gesundheitsanwendungen, bedürfen neuer Regelungen, Prozesse und Vereinbarungen. Eine besondere Herausforderung für alle Beteiligten ist es dabei, die Innovationskraft, die in der digitalen Medizin steckt, optimal zu fördern und Rahmenbedingungen zu schaffen, die das beste Ergebnis für die Gesundheitsversorgung hervorbringen.

1 Der Bundesverband Internetmedizin (BiM)

Der Bundesverband Internetmedizin (BiM) wurde 2012 mit dem Ziel gegründet, Start-ups, Leistungserbringern, Kostenträgern und Anbietern von Leistungen der digitalen Medizin eine Plattform zur Information, Vernetzung und Kommunikation zu bieten. Vorrangiges Ziel des Bundesverbandes ist die Förderung der digitalen Entwicklungen im deutschen Gesundheitssystem. Mit dem Inkrafttreten des Digitale-Versorgung-Gesetzes (DVG) Ende 2019 sind hierfür entscheidende Weichen gestellt worden. Der BiM hat sich dabei aktiv durch Stellungnahmen am Gesetzgebungsprozess beteiligt. Aktuell steht der BiM für mehr als 140 Mitglieder, darunter Anbieter von medizinischen Leistungen im Internet, insbesondere kassenrechtliche oder privatrechtliche Leistungserbringer und sonstige Gesundheitsunternehmen sowie deren Kooperationen, Netzwerke, Verbände, Genossenschaften und Vertreter. Aber auch Patienten-/Userinitiativen und medizinische Selbsthilfegruppen können ordentliche Mitglieder sein, sofern sie ein positives nachhaltiges Engagement in der oder für die Internetmedizin haben. Wir setzen uns dafür ein, dass die Internetmedizin in Deutschland mit allen Beteiligten und insbesondere mit dem kostbaren Know-how und der Unabhängigkeit der approbierten Ärzte vorangebracht wird.

Den *„Spitzenorganisationen der Hersteller von digitalen Gesundheitsanwendungen“* kommen durch das DVG gesetzliche Aufgaben zu, die in § 134 SGB V näher umschrieben werden. Der BiM versteht sich mit seinem Satzungszweck und seinen Mitgliedern aus der relevanten Branche als eine solche Spitzenorganisation und hat sich auf die entsprechenden Aufgaben vorbereitet. Als der GKV-Spitzenverband (GKV-SV) nachgefragt hat, wer sich als *„maßgeblicher Verband der Hersteller von digitalen Gesundheitsanwendungen“* sieht und die Anforderungen erfüllt, hat sich der BiM sofort in dieser Rolle gesehen und die damit verbundenen Aufgaben in der Verhandlung der Rahmenvereinbarung für die Preisverhandlungen zwischen Hersteller einer digitalen Gesundheitsanwendung (DiGA) und dem GKV-SV angenommen.

2 Das DVG kann nur der Anfang sein

Das DVG bildet die entscheidende rechtliche Grundlage, damit DiGA eine Chance im deutschen Gesundheitswesen haben und von Ärzten und Psychotherapeuten verordnet, von Patienten in ihrer Krankheitsbewältigung genutzt und von den gesetzlichen Krankenkassen erstattet werden können. Damit hat Deutschland absolutes Neuland im Bereich der digitalen Medizin betreten. Es war längst überfällig, dass ein Rahmen geschaffen wird, in dem innovative digitale Technologien Einzug in die Gesundheitsversorgung finden. Von Seiten des BiM sind das Inkrafttreten des DVG und die hier verankerten Regelungen, insbesondere die Konzipierung als Fast-Track mit der Möglichkeit, auch im Rahmen einer Erprobung schnell in die Regelversorgung zu kommen, absolut der richtige Weg! Wir stimmen der Wahl des Bundesinstituts für Arzneimittel und Medizinprodukte (BfArM) als zu bewertendes Institut ausdrücklich zu, da sich in dem Feld der digitalen Medizin ein Wandel im System vollziehen muss, der nicht auf ausgetretenen Pfaden stattfinden kann. Den frischen Wind, den das DVG in die Versorgung bringt, können wir vom Grundsatz her voll und ganz unterstützen.

Zum Start des DVG und der sich anschließenden Regelungen gilt es, diese optimal in den Markt einzuführen und die neue Leistungsart bei allen Beteiligten zu etablieren. Dennoch darf das System nicht stillstehen und sich ausruhen. Daher gibt es aus unserer Sicht einzelne Aspekte, die einer Weiterentwicklung bzw. einer Neuausrichtung bedürfen. Andererseits sollte auch nicht zu viel Unruhe in die neue Systematik kommen, damit diese sich erfolgreich etablieren kann.

Damit die Weltneuheit der DiGA auch gut im Gesundheitssystem ankommt und aufgenommen wird, ist ihre Abgrenzung rechtlich klar geregelt und darf zu Beginn nicht aufgeweicht werden. Voraussetzungen für eine DiGA sind (Leitfaden BfArM, V2.2, S. 12):

- Status als Medizinprodukt der Risikoklassen I oder IIa,
- Hauptfunktion beruht auf digitalen Technologien,
- Nutzung erfolgt durch den Patienten bzw. durch den Leistungserbringer und Patienten gemeinsam und
- digitale Wirkungsweise des Produktes.

DiGAs müssen es schaffen, lediglich mit einer Software bzw. Software-Hardware-Kombinationen das Leben von Patienten nachweislich zu verbessern. Gemäß der rechtlichen Definition ist nicht jedes Produkt, das digitale Methoden nutzt, eine DiGA. Für halbdigitale Produkte, gerade im Bereich der Telemedizin mit anteilig persönlicher (aber nicht analoger) Betreuung, hat das Sozialgesetzbuch Fünf (SGB V) schon gute Wege der Erstattung vorgesehen. Videosprechstunden und telemedizinische Leistungen werden vergütet; Verträge der Besonderen Versorgung (§ 140 SGB V) bieten Möglichkeiten, auch neue Qualifikationslevel in die Betreuung von Versicherten einzubinden und im selektiven Vertragskontext zu erproben. Die Erstattungsfähigkeit von DiGA muss daher im ersten Schritt den der Definition entsprechenden digitalen Produkte vorbehalten sein.

Die Integration von DiGA in den gewohnten Arbeitsablauf von zugelassenen Ärzten und Psychotherapeuten ist unumgänglich. Sie werden DiGA nur dann für ihre Patienten verordnen, wenn sie von deren Wirksamkeit und Nutzen überzeugt sind. Das schließt auch mit ein, dass die Verordnung wie gewohnt funktionieren muss. Die Verknüpfung mit der Vergütung im Einheitlichen Bewertungsmaßstab (EBM) ist ein wichtiger Baustein für die Integration der DiGA im Praxisalltag. Langfristig können wir uns vorstellen, dass auch zugelassene sonstige Leistungserbringer, wie z. B. Heilmittelerbringer DiGA einsetzen und im Rahmen ihrer Tätigkeit dafür entlohnt werden. DiGA als trojanisches Pferd für nicht zugelassene Leistungserbringer zu nutzen, um in die Erstattungsfähigkeit der GKV zu gelangen, halten wir für inakzeptabel.

Die Anwendung und der nutzenstiftende Einsatz von DiGA finden aber nicht nur im niedergelassenen ärztlichen/psychotherapeutischen Kontext statt. Auch im stationären, rehabilitativen und pflegerischen Behandlungssetting können DiGA sinnvoll sein. Zwar ist § 39 Abs 1a S. 7 SGB V zum Entlassmanagement um DiGA erweitert worden, allerdings nur für den Zeitraum unmittelbar nach der Entlassung. Für eine wirklich sektorübergreifende Versorgung – und diese können DiGA sehr gut abdecken, denn digital kennt keine Sektorgrenzen – bedarf es neuer erweiterter Regelungen. Die digitale Medizin ist nicht an den Ort des Leistungsgeschehen gebunden. Insbesondere DiGA orientieren sich durch die Nutzung vom Patienten bzw. vom Leistungserbringer und Patienten gemeinsam (Leitfaden des BfArM, V2.2, S. 12) am Krankheitsverlauf. Diese patientenzentrierte Sichtweise ist neu im deutschen Gesundheitssystem und bietet große Möglichkeiten. Daher sollte nicht starr versucht werden, die digitale Medizin an das verkrustete System anzupassen. Vielmehr sollte man die Chance nutzen und mit dem Fast-Track-Verfahren neue Wege gehen. So muss es möglich sein, dass DiGA nach der Implementierung im ambulanten Sektor auch unkompliziert im stationären Sektor unabhängig vom Aufnahme- und Entlasszeitpunkt sowie in der Pflege verordnet und angewendet werden können. Die angemessene Vergütung der im Zusammenhang mit DiGA erbrachten Leistungen durch die beteiligten Leistungserbringer muss dann ebenfalls sichergestellt sein.

Mit der Definition und Einführung der Regularien von DiGA ist der erste Schritt gemacht. Es darf nicht der letzte bleiben. So wie sich die Medizin und auch die Digitalisierung ständig weiterentwickelt, darf auch bei den DiGA kein Stillstand entstehen. Damit der Innovationsschwung bei den DiGA nicht ausgebremst wird, ist die zukünftige Ausweitung des regulatorischen Zugangsweges in die Erstattungsfähigkeit der GKV auf Medizinprodukte der Klasse IIb der logische nächste Schritt. Digitale Medizin hat deutlich mehr Potential als die Risikoklassen I und IIa bieten.

Im Zusammenhang mit den DiGA ist der Punkt des Nutzennachweises sicherlich der am meisten und auch zwischen den Akteuren im Gesundheitswesen am stärksten kontrovers diskutierte Aspekt. Es ist äußerst positiv, dass der Gesetzgeber nicht nur den medizinischen Nutzen einer DiGA als positiven Versorgungseffekt sieht, sondern auch patientenrelevante Verfahrens- und Strukturverbesserungen. Gerade durch digitale Technologien, welche die Patienten selbstständig oder zusammen mit ihren behandelnden Ärzten nutzen, können neue Abläufe entstehen, die nutzenstiftend für beide Seiten sind. Effektivere und effizientere Arten der Informationsteilung können die sonst starren Abläufe erheblich optimieren.

Allerdings sollten aus unserer Sicht die Erwartungen an die DiGA nicht ähnlich hochgelegt werden, wie die an den Nutzen eines neuen Arzneimittels. Insbesondere, da wir uns aktuell bei den DiGA in dem Bereich der Medizinprodukte niedriger Risikoklassen bewegen. Das Einbeziehen einer verbesserten Lebensqualität als medizinischen Nutzen und die positive Bewertung der Adhärenzverbesserung sind nach unserem Verständnis unumgänglich, um den Wert von DiGA zu beschreiben. Konsequenterweise sollten dann auch Surrogatparameter, wie z. B. Blutzucker- und Blutdruckwerte, in der Bewertung des positiven Versorgungseffektes berücksichtigt werden. Die neue Begrifflichkeit des positiven Versorgungseffektes bewerten wir äußerst positiv, auch wenn dieser nicht im Detail beschrieben ist. Grundsätzlich ist damit der Nutzen einer DiGA sehr weit gefasst. Wenn eine DiGA zeigen kann, dass sie zu einer besseren Therapieeinstellung des Patienten beiträgt und somit einen wesentlichen Bestandteil im Rahmen des Behandlungsprozess unterstützt, sollte dies auch gewürdigt werden.

3 Der Verordnungs- und Abrechnungsprozess für DiGA

Digitale Gesundheitsanwendungen sollen einen positiven Versorgungseffekt in der Gesundheitsversorgung haben. Daher sollte auch der Verordnungsweg für Ärzte und der Zugangsweg für Patienten einfach sein, damit die vom BfArM geprüften und laut § 139e SGB V in das Verzeichnis aufgenommenen DiGA ohne großen Aufwand verordnet und von Patienten genutzt werden können.

Es ist äußerst positiv zu bewerten, dass neben niedergelassenen Ärzten auch Psychotherapeuten DiGA verordnen können. In der Vergangenheit hat sich gezeigt, dass gerade im Bereich der psychischen Erkrankungen ein breites Feld an unterstützenden Anwendungen entwickelt wurde. Es wäre demzufolge äußerst unlogisch gewesen diese *„digitalen Hilfsmittel"* der behandelnden Fachgruppe der Psychotherapeuten vorzuenthalten. Prinzipiell ist es zu begrüßen, dass für die Versicherten auch alternative Zugangswege zur ärztlichen Verordnung bestehen, um eine DiGA zu nutzen. Aufgrund der per Gesetz definierten niedrigen Risikoklasse von DiGA ist der Zugangsweg über die Krankenkasse bei Vorliegen der entsprechenden Diagnose sinnvoll. Ob dieser Weg für alle DiGA gleichermaßen sinnvoll ist, darüber lässt sich streiten. Sobald DiGA nicht nur eine strukturelle Verbesserung liefern, sondern in das therapeutische Setting integriert werden und einen medizinischen Nutzen nachgewiesen haben, sollten die behandelnden Ärzte involviert werden. Eine Genehmigung seitens der Krankenkasse und Nutzung durch den Patienten ohne Wissen des behandelnden Arztes kann in manchen Behandlungskonstellationen und Krankheitsbildern nicht zielführend sein.

Der Weg, wie der Patient zur DiGA kommt, ist leider nicht so einfach geregelt. Er muss mit dem ausgestellten Rezept zunächst bei seiner Krankenkasse einen Freischaltcode anfordern, mit der die DiGA über die Webseite des Herstellers oder App-Stores kostenfrei genutzt werden kann. Der vorgesehene Umweg ist leider ein Rückschritt. Insbesondere, wenn man bedenkt, dass manche DiGA zu patientenrelevanten Struktur- und Verfahrensverbesserungen führen. Patienten sind es gewohnt, sich nach der Ausstellung eines Rezeptes direkt an den zuständigen Leistungserbringer zu wenden, zum Beispiel an die Apotheke bei Arzneimitteln, das Sanitätshaus bei Hilfsmitteln oder den Physiotherapeuten bei Heilmitteln. Dass sich der Patient bei den DiGA zunächst mit seinem Rezept an seine Krankenkasse wenden muss, um einen Freischaltcode zu erhalten, mit welchem er sich dann entweder über einen App-Store oder über die Website der DiGA an den DiGA-Anbieter wendet, verkompliziert den Prozess und erhöht den Aufwand für den Patienten. Eine einfache, nutzerfreundliche Lösung sieht anders aus. Berücksichtigt man bei diesem Verfahren noch, dass die DiGA selbst *„leicht und intuitiv bedienbar sein müssen“* (§ 5 Abs. 5 S. 1 DIGAV), ist der nicht selbsterklärende Umweg über die Krankenkasse absurd. Deutlich erfreulicher ist der Blick in die nahe Zukunft, wenn auch für DiGA das eRezept genutzt werden kann und der Weg zur Krankenkasse entfallen soll. Lediglich für den Arzt ändert sich bei der Verordnung von DiGA nichts gegenüber seinen gewohnten Abläufen. Er kann aus seiner Praxisverwaltungssoftware die DiGA auf ein Rezept drucken, zunächst über PZN, künftig dann hoffentlich auch direkt über die jeweilige DiGA-Nummer.

4 Der Preis einer DiGA

Gegenüber dem Selektivvertragsgeschäft, bei dem für jeden Vertrag separat mit der einzelnen Krankenkasse verhandelt wird, stellt die Kollektivlösung und die einmalige Verhandlung mit dem GKV-SV (in mehreren Verhandlungsterminen) eine deutliche Vereinfachung dar. Allerdings mit einer deutlich größeren Reichweite – nämlich für die gesamte GKV mit ihren ca. 73 Millionen Versicherten (https://www.gkv-spitzenverband.de/service/zahlen_und_grafiken/zahlen_und_grafiken.jsp). Daher ist ein ordentlicher Rahmen für diese Preisverhandlung unumgänglich, wie es auch in § 134 Absatz 4 SGB V geregelt ist. Die Rahmenvereinbarung zur Preisverhandlung darf dabei die eigentliche Preisverhandlung zwischen Hersteller und GKV-Spitzenverband nicht zu sehr einengen. Die vom Gesetzgeber als Kann-Regelung formulierte Möglichkeit zur Bildung von Höchstbeträgen für vergleichbare digitale Gesundheitsanwendungen (§ 134 Abs. 5 Nr. 2 SGB V) kann nach unserer Auffassung erst zum Tragen kommen, wenn eine ausreichende Anzahl an vergleichbaren DiGA für eine Gruppenbildung im Verzeichnis beim BfArM gelistet ist. Dabei sollten sinnvolle Merkmale wie Indikation, Funktionsweise, Zweckbestimmung und der positive Versorgungseffekt zur Definition der Vergleichbarkeit herangezogen werden.

DiGA sind völlig neue Bestandteile in der Gesundheitsversorgung, an die im Rahmen eines strukturierten Bewertungsverfahrens erstmalig einheitliche Anforderungen gestellt werden. Daher sind alle Preismodelle, die vor der Antragstellung beim BfArM für DiGA oder ähnliche Vorgängermodelle vorgeschlagen wurden, nicht vergleichbar und sollten bei der zukünftigen Preisbildung keine Rolle spielen. Insbesondere, da hier völlig andere Marktmechanismen und Markteintrittsstrategien sowie Anforderungsprofile hineinspielen. Der Markt der DiGA ist ein Zukunftsmarkt, der sich erst noch bilden muss. Und auch hier gilt es,

Innovationskraft und den daraus entstehenden Fortschritt in der digitalen Medizin nicht im Keim zu ersticken.

Literatur

Bundesinstitut für Arzneimittel und Medizinprodukte (BfArM): Das Fast Track Verfahren für digitale Gesundheitsanwendungen (DiGA) nach § 139e SGB V. Ein Leitfaden für Hersteller, Leistungserbringer und Anwender. 2020. Online: https://www.bfarm.de/SharedDocs/Downloads/DE/Service/Beratungsverfahren/DiGA-Leitfaden.pdf;jsessionid=0C3CDDE0F9BEF7564C40BA4B12FB1533.2_cid319?__blob=publicationFile&v=11 [abgerufen am 23.10.2020].

GKV-Spitzenverband: Zahlen und Grafiken: Online: https://www.gkv-spitzenverband.de/gkv_spitzenverband/presse/zahlen_und_grafiken/zahlen_und_grafiken.jsp [abgerufen am 30.10.2020].

Sozialgesetzbuch Fünftes Buch (SGB V) – Gesetzliche Krankenversicherung – (Artikel 1 des Gesetzes vom 20. Dezember 1988, BGBl. I S. 2477: § 134 Vereinbarung zwischen dem Spitzenverband Bund der Krankenkassen und den Herstellern digitaler Gesundheitsanwendungen über Vergütungsbeträge; Verordnungsermächtigung. Online: https://www.gesetze-im-internet.de/sgb_5/__134.html [abgerufen am 30.10.2020].

Verordnung über das Verfahren und die Anforderungen zur Prüfung der Erstattungsfähigkeit digitaler Gesundheitsanwendungen in der gesetzlichen Krankenversicherung (Digitale Gesundheitsanwendungen-Verordnung – DiGAV). § 5 Anforderungen an Qualität. Online: https://www.gesetze-im-internet.de/digav/__5.html [abgerufen am 30.10.2020]

Beitrag 5

Der DiGA Fast-Track für die „App auf Rezept"

Bisherige Erfahrungen aus Sicht des BfArM

Dr. Wiebke Löbker/Prof. Dr. Karl Broich

Abstract: Die Digitalisierung im Gesundheitsbereich hat durch geänderte rechtliche Rahmenbedingungen eine neue Dynamik aufgenommen: Durch das Digitale-Versorgung-Gesetz, das Patientendaten-Schutzgesetz sowie den Referentenentwurf für eine Modernisierung der digitalen Versorgung und Pflege wird der Weg für eine digital vernetzte Infrastruktur geebnet. Über den Fast-Track nach § 139e SGB V rückt die Gesundheitssouveränität der Patienten sowie die Integration der Prozesse von Leistungserbringern und Patienten in den Fokus und kann zur Erstattungsfähigkeit digitaler Gesundheitsanwendungen (App auf Rezept) führen. Doch was ist eine DiGA genau? Welche Nachweise sind dem BfArM gegenüber für den Zugang in die Regelversorgung zu erbringen? Und welche Erfahrungen zeigen die ersten Bewertungen?

1 Die Idee hinter dem Fast-Track

Die Digitalisierung gewinnt auch in der Gesundheitsversorgung zunehmend an Bedeutung. Durch die Corona-Pandemie hat dieser Trend noch einmal einen deutlichen Schub in puncto Interesse und Nutzung erhalten (Bitkom 2020; Scott u. a. 2020). Damit einher geht auch ein stetig wachsender Markt verschiedenster digitaler Angebote, die den Therapiealltag von Patienten, Ärzten, Psychotherapeuten und Pflegenden begleiten (Cahn u. a. 2018; Garg u. a. 2018). Unterstützt wird diese Dynamik auch durch Ende 2019 geänderte rechtliche Rahmenbedingungen: Über den Fast-Track nach § 139e SGB V und damit in die Gesundheitsversorgung eingeführten digitalen Gesundheitsanwendungen (DiGA) rückt die Unterstützung des Gesundheitshandelns der Patientinnen und Patienten und die Integration der Prozesse von Leistungserbringern und Patienten in den Mittelpunkt – und kann zu einer Erstattungsfähigkeit digitaler Gesundheitsanwendungen für rund 70 Millionen gesetzlich Versicherte führen.

Mit dem wachsenden Angebot steigt auch der Informationsbedarf bezüglich des Nutzens und der Sicherheit der Produkte. Bislang fehlte es hier jedoch an einer systematischen Übersicht und Bewertung der zahlreichen digitalen Angebote (CHARISMHA 2016). Dies hat sich durch das Digitale-Versorgung-Gesetz vom 19. Dezember 2019 geändert, wodurch erstmals ein umfassendes Anforderungsprofil für DiGA in der Gesundheitsversorgung definiert wird. Es geht von der Grundannahme aus, dass DiGA sowohl sicher als auch intuitiv nutzbar sein müssen, wenn sie erfolgreich in der Gesundheitsversorgung etabliert werden sollen. Im Fokus des entsprechenden Bewertungsverfahrens beim Bundesinstitut für Arzneimittel und Medizinprodukte (BfArM) stehen dabei insbesondere Aspekte wie Datenschutz und Informationssicherheit auf der einen Seite sowie Nutzerfreundlichkeit und Leistungsfähigkeit auf der anderen Seite.

Ein wichtiger Schwerpunkt liegt auch auf größtmöglicher Transparenz: Für DiGA-Hersteller soll der Weg in die Erstattungsfähigkeit durch die Formulierung eindeutiger Vorgaben und Interpretationshilfen gut planbar sein (BfArM-Leitfaden). Umfassende Informationen zu den Eigenschaften und Leistungen der Produkte werden in einem DiGA-Verzeichnis des BfArM veröffentlicht, damit gut informierte Entscheidungen getroffen und eine vertrauensvolle Nutzung möglich werden.

In den Anforderungen, die an die Produkte zur Aufnahme in das DiGA-Verzeichnis und damit an die Erstattungsfähigkeit gestellt werden, wird deutlich, dass DiGA als Teil einer digital gestützten Gesundheitsversorgung gedacht und nicht isoliert betrachtet werden – insbesondere in einem interoperablen, sicheren und auf die Versicherten fokussierten Zusammenspiel der sich schrittweise entwickelnden nationalen E-Health-Infrastruktur in Deutschland.

Doch was genau ist eine DiGA, welche Anforderungen und Bewertungskriterien liegen konkret einer Aufnahme in das DiGA-Verzeichnis und damit in die Regelversorgung zugrunde? Wie läuft das Fast-Track-Bewertungsverfahren beim BfArM ab? Was ist dabei zu beachten? Welche Informationen finden sich im DiGA-Verzeichnis? Und welche Erfahrungen machte das BfArM mit den ersten Beratungs- und Bewertungsverfahren?

2 Was ist eine DiGA und was nicht?

Mit dem Einzug der Digitalisierung hat das Angebot digitaler Anwendungen, die z. B. Gesundheitstipps vermitteln oder Vitaldaten kontinuierlich erfassen und auswerten, in den letzten Jahren deutlich zugenommen. Zu unterscheiden sind dabei im Wesentlichen Produkte mit medizinischer Zweckbestimmung von solchen, bei denen Lifestyleaspekte überwiegen (BfArM Orientierungshilfe).

Der Gesetzgeber hat mit Blick auf das Fast-Track-Verfahren durch die Definition einer DiGA in § 33a SGB V Absatz 1 und 2 nur Produkte mit medizinischer Zweckbestimmung in den Blick genommen. Prinzipiell ist eine DiGA eine in Verkehr gebrachte Software oder ein anderes auf digitalen Technologien basierendes Produkt mit gesundheitsbezogener Zweckbestimmung, ein Medizinprodukt mit geringem Risikopotenzial (Risikoklasse I oder IIa nach MDR bzw. im Rahmen der Übergangsvorschriften bzw. bis zum Geltungsbeginn der MDR am 26.5.2021 nach MDD). Die DiGA ist keine digitale Anwendung, die lediglich dem Auslesen oder Steuern eines Gerätes dient, sondern *„aktiv“* die Erkennung, Überwachung, Behandlung oder Linderung von Krankheiten, Verletzungen oder Behinderungen unterstützt. Primärpräventive Ansätze sind aufgrund anderer sozialrechtlicher Abrechnungswege ausgeschlossen (BfArM-Leitfaden).

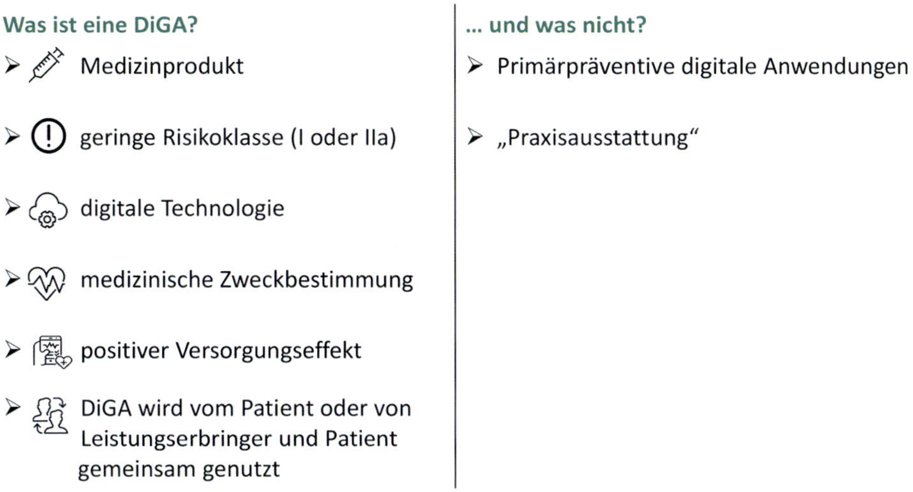

Abb. 1: Zusammenfassung der wesentlichen Merkmale einer DiGA nach § 33a SGB V sowie § 8 der Digitale Gesundheitsanwendungen-Verordnung (DiGAV)

Quelle: Bundesinstitut für Arzneimittel und Medizinprodukte (BfArM).

DiGA sind selten isoliert zu betrachten. In der Regel können aus einer DiGA heraus oder im Zusammenhang mit der Nutzung der DiGA auch Dienstleistungen wie Beratungen oder andere (privatärztliche) Leistungen angeboten werden. Wichtig ist dabei, dass die Hauptfunktion durch die digitale Komponente zustande kommt und somit auch der nachzuweisende positive Versorgungseffekt auf der Anwendung der DiGA selbst und nicht auf den begleitenden Leistungen beruht. Prinzipiell kann eine DiGA neben der Software auch mit anderer Hardware (u. a. Sensoren, Wearables) interagieren bzw. diese umfassen. Auch hier gilt, dass dies zulässig ist, solange die Hauptfunktion eine überwiegend digitale ist. Konkrete Beispiele, wann eine Kombination einer DiGA mit weiterer Hardware oder Dienstleistungen verbunden zulässig ist und wann nicht, bietet der Leitfaden des BfArM.

Ein wesentliches Merkmal einer DiGA mit Blick auf die gesetzliche Definition ist die Patientenzentrierung, d. h. die DiGA richtet sich direkt an Patientinnen und Patienten und wird überwiegend von diesen allein bzw. zusammen mit dem behandelnden Arzt oder Psychotherapeuten genutzt. Somit kommt auch der positive Versorgungseffekt direkt den Patienten zugute. Rein telemedizinische Ansätze oder digitale Anwendungen, die nur von Ärzten und Pflegenden, z. B. zur Diagnostik oder Verlaufskontrolle, genutzt werden (*„Praxisausstattung“*), stellen keine DiGA im Sinne des § 33a SGB V dar. DiGA sind somit digitale Helfer in der Hand der Patienten.

3 Durch systematische Bewertung Transparenz unter den digitalen Gesundheitsangeboten schaffen: Das DiGA Fast-Track-Verfahren im BfArM

Damit DiGA den Weg in die Regelversorgung der gesetzlichen Krankenversicherung (GKV) finden, werden diese auf Antrag eines Herstellers beim BfArM einem Bewertungsverfahren unterzogen. Es ist also eine unternehmerische Entscheidung, diesen Weg in die Erstattung zu wählen. Die bereits vor Inkrafttreten des DVG bestehenden Möglichkeiten u. a. der Selektivverträge mit einzelnen Krankenkassen bleiben weiterhin als alternative Option bestehen. Die Anforderungen und vorzulegenden Nachweise sind in § 139e SGB V sowie weiter konkretisierend in der Digitale-Gesundheitsanwendungen-Verordnung dargelegt. Das Verfahren ist für alle Beteiligten als zügiger „Fast-Track“ konzipiert: Die Bewertungszeit beträgt drei Monate nach vollständigem Antragseingang, ohne Möglichkeit eines Clock-Stopps.

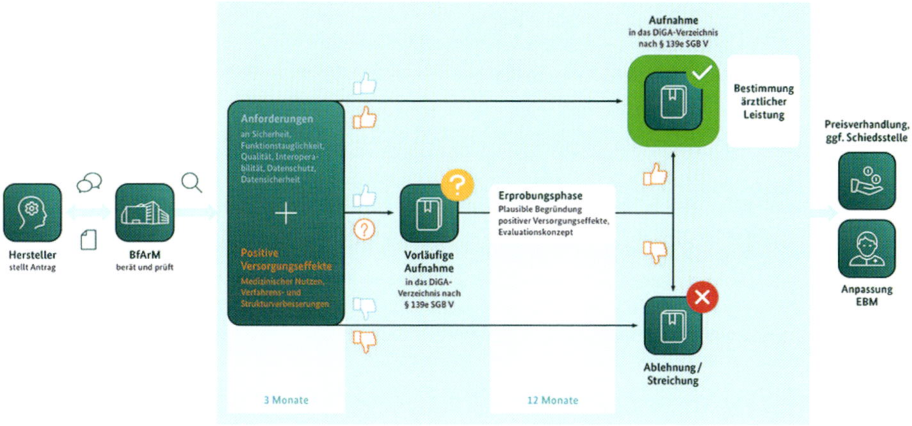

Abb. 2: Ablauf des Fast-Track-Verfahrens nach § 139e SGB V zur Aufnahme in das Verzeichnis erstattungsfähiger DiGA

Quelle: Bundesinstitut für Arzneimittel und Medizinprodukte (BfArM).

Im Vorfeld der Antragstellung bietet das BfArM Herstellern Beratung durch das Innovationsbüro insbesondere zu den Anforderungen und jeweiligen Nachweisen an. Kern des Fast Track-Verfahrens ist die Prüfung der Herstellerangaben zu den geforderten Produkteigenschaften – vom Datenschutz über Nutzerfreundlichkeit bis hin zu positiven Versorgungseffekten der DiGA. Liegen noch keine umfassenden Daten zu letzteren vor, kann der Hersteller zunächst eine vorläufige Aufnahme in das DiGA-Verzeichnis beantragen. Hierzu bedarf es einer aussagekräftigen, plausiblen Begründung anhand erster systematischer Datenauswertungen mit der DiGA als Teil eines Evaluationskonzepts, dass die DiGA einen Beitrag zur Verbesserung der Versorgung leistet und die entsprechenden Nachweise im Rahmen einer Erprobungsphase generiert werden können. Werden diese Nachweise erbracht, erfolgt die dauerhafte Aufnahme; gelingt dies nicht, wird die DiGA – mit Veröffentlichung einer entsprechenden Begründung – aus dem Verzeichnis gestrichen.

Parallel prüft das BfArM auf Basis der Herstellerangaben, ob mit dem Einsatz der gelisteten DiGA zusätzliche ärztliche Leistungen verbunden sind. Ist dies der Fall, werden diese Informationen in das Verzeichnis mit aufgenommen. Ärzte und Psychotherapeuten erhalten hierfür eine zusätzliche Vergütung. Ausgenommen davon sind weitere Beratungs-/Coaching-Leistungen.

Nach erfolgreicher Aufnahme in das DiGA-Verzeichnis schließen sich die Preisverhandlungen zwischen Hersteller und GKV-Spitzenverband an. Die ersten 12 Monate besteht eine freie Preissetzung durch den Hersteller. Kann keine Einigung über den Erstattungsbetrag erzielt werden, entscheidet eine Schiedsstelle. Das BfArM ist in Prozesse zu Preisgestaltung und -verhandlungen nicht eingebunden.

DiGA sind in der Regel sehr dynamische Produkte, die stetigen Weiterentwicklungen mit z. B. häufigen Versions-Updates unterliegen. Datenschutz etwa ist mitunter nur eine Momentaufnahme, die fortlaufend Anpassungen an den aktuellen technischen Stand erforderlich macht. Wesentliche Änderungen, die einen Einfluss auf die Funktionsweise der DiGA, auf die Bewertungsentscheidung des BfArM oder die Angaben im Verzeichnis haben, sind dem BfArM anzuzeigen. Nach abschließender Bewertung können ggf. weitreichende Änderungen an der DiGA und der damit verbundenen Angaben vorgenommen werden, damit das DiGA-Verzeichnis stets auf dem aktuellen Stand gehalten wird.

4 Anforderungen an eine DiGA: Von Datenschutz über Benutzerfreundlichkeit zu positiven Versorgungseffekten

Der erste Kernbestandteil des Antrags ist die Bestätigung des Herstellers, dass die DiGA die in den §§ 3 bis 6 sowie den Anlagen 1 und 2 der DiGAV definierten Anforderungen an Sicherheit, Funktionalität, Datenschutz und Informationssicherheit sowie Qualität, darunter insbesondere Interoperabilität, erfüllt. Diese Aspekte sind mehrheitlich bereits unabhängig vom DiGA Fast-Track, z. B. für den Medizinprodukte-Zertifizierungsprozess, oder durch datenschutzrechtliche Vorgaben zu erfüllen. Eine eigene technische Überprüfung der Umsetzung der Angaben durch das BfArM ist in der DiGAV im Rahmen der Antragsbewertung derzeit nicht vorgesehen, der gesetzliche Prüfauftrag bezieht sich auf die gemäß den DiGAV-Checklisten (Anhang 1 und 2) getätigte Selbstauskunft des Herstellers. Unabhängig von der Prüfentscheidung des BfArM ist der Hersteller jederzeit verantwortlich für die Gewährleistung aller datenschutz- und informationssicherheitsbezogenen sowie sonstigen rechtlichen Anforderungen an sein Medizinprodukt. Deren Einhaltung bei der Nutzung der DiGA gemäß dem aktuellen Stand der gesetzlichen und technischen Anforderungen sowie die wahrheitsgemäße Bestätigung der entsprechenden Einhaltung gegenüber dem BfArM im Rahmen des Antragsverfahrens liegen ebenfalls in der Verantwortung des Herstellers. In welchem Rahmen Datenverarbeitungen zulässig sein können und wie elementare Aspekte wie Datenschutz und Informationssicherheit bereits bei der Entwicklung der DiGA berücksichtigt werden können, wird im BfArM-Leitfaden detailliert aufbereitet.

Da DiGA perspektivisch gesehen untereinander bzw. mit anderen Diensten und Anwendungen wie der elektronischen Patientenakte kommunizieren sollen, ist die technische und syntaktische Interoperabilität der DiGA ein wesentliches Qualitätsmerkmal. SGB V und DiGAV schreiben daher fest, welche Schnittstellen einer DiGA ab 2021 als interoperabel auszugestalten sind und wie dies durch die Verwendung von Standards realisiert werden muss.

Der zweite Schwerpunkt der Bewertung liegt auf dem Nachweis eines mit der DiGA verbundenen positiven Versorgungseffektes: Dieser neu mit dem DVG eingeführte Terminus umfasst zum einen *„medizinischen Nutzen"*, zum anderen patientenrelevante *„Struktur- und Verfahrensverbesserungen"*, d. h. Parameter, die sich unmittelbar auf die Patienten beziehen. Dies bedeutet, dass eine App/Webanwendung dazu beitragen kann, die Gesundheitskompetenz zu fördern, die Koordinierung von Behandlungsabläufen zu verbessern oder Therapieaufwände zu reduzieren. Ökonomische Aspekte stellen in diesem Kontext keine patientenrelevanten Endpunkte dar. Entscheidend ist die alltagsnahe und auf die individuellen Bedarfe ausgerichtete Unterstützung zur Erreichung der Therapieziele durch Verbesserung der Information, Mitwirkung und Mitentscheidung der Nutzer. Der Gesetzgeber hat hier also bewusst Versorgungseffekte betont, die den Funktionseigenschaften und Möglichkeiten digitaler Anwendungen auf bereits täglich breit genutzten Smartphones, Tablets etc. entsprechen.

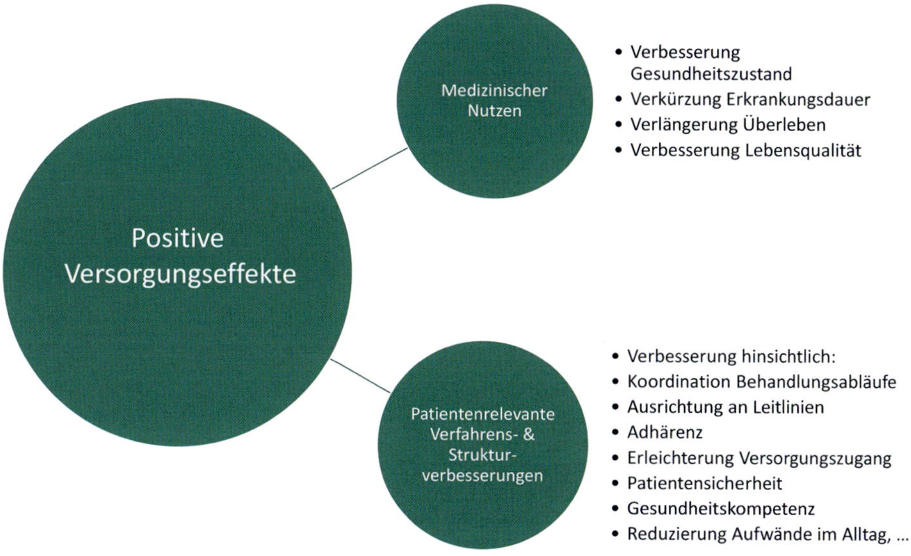
Positive Versorgungseffekte
Medizinischer Nutzen
• Verbesserung Gesundheitszustand
• Verkürzung Erkrankungsdauer
• Verlängerung Überleben
• Verbesserung Lebensqualität
Patientenrelevante Verfahrens- & Struktur-verbesserungen
• Verbesserung hinsichtlich:
• Koordination Behandlungsabläufe
• Ausrichtung an Leitlinien
• Adhärenz
• Erleichterung Versorgungszugang
• Patientensicherheit
• Gesundheitskompetenz
• Reduzierung Aufwände im Alltag, ...

Abb. 3: Positive Versorgungseffekte gemäß § 8 DiGAV

Quelle: Bundesinstitut für Arzneimittel und Medizinprodukte (BfArM).

Für die Angabe des positiven Versorgungseffektes ist die Patientengruppe, d. h. in Form von ICD-10-Codes die Indikation anzugeben und der entsprechende Nachweis für diese Patientengruppe zu führen. Dieser ist gemäß DiGAV durch quantitative vergleichende Studien zu erbringen. Dabei kommen mit Blick auf die Rolle der DiGA in der Versorgung und je nach Fragestellung bzw. postuliertem Effekt sowohl klinische als auch epidemiologische Studien, Methoden der Versorgungsforschung, der Sozial- oder der Verhaltensforschung in Betracht. Dem Zweck der DiGA entsprechend, alltagsnahe und individuelle Therapieunterstützung zu leisten, sind Studien zu DiGA möglichst in der Versorgungsrealität angesiedelt und mit Hilfe der Erhebung und Aufbereitung versorgungsnaher Daten durchzuführen. Der Vergleich ist gegen eine Nichtanwendung der DiGA zu führen; dies kann intraindividuell im „Vorher-Nachher"-Vergleich oder gegen einen etablierten Therapiestandard erfolgen. Es ist möglich, auf retrospektive Datenauswertungen, z. B. aus Patientenakten, Abrechnungsdaten, Registern oder der Anwendung der DiGA im Versorgungsalltag zurückzugreifen oder prospektiv ausgerichtete Vergleichsstudien vorzulegen. Ausschlaggebend ist, dass die gewählte Methodik für die zugrundeliegende Fragestellung (Endpunkte, Effekt etc.) geeignet ist.

5 Der DiGA-Leitfaden des BfArM zum Fast-Track

Das BfArM hat die gesetzlichen Regelungen, die an verschiedenen Stellen im SGB V und in der DiGAV inkl. Anlagen dargelegt sind, in einem Leitfaden zusammengefasst. Hierzu werden die Antragsverfahren in allen Schritten übersichtlich aufbereitet. Der Leitfaden ist als Interpretationshilfe konzipiert. So legt das BfArM u. a. anhand zahlreicher praktischer Beispiele ausführlich dar, wie es die normativen Vorgaben zur vorläufigen bzw. dauerhaften Aufnahme auslegt und schafft damit Transparenz bezüglich der konkret zu erfüllenden Anforderungen. Gleichzeitig wird sichergestellt, dass alle Anträge nach gleichen Maßstäben bearbeitet und entschieden werden.

6 Das DiGA-Verzeichnis

DiGA, die alle Anforderungen zur vorläufigen bzw. dauerhaften Aufnahme erfüllen und damit das Bewertungsverfahren beim BfArM erfolgreich durchlaufen haben, werden in einem Verzeichnis geführt. Damit können diese von Ärzten und Psychotherapeuten verschrieben und von den Krankenkassen erstattet werden. Zu den Angaben im Verzeichnis zählen detaillierte Angaben insbesondere zu den positiven Versorgungseffekten, also dazu, wie sich der gesundheitliche Zustand eines Patienten oder seine Möglichkeiten zum Umgang mit der Erkrankung durch die Nutzung der DiGA verbessern und auf welcher Evidenzbasis dieses gezeigt wurde. Das Verzeichnis richtet sich mit prägnanten individuellen Steckbriefen zielgruppengerecht sowohl an Nutzer der DiGA als auch an verschreibende Ärzte und Psychotherapeuten.

7 Erste Erfahrungen und Ausblick

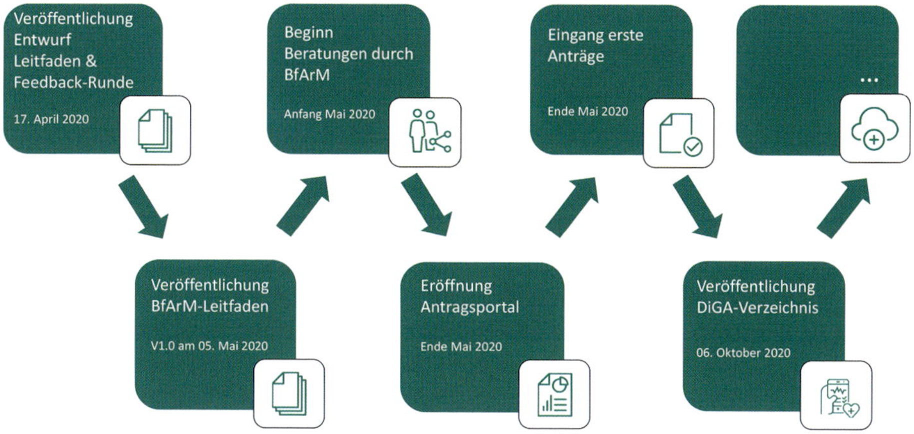

Abb. 4: Wichtige Meilensteine auf dem Weg zur ersten DiGA im Verzeichnis
Quelle: Bundesinstitut für Arzneimittel und Medizinprodukte (BfArM).

Mit Inkrafttreten der DiGAV hat das BfArM den Leitfaden zunächst zur Kommentierung veröffentlicht, um die Entwickler weiter eng einzubinden. Mehr als 100 Rückmeldungen hierzu sind in Version 1.0 in Form weiterer Präzisierungen und Beispiele eingegangen. Seit Mai 2020 hat das BfArM rund 90 Beratungsgespräche zum Fast-Track geführt. Hierbei lag der Fokus zu Beginn auf verfahrenstechnischen Fragen. Mit zunehmendem Bekanntheitsgrad der Verfahrensdetails orientieren sich die Themen der Beratungen hin zu deutlich spezifischeren Fragestellungen wie der Eignung von konkreten Studiendesigns, Endpunkten zur dauerhaften oder Eignung von Evaluationskonzepten für die vorläufige Aufnahme. Mit Freischaltung des elektronischen Antragsportals Ende Mai 2020 sind 37 Anträge zur Aufnahme in das DiGA-Verzeichnis eingegangen, davon 21 zur vorläufigen und 16 zur dauerhaften Aufnahme (Stand: 29. Oktober 2020). Bei 18 Anträgen handelt es sich um native Apps, bei 12 um browserbasierte Webanwendungen und bei 7 um die Kombination aus App und Webanwendung. 14 Anträge wurden von den Antragstellern vor Abschluss des Prüfverfahrens zurückgezogen. Gründe waren zum einen für den Nachweis der positiven Versorgungseffekte noch nicht für eine dauerhafte Aufnahme ausreichende Daten. In weiteren Fällen konnten im Bewertungszeitraum nicht alle erforderlichen Nachweise zu den entsprechenden Anforderungen u. a. zum Datenschutz erbracht oder Unterlagen zum Nachweis positiver Versorgungseffekte (wie Studienprotokolle, statistische Analysepläne u. ä.) nicht vervollständigt werden. Zu einer Vielzahl der zurückgezogenen Anträge steht das BfArM mit den Herstellern in engem Austausch für eine Neueinreichung nach entsprechenden Nachbesserungen. Seit Veröffentlichung am 6. Oktober 2020 sind 5 DiGA in das Verzeichnis aufgenommen worden, davon 3 zur Erprobung, 2 wurden direkt dauerhaft aufgenommen. Bei 4 der 5 gelisteten DiGA beruht der positive Versorgungseffekt auf einer Verbesserung krankheitsbezogener Symptomatik. Eine DiGA zeigte Verbesserungen hinsichtlich therapiebedingter Aufwände und Belastungen für die Patienten. Bei 4 von 5 DiGA wurden zum Nachweis positiver Versorgungseffekte randomisierte kontrollierte Studien (RCT), bei einer ausschließlich sowie bei einer weiteren DiGA zusätzlich zur RCT retrospektive Auswertungen von Daten aus dem Versorgungsalltag vorgelegt bzw. sind für die Erprobungsphase geplant.

Tab. 1: Übersicht zu den ersten im Verzeichnis nach § 139e SGB V gelisteten DiGA

Produktname (Aufnahme ins Verzeichnis vorläufig zur Erprobung/dauerhaft)	Indikation (ICD-10)	Medizinischer Nutzen (mN) und/oder Verfahrens- und Strukturverbesserungen (pSVV)			Studiendesign, Kontrollgruppe, Studienpopulation (Anzahl = n)
Kalmeda (vorläufig)	Tinnitus aurium ab 18 Jahre (H93.1)	☒ ☒	mN pSVV	Verbesserung Tinnitusbelastung	Auswertung von Daten aus dem Versorgungsalltag mit der Kalmeda-App, intraindividueller Vergleich der Tinnitusbelastung zu Beginn der Behandlung vs. Tinnitusbelastung zu definierten Zeitpunkten anhand validierter Fragebögen; n=118
Somnio (dauerhaft)	Nichtorganische Insomnie (F51.0)	☒ ☐	mN pSVV	Reduktion Insomniesymptomatik	RCT, Vergleich DiGA vs. Warten anhand validierter Fragebögen; n= 54
Velibra (dauerhaft)	Generalisierte Angststörung (F41.1), Panikstörung [episodisch paroxysmale Angst; (F41.0)], Agoraphobie mit Panikstörung (F40.0), Soziale Phobien (F40.1)	☒ ☒	mN pSVV	Reduktion Angstsymptomatik und depressiver Beschwerden, Verbesserung Lebensqualität Reduzierung therapiebedingter Aufwände und Belastungen der Patienten sowie ihrer Angehöriger	RCT, Vergleich DiGA zusätzlich zur hausärztlichen Versorgung vs. hausärztliche Versorgung, anhandvalidierter Fragebögen; n=139
Vivira (vorläufig)	Rücken-, Knie- und Hüftschmerzen (spezifisch und unspezifisch, diverse ICD-10-Codes)	☒ ☐	MN pSVV	Schmerzreduktion des Muskel-Skelett-Systems, inkl. Rücken, Hüfte und Knie; Verbesserung Lebensqualität	Retrospektive Auswertung von Anwendungsdaten, anhand validierter Fragebögen; n=197; geplant für dauerhafte Aufnahme: RCT vs. Physiotherapie; Metaanalyse aus RCT und (weiteren) retrospektiven Datenauswertungen
Zanadio (vorläufig)	Adipositas (E66)	☒ ☐	MN pSVV	Gewichtsreduktion von mindestens 5% zum Ausgangsgewicht, Änderung der Körperfettverteilung, Verbesserung der allgemeinen Lebensqualität und des Wohlbefindens	RCT, Anwendung der DiGA vs. Nichtbehandlung; Veränderung nach 6 Wochen vs. Baselinewert; n=48; Geplant für dauerhafte Aufnahme: RCT über 9 Monate; n=140

Quelle: https://diga.bfarm.de/de (Stand: 29. Oktober 2020).

Basierend auf den ersten Verfahren lässt sich zu diesem frühen Zeitpunkt zusammenfassen, dass die kontinuierlich zunehmende Zahl an Beratungs- und Antragsverfahren ein hohes Interesse an diesem mit dem DVG neu geschaffenen Weg zur Erstattung digitaler Gesundheitsanwendungen signalisiert. Das Antragsverfahren und die damit verbundenen Anforderungen sind für Antragsteller, auch durch die vielen Unterstützungsangebote des BfArM (Leitfaden, Ausfüllhilfe zum Antragsformular, Helpdesk etc.), grundsätzlich umsetzbar. Unklarheiten, die letztendlich in der Zurücknahme von Anträgen mündeten, lassen sich durch eine frühzeitige Beratung z. B. zur Frage, ob die bestehende Datenbasis direkt für eine dauerhafte Aufnahme ausreicht, im Vorfeld mit dem BfArM klären. Die vorgelegten Unterlagen für die ersten in das Verzeichnis aufgenommenen DiGA untermauern die Annahme, dass deren (therapiebegleitende) Anwendung, häufig in Form von kognitiven verhaltenstherapeutischen Ansätzen, einen nachweisbaren Mehrwert für die Patientenversorgung durch besseres Selbstmanagement und Wissensvermittlung liefern können. Bestätigungen durch umfangreichere konfirmatorische Daten, über längere Beobachtungszeiträume und an größeren Patientenkollektiven stehen hier für die vorläufig aufgenommenen DiGA noch aus. Die Qualität der Nachweise wird letztendlich nicht nur über die dauerhafte Listung, sondern auch über den Preis der DiGA und damit auch über die Akzeptanz bei Nutzern und Leistungsträgern entscheiden.

Bereits im Vorfeld des Inkrafttretens von DVG und DiGAV hat das BfArM zusammen mit dem health innovation hub des Gesundheitsministeriums sowohl auf nationaler als auch internationaler Ebene begonnen, mit einer *„Roadshow"* sowie mit themenspezifischen *„Digitalen Sprechstunden"* des hih Entwickler, aber auch Ärzte und Krankenkassen umfassend über den DiGA Fast-Track zu informieren. Dabei werden Entwickler neben den nach positiver Bewertung bestehenden Möglichkeiten, eine Erstattung im Rahmen der Regelversorgung für ihre Produkte erzielen zu können und damit eine der von Start-ups selbst genannten größten Hürde zum Marktzugang zu überwinden (Bundesgesundheitsblatt, E-Health und Medizinprodukte 2018), auch über die Anforderungen an DiGA informiert. Dazu gehören auch Sensibilisierungen für tragfähige Businessmodelle, die entsprechende Entwicklungen und häufig notwendige finanzielle Beteiligungen von Investoren ermöglichen. Wie die zahlreichen Diskussionen mit allen Akteuren zeigen, fehlen diese guten Impulsgeber häufig bzw. es ist aufgrund limitierter Erfahrung häufig unklar, welche zusätzlichen Kosten u. a. auch für regulatorische Anforderungen, z. B. zur Erfüllung der Anforderungen aus der MDR oder auch des Fast-Tracks, perspektivisch miteinbezogen werden sollten. BfArM und hih sehen sich hier u. a. durch umfangreiche Wissensvermittlung als Unterstützer, damit gute Entwicklungen nicht an vermeidbaren Hürden scheitern.

Das Verfahren ist als lernendes System zu verstehen, das basierend auf den Erkenntnissen aus der praktischen Umsetzung sowie einem sich dynamisch verändernden Umfeld kontinuierlich, vor allem im Interesse der Patienten und Ärzte, weiterentwickelt wird. So hat der Gesetzgeber bewusst dieses neue, als Fast-

Track für alle Beteiligten konzipierte Verfahren zunächst auf Produkte mit niedrigem Risiko (der Klasse I oder IIa) begrenzt, um Erfahrungen zu sammeln und ggf. mit erforderlichen Nachjustierungen und Anpassungen auf Produkte mit höheren Risikoklassen, wie z. B. Closed-Loop-Systeme, auszuweiten. Eine Ausdehnung z. B. auf „digitale Pflegeanwendungen" hat der Gesetzgeber bereits in einem Eckpunktepapier für ein weiteres Digitalisierungsgesetz in Aussicht gestellt (siehe https://www.aerztezeitung.de/Wirtschaft/Hat-die-eGK-schon-wieder-ausgedient-413902.html). Das BfArM arbeitet z. B. eng mit den für Datenschutz und Informationssicherheit zuständigen Institutionen sowie weiteren Experten zusammen, um eine gute Ausgangsbasis zur Erfüllung der Anforderungen und Erbringung von Nachweisen zu schaffen, die dem aktuellen Stand der Technik entsprechen. Darüber hinaus sollen die Hersteller hinreichend für diese Themen sensibilisiert werden. So steht das BfArM z. B. in Austausch mit dem Bundesamt für Sicherheit und Informationstechnik (BSI), um die Anforderungen aus den relevanten technischen Richtlinien des BSI mit den Anforderungen aus der DiGAV zusammenzuführen, und begleitet hier die Etablierung eines Zertifizierungsprozesses. Das DiGA-Verzeichnis sowie der Leitfaden des BfArM werden sich mit den zusätzlichen Erfahrungen und Rückmeldungen weiterentwickeln. Inzwischen ist eine dritte Version des Leitfadens veröffentlicht (Stand Oktober 2020). Für das Verzeichnis sind u. a. Filterfunktionen und Schnittstellen zu Praxisverwaltungssystemen in der Vorbereitung.

Zu beachten ist, dass in den an die DiGA gestellten Anforderungen grundsätzlich deutlich wird, dass diese Produkte nicht isoliert, sondern vielmehr als Teil einer digital gestützten Gesundheitsversorgung im interoperablen, sicheren und auf die Anwender fokussierten Zusammenspiel einer digitalen Infrastruktur des Gesundheitswesens zu betrachten sind. Die entsprechenden Anforderungen müssen parallel zu der sich schrittweise entwickelnden künftigen nationalen E-Health-Umgebung umgesetzt werden. Mit den DiGA gewinnt sukzessive auch die systematische Auswertung von versorgungsnahen Daten zu Nutzen und Sicherheit gesundheitsbezogener (digitaler) Produkte an Bedeutung. Das Verfahren des BfArM leistet mit der systematischen Bewertung zu Aspekten wie Datenschutz und Interoperabilität einerseits sowie versorgungsrelevanter Mehrwerte auf Basis versorgungsnaher Daten andererseits zu den auf dem Markt befindlichen DiGA hierzu einen wesentlichen Beitrag.

Literatur

Albrecht, U.-V. (Hrsg.): Chancen und Risiken von Gesundheits-Apps (CHARISMHA). Hannover 2016.

Ärztezeitung: Drittes Digitalisierungsgesetz. Hat die eGK schon wieder ausgedient? 2020.Online: https://www.aerztezeitung.de/Wirtschaft/Hat-die-eGK-schon-wieder-ausgedient-413902.html [abgerufen am 1.11.2020].

Bitkom-Präsentation. 2020. Online: https://www.bitkom.org/sites/default/files/2020-07/prasentation_digitalhealth2020.pdf [abgerufen am 13.11.2020].

Bundesgesundheitsblatt – Gesundheitsforschung – Gesundheitsschutz: E-Health und Medizinprodukte. 2020. Online: https://www.springermedizin.de/e-health-und-medizinprodukte/15480558 [abgerufen am 13.11.2020].

Bundesinstitut für Arzneimittel und Medizinprodukte: Leitfaden des BfArM zum DiGA Fast-Track Verfahren. Version 2.2 vom 23. Oktober 2020. Online: www.bfarm.de/diga [abgerufen am 30.10.2020].

Bundesinstitut für Arzneimittel und Medizinprodukte: Orientierungshilfe Medical Apps. 2020. Online: https://www.bfarm.de/DE/Medizinprodukte/Abgrenzung/MedicalApps/_node.html [abgerufen am 30.10.2020].

Bundesinstitut für Arzneimittel und Medizinprodukte: Verzeichnis für digitale Gesundheitsanwendungen des BfArM nach § 139e SGB V. 2020. Online: https://diga.bfarm.de/ [abgerufen am 30.10.2020].

Cah, A. u. a.: Digital health technology and diabetes management. In: Journal of Diabetes 10 (2018), S. 10–17.

Garg, S. u. a.: Clinical Integration of Digital Solutions in Health Care: An Overview of the current Landscape of Digital Technologies in Cancer care. In: Clinical Cancer Informatics 12/2018, S. 1–9.

health innovation hub des Bundesministeriums für Gesundheit. Online: https://hih-2025.de/ [abgerufen am 29.10.2020].

Scott, B. u. a.: Advanced Digital Health Technologies for COVID-19 and Future Emergencies. In: Telemedicince and e-Health, 26(10), S. 1226–1233. Online: https://doi.org.10.1089/tmj.2020.0140 [abgerufen am 13.11.2020].

Beitrag 6

Wann werden digitale Gesundheitsanwendungen erfolgreich?

Eckpfeiler der Diskussion über DiGA in der Versorgung

Prof. Dr. Volker Amelung/Patricia Ex

Abstract: Für die Einführung von Digital Health in die Gesundheitsversorgung sind zwei Aspekte unter vielen Beteiligten unumstritten: Patientinnen und Patienten können von digitalen Ansätzen in der Gesundheitsversorgung profitieren – sie erweitern die Klaviatur der Handlungsmöglichkeiten eines Arztes oder einer Ärztin und bieten neben Arzneimitteln, Heil- und Hilfsmitteln eine weitere Option. Umgekehrt entsteht das ungewollte Szenario, dass Menschen der notwendige direkte Zugang zu Gesundheitspersonal mit dem Verweis auf Digital Health verwehrt bleibt. Zwischen diesen zwei Leitplanken besteht viel Spielraum für die Ausgestaltung der bestehenden Gesundheitsversorgung in Verbindung mit Digital Health. Übergeordnete Zielstellung ist dabei, dass klassische Leistungserbringung und Digital Health ihre jeweiligen Fähigkeiten und Vorzüge – Erfahrungswerte, Empathie und viele Bereiche der Heilkunst im Gegensatz zu Datenvernetzung und -analyse, Zugang unabhängig von Zeit, Raum oder Menge – verknüpfen. Es geht nicht um Entweder-oder, sondern um die sinnvolle Zusammenführung.

Die Frage der Verzahnung von Digital Health mit der Versorgung ist insbesondere bei digitalen Gesundheitsanwendungen (DiGA) relevant: Sie sind einer der Bereiche von Digital Health, der Patienten direkt betrifft und fast immer auf bestehende Versorgungsstrukturen Bezug nimmt oder dort eingebunden ist. DiGA sind damit kaum isoliert vom restlichen Versorgungsgeschehen zu betrachten, sondern müssen in dieses integriert werden. Diese Verzahnung mit der Gesundheitsversorgung hat Konsequenzen für viele weitere Aspekte der DiGA, unter anderem ihre erfolgreiche Skalierung in die Regelversorgung, die Gestaltung und Festlegung von Preisen, die ärztliche Verordnung und eben auch die Neuverteilung von Budgets etc. Der folgende Beitrag diskutiert einige Eckpfeiler der Einbindung von DiGA in die Versorgung.

1 Gedanke 1: DiGA können auf vier Arten in Versorgungsprozesse integriert sein

Verschiedene Ursachen führen dazu, dass DiGA[1] bisher in der Versorgung kaum Fuß fassen konnten und daher wenig erfolgreich waren. Eine zentrale Hürde – die mangelnde regelhafte Finanzierung – ist mit Einführung des Fast-Track-Verfahrens zumindest für die dort berücksichtigten DiGA behoben. Eine ebenso große Hürde können jedoch die herrschenden Beharrungskräfte darstellen: Für die erfolgreiche Einbindung von DiGA in die Versorgung müssen, auch bei bestehender Finanzierung, zahlreiche Akteure zu einem Wandel in ihrer Handlung überzeugt werden – verordnungswillige Ärztinnen und Ärzte, Krankenkassen und – nicht zu vergessen – interessierte Patientinnen und Patienten.

In Konsequenz kann der erfolgreiche Einsatz einer DiGA maßgeblich dadurch beeinflusst werden, wie sie in bestehende Versorgungsprozesse eingebunden ist. Bei Durchsicht vorhandener und in Entwicklung befindlicher DiGA sind diese auf vier unterschiedliche Weisen mit der klassischen Leistungserbringung verzahnt (s. Abb. 1). Nachfolgend werden die vier Möglichkeiten der Integration bzw. Koexistenz von DiGA mit den Versorgungsprozessen der etablierten, klassischen Leistungserbringung dargestellt.

1 Der folgende Beitrag nutzt den Begriff DiGA für alle digitalen Gesundheitsanwendungen. So ist die grundsätzliche Definition eines durch Patientinnen und Patienten genutzten digitalen Helfers übernommen, ohne dass daraus Rückschlüsse auf die konkreten Kriterien des Verfahrens gezogen werden können. Auch DiGA der vergangenen zehn Jahre werden so betitelt, ohne dass sie anhin unter der Bezeichnung firmierten.

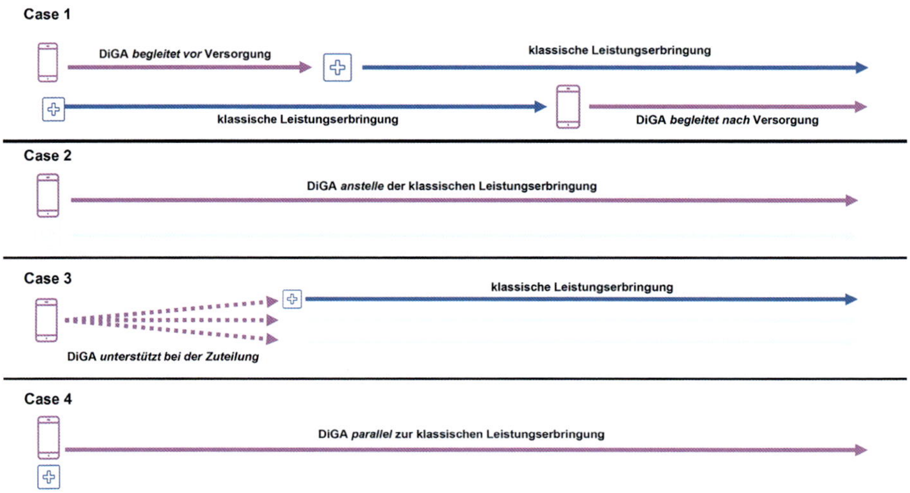

Abb. 1: Integration von DiGA in Versorgungsprozesse

Quelle: Eigene Darstellung.

1.1 DiGA als Überbrückung vor oder nach klassischer Leistungserbringung

Die problematischen Versorgungsabbrüche an Sektorengrenzen sind hinlänglich bekannt, spätestens seitdem der Sachverständigenrat sein Gutachten zu Missständen der Über-, Unter- und Fehlversorgung vor 20 Jahren veröffentlicht hat (Sachverständigenrat Gesundheit 2001, Gutachten zu Bedarfsgerechtigkeit und Wirtschaftlichkeit). Viele DiGA bieten das Potenzial, die Versorgung miteinander zu verbinden und Brüche zu überwinden. Beispiele sind die Begleitung nach stationärer Behandlung vor einer ambulanten Nachbetreuung und die Überbrückung von Wartezeiten vor Therapiebeginn.

1.2 DiGA parallel zur klassischen Leistungserbringung

Schließlich entstehen zahlreiche DiGA, die kontinuierlich neben der klassischen Leistungserbringung genutzt werden. Einsatzfelder sind insbesondere Therapiebegleitung und Training, wie beispielsweise psychische Belastung durch andere schwerwiegende Erkrankungen, physische und mentale Trainings etc.

1.3 DiGA anstelle einer klassischen Leistungserbringung

In einigen Indikationen kann die Versorgung bestimmter Patienten vollständig über DiGA laufen, sodass die Nutzung der DiGA die entsprechende klassische Leistungserbringung obsolet macht. Dies ist vorrangig für leichtere Fälle sowie bei wiederkehrenden Erfordernissen, bspw. im chronischen Patientenmanagement, naheliegend.

1.4 DiGA zur Zuteilung zu klassischer Leistungserbringung

Eine zentrale Herausforderung der medizinischen Versorgung ist die Stratifizierung von Patientengruppen durch die Beurteilung ihrer Symptome. Wie eng triviale Symptome und schwerwiegende Krankheiten beieinanderliegen, wissen alle, die in gängigen Suchmaschinen beispielsweise nach Kopfschmerzen gesucht haben und bei Informationen zu Gehirntumoren landeten. Die Triage ist auch zentrale Aufgabe der überlasteten Notfallsysteme. Mehrere DiGA versuchen daher, aufgrund von Symptomen eine Aussage zur Dringlichkeit und zur Art des medizinischen Bedarfes zu treffen.

Welcher der vier Gruppen eine DiGA zugeordnet wird, hängt maßgeblich von ihrer Einsatzbestimmung ab, sowie davon, wie die Leistungserbringung im Status quo dort aussieht. Auch ist es durchaus möglich, dass eine DiGA zu mehreren Fällen passt. Insbesondere die Frage, ob eine DiGA das bestehende System nur ergänzt und koexistiert, oder aber ob sie Einfluss und Veränderung auf die etablierte Leistungserbringung bewirkt, ist für einen weitreichenden Erfolg von DiGA relevant. In der nächsten These vertreten wir daher die Auffassung, dass DiGA in der Lage sein müssen, andere Leistungen und Budgets im System zu ersetzen.

2 Gedanke 2: DiGA müssen andere Leistungen und Budgets ersetzen können

Die Integration von DiGA in Versorgungsprozesse könnte weitreichende Konsequenzen für deren Diffusion haben, je nachdem, ob eine DiGA Unterversorgung behebt oder „nur“ eine sinnvolle Alternative zu bestehenden Alternativen ist. Naheliegend ist, dass DiGA sich leichter dort durchsetzen, wo Strukturen bisher unzureichend sind und DiGA eine Brückenfunktion einnehmen, wie beispielsweise bei Unterversorgung, Wartezeiten oder Verfahrensschwierigkeiten.

Dabei ist nicht zu leugnen, dass Digitalisierung kein Nullsummenspiel ist. Andere Branchen haben diese Entwicklung seit Jahren bereits erlebt. Die Zunahme von Booking.com und Expedia führte zu einem schlagartigen Rückgang der Anzahl von Reisebüros in Deutschland; ebenso verdrängte Amazon viele Buchhändler vom Markt. Diese Beispiele legen nahe, dass sich digitale Anwendungen durchsetzen, wenn Marktanteile verschoben oder Märkte ausgebaut werden können. Dieser Prozess geht oft einher mit einem Rückgang, wenn auch nicht dem vollständigen Verschwinden, von Beteiligten.

Aufgrund bestehender Planungs- und Vergütungssystematiken werden die meisten DiGA jedoch zunächst als zusätzliche Leistung und zusätzliche Ausgaben bestehen (Add-on), wodurch sie für viele Beteiligte im System äußerst unattraktiv sind. Das Angebot an Gesundheitsleistungen sowie deren Verteilung wird im Gesundheitswesen geplant, verhandelt und vereinbart. Diese Planungsprozesse laufen bislang für die verschiedenen Sektoren separat.

In der vertragsärztlichen (ambulanten) Versorgung wird die von den Krankenkassen zur Verfügung gestellte Gesamtvergütung pro Kassenärztliche Vereinigung (KV) mit befreiender Wirkung ausgezahlt, sodass anschließend dieses Budget gemäß Einheitlichem Bewertungsmaßstab (EBM) und Verteilungsmaßstab pro Arztgruppe unter den Ärztinnen und Ärzten der KV verteilt wird (für eine ausführliche Darstellung, siehe GKV-Spitzenverband unter https://www.gkv-spitzenverband.de/presse/themen/verguetung_aerztlicher_leistungen/s_thema_aerzteverguetung.jsp). Ebenso führen im stationären Sektor Krankenhäuser Budgetverhandlungen mit Krankenkassen auf Landesebene, in denen Erlösbudget zzgl. einer Erlössumme für sonstige Leistungen vereinbart werden. Zwar sind so die Mengen nicht fixiert, jedoch wird einem Anreiz der Mengenausweitung entgegengewirkt.

Für die Einführung von DiGA bedeutet dieser Status quo, dass selbst bei einer reduzierten Inanspruchnahme von Gesundheitsleistungen durch eine DiGA dies nicht automatisch zu Minderausgaben im System führt. Sofern sie nicht zu Verschiebungen zwischen den Geldtöpfen führen kann, ist die naheliegende Intention und das berechtigte Interesse vieler Beteiligter, DiGA so zu klein wie möglich zu halten. Es ist demnach unwahrscheinlich, dass DiGA einen relevanten Marktanteil erreichen, solange sie als reine Add-on-Leistungen fungieren. Zu einem funktionierenden Geschäftsmodell werden DiGA jedoch vermutlich vor allem dann, wenn sie auch substituierend sein können, indem eine Budgetbereinigung der Ausgaben durchgeführt wird.

Auf der Gegenseite scheinen sich viele Beteiligte im System gerade wegen der komplexen Regulierung und Systeme vor Veränderung geschützt zu fühlen. Diese Schlussfolgerung ist ein Trugschluss, wenn man bedenkt, dass sich Betroffene von frappierenden Veränderungen meistens vorab (zu) sicher fühlten. So war für Kodak nicht denkbar, dass Menschen keine Kamera besitzen, bis das Smartphone den Besitz einer privaten Kamera auf einen Schlag nichtig machte. Externe Player haben sich in den vergangenen Jahren immer wieder am Gesundheitssystem versucht und dabei teilweise die Hände verbrannt. Trotzdem ist es plausibel, dass ein nächster Gegenentwurf erfolgreicher ist und damit einige Teile des Gesundheitssystems bzw. der Leistungserbringung torpediert. Diese Möglichkeit eines Gegenmodells hängt vor allem damit zusammen, dass DiGA – ebenso wie Digital Health insgesamt – aus Produkten Dienstleistungen machen und damit neue Wertschöpfungsketten generieren. Diesen Gedanken führt die nächste These aus.

3 Gedanke 3: DiGA schaffen neue Wertschöpfungsketten von Produkten zu Dienstleistungen

DiGA sind jedoch nicht nur eine Koexistenz im System. Sie haben durchaus das Potenzial, die Form der Leistungserbringung zu verändern: Sie umfassen die Möglichkeit, Wertschöpfungsketten zu erweitern und sie zu verknüpfen. Derzeit entstehen beispielsweise Digital Health-Anwendungen *„around the pill"*, also um die klassische Arzneimittelversorgung herum bzw. darüber hinaus. Was früher ein reines Produkt war – die Verordnung eines Arzneimittels – wird nun zur eigenen komplexen Wertschöpfungskette mit vielen Mosaiksteinen, die nur in ihrer Kombination Sinn ergeben. Versorgungsbeispiele sind Diabetesmedikamente, die mit digitalen Messgeräten zur kontinuierlichen Glukosemessung ergänzt werden. Ebenso sind erste digitale Medikamente zugelassen, bei denen der Zeitpunkt der Einnahme nachvollzogen werden kann, sowie wärmesensible Arzneimittel, die mit einem Thermometer zur Überprüfung der Kühlkette ausgestattet werden. Frühere Serviceleistungen werden plötzlich elementarer Bestandteil für eine wirksame Therapie.

Gleichwohl ist hier anzumerken, dass gerade für pharmazeutische Hersteller bereits seit 2011 die Möglichkeit besteht, über solche Versorgungsmodelle Verträge mit Krankenkassen zu schließen. Nach einer ersten Welle an Erwartungen und Hoffnungen endeten diese jedoch mit der Zeit in den meisten Fällen in der Bedeutungslosigkeit. Die große Mehrheit der sich dadurch entwickelnden Produkte waren daher eher Marketinginstrumente und hatten keinen wirklichen Effekt auf die Versorgung.

Diese Analogie zeigt, dass Geschäftsmodelle weitaus mehr sind als nur eine Möglichkeit der Erstattung. Auch für die Zukunft der DiGA ist entscheidend, inwiefern Geschäftsmodelle um sie entstehen können. Die Videosprechstunde macht es deutlich: Sie ist in Deutschland erlaubt und wird seit einiger Zeit erstattet. Selbst wenn sie einen enormen Zugewinn für manche Patienten und Patientinnen hätte – Stichwort Folgerezept, Nachsorge, ärztliche Versorgung im Pflegeheim – ist die Videosprechstunde faktisch nicht in der Versorgungsrealität angekommen. Es entsteht kein Geschäftsmodell, wenn eine großstädtische Hausarztpraxis, die kaum ihren Patientenzustrom bewältigen kann, jetzt auch Videosprechstunde anbieten darf. Für die laufende Praxis beinhaltet eine solche Umstellung einen maßgeblichen personellen, finanziellen und zeitlichen Aufwand. Es reicht nicht aus, dass ein Arzt die Patienten nun vielleicht in Jeans beraten könnte, ohne in die Praxis zu gehen.

In der Schweiz– wie auch in vielen weiteren Ländern – ist die Videosprechstunde zum Geschäftsmodell geworden. Ein Schweizer Telemedizinanbieter wirbt in der deutschsprachigen Mallorca-Zeitung (www.mallorcazeitung.com) dort wohnende, deutschsprachige Ärztinnen und Ärzte an. Diese erhalten plötzlich eine interessante neue Beschäftigungs- und Einkommensquelle. Für DiGA bedeutet das, dass beispielsweise eine Migräne-App eine Alternative zu teuren Arzneimitteln sein muss, d. h. es muss Trade-offs geben.

4 Gedanke 4: DiGA ermöglichen Preisgestaltung aufgrund von Qualität anstelle von Menge

Mit Erstattungsinstrumenten im Gesundheitswesen werden drei zentrale Ziele verfolgt: (1) Sie sollen die Entwicklung von Innovationen ermöglichen bzw. sogar anregen. (2) Sie sollen solche Leistungen bevorzugen, die effektiver sind als Alternativen, und (3) gleichzeitig die Ausgaben angemessen und für das System nachhaltig halten. Dabei unterscheiden sich DiGA in zwei zentralen Punkten von vielen anderen Gesundheitstechnologien: Fast immer liegen bei DiGA Daten über die reale Nutzung vor. Zweitens ist der Markt für DiGA gerade erst entstanden, sodass die Anzahl erstattungsfähiger DiGA über die nächsten Jahre kontinuierlich ansteigen wird und sich perspektivisch einige Indikationen herausbilden, in denen mehrere ähnliche DiGA existieren. Beide Eigenschaften könnten Einfluss haben, mit welchen Erstattungsmodellen der Preis von DiGA in Zukunft ermittelt wird.

Nachdem viele Erstattungssysteme im Gesundheitssystemen auf die Menge der Leistungserbringung ausgerichtet waren, setzt sich zunehmend die Erkenntnis durch, dass der Wert bzw. die Qualität der Versorgung eine wichtigere Kennzahl ist als die Menge (*Value* statt *Volume*). Entsprechend sollte die Qualität in der Vergütung berücksichtigt werden. Ein zentraler Unterschied ist beispielsweise, ob eine DiGA, die zwar vom Arzt verordnet, aber nachweislich nie genutzt wurde, erstattet werden soll oder nicht. Weniger schwarz-weiß gilt dies auch während der DiGA-Nutzung: Ist eine DiGA für einen Zeitraum von drei Monaten vorgesehen, könnte der Erstattungsbetrag bei Beendigung der Therapie höher ausfallen, als wenn Patienten nach kurzer Zeit die Therapie abbrechen.

Solche Outcome-orientierten Erstattungsmodelle werden seit Jahrzehnten in Gesundheitssystemen diskutiert. Allerdings bestand bisher das Problem in der Verfügbarkeit exakter Daten. Bei DiGA wäre eine solche Abrechnungsform hingegen leicht operationalisierbar, da entsprechende Daten (Log-Dateien) bei der Nutzung einer DiGA automatisch existieren. Auch hier wäre zu diskutieren, welche konkreten Indikatoren gemessen werden sollen – der Download, die regelmäßige Nutzung oder die Beendigung des Therapieangebots? Aber selbst eine kurze Befragung zur Zufriedenheit der Patienten und Patientinnen oder eine kurze Erhebung am Ende der Messung verschiedener Zielparameter sind bei DiGA leichter einzubinden, als in vielen anderen Bereichen der Gesundheitsversorgung. Damit bekommen qualitätsbasierte Erstattungsmodelle eine neue Bedeutung im Kontext von DiGA, die unbedingt umgesetzt werden sollte.

Was zunächst jedoch nicht berücksichtigt wird, ist, wie viele ähnliche Technologien mit der gleichen Indikation existieren, die ebenso gut zum Einsatz kommen können. Perspektivisch werden voraussichtlich in einigen Indikationen mehrere DiGA vorhanden sein, die sich in ihrer Wirkungsweise nicht maßgeblich unterscheiden (z. B. Diabetes-Tagebücher). Für solche Fälle können Festbetragsgruppen definiert werden, die ähnliche Produkte bündeln. Festbetragsgruppen definieren einen Erstattungshöchstbetrag, der für die Technologien in der Gruppe vom Solidarsystem erstattet wird. Hersteller können sich für einen höheren Betrag entscheiden, sodass Patienten die Differenz zum Erstattungsbetrag selbst zahlen oder sich für ein anderes Produkt in der gleichen Gruppe entscheiden. Festbetragsgruppen werden vor allem dann relevant, wenn entsprechend viele DiGA erstattungsfähig sind.

5 Gedanke 5: Akzeptanz der Nutzung von DiGA ist hoch, Bereitschaft zur Zuzahlung jedoch gering

Inwiefern die unterschiedlichen DiGA von den Patienten angenommen werden, kann bislang nur vermutet werden. Selbstverständlich hängt dies von verschiedenen Faktoren ab. Zum einen – wie eingangs dargelegt – von den vorhandenen Alternativen, zum anderen auch davon, wie bekannt Digital Health bei der Mehrzahl der Patienten ist und wie selbstverständlich die Einbindung von DiGA erfolgt, beispielsweise in eine umfassende elektronische Patientenakte.

Um die Akzeptanz von DiGA zu untersuchen, haben wir als BMC eine Befragung unter Beschäftigten im Gesundheitswesen durchgeführt – das Innovationspanel 2020 – aus der mehr als 500 vollständige Rückläufer in die Auswertung einbezogen werden konnten. Diese Befragung legt nahe, dass die Akzeptanz zum Einsatz von DiGA unter den Beschäftigten im Gesundheitssystem generell gegeben ist. Bei digital affinen Personen, die also oft oder immer (1) ein Smartphone nutzen, (2) oft oder immer ihre Bankgeschäfte online sowie (3) oft oder immer ihre Einkäufe online erledigen, verwenden immerhin 64 % bereits zumindest gelegentlich eine Gesundheits-App, wobei dies auch Tracking- und Fitness-Apps außerhalb des medizinischen Kontexts beinhaltet.

Diese Personen wurden gefragt, wie wahrscheinlich eine Anwendung einer medizinisch indizierten und vom behandelnden Arzt/Ärztin empfohlene DiGA wäre: Selbst bei einer Zuzahlung in Höhe von 5 Euro gaben nur 20 Prozent an, sehr wahrscheinlich diese DiGA zu nutzen. Bei einer Zuzahlung in Höhe von 15 bzw. 30 Euro sinkt der Anteil sehr wahrscheinlich nutzender Personen auf jeweils 8 Prozent und bei einer Zuzahlung von 50 Euro sinkt der Anteil weiter auf knapp 4 Prozent. Dem stehen selbst bei der niedrigsten Zuzahlung von 5 Euro mehr als 30 Prozent der Befragten entgegen, die entsprechende DiGA sehr oder eher unwahrscheinlich nutzen würden. Diese Daten legen nahe, dass neben den vielen regulatorischen Themen auch weiterhin Fragen der Akzeptanz adressiert werden müssen und durch Einsatz sinnvoller DiGA Überzeugungsarbeit geleistet werden muss.

6 Fazit

Mit digitalen Gesundheitsanwendungen werden eine ganze Reihe von Hoffnungen zu Systemverbesserungen und Innovationen verknüpft. Hierbei ist in Realität davon auszugehen, dass es zwei Gruppen von DiGA gibt – jene, die genau wie Arzneimittel behandelt werden sollten – hoch innovativ, weil beispielsweise ein sehr ausgeklügeltes System des maschinellen Lernens integriert ist und die Versorgung maßgeblich beeinflusst werden kann. Diese sollten genauso behandelt werden wir Arzneimittel, mit innovativen Vergütungsmodellen und einem schnellen Zugang in die Versorgung bei nachgewiesenem Mehrwert. Die zweite Gruppe sind jene DiGA, die gut und sinnvoll für Menschen sind (z. B. Tagebuch für Magersüchtige), aber nicht neu und explorativ. Auch diese sollten in die Versorgung kommen, während Beitragssatzanpassungen deswegen nicht notwendig sein sollten. Aber auch sie sind wichtig, insbesondere bei der verbreiteten Nutzung neuer Technologien.

Die Einbindung von DiGA ins System sollte vor allem nicht deren Veränderungskraft hemmen. Das Gesundheitssystem braucht Veränderung und hier gibt es eine Möglichkeit, viele kleine offenen Stellen zu flicken und anzugehen. Deshalb ist es relevant, dass DiGA in Versorgungskonzepte eingebunden werden, damit sie entsprechende Wirkung zeigen können und nicht ein weiteres isoliertes System innerhalb der Gesundheitsversorgung darstellen. Auch muss die permanente Weiterentwicklung mit teilweise sehr schnellen Entwicklungszyklen von DiGA berücksichtigt werden. Und schließlich gibt es mit DiGA viele neue Partner und Akteure, die die Spielregeln nicht kennen – ggf. auch nicht akzeptieren wollen. Das kann vor allem eine Chance für das System sein, mit externen Perspektiven aus alten Mängeln herauszufinden und aus den gemeinsamen Erfahrungen eine bessere Versorgung zu entwickeln.

Beitrag 7

DiGA im Entlassmanagement als Schlüssel zur sektorübergreifenden Versorgung

Laura Nelde/Laura Wamprecht

Abstract: Digitale Gesundheitsanwendungen (DiGA) können im Rahmen des Entlassmanagements auch im Kontext des stationären Sektors verordnet werden. Der Einsatz von DiGA im Zuge des Entlassmanagements bietet die Chance, den Übergang von der stationären in die ambulante Versorgung zu verbessern und Brüche zu vermeiden. Von der Schlaganfall-Rehabilitation über das Wundmanagement bis zur Begleitung des gesamten Behandlungspfads einer elektiven OP, bieten sich verschiedene Anwendungsfälle im Rahmen einer stationären Behandlung, bei denen Patienten durch die ständige Verfügbarkeit einer digitalen Anwendung profitieren. Durch regulatorische Anpassungen zur Verordnung und Vergütung kann das Potenzial des Einsatzes einer DiGA im Krankenhaus zukünftig weiter ausgeschöpft werden, um eine optimale Versorgung des Patienten zu gewährleisten.

1 Einleitung

Mit dem Digitale-Versorgung-Gesetz (DVG) sollen digitale Gesundheitsanwendungen (DiGA) in die Versorgung und zum Patienten gelangen. Der Einsatz der DiGA im Rahmen der ambulanten Versorgung steht dabei im Mittelpunkt. Die Möglichkeiten zum Einsatz von DiGA im stationären Sektor wurden bisher wenig beachtet. Die Digitalisierung der Kliniken ist vor dem Hintergrund des Investitions- und Fördermittelprogramms im Rahmen des Krankenhauszukunftsgesetzes (KHZG) aktueller denn je. Die Fördermittel sollen nicht nur der digitalen Prozessoptimierung in Kliniken dienen, sondern auch dort ansetzen, wo Digitalisierung direkt beim Patienten ankommt.

Mit der Reform des Entlassmanagements durch das GKV-Stärkungsgesetz 2015 wurde zudem der Handlungsspielraum für Klinikärzte erweitert. Nachbehandlungen und Leistungen dürfen seitdem für einen Übergangszeitraum nach dem stationären Aufenthalt verordnet werden. Dazu zählten bisher Arznei-, Heil- und Hilfsmittel sowie Soziotherapie. Mit der Erstattungsfähigkeit digitaler Gesundheitsanwendungen im Rahmen der gesetzlichen Krankenversicherung ergänzen nun auch die DiGA diese Liste möglicher Verordnungen im Entlassmanagement.

Die technischen Voraussetzungen sind ebenfalls gegeben: Der von den maßgeblichen Verbänden definierte Prozess zur Verordnung und Abrechnung in der ambulanten Versorgung kann auf den stationären Sektor übertragen werden. Dies ist möglich, da das Arzneiverordnungsblatt (Muster 16) auch im Krankenhaus im Rahmen des Entlassmanagements verwendet und analog zur Verordnung durch niedergelassene Ärzte vergütet wird. Während die Verordnung im Entlassmanagement in der aktuellen Gesetzgebung den Fokus beim Einsatz von DiGA auf das Ende des stationären Aufenthalts legt, könnten zukünftig auch andere Modelle angedacht werden.

Der Einsatz von DiGA im Zuge des Entlassmanagements bietet die Chance, eine bisherige Schwachstelle in unserer Gesundheitsversorgung zu verbessern – nämlich den Übergang von der stationären in die ambulante Versorgung. Um die grundlegende Systematik und Dynamik für den Einsatz von DiGA im Entlassmanagement zu verstehen, werden in diesem Kapitel vorhandene Möglichkeiten, offene Fragestellungen und die Potenziale zur Ausweitung des Einsatzes von DiGA im stationären Sektor näher betrachtet.

2 DiGA als Brücke zwischen ambulanter und stationärer Versorgung

Ein wesentlicher Grund für das verpflichtende Angebot des Entlassmanagements durch Krankenhäuser, ist die Vermeidung von Versorgungslücken im Anschluss an einen stationären Aufenthalt. Der Versorgungs- und Behandlungspfad endet in den seltensten Fällen mit der Entlassung. Durch die ausgeprägten Sektoren im deutschen Gesundheitswesen stellt dieser Übergang in eine weitergehende medizinische Behandlung jedoch eine besonders kritische Phase der Versorgung dar.

Der Mehrwert einer DiGA kann genau an diesem Punkt zum Tragen kommen. Durch die Schaffung eines Angebots von digitalen, patientenzentrierten und sektorübergreifenden Gesundheitslösungen. Mobile Companion Apps wurde diese Funktion bereits früh zugeschrieben. DiGA, die Patienten entlang des gesamten Versorgungspfades über Sektorengrenzen hinweg begleiten, können den Patienten durch die ständige Verfügbarkeit in der Nachsorge zu jeder Zeit unterstützen und dadurch eine intensivere Begleitung gewährleisten oder Therapiepausen und Wartezeiten überbrücken, wenn kein zeitnaher Termin verfügbar ist. Gleichzeitig kann durch die Verordnung einer DiGA im Entlassmanagement auch eine aktive Steuerung der Versorgung entstehen – durch die Einforderung des Patienten.

Bereits vor Einführung der DiGA gab es digitale Anwendungen, die im Rahmen eines stationären Aufenthalts beim Patienten eingesetzt wurden. Da diese teilweise eine therapeutische Begleitung voraussetzen, meldeten sich Patienten proaktiv beim Hersteller, um sich über Therapeuten und Rehaeinrichtungen zu informieren, in denen die digitale Anwendung genutzt werden kann. Dadurch entsteht ein deutlicher Wettbewerbsvorteil für Praxen und Einrichtungen, die der Anwendung von DiGA offen gegenüberstehen.

Der Einsatz von DiGA im Entlassmanagement könnte also dazu führen, dass Patienten beim Übergang in die ambulante Versorgung gezielt Ärzte aussuchen, die die Nachsorge mit einer DiGA begleiten. Wenn Ärzte sich dessen nicht frühzeitig bewusstwerden, können sich die Strukturen der Versorgung in Teilbereichen grundlegend verändern. Patienten, die bei ihrem niedergelassenen Arzt keine Begleitung der DiGA erleben, suchen sich einen anderen Hausarzt. Auch Telemedizinanbieter – mit einer deutlich höheren Grundaffinität zu digitalen Therapieangeboten – entwickeln sich zu einer ernstzunehmenden Konkurrenz für den niedergelassenen Arzt.

3 Anwendungsbeispiele potenzieller DiGA im Krankenhaus

Der Einsatz einer DiGA im Rahmen des Entlassmanagements kann ein breites Spektrum umfassen. Während Anwendungen, die vor allem Chroniker im Umgang mit ihrer Krankheit unterstützen, im besten Fall vom Hausarzt oder dem betreuenden Facharzt verordnet werden, um eine langfristige Begleitung des Patienten in der DiGA-Nutzung zu ermöglichen, gibt es einige Anwendungsfälle, bei denen die Verordnung einer DiGA im Entlassmanagement einen besonders hohen Mehrwert erzielen kann. Folgende Beispiele zeigen exemplarisch auf, wie ein solcher Einsatz konkret aussehen kann.

3.1 Schlaganfall-Rehabilitation

Die Rehabilitation nach einem Schlaganfall kann je nach Schweregrad und Ausmaß der Einschränkungen mehrere Monate umfassen. Im Rahmen einer solchen Anschlussheilbehandlung, wie z. B. der Physiotherapie oder Logopädie, soll der Patient größtmögliche Selbstständigkeit zurückgewinnen. DiGA aus dem Bereich der Physiotherapie oder Logopädie können in diesem Zusammenhang nach der Entlassung Wartezeiten auf eine ambulante oder stationäre Reha überbrücken. Zudem kann die DiGA ergänzend zum Therapeuten eingesetzt werden und ermöglicht es dem Patienten, zu jeder Zeit selbstständig Übungen auszuführen, wodurch die Therapieintensität erhöht werden kann.

3.2 Stationär behandelte psychische Erkrankung

Im Rahmen der stationären Behandlung einer psychischen Erkrankung ist der mögliche Beitrag einer DiGA zu einer besseren sektorübergreifenden Versorgung besonders gut zu erkennen.

Nach dem Ende der stationären Behandlung, beispielsweise einer Depression, Angst- oder Essstörung, sind die Patienten zunächst auf sich allein gestellt. Ein Platz bei einem ambulanten Psychotherapeuten ist gegebenenfalls nicht sofort verfügbar und die Therapiefrequenz im Vergleich zur stationären Behandlung signifikant reduziert. Durch den Einsatz einer DiGA kann dieser Bruch in der Versorgung vermieden werden. Mit der DiGA erhält der Patient eine kontinuierliche Begleitung, die ihm über den stationären Aufenthalt hinaus jederzeit zur Verfügung steht. Dies kann bei einigen Patienten entscheidend sein, um das Risiko eines Rückfalls zu senken.

3.3 Wundmanagement nach operativen Eingriffen

Die Verlaufskontrolle und Dokumentation des Wundheilungsprozesses erfolgt in einigen Kliniken bereits unter dem Einsatz digitaler Tools. Die zeitsparende, klinische Fotodokumentation erhöht die Objektivität und verbessert die Zusammenarbeit innerhalb der Klinik. Diese Anwendungen können aber auch aus Patientensicht gedacht werden. Als DiGA im Kontext des Entlassmanagements ermöglicht eine Wundmanagement-App dem Patienten eigenständig seine Wundheilung zu dokumentieren und mögliche Komplikationen durch eine automatische Analyse frühzeitig zu erkennen.

3.4 Bariatrische Operation und Adipositas-App

Der Erfolg eines bariatrischen Eingriffs zur Behandlung von Patienten mit Adipositas ist maßgeblich durch eine nachhaltige Anpassung der Lebensweise geprägt. Neben der Ernährungsumstellung und einem aktiven Lebensstil kann auch eine Verhaltenstherapie empfehlenswert sein. Eine entsprechende DiGA kann dem Patienten durch die kontinuierliche Begleitung die notwendige Unterstützung bieten und den Erfolg der Therapie sichern. Durch die höhere Erfolgswahrscheinlichkeit der Behandlung, können so auch die Kosten für das Gesundheitssystem langfristig gesenkt werden.

4 DiGA über den gesamten Versorgungspfad einer elektiven Operation

Auch wenn bisher der Fokus vor allem auf der besseren Nachsorge und dem Übergang vom stationären in den ambulanten Sektor liegt, kann eine DiGA auch die strukturierte Begleitung vom ambulanten in den stationären Sektor ermöglichen. Sogenannte *Patient Journey Apps* werden heute bereits von Krankenhäusern genutzt. Damit wird der Patient bereits vor dem stationären Aufenthalt umfassend informiert und während des Aufenthalts begleitet. Immer da, wo es einen prognostizierbaren und planbaren Verlauf gibt, könnten derartige DiGA eingesetzt werden. Beispielsweise bei standardisierten, elektiven Eingriffen in der Orthopädie. Nicht nur der Patient selbst, sondern auch das Krankenhaus, profitiert von solchen Möglichkeiten.

Modulare DiGA-Modelle bieten sich in diesem Fall besonders an. Der Prozess könnte wie folgt ausgestaltet werden: Der überweisende Arzt im ambulanten Sektor stellt das Rezept über die DiGA aus. Mit diesem Rezept kann in der DiGA die Teilfunktion der Vorbereitung und Begleitung des stationären Aufenthaltes freigeschaltet werden. Im Entlassmanagement kann wiederum eine Verordnung ausgestellt werden, die das Nachsorge-Modul der DiGA umfasst.

Auch die Krankenversicherung kann in diesem Bereich selbst aktiv werden, um bei Indikationen mit hohen Rehospitalisierungsraten die bestmögliche Versorgung zu gewährleisten und Kosten für die Wiederaufnahme zu vermeiden. Bei einer geplanten OP kann so auch die Krankenversicherung den Versicherten an die entsprechende Begleit-DiGA verweisen.

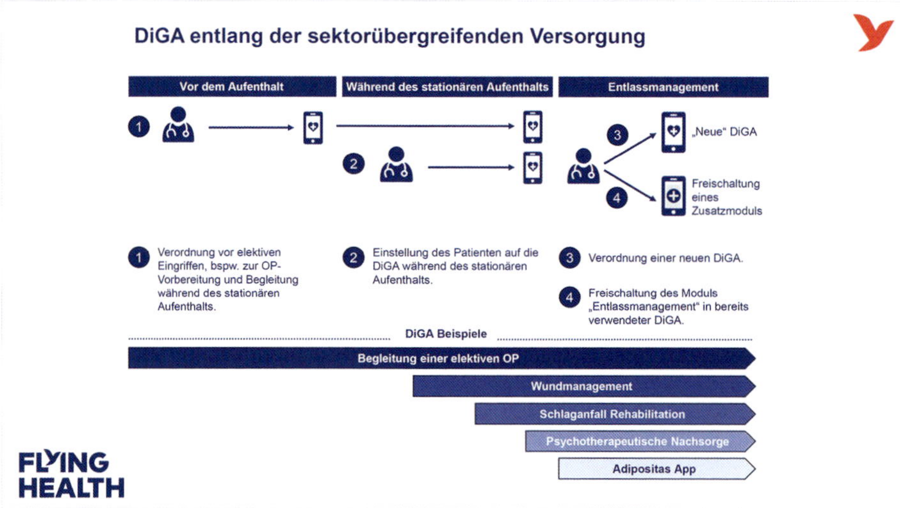
DiGA entlang der sektorübergreifenden Versorgung
Vor dem Aufenthalt
Während des stationären Aufenthalts
Entlassmanagement
„Neue" DiGA
Freischaltung eines Zusatzmoduls
1 Verordnung vor elektiven Eingriffen, bspw. zur OP-Vorbereitung und Begleitung während des stationären Aufenthalts.
2 Einstellung des Patienten auf die DiGA während des stationären Aufenthalts.
3 Verordnung einer neuen DiGA.
4 Freischaltung des Moduls „Entlassmanagement" in bereits verwendeter DiGA.
DiGA Beispiele
Begleitung einer elektiven OP
Wundmanagement
Schlaganfall Rehabilitation
Psychotherapeutische Nachsorge
Adipositas App
FLYING HEALTH

Abb. 1: DiGA entlang der sektorübergreifenden Versorgung
Quelle: Flying Health.

5 Erweiterungen für DiGA 2.0 als Schlüssel zum Erfolg

Während die Verordnung im Rahmen des Entlassmanagements grundsätzlich im DVG festgehalten wurde, und der Prozess auf den stationären Kontext übertragbar ist, gibt es Besonderheiten, die für den langfristigen Erfolg der DiGA in der stationären Versorgung entscheidend sind. Dabei sind sowohl Gesetzgeber als auch Hersteller angesprochen, die nötigen Voraussetzungen zu schaffen.

5.1 Zeitpunkt der Verordnung

Mit der Begrenzung auf die Verordnung im Entlassmanagement, d. h. am Ende eines stationären Aufenthalts, bleiben bei vielen Indikationen die Möglichkeiten zum optimalen Einsatz einer DiGA außen vor. Der Zeitpunkt der Verordnung im Rahmen des stationären Aufenthalts sollte daher nicht in jedem Fall dem Verordnungsprozess im Entlassmanagement entsprechen und am Ende des stationären Aufenthalts erfolgen.

Betrachtet man die Arzneimittelverordnung – also das Therapiependant – wird deutlich: Ein Arzneimittel wird im Rahmen eines stationären Aufenthalts typischerweise nicht am Tag der Entlassung verabreicht. Je nach Arzneimittel wird der Patient bereits während des Aufenthaltes in der Klinik darauf eingestellt und selbst mit Hilfsmitteln wird der Umgang unter ärztlicher Aufsicht oder pflegerischer Anweisung erprobt. Eine ähnliche Handhabung sollte es auch für die DiGA in der stationären Versorgunggeben. Wünschenswert wäre bei vielen DiGA eine begleitete Einstellung der Patienten noch während des stationären Aufenthalts – analog zur Einstellung auf ein neues Arzneimittel und als Teil der Therapieentscheidung im Krankenhaus.

Bis eine mögliche regulatorische Anpassung erfolgt, könnten die DiGA-Hersteller als Alternative zeitlich befristete Lizenzen für die Kliniken zur Verfügung stellen. Diese könnten für fünf bis zehn Tage freigeschaltet sein, um die Einstellung während des Aufenthalts zu ermöglichen. Im Rahmen des Entlassmanagements erfolgt dann die reguläre Verordnung.

5.2 Vergütung ärztlicher Leistung bei der Verordnung von DiGA im Krankenhaus

Das Entlassmanagement ist vom Gesetzgeber explizit gewünscht. Für Kliniken ist das Verfahren allerdings bereits heute sehr ressourcenintensiv und ohne gesonderte Vergütung wenig attraktiv. Insbesondere der Mehraufwand im Rahmen des Entlassmanagements für Patienten mit einer Kurzverweildauer belastet das Budget.

Aufgrund der unterschiedlichen Vergütungssysteme im ambulanten und stationären Bereich ist auch bei dem Einsatz von DiGA derzeit keine gesonderte Vergütung für den Mehraufwand des Klinikarztes vorgesehen. Während die niedergelassenen Ärzte über die Einführung entsprechender EBM-Ziffern etwaige ärztliche Leistungen im Rahmen der DiGA abrechnen können, steht Kliniken diese Möglichkeit nicht zur Verfügung. Die jeweiligen DiGA-relevanten EBM-Ziffern müssten daher entsprechend in das DRG-System überführt oder durch Sonderpauschalen ersetzt werden. Eine Vergütung ärztlicher Leistungen im Krankenhaus ist vor allem notwendig, wenn Hersteller auf die ärztliche Unterstützung in der Einstellung des Patienten angewiesen sind und die Verordnung bereits vor dem Tag der Entlassung erfolgt. Eine mögliche Vergütungslösung könnten dabei Zusatzentgelte, angelehnt an die Neuen Untersuchungs- und Behandlungsmethoden, darstellen. Mit einer entsprechenden Vergütungsanlage zwischen den Krankenversicherungen und den Krankenhäusern, kann darüber auch der Einsatz einer DiGA während des stationären Aufenthalts, außerhalb der DRGs, finanziert werden.

5.3 Hersteller müssen Informationsdefiziten begegnen

Nachbesserungspotenzial besteht nicht nur auf Seiten des Gesetzgebers. Auch die DiGA-Hersteller müssen ihren Teil dazu beitragen. Eine Verordnung von DiGA im Rahmen des Entlassmanagements setzt voraus, dass Ärzte und Pflegepersonal im Krankenhaus entsprechend über DiGA und ihre potenziellen Einsatzmöglichkeiten informiert sind. Information und Aufklärung der Kliniken ist daher essenziell, wurde aber bisher noch nicht in größerem Maßstab verfolgt. Dabei ist es wichtig, neben den Ärzten auch das Pflegepersonal einzubeziehen, da dieses in der Praxis des Entlassmanagements eine wichtige Rolle spielt.

In Modellprojekten mit digitalen Anwendungen hat sich gezeigt, dass eine Art DiGA-Beauftragter in der Klinik sinnvoll sein kann. Diese Mitarbeiter können DiGA empfehlen, Personal und Patienten schulen und die Verordnung kompetent begleiten. Eine solche Schulung von Klinikmitarbeitern könnte auch Hersteller-übergreifend erfolgen oder durch die Herstellerverbände abgebildet werden.

Eine umfassende Information der Ärzte erfordert im stationären wie im ambulanten Sektor einen erheblich Ressourcenaufwand und den Aufbau umfassender Vertriebsstrukturen. Die Möglichkeiten der Hersteller dies umzusetzen werden daher erfolgskritisch für die Marktdurchdringung von DiGA.

6 Ausblick

Der Einsatz einer DiGA im Entlassmanagement stellt in einer Vielzahl von Behandlungspfaden eine Bereicherung für die Versorgung dar. Die Möglichkeiten der DiGA sollten daher nicht nur im ambulanten Sektor in den Fokus gerückt werden, sondern aus stationärer Sicht mitgedacht werden.

Die technischen und grundlegenden regulatorischen Möglichkeiten dazu sind bereits vorhanden. Das Potenzial der DiGA im Entlassmanagement kann in Zukunft aber noch weiter ausgeschöpft werden. Notwendig dafür sind zum einen monetäre Anreize durch die Vergütung ärztlicher Leistungen in der Klinik. Zum anderen sollten pragmatische Lösungen zur Verordnungs- und Nutzungspraxis während des stationären Aufenthalts gefunden werden, um die optimale Versorgung des Patienten durch die DiGA zu gewährleisten und die Chance einer verbesserten Versorgungsqualität zu nutzen.

Beitrag 8

Digitale Innovation ermöglichen, Daten konsequent nutzen

Dr. Daniel Wirth/Dr. Arne Bartol/Dr. Dorothee Brakmann

Abstract: Mit dem im Digitale-Versorgung-Gesetz (DVG) angelegten „Fast Track" hat Deutschland einen in der EU bisher einzigartigen Weg etabliert, um digitale Gesundheitsanwendungen (DiGA) in die medizinische Regelversorgung zu bringen. Für pharmazeutische Unternehmen eröffnen sich interessante Perspektiven, zumal im Arzneimittelbereich breite Erfahrungen mit einer Nutzenbewertung existieren und entsprechende Kompetenzen zur Verfügung stehen. Hinsichtlich Preisfindung und Evidenzbewertung sollten die Schablonen des AMNOG nicht einfach kopiert werden. Vielmehr gilt es, ein Verfahren zu etablieren, das den DiGA gerecht wird und Innovation nicht ausbremst. Zudem gilt es, Daten aus der realen Versorgung konsequent forschend auszuwerten, um Defizite zu erkennen und passgenauere DiGA zu entwickeln.

1 Einleitung

In der deutschen Gesundheitspolitik wurde Anfang 2011 mit Inkrafttreten des Arzneimittelmarkt-Neuordnungsgesetzes (AMNOG) ein Health Technology Assessment (HTA, „Nutzenbewertung") für innovative Arzneimittel eingeführt, bei dem der durch den Gemeinsamen Bundesausschuss (G-BA) bewertete Zusatznutzen die Basis für Preisverhandlungen zwischen pharmazeutischen Unternehmen und dem GKV-Spitzenverband (GKV-SV) bildet. Dieses Verfahren hat sich bei Arzneimitteln zumindest in Teilen bewährt. Es lässt sich aber nicht problemlos auf andere Leistungsbereiche übertragen, unter anderem weil es vergleichsweise langwierig, sehr methodisch geprägt und stark institutionalisiert ist.

Dies hat den Gesetzgeber dazu veranlasst, bei DiGA einen im DVG (Bundesgesetzblatt 2019) niedergelegten, anderen Weg zu beschreiten, bei dem das Bundesinstitut für Arzneimittel und Medizinprodukte (BfArM) ohne Einbeziehung des G-BA im Bereich digitaler Medizinprodukte niedrigen Risikos (Medizinprodukteklasse I und IIa) eine eher niedrigschwellige Listung erstattungsfähiger DiGA vornimmt. Hierbei sind prinzipiell zwei Wege möglich. Zum einen kann direkt eine dauerhafte Erstattung ermöglicht werden, wenn bereits genug Daten vorliegen, die einen *„positiven Versorgungseffekt"* der DiGA belegen. Der Vergütungsbetrag wird dann zwischen DiGA-Hersteller und GKV-SV unmittelbar ausgehandelt.

Bei der zweiten Variante, dem Fast-Track-Verfahren, wird die DiGA zunächst temporär für ein bzw. bei Fristverlängerung maximal zwei Jahre gelistet und zum Herstellerpreis erstattet. In dieser Zeit kann unter den Bedingungen der realen Versorgung der Nachweis eines positiven Versorgungseffekts erfolgen. Gelingt dieser, schließen sich Verhandlung zum dauerhaften Vergütungsbetrag an. Diese Vorgehensweise erinnert an die Nutzenbewertung bei Arzneimitteln, bei der im ersten Jahr nach Zulassung ebenfalls der Herstellerpreis erstattet wird und ab dem 13. Monat ein endgültiger Erstattungsbetrag verhandelt wird. Basis der Preisverhandlung bei den Arzneimitteln sind zum einen der im Rahmen eines bei IQWiG und G-BA angesiedelten Health Technology Assessment (HTA) quantifizierte Zusatznutzen, außerdem weitere relevante Preiskriterien.

2 Ein eigener Leistungsbereich mit begrüßenswerter Governance

Der in der im Frühjahr 2020 veröffentlichten DiGA-Verordnung (DiGAV) (Bundesgesetzblatt 2020) näher spezifizierte Fast-Track hat national und international viel positive Resonanz erfahren, auch weil bisher kein anderes Land die Einführung von DiGA in dieser Konsequenz betreibt. Aus Sicht eines pharmazeutischen Unternehmens ist die durch das DVG angestoßene Entwicklung uneingeschränkt zu begrüßen. So sehr sich die Zulassungs- und Nutzenbewertungsprozesse bei Arzneimitteln bewährt haben mögen, so klar ist doch gleichzeitig, dass Produkte mit Innovationszyklen von bis zu zwölf Jahren regulatorisch anders behandelt werden müssen als digitale Produkte, die viel schneller in den Markt gebracht werden und bei denen häufige, inkrementelle Produktverbesserungen eine wesentlich größere Rolle spielen.

Nötig ist daher ein erstens schnelleres und zweitens deutlich flexibleres Verfahren als bei Arzneimitteln, und genau das ist im DVG – bei aller offensichtlichen Anlehnung an das arzneimittelbezogene Nutzenbewertungsverfahren – angelegt. Was die regulatorische Umsetzung angeht, gefällt uns nicht zuletzt die Governance-Struktur. Dabei ist das BfArM für die Bewertung des positiven Versorgungseffekts zuständig, und separat davon wird zwischen Herstellern und GKV-SV der Preis für die jeweilige DiGA ausgehandelt. Die Trennung der Rollen ist aus unserer Sicht ein „*Governance-Vorteil*“ (Stallberg 2020) und uneingeschränkt zu begrüßen. Es war immer einer der Hauptkritikpunkte am AMNOG-Verfahren, dass es an genau dieser Rollentrennung hapert.

In Summe kann das Fast-Track Verfahren dazu beigetragen, dem digitalisierten Gesundheitswesen zum Durchbruch zu verhelfen. Die Schaffung eines eigenen, sozialrechtlichen Leistungsbereichs für digitale Medizinprodukte ist angesichts der hohen Dynamik und der – von Arzneimitteln und auch von traditionellen Medizinprodukten völlig verschiedenen – agilen und kontinuierlichen Produkt (weiter)entwicklung mehr als gerechtfertigt.

3 DiGA-Entwicklung bei Janssen-Cilag: Unterversorgung entgegenwirken

Das Unternehmen Janssen-Cilag, ein Tochterunternehmen von Johnson & Johnson, hat sich bereits früh dazu entschieden, den Bereich DiGA als eigenen Leistungsbereich innerhalb des Unternehmens aktiv voranzutreiben. Vor diesem Hintergrund ist es nur konsequent, dass sich Janssen-Cilag auch in den Fast-Track aktiv einbringt. Dies geschieht zum einen über eigene DiGA, die das Antragsverfahren beim BfArM durchlaufen werden. So soll konkret eine DiGA für Patienten mit chronisch-entzündlichen Darmerkrankungen in den BfArM-Prozess eingebracht werden. Zum anderen arbeitet Janssen-Cilag auf Seiten der Herstellerverbände intensiv an den Rahmenbedingungen des Fast-Tracks mit. Das betrifft aktuell die Abstimmung der im § 134 SGB V angelegten Rahmenvereinbarung zwischen den Herstellerverbänden und dem GKV-SV, die die Details der Preisfindung bei DiGA regelt.

Warum sind DiGA aus Sicht eines pharmazeutischen Unternehmens überhaupt ein interessantes Feld? Der pharmazeutischen Industrie wird im Bereich Digitalisierung oft unterstellt, dass es nur darum gehe, das ohnehin lukrative Kerngeschäft mit Arzneimitteln abzusichern. Das greift deutlich zu kurz. Es ist richtig, dass mit digitalen Anwendungen auch Arzneimittel flankiert werden. Ziel von Janssen-Cilag ist es darüber hinaus, Patienten in bestimmten Indikationsbereichen umfassender zu begleiten – unabhängig von der jeweiligen Medikation.

Daraus kann für alle an der Versorgung beteiligten Akteure erheblicher Nutzen entstehen, der im Detail abhängig ist von der Art der DiGA und der Indikation. Denkbar ist, dass eine indikationsbezogene DiGA die Adhärenz und damit letztlich das medizinische Outcome verbessert. Bei anderen DiGA werden prozessuale Vorteile im Vordergrund stehen, etwa wenn therapiebedingte Aufwände reduziert, die Patientensouveränität gestärkt oder gezieltere, weil zum Beispiel durch Selbstdiagnostik vorbereitete, Arztbesuche ermöglicht werden.

4 Nötige Kernkompetenzen für DiGA-Nutzenbewertung sind in der Pharmaindustrie vorhanden

In den vergangenen Monaten durften wir bei der DiGA-Entwicklung und bei den politischen Arbeiten viele Erfahrungen rund um den Fast-Track sammeln, die hier kurz zusammengefasst werden sollen. Unternehmensintern konnten wir feststellen, dass viele der für das Fast-Track-Verfahren erforderlichen Kernkompetenzen in einem modernen Pharmaunternehmen vorhanden sind. Das gilt insbesondere für kommerzielle Aspekte und Marketingfunktionen sowie für den ganzen Bereich Market Access und Gesundheitspolitik, wo keine fundamental neuen Strukturen erforderlich sind. Hilfreich ist unter anderem, dass auch bei den DiGA medizinische Einrichtungen – und damit die primären Ansprechpartner der pharmazeutischen Industrie – eine zentrale Rolle einnehmen. Nicht umsonst spricht Bundesgesundheitsminister Jens Spahn von der *„App auf Rezept“*.

Auch der im DVG geforderte und in der DiGAV sowie im DiGA-Leitfaden (BfArM 2020) näher spezifizierte Nachweis eines positiven Versorgungseffekts ist recht nah an dem, was die pharmazeutische Industrie von der Arzneimittel-Nutzenbewertung kennt. Sinnvolle Studienkonzepte, die auf den Nachweis eines patientenrelevanten Nutzens zielen, lassen sich in den Strukturen und Netzwerken, über die Arzneimittelhersteller verfügen, konzipieren.

Allenfalls sind die Endpunkte etwas abstrakter, als wir das aus Arzneimittelstudien kennen, wo zumeist der patientenrelevante Nutzen erhoben wird. Die bei den DiGA ebenfalls als Endpunkte möglichen, patientenrelevanten Struktur- und Verfahrensverbesserungen, z. B. durch eine Reduzierung von Arztbesuchen, fordern ein etwas anderes Denken und ein anderes Herangehen an die Studienplanung. Und an der möglichen Quantifizierung insbesondere der Verfahrens- und Strukturverbesserungen kann und sollte noch gearbeitet werden, was aber auch Teil eines Lernprozesses in den ersten Monaten und Jahren des DiGA-Verfahrens sein wird. Eindeutig vermieden werden sollte eine Hierarchisierung und Priorisierung von Evidenz, und zwar auf mehreren Ebenen. Darauf wird weiter unten gesondert eingegangen.

5 Preisfindung: Höchstbeträge im ersten Jahr sind kontraproduktiv

Deutlichen Diskussionsbedarf sehen wir im Bereich der DiGA-Preisfindung. Der Gesetzgeber sieht hier in § 134 Absatz 5 SGB V zwei Kann-Regelungen vor: Zum einen Schwellenwerte für Vergütungsbeträge, unterhalb derer eine dauerhafte Vergütung ohne gesonderte Vereinbarung erfolgt. Zum anderen Höchstbeträge für die vorübergehende Vergütung – den *„tatsächlichen Preis der Hersteller"*, wie es in § 134 SGB V heißt – vor Festlegung der definitiven Vergütungsbeträge. Aus Herstellersicht ist die Kann-Regelung zu den Schwellenwerten zu begrüßen, die Kann-Regelung zu den Höchstbeträgen aber nicht zielführend.

Wenn beispielsweise DiGA nach Indikationen und Funktionen gebündelt und auf dieser Basis Preisobergrenzen festgelegt werden, dann wird das die Einführung digitaler Innovationen massiv ausbremsen. Dieses Modell hat einen Paten in der Arzneimittelbranche, wo es in Form sogenannter Festbetragsgruppen für die Preisbildung bei Generika herangezogen wird, also bei Medikamenten, deren Patentschutz abgelaufen ist. Festbeträge in der Generikawelt sind Höchstbeträge für die Erstattung auf Basis von Arzneimittelgruppen, die der G-BA definiert. Präparate mit besonderen Eigenschaften können teurer sein, allerdings muss der Patient die Differenz dann selbst bezahlen.

Dieses Modell schafft mehr Probleme, als es löst, und viele der Kritikpunkte an Festbeträgen in der Arzneimittelwelt gelten auch oder sogar noch stärker für die DiGA-Welt. Unter anderem – darauf weisen Verbände wie der Bundesverband der Arzneimittelhersteller (BAH) immer wieder hin – ist die Gruppenbildung zu einem gewissen Grad willkürlich, etwa wenn unterschiedliche Darreichungsformen in einer Festbetragsgruppe zusammengefasst werden. Bei den DiGA wird dieses Problem stark akzentuiert, denn es gibt keine *„generische Substanz"*, die bei allen DiGA identisch ist. Wenn eine Gruppe Diabetes-DiGA gebildet wird, dann können sich darunter ganz unterschiedliche Anwendungen mit völlig unterschiedlichem Funktionsumfang verbergen, die preislich nicht über einen Kamm geschert werden können.

Wird es doch getan, geht der Anreiz für die Hersteller nicht mehr in Richtung mehr Innovation, sondern in Richtung möglichst kostengünstige Entwicklung. Das ist extrem kontraproduktiv. Für innovative DiGA ist die Bildung von Festbetragsgruppen daher genauso wenig geeignet wie für innovative Medikamente, wo dieses Instrument aus guten Gründen nicht genutzt wird. Eine frühe Preisdeckelung reduziert den Innovationsanreiz stark. Sie ist auch finanziell nicht nötig, da eine hohe finanzielle Belastung des GKV-Systems durch die Erstattung gelisteter DiGA zumindest in den ersten Jahren nicht zu erwarten ist – zu neu ist das ganze Feld der digitalen Anwendungen derzeit noch, zu groß die Zurückhaltung bei vielen Ärztinnen und Ärzten.

6 Unsicherheiten beim Patentschutz: Wie kopierbar sind DiGA?

Es gibt noch einen weiteren Aspekt, der mit Blick auf das Preisfindungsmodell bei DiGA nicht außer Acht gelassen werden sollte, und das ist die Unsicherheit im Hinblick auf mögliche DiGA-Kopien. Im Arzneimittelbereich sind die Hersteller von Originalpräparaten einerseits durch das allgemeine Patentrecht, andererseits durch vielfältige besondere Schutzrechte umfassend vor Produktkopien und Produktpiraterie geschützt.

Das ist bei DiGA nicht der Fall. Hier gilt zwar das allgemeine Patentrecht. Doch weder die europäische Medizinprodukteverordnung 2017/745 noch das deutsche Gesetz zur Anpassung des Medizinprodukterechts an die EU-Verordnungen 2017/745 und 2017/746 sehen besondere Schutzrechte für Medizinprodukte und damit auch für DiGA vor. Solche besonderen Schutzrechte gab es auch in der bisher gültigen, europäischen Medizinprodukterichtlinie nicht. Da sich Software-Lösungen vergleichsweise leicht imitieren lassen, ist es für Hersteller extrem schwer einzuschätzen, über welchen Zeitraum hinweg eine innovative DiGA so viele Alleinstellungsmerkmale im Markt haben wird, dass ein gewisses Umsatzvolumen erwartet werden kann.

7 Freie Preisbildung im ersten Jahr, Umsatzschwelle für mehr Effizienz

Diese und andere Erwägungen haben die Hersteller dazu veranlasst, sich für ein Modell der Preisfindung stark zu machen, das sich stärker an dem bewährten Vorgehen bei innovativen Arzneimitteln orientiert und das den DiGA eine faire Chance gibt, sich im deutschen Gesundheitswesen zu etablieren. Konkret sollte es eine – unserer Auffassung nach im Geist des DVG auch genauso angelegte – freie Preisbildung im ersten Jahr geben. Diese zwölf Monate werden vom Hersteller genutzt, um anwendungsbegleitend Daten zu erheben und den geforderten Nachweis eines positiven Versorgungseffekts zu erbringen oder, wenn schon erste Daten zu positiven Versorgungseffekten vorliegen, diese mit weiteren Daten auszubauen.

Frühestens mit Beginn des 13. Monats, und dann auch nur bei Überschreitung einer noch zu definierenden Umsatzschwelle, kommt es zu Preisverhandlungen, die, notfalls unter Nutzung der gesetzlich anlegten Schiedsstelle, auf die Festlegung eines definitiven Vergütungsbetrags zielen. Dieser müsste in Abhängigkeit von einem sich ändernden Funktionsumfang ggf. nachjustiert werden können, beispielsweise wenn neue Funktionen in eine DiGA implementiert werden. Die Festlegung einer Umsatzschwelle dient im Wesentlichen der Effizienzsteigerung des gesamten Verfahrens: Sie gewährleistet, dass nur dort Verhandlungen geführt werden, wo sich dieser logistische und personelle Aufwand finanziell rechtfertigen lässt.

8 Keine Hierarchisierung oder Priorisierung von Evidenz

Was den Nachweis eines positiven Versorgungseffekts angeht, wenden wir uns deutlich gegen eine Hierarchisierung bzw. Priorisierung bestimmter Arten von Evidenz. Das gilt auf zwei Ebenen. Zum einen ist in DVG und DiGAV klar festgelegt, dass der Nutzennachweis sowohl über medizinischen Nutzen als auch über patientenrelevante Struktur- oder Verfahrensverbesserungen erfolgen kann. Das ist aus unserer Sicht eine regulatorische Kerninnovation des DiGA-Prozesses, die überhaupt erst dazu führt, dass unterschiedliche Nutzendimensionen digitaler Anwendungen Berücksichtigung finden können. Entsprechend sollte medizinischer Nutzen nicht höher priorisiert werden als struktureller und Verfahrensnutzen oder umgekehrt.

Damit einhergehend lehnen wir eine Hierarchisierung der Evidenzarten von Metaanalyse über randomisierte Studie und Kohortenstudie bis zum Vorher-Nachher-Vergleich ab. Eine solche Hierarchisierung wird im Pharmaumfeld, wo es nur um den medizinischen Nutzen geht, zurecht vorgenommen. Wenn es aber um den Nachweis von Struktur- oder Verfahrensverbesserungen geht, sind randomisierte Studien oft schlicht nicht die adäquaten wissenschaftlichen Werkzeuge.

9 Stellenwert der Versorgungsforschung wird deutlich zunehmen

Eine wichtige Frage, die über die Festlegung der Rahmenbedingungen des DiGA Fast-Track im engeren Sinne hinaus geht, ist die der Forschung mit realen Versorgungsdaten. Ein Kennzeichen des DiGA-Verfahrens ist, dass es Herstellern die Möglichkeit eröffnet, Daten für einen Nutzennachweis unter realen Versorgungsbedingungen zu generieren. Das ist extrem sinnvoll, denn wo sonst als in der realen Versorgung lässt sich ein Struktur- und Versorgungsnutzen sinnvoll demonstrieren?

Dies impliziert allerdings, dass diejenigen, die diesen Nachweis führen müssen – auch forschende Unternehmen – Zugang zu den entsprechenden Daten haben sollten, um entsprechende Vergleiche durchführen zu können. Unglücklicherweise hat das DVG und in seinem Gefolge das Patientendatenschutzgesetz

(PDSG) dem insofern enge Grenzen gesetzt, als die privatwirtschaftliche Forschung, und damit nicht zuletzt pharmazeutische Hersteller, keinen Zugriff auf das Forschungsdatenzentrum nach § 303e Absatz 1 SGB V erhalten werden. Die Versorgungsdaten, die dieses bisher beim DIMDI und künftig beim BfArM angesiedelte Forschungsdatenzentrum zugänglich macht, werden durch DVG und PDSG deutlich umfangreicher und vor allem wesentlich aktueller. Ab 2023 sollen auch Versicherte die Möglichkeit bekommen, durch (komplett freiwillige) Datenspenden aus ihren elektronischen Patientenakten heraus zu diesem Datenschatz beizutragen.

Dass sich hier gerade im Zusammenhang mit DiGA hoch interessante Forschungsoptionen bieten, liegt auf der Hand. Dies betrifft nicht nur den Nachweis eines positiven Versorgungsnutzens, sondern auch zum Beispiel Forschung im Zusammenhang mit der kontinuierlichen Verbesserung einer DiGA oder – im Vorfeld eines BfArM-Antrags – Forschung im Hinblick auf Versorgungsbedarfe und potenzielle Einsatzszenarien neuer DiGA. Der derzeitige gesetzliche Rahmen schiebt dem für DiGA-Hersteller, seien sie pharmazeutische Unternehmen oder nicht, aber einen Riegel vor.

Dies sieht nicht nur Janssen-Cilag kritisch: Ein breites Bündnis von Verbänden aus der Digitalindustrie, der pharmazeutischen Industrie und der Medizinprodukteindustrie hat sich in einem gemeinsamen Positionspapier (Verbändeallianz 2020) für einen geregelten Zugang zum Forschungsdatenzentrum für private Forschung ausgesprochen. Die Ergänzung des § 303e SGB V zum Forschungsdatenzentrum um ein eigenständiges Antragsrecht für eine private Forschung wäre aus unserer Sicht ein wichtiges Signal dahingehend, dass das deutsche Gesundheitswesen es wirklich ernst meint mit der Umsetzung digitaler Innovationen am Standort Deutschland.

Literatur

Bundesgesetzblatt Teil I, Nr. 49 vom 18.12.2019: Gesetz für eine bessere Versorgung durch Digitalisierung und Innovation (Digitale-Versorgung-Gesetz – DVG).

Bundesgesetzblatt Teil I, Nr. 18 vom 20.4.2020: Verordnung über das Verfahren und die Anforderungen zur Prüfung der Erstattungsfähigkeit digitaler Gesundheitsanwendungen in der gesetzlichen Krankenversicherung (Digitale Gesundheitsanwendungen-Verordnung – DiGAV).

Bundesinstitut für Arzneimittel und Medizinprodukte (BfArM): Das Fast Track Verfahren für digitale Gesundheitsanwendungen (DiGA) nach § 139e SGB V – Ein Leitfaden für Hersteller, Leistungserbringer und Anwender. 2020. Online https://hih-2025.de/wp-content/uploads/2020/04/DiGA-Leitfaden_2020.pdf [abgerufen am 16.9.2020].

Stallberg, C.: Digitale Gesundheitsanwendungen (DiGA) als Kassenleistung – neue Chancen für die Industrie? MPJ – Medizinprodukte Journal 2020; 3:211-16.

Verbändeallianz: BIO Deutschland, bitkom, bvitg, BVMed, SPECTARIS, VDGH, vfa, ZVEI: Gesundheitsdaten retten Leben: geregelten Zugang und Nutzung für private Forschung ermöglichen; Positionspapier vom 15. Mai 2020.Online: https://www.bitkom.org/sites/default/files/2020-05/2020-05-15_verbandeallianz_gesundheitsdaten-retten-leben-2.pdf [abgerufen am 16.9.2020].

Beitrag 9

DiGA aus der Perspektive der pharmazeutischen Industrie

Tobias Manner-Romberg

Abstract: Die pharmazeutische Industrie ist eine der innovativsten Branchen Deutschlands. Digitale Lösungen sind schon jetzt Bestandteil der gesamten Wertschöpfungskette der pharmazeutischen Unternehmen und werden die Zukunft der Gesundheitsversorgung in Deutschland maßgeblich prägen. Die gesetzliche Etablierung von Digitalen Gesundheitsanwendungen (DiGA) ist hierfür ein erster Schritt in die richtige Richtung. Wie groß dieser Schritt ausfällt, wird auch von den pharmazeutischen Unternehmen abhängen. Schon jetzt sind einige von ihnen aktiv dabei, Kooperationen mit Start-ups einzugehen oder eigene DiGA zu entwickeln, um sich frühzeitig im neuen Marktumfeld zu positionieren.

1 Rollenverständnis

Die Pharmaindustrie in Deutschland bewegt sich in einem dynamischen Umfeld von Wirtschaft, Wissenschaft und Politik. Die Pharmaunternehmen leisten dabei viel: Sie forschen, entwickeln, produzieren und vertreiben ihre Produkte bei einem Gesamtumsatz von knapp 53 Milliarden Euro im In- und Ausland.

Entlang dieser Wertschöpfungskette beschäftigt die Pharmaindustrie in Deutschland aktuell rund 120.000 Personen. Die Bruttowertschöpfung je Beschäftigten bemisst nahezu 125.000 Euro. Damit gehört die Pharmabranche zu den produktivsten Branchen der deutschen Industrie. Mit Blick auf Forschung und Entwicklung ist sie mit durchschnittlich 9 Prozent ihres Umsatzes für interne Aufwendungen sogar die forschungsintensivste Branche Deutschlands (vfa & IW 2020).

Digitale Lösungen sind in allen Phasen des Wertschöpfungsprozesses der deutschen Pharmaindustrie integriert

Von Forschung und Entwicklung über die Produktion und den Marktzugang bis hin zur Versorgung: Die digitale Transformation ist längst in der deutschen Pharmaindustrie angekommen. So sind die forschenden Pharmaunternehmen beispielsweise mit der Herausforderung konfrontiert, die Erforschung und Entwicklung von innovativen Arzneimitteln und Therapieansätzen kontinuierlich weiterzuentwickeln und sich an den wandelnden Bedürfnissen der Patienten in ihrem Alltag auszurichten. Patientenzentrierte Behandlungspakete aus Diagnose, personalisierter Medizin und ergänzenden digitalen Lösungen werden dabei die Zukunft der medizinischen Versorgung bestimmen (vfa 2017).

Digitale Lösungen können Wettbewerbsvorteile bieten

Das große Potenzial von digitalen Lösungen im Gesundheitswesen hat nicht nur die pharmazeutische Industrie erkannt. Neue – bisher branchenfremde – Akteure mit Digital-Expertise wie Apple, Google und Amazon sowie zahlreiche Start-ups drängen mit ihren neuen digitalen Lösungen auf den Gesundheitsmarkt (Waschinski 2019). Diese Entwicklungen können dazu führen, dass bisher bestehende Versorgungslücken geschlossen werden. Des Weiteren können pharmazeutische Stand-Alone-Produkte zukünftig durch adäquate Bundle-Lösungen, also vergleichbare pharmazeutische Produkte plus dazugehörige digitale Lösung, verdrängt werden. Perspektivisch ist zudem denkbar, dass digitale Lösungen klassische Therapien nicht nur selektiv ergänzen, sondern in ausgewählten Indikationen sogar vollständig ersetzen können. Deshalb beschäftigt sich die Pharmaindustrie in Deutschland intensiv mit den Digitalen Gesundheitsanwendungen.

Die forschende Pharmaindustrie profitiert unter anderem von AMNOG-Erfahrung

Mit dem im Digitale-Versorgung-Gesetz (DVG) eingeführten Fast-Track-Verfahren hat der Gesetzgeber ein Vorgehen etabliert, welches trotz der beschleunigten Zulassung höchsten Qualitätsstandards entspricht. So werden beispielsweise nur DiGA endgültig in das Verzeichnis des Bundesinstituts für Arzneimittel und Medizinprodukte (BfArM) aufgenommen, die einen positiven Versorgungseffekt beim Patienten nachweisen können (Neumayr u. a. 2020).

Insbesondere die forschenden Pharmaunternehmen profitieren hier in hohem Maße von ihren Erfahrungen bei der Entwicklung von neuen Therapien, der Durchführung von klinischen Studien und der anschließenden Zulassung. Auch wenn es für die DiGA ein eigenständiges Zulassungsverfahren gibt, sind doch zahlreiche Regelungen an das AMNOG-Verfahren angelehnt, welches aus der Zusatznutzenbewertung und den sich anschließenden Preisverhandlungen besteht (Ulrich/Kaiser 2020).

Zudem verfügen die forschenden Pharmaunternehmen als etablierter Akteur im deutschen Gesundheitswesen über ein großes Verständnis bei der Entwicklung von Innovationen im Einklang mit dem anspruchsvollen regulatorischen Rahmen. Diese Erfahrungen können einer innovativen Versorgung mit digitalen Angeboten in der Zukunft zugutekommen.

Digitale Medizinprodukte gewinnen an Bedeutung für die pharmazeutische Industrie

Der Markteintritt in die Welt der digitalen Medizinprodukte bringt neue Herausforderungen für die pharmazeutische Industrie mit sich. Sie ist eine eher homogene Branche mit weit zurückreichender Historie. Viele Pharmaunternehmen, insbesondere die forschenden, sind große multinationale Konzerne, deren Kerngeschäft auf vergleichsweise langen Produktlebenszyklen basiert. Die Agilität der digitalen Welt stellt für einige von ihnen eine große Herausforderung dar.

Auch die Kundenbeziehungen ändern sich. Waren es vorher Krankenkassen und Ärzte, mit denen regelmäßig gesprochen wurde, wird der Kreis zukünftig durch die DiGA um den direkten Patientenkontakt erweitert. Dies bietet Chancen, zum Beispiel für eine höhere Compliance; bringt aber auch mehr Verantwortung für die Pharmaunternehmen in Deutschland mit sich. Es müssen Mitarbeiterinnen und Mitarbeiter entsprechend geschult, medizinische Informationen bereitgestellt und zusätzliche Maßnahmen für die Qualitätssicherung (z. B. Etablierung einer Hotline für Patientinnen und Patienten) getroffen werden.

DiGA können ein Baustein der pharmazeutischen Zukunft sein

Viele Pharmaunternehmen begegnen den Herausforderungen der digitalen Transformation aktiv. Sie gehen beispielsweise intensive Partnerschaften mit Technologie- oder Medizintechnikunternehmen sowie anderen Dienstleistern unter Einbindung weiterer Stakeholder im Gesundheitswesen ein (Idris/Heupel 2020). Dies gilt auch für die DiGA. Zahlreiche pharmazeutische Unternehmen haben bereits neue DiGA-Abteilungen aufgebaut oder kooperieren eng mit DiGA-Start-ups.

Die pharmazeutische Industrie wird auf dem DiGA-Markt vertreten sein

Grundsätzlich können DiGA drei verschiedenen Bereiche zugeordnet werden: Sie können bei der Diagnostik und Symptomanalyse helfen, die Patientinnen und Patienten im Versorgungsalltag unterstützen oder als eigenständiges Therapeutikum fungieren (Idris/Heupel 2020).

Auch wenn der Fokus der Pharmaunternehmen branchenbedingt insbesondere auf dem letztgenannten Bereich liegen wird, gibt es schon jetzt erste prominente Beispiele aus den beiden anderen Bereichen: So arbeitet das forschende Pharmaunternehmen Pfizer mit dem Start-up Ada Health bei der Diagnose seltener Krankheiten zusammen (Pfizer 2020) und das forschende Pharmaunternehmen Roche hat das Diabetes-Start-up MySugr übernommen (Roche 2017). Beide Startups haben das Aufnahmeverfahren in das DiGA-Verzeichnis des BfArM bereits begonnen und rechnen zeitnah mit der Zulassung. Weitere Anträge von DiGA-Herstellern aus der pharmazeutischen Industrie befinden sich bereits im Zulassungsverfahren oder werden derzeit vorbereitet.

2 Chancen und Grenzen

Das traditionelle Gesundheitswesen in Deutschland umfasst eine Vielzahl unterschiedlicher Akteure: Ärzte, Patienten, Krankenkassen, Medizintechnik- und Pharmaunternehmen, aber auch den Staat und seine Regulierungsbehörden sowie weitere Leistungserbringer. Beim Markt der DiGA kommen nicht nur neue Wettbewerber hinzu, sondern es ändern sich auch die gelernten Rahmenbedingungen und Rollen einzelner Akteure (McKinsey Healthcare 2020). Welche Chancen sich dabei für die pharmazeutische Industrie ergeben, wird nachfolgend dargestellt.

DiGA können bestehende Versorgungslücken schließen und Wachstumstreiber sein

Die Integration von DiGA in das klassische pharmazeutische Produktportfolio bietet der pharmazeutischen Industrie die Gelegenheit, bisher bestehende Lücken in der Gesundheitsversorgung zu schließen. DiGA können der pharmazeutischen Industrie zudem dabei helfen, digitale Geschäftsfelder zu erschließen beziehungsweise weiter auszubauen. Basierend auf den gemachten Erfahrungen sowie der datenschutzkonformen Auswertung von erhobenen Gesundheitsdaten können die DiGA entscheidende Wettbewerbsvorteile bieten und beispielsweise für Cross- und Upselling genutzt werden.

Insbesondere große Technologieunternehmen sind in den vergangenen Jahren mit eigenen Produktentwicklungen in den Präventions- und Diagnostikmarkt eingetreten und haben eine steigende Zahl von Patenten im Gesundheitswesen angemeldet. Gleichzeitig drängen diese Firmen durch zahlreiche Übernahmen und Partnerschaften nun auch in das traditionelle Geschäft der pharmazeutischen Industrie vor. Um in diesem verschärften Wettbewerbsumfeld bestehen zu können, werden die pharmazeutischen Unternehmen nicht nur effizienter werden müssen, sondern selektiv auch in Wachstumsbereiche wie Diagnostik, Prävention und digitale Gesundheitslösungen investieren. DiGA können hier eine sinnvolle Portfolioergänzung darstellen.

DiGA können Forschung und Entwicklung unterstützen

DiGA können auch dabei helfen, bestehende Forschungs- und Entwicklungsprozesse der pharmazeutischen Industrie zu optimieren. Grundlage hierfür wäre die Auswertung anonymisierter Realwelt-Daten der Versicherten, die im Rahmen der Nutzung von DiGA anfallen und neue Erkenntnisse liefern könnten. Anzumerken ist jedoch, dass eine Verwendung persönlicher Daten zu diesem Zweck bisher rechtlich nicht vorgesehen ist (vgl. § 4 (2) DiGA-Verordnung).

DiGA können besseres Verständnis für den Therapiebedarf der Patientinnen und Patienten fördern

Im Gegensatz dazu dürfen persönliche Daten schon heute für die Weiterentwicklung der DiGA genutzt werden. Die dafür notwendige Einwilligung in die Datenverarbeitung ist gesondert von den Nutzerinnen und Nutzern einzuholen (§ 4 (2) DiGA-Verordnung). Durch den datenschutzkonformen Einblick in (anonymisierte) Nutzerdaten können die Pharmaunternehmen ein besseres Verständnis für die Bedürfnisse und Krankheitsverläufe erlangen.

Gleichzeitig ändert sich hierdurch auch die traditionelle Interaktion der beteiligten Akteure. Während Pharmaunternehmen früher primär mit Ärzten und Krankenkassen interagierten, bietet sich ihnen künftig die Chance, direkt mit den Patientinnen und Patienten zu interagieren. DiGA sind dann nicht einfach nur eine verschriebene Therapie, sondern unterstützen die integrierte Interaktion mit den Anwendenden. So kann die pharmazeutische Industrie ihrem Auftrag, patientenorientiert zu agieren, noch besser gerecht werden und gleichzeitig einen umfassenden Beitrag zu Behandlungserfolgen leisten, beispielsweise durch die Erhöhung der Adhärenz oder Compliance.

DiGA können langfristig Paradigmenwechsel einläuten

Die Integration von DiGA-Angeboten ist aber nicht nur für die Patientinnen und Patienten interessant. Da der DiGA-Markt von deutlich kürzeren Innovationszyklen als der klassische Arzneimittelmarkt geprägt sein wird, müssen Pharmaunternehmen neue Kompetenzen aufbauen. Durch die Zusammenarbeit mit agilen, digitalen Start-ups oder deren Übernahme kann langfristig ein Kulturwandel hin zu mehr Agilität und Innovationsbereitschaft stattfinden. Langfristig könnten DiGA einen wesentlichen Anteil daran haben, dass sich pharmazeutische Unternehmen vom Produkt- zum ganzheitlichen Lösungsanbieter entwickeln (Pfannstiel u. a. 2020).

Trotz der vorhandenen Potenziale und der allgemeinen Euphorie, gibt es einige Grenzen, die berücksichtigt werden sollten, wenn es um eine Markteinschätzung geht.

DiGA sind Neuland für das Gesundheitswesen

Der gesetzlich festgehaltene Anspruch auf Erstattung von zugelassenen DiGA ist ein Novum. Nicht nur für das traditionell träge deutsche Gesundheitswesen, sondern weltweit. Die DiGA sind für alle beteiligten Akteure neu. Auch die Politik spricht von einem *„lernenden System“* (Ärzteblatt 2020), das sich nach und nach weiterentwickeln werde.

Grundsätzlich gibt es keine Einschränkungen bezüglich der Indikationen, auch wenn die meisten Erfahrungen bisher bei der Schmerztherapie oder Indikationen wie Diabetes und Depression liegen. Doch selbst Expertinnen und Experten fällt es schwer einzuschätzen, ob nur einzelne Versorgungslücken geschlossen werden oder sich die Therapie ganzer Indikationsbereiche ändern wird. Diese – teils große – Unsicherheit trifft auch auf die ärztlichen Leistungserbringer zu, die für die Verordnung von DiGA zuständig sind.

Höhere Risikoklassen sind Gewinn für die Gesundheitsversorgung

Gemäß den geltenden Regelungen sind DiGA aktuell zudem nur auf Medizinprodukte der Risikoklassen I und IIa (nach Medical Device Regulation beziehungsweise bis 26.5.2021 nach Medical Device Directive) begrenzt. Diese Begrenzung sorgt dafür, dass viele Pharmaunternehmen im ersten Schritt DiGA entwickeln werden, die Versorgungslücken schließen und Therapien maximal ergänzen. So werden beispielsweise Versorgungsinnovationen für chronische Patientinnen und Patienten in engmaschiger medizinischer Betreuung verhindert. Eine perspektivische Erweiterung auf höhere Risikoklassen ließe auch innovative Therapieformen wie beispielsweise Bundle-Angebote (Arzneimittel plus dazugehörige DiGA) für eine bessere Gesundheitsversorgung möglich werden.

Datenschutz im Interesse von Patientinnen und Patienten und der Forschung

Ausgeschlossen ist auch die Verwendung von persönlichen Daten, die im Rahmen der DiGA-Nutzung anfallen und neue Erkenntnisse für die Forschung und Entwicklung der pharmazeutischen DiGA-Hersteller liefern könnten, die wiederum den Patientinnen und Patienten zugutekäme. Auch wenn ein Blick in andere europäische Länder wie Dänemark und Finnland zeigt, dass die Nutzung von anonymisierten Gesundheitsdaten im Einklang mit der europäischen Datenschutzgrundverordnung steht, begrenzt die derzeitige DiGA-Verordnung die Verwendungszwecke maximal auf die Weiterentwicklung der jeweiligen DiGA.

Faire Nutzenbewertung und Preisbildung fördert moderne Gesundheitsversorgung

Ob DiGA den dringend benötigten und erhofften Innovationsschub für das Gesundheitswesen mit sich bringen, wird sich in den nächsten Jahren zeigen. Der Aufbau von Know-how, technische Entwicklungskosten, Maintenance sowie die Kosten, die im Rahmen des Zulassungsprozesses für die DiGA-Hersteller entstehen, sind hoch. Ein nachhaltiger Einzug von DiGA in die Regelversorgung hängt deshalb wesentlich von der praktischen Umsetzung der mit dem DVG neu geschaffenen Rahmenbedingungen ab. Damit die DiGA zukünftig eine wichtige Rolle im deutschen Gesundheitswesen spielen können, ist hierfür eine faire Nutzenbewertung und Preisbildung erforderlich. Dies wäre ein wichtiger Schritt auf dem Weg zu einer modernen digitalen Gesundheitsversorgung. Die pharmazeutische Industrie wird ihren Teil dazu beitragen.

Literatur

Ärzteblatt: Digitale Anwendungen auf dem Weg in die Versorgung. 2020. Online: https://www.aerzteblatt.de/nachrichten/108839/Digitale-Anwendungen-auf-dem-Weg-in-die-Versorgung [abgerufen am 13.11.2020].

McKinsey Healthcare: App auf Rezept. Wie das Digitale-Versorgung-Gesetz den Markt für Gesundheits-Apps revolutioniert. 2020. Online: https://www.mckinsey.de/publikationen/2020-03-27-app-auf-rezept [abgerufen am 13.11.2020].

Neumayr, C./Voderholzer, U./Schlegl, S.: Psych-APP-Therapie: Smartphonebasierte Interventionen in der Psychotherapie – Eine systematische Übersichtsarbeit. In: Verhaltenstherapie 2020. Online: https://doi.org/10.1159/000510954 [abgerufen am 13.11.2020].

Pfannstiel, M. A./Da-Cruz, P./Mehlich, H. (Hrsg.): Digitale Transformation von Dienstleistungen im Gesundheitswesen VII. Berlin 2020. Online: https://doi.org/10.1007/978-3-658-26670-7 [abgerufen am 13.11.2020].

Pfizer: Digitale Ansätze „Beyond the pill“. 2020. Online: https://healthcarehub.pfizer.de/de/der-hub-berlin [abgerufen am 13.11.2020].

Roche: Roche übernimmt mySugr, um eine führende offene Plattform für digitales Diabetesmanagement zu schaffen. 2017. Online: https://www.roche.com/de/media/releases/med-cor-2017-06-30.htm [abgerufen am 13.11.2020].

Ulrich, V./Kaiser, M. J.: AMNOG: Aktuelle gesundheitsökonomische Aspekte. In: Market Access Management für Pharma- und Medizinprodukte, Wiesbaden 2020, S. 55–66). Online: https://doi.org/10.1007/978-3-658-26145-0_3 [abgerufen am 13.11.2020].

vfa: Die digitale Transformation im Gesundheitssystem aktiv mitgestalten. Fünf Handlungsempfehlungen des vfa für eine innovationsfreundliche Ermöglichungspolitik. 2017. Online: https://www.vfa.de/download/digitale-transformation-im-gesundheitssystem.pdf. [abgerufen am 13.11.2020].

vfa & IW (2020): Die pharmazeutische Industrie in Deutschland. Ein Branchenportrait. 5. überarbeitete Auflage 2020. Online: https://vfa.epublishings.de/vfa_branchenportrait/ [abgerufen am 13.11.2020].

Waschinski, G.: Google, Apple und Amazon werden zur Gefahr für deutsche Krankenversicherer. Tech-Konzerne aus dem Silicon Valley preschen mit digitalen Angeboten auf den Gesundheitsmarkt. Die Krankenkassen geraten unter Druck. 2019. Online: https://www.handelsblatt.com/unternehmen/it-medien/sxsw-2019/gesundheitspolitik-google-apple-und-amazon-werden-zur-gefahr-fuer-deutsche-krankenversicherer/24056698.html [abgerufen am 13.11.2020].

Digitale Gesundheitsanwendungen – Von Science-Fiction in die Regelversorgung

Dr. Anne Sophie Geier/Daniel Nathrath

1 Von Science-Fiction in die Regelversorgung

Es war das Jahr 1962, als die Serie „The Jetsons“ das erste Mal über die TV-Bildschirme flimmerte und eine kunterbunte Cartoon-Utopie in die heimischen Wohnzimmer trug. Wenn eines der Mitglieder der futuristischen Familie erkrankte, half moderne Technologie – so ließ sich der behandelnde Arzt beispielsweise kurzerhand vom Küchentisch aus per Video-Call konsultieren. Schnell, einfach, effektiv. Eigentlich spielt die Serie im Jahr 2062, doch Vieles dieser einstigen Visionen ist heute nicht nur denkbar, sondern bereits Realität – und verändert den Versorgungsalltag in Deutschland durch den Einsatz digitaler Gesundheitsanwendungen (DiGA) nachhaltig.

Anfang des Jahres haben die Expert*innen des Gesundheitsministeriums eine Zahl errechnet, die aufhorchen lassen muss: 120.000 (Tagesschau, 2020). So viele Pflegekräfte fehlen Deutschland in den kommenden Jahren. Bei Ärzt*innen wiederum zählt die Statistik zwar heute so viele wie noch nie – doch auch hier ist der Bedarf immens, da jeder dritte Hausarzt über 60 ist, die Teilzeitquote bei der Ärzteschaft kontinuierlich steigt und die Bereitschaft von Absolvent*innen eines Medizinstudiums zur Übernahme einer Praxis sinkt. Das Zentralinstitut für die kassenärztliche Versorgung hat errechnet, dass bis 2035 jährlich bis zu 6000 Studienplätze fehlen, um den künftigen Ärztebedarf zu decken (Kroll u. a. 2019). Dass es uns auf absehbare Zeit gelingt, diese verschiedenen Lücken im Gesundheitswesen zu schließen, ist unwahrscheinlich. Doch warum sollte in Pflege und Medizin nicht möglich sein, was in anderen Bereichen, wie Industrie und Handel, als selbstverständlich gilt? Warum sollten innovative Ansätze, neue Technologien und die Digitalisierung nicht dabei helfen, Fachkräfte zu entlasten, Ressourcen freizusetzen und Menschen zugleich jederzeit eine optimale Therapie und Pflege zu ermöglichen? Und warum sollten die Visionen der Jetsons im medizinischen Alltag nicht noch stärker zur Wirklichkeit werden?

2 Verband gibt Unternehmen eine Stimme auf dem politischen Parkett

Das sind Fragen, die sich Expert*innen jedweder Couleur und auch viele engagierte Start-ups in den vergangenen Jahren immer wieder stellten. Mit ihren digitalen Anwendungen entwickelten sie bereits Innovationen für Patient*innen, während ihnen aber eine gemeinsame Stimme auf der politischen Bühne ebenso lange fehlte, wie die Möglichkeit, DiGA über Krankenkassen und Ärzt*innen der breiten Öffentlichkeit als Teil der Regelversorgung zugänglich zu machen. Der Spitzenverband der Digitalen Gesundheitsversorgung (SVDGV) hat sich mit dem Ziel gegründet, genau das zu ändern. Der Verband repräsentiert u. a. die junge Branche der DiGA-Hersteller, die bisher weder in Technologie- noch in anderen Medizin- oder Pflegeverbänden adäquat verortet war. Der SVDGV steht dabei verschiedenen Interessensgruppen als kompetenter Ansprechpartner und Auskunftgeber zur Verfügung und formuliert die Anliegen der Hersteller klar gegenüber Ärzteschaft, Krankenkassen, Selbstverwaltung und Politik.

Der E-Health-Bereich ist ein junger Wirtschaftszweig, der durch das Ineinandergreifen von innovativen Technologien und Medizin mit ganz eigenen Herausforderungen auf der legislativen und regulatorischen Ebene zu kämpfen hat. Es ist aber auch ein Zweig mit immensem Potenzial. Allein in Deutschland soll der Markt in den kommenden fünf Jahren auf 57 Milliarden Euro anwachsen (Choueiri u. a. 2020). Für ganz Europa wird die Größe des Marktes auf 232 Milliarden Euro beziffert, global sogar auf fast eine Billion Euro. Und während die Studie vergangenes Jahr noch ermittelte, dass 2025 rund 8 Prozent der gesamten Ausgaben im Gesundheitsbereich für digitale Services und Produkte erfolgen, kommt die diesjährige Nachfolgestudie bereits auf einen Ausgabenanteil von 12 Prozent in 2025.

Unsere Mitgliedsunternehmen verbessern die Versorgung und den Alltag von Patient*innen bereits heute auf vielfältige Weise: Sie erarbeiten zum Beispiel digitale Lösungen zusammen mit neuartigen Devices, unterstützen die Therapie von Parkinsonpatienten im häuslichen Umfeld, helfen mit ihren Apps beim Messen und Dokumentieren des Blutdrucks oder beim Verbessern des Gangs. Sie entwickeln mit VR-Technologie Verfahren zur Rehabilitation bei neurologischen Erkrankungen oder befähigen Menschen durch KI-gestützte Symptomanalyse dazu, ihre Gesundheit besser zu verstehen und zu managen. Doch um Innovationen dauerhaft zu ermöglichen, müssen die Rahmenbedingungen stimmen. Im Gesundheitswesen bedeutet das: Die Digitale Versorgung muss nach den Patient*innen ausgerichtet werden. Dafür sollten sie nahtlos in bestehende Versorgungssysteme und in den Versorgungsalltag der Patient*innen integriert werden. Es ist unerlässlich, dass alle Behandelnden und Krankenkassen über die notwendigen Informationen verfügen und alle Stakeholder in einem steten Dialog miteinander stehen. Letztendlich gehört zu alldem aber natürlich auch: Die digitalen Produkte und Lösungen mit einem Nutzen für den Patienten müssen Einzug in die Regelversorgung halten.

3 Vergleichende Studien für Nachweis der Wirksamkeit

Verbände sind in Deutschland wichtige Ansprechpartner für die Politik: Sie bündeln Anliegen und Herausforderungen von Branchen, setzen Impulse für die politische Agenda und stehen politischen Entscheider*innen mit ihrer Expertise beratend bei der Erarbeitung neuer Gesetze zur Seite. Als Spitzenverband der digitalen Gesundheitsversorgung nehmen wir diese Aufgabe für den E-Health-Bereich wahr und tragen so dazu bei, dass ein attraktives Umfeld für digitale Unternehmen im Gesundheitsbereich entsteht, das die Entwicklung von Innovationen in Deutschland fördert. Wir stehen mit allen relevanten Stakeholder-Gruppen zu unseren Erfahrungen und den Bedürfnissen unserer Mitglieder im

Dialog, damit innovative Lösungen in Zukunft planbar, sicher und schneller in die Versorgungspraxis gelangen.

Zentraler Punkt bei der Etablierung von digitalen Lösungen in die Regelversorgung ist ein eindeutiger evidenzbasierter Nachweis der Wirksamkeit und des Nutzens. Digitale Gesundheitsanwendungen sind beispielsweise nicht irgendwelche mit dem Gesundheitsthema assoziierte Apps, also auch keine Lifestyle- oder Fitness-Anwendungen, sondern zugelassene Medizinprodukte, die im DiGA-Verzeichnis beim Bundesinstitut für Arzneimittel und Medizinprodukte gelistet sind – nachdem sie zuvor auch auf ihre Wirksamkeit hin geprüft wurden. Dafür müssen DiGA neben den positiven Versorgungseffekten Kriterien hinsichtlich der Qualität, Funktionalität, Sicherheit und des Datenschutzes erfüllen. Der Hersteller einer DiGA muss als Voraussetzung für die Listung eine vergleichende Studie vorlegen, in der eindeutig gezeigt wird, dass die Anwendung der DiGA für die Versorgung von Patient*innen besser ist als ihre Nichtanwendung. Stellt der Hersteller einen Antrag auf vorläufige Listung (Erprobungsjahr), muss zunächst ein Evaluationskonzept vorliegen, das auf Ergebnisse einer systematischen Datenauswertung zur Nutzung der DiGA basiert. In diesem Falle muss die vergleichende Studie mit dem Nachweis des positiven Versorgungseffekts zum Ende des Erprobungsjahres nachgereicht werden – ansonsten verliert die DiGA ihre Listung im Verzeichnis.

4 Digitale Gesundheitsanwendungen haben das Potential, das deutsche Gesundheitssystem zu entlasten

Der Nutzen von DiGA für das Gesundheitssystem könnte signifikant sein. Nach Berechnungen der Unternehmensberatung McKinsey & Company ermöglicht die Digitalisierung im deutschen Gesundheitswesen insgesamt Einsparungen von jährlich bis zu 34 Milliarden Euro (Hehner u. a. 2018). Davon entfallen allein rund 3,8 Milliarden auf digitale Lösungen zur Selbstbehandlung.

Vor allem Effizienzsteigerungen führen zu diesen Zahlen. Bei psychischen und chronischen Erkrankungen ermöglichen digitale Gesundheitsanwendungen beispielsweise eine zusätzliche permanente Begleitung, die die regelmäßigen, aber eben auch vereinzelten Praxisbesuche, ergänzen können. Damit haben sie das Potenzial, die Therapietreue zu erhöhen. Folgeschäden von Krankheiten lassen sich voraussichtlich vermeiden und die allgemeine Prävention verbessern, weil die Behandlungsqualität durch den begleitenden Einsatz der App gesteigert wird. Auch stehen Daten für Behandlungen sofort auf Knopfdruck bereit, erleichtern Ärzt*innen eine präzisere und schnellere Diagnose und tragen dazu bei, Doppeluntersuchungen zu vermeiden. Auf diese Weise profitieren nicht nur Patient*innen von digitalen Gesundheitsanwendungen. Vielmehr tragen die DiGA zur Entlastung von Ärzt*innen sowie Pflegekräften bei und geben ihnen die Möglichkeit, sich verstärkt der Arzt-Patienten-Interaktion und Patient*innen mit einem besonders hohen Betreuungsbedarf zu widmen. Gerade die Corona-Krise hat uns zudem vor Augen geführt, wie KI-gestützte Symptomanalysen, Screenings und virtuelle Arztgespräche zum Rückgrat des gesamten Systems werden, wenn Versicherte auf diese Weise die Gefahr der Ansteckung im Wartezimmer vermeiden können und sich – womöglich – zielgerichtet zuhause therapieren lassen.

5 Die digitale Versorgung von heute und morgen

Die Bereitschaft der Deutschen ist groß, digitale Gesundheitsanwendungen zu nutzen. Einer Umfrage des branchenübergreifenden Digitalverbands Bitkom zufolge können sich fast sechs von zehn Befragten vorstellen, eine DiGA-App zu nutzen (Bitkom, 2020). Selbst bei den über 65-Jährigen ist der Zuspruch mit 48 Prozent immer noch groß. Das Beratungshaus PwC kommt in seinem „Healthcare Barometer 2020" zu einem sehr ähnlichen Ergebnis: 74 Prozent der Befragten begrüßten demnach die Einführung der App auf Rezept. Nun gilt es jedoch, DiGA in der Versorgung zu verankern. Mit der Einführung des Fast-Track-Verfahrens hat die Bundesregierung hierfür die Weichen richtig gestellt.

Doch die gesetzliche Regelung ist nur der Anfang der Geschichte. Wie sie weitergeht, hängt davon ab, wie das Fast-Track-Verfahren in der Praxis gelebt wird und inwieweit DiGA tatsächlich bei den Patient*innen ankommen. Hierfür ist besonders die Akzeptanz der Ärzt*innen gefragt. Daher ist für uns als Spitzenverband der Digitalen Gesundheitsversorgung auch vollkommen klar: Die Digitalisierung des Gesundheitswesens kann nur gemeinsam mit der Ärzteschaft gelingen. Wir möchten jeden mitnehmen – unsere Mitglieder, Patient*innen ebenso wie Ärzt*innen sowie staatliche Stellen und die Krankenkassen. Daher suchen wir aktiv den Dialog mit allen Beteiligten und stehen mit verschiedenen Beratungsangeboten für alle Interessierten zur Verfügung.

6 Was nun geschehen sollte

Die Entwicklung digitaler Gesundheitsanwendungen steht ganz am Anfang. Damit wir perspektivisch weitere innovative Lösungen aus Deutschland heraus sehen, die das Leben und die Gesundheit von Millionen von Patient*innen weltweit verbessern können, darf die Ausgestaltung der Rahmenbedingungen nicht im Status quo verharren. Um Deutschland noch stärker als Innovationshub für E-Health zu etablieren und digitale Gesundheitslösungen noch besser in den Versorgungsalltag zu integrieren schlagen wir vor, dass

- DiGA effizient und sicher an die ePA angebunden werden,
- eine sinnvolle, standardisierte Nutzung und Auswertung der Daten für Patient*innen sowie die Ärzteschaft ermöglicht wird, die sie dann zum Beispiel in ihrer direkten Arzt-Patienten-Kommunikation verwenden können,

- eindeutige Schnittstellen und Formate entwickelt werden, die einen Datenaustausch ermöglichen,
- Sektorengrenzen überwunden werden und sowohl Ärzte in der Klinik als auch im ambulanten Bereich auf Daten aus einer DiGA zugreifen können,
- eine für alle Beteiligten sinnvolle Nutzung der Forschungsdatensätze ermöglicht wird und Hersteller auch an einen European Health Data Space mit angebunden werden, und
- die Entwicklung von Konzepten vorangetrieben wird, die den bestmöglichen Patentschutz für digitale Gesundheitsanwendungen und KI-basierte Lösungen garantieren

Mit den DiGA können wir ein wichtiges, lang gehegtes Versprechen einlösen, das seit jeher mit der Digitalisierung einhergeht: nämlich die Lebensqualität vieler Menschen nachhaltig zu steigern. Klar ist: Die Digitalisierung im Gesundheitswesen schreitet mit großen Schritten voran. In fünf Jahren wird die Patientenversorgung höchstwahrscheinlich anders aussehen als heute und der Einsatz digitaler Gesundheitsanwendungen wird zum Alltag gehören. Forschungseinrichtungen und E-Health-Unternehmen werden sehr viel enger vernetzt sein und die Entwicklung völlig neuer digitaler Therapie-Verfahren ermöglichen. Wird es so sein wie bei „The Jetsons"? Nein, denn wir schaffen das, was gestern noch Science-Fiction war, so mit vereinten Kräften schon heute.

Literatur

Bitkom: Deutschlands Patienten fordern mehr digitale Gesundheitsangebote. 2020. Online: https://www.bitkom.org/Presse/Presseinformation/Deutschlands-Patienten-fordern-mehr-digitale-Gesundheitsangebote [abgerufen am 21.10.2020].

Choueiri, P. u. a.: Future of Health – der Aufstieg der Gesundheitsplattformen. München 2020.

Hehner, S. u. a.: Digitalisierung im Gesundheitswesen: die Chancen für Deutschland. 2018. Online: https://www.mckinsey.de/~/media/mckinsey/locations/europe%20and%20middle%20east/deutschland/news/presse/2018/2018-09-25-digitalisierung%20im%20gesundheitswesen/langfassung%20digitalisierung%20im%20gesundheitswesen__neu.ashx [abgerufen am 10.11.2020].

Kroll, L. E. u. a.: Bedarfsprojektion für Medizinstudienplätze in Deutschland. 2019. Online: https://www.zi.de/fileadmin/images/content/Publikationen/Zi-Paper_14-2019_Bedarfsprojektion_fuer_Medizinstudienplaetze.pdf [abgerufen am 10.11.2020].

Spahn, J.: Rede im Deutschen Bundestag zur 2./3. Lesung des DVG am 7. November 2019. Online: https://www.bundesgesundheitsministerium.de/presse/reden/dvg-23-lesung.html [abgerufen am 21.10.2020].

tagesschau.de: Was fehlt: 120.000 Pflegekräfte. 2020. Online: https://www.tagesschau.de/altenpflege-gutachten-101.html [abgerufen am 21.10.2020].

III Versorgung und Evaluation

Beitrag 1

Bedeutung von DiGA als Geschäftsmodell

Ingo Horak

Abstract: Der Bundesgesundheitsminister Jens Spahn spricht von einer „Weltneuheit" – die ersten Digitalen Gesundheitsanwendungen, kurz DiGA, sind im deutschen Gesundheitssystem als „App auf Rezept" verfügbar. Das Digitale Versorgung Gesetz vom 19. Dezember 2019 hat den Grundstein gelegt, was Jens Spahn und viele andere Akteure als globale Innovation mit einem Zugang zu einem der größten homogenen Gesundheitssysteme der Welt mit 73,4 Millionen Versicherten und 391 Milliarden Ausgaben, gepaart mit deutscher Gründlichkeit bei der regulativen Ausgestaltung feiern. Alle gesetzlich Versicherte haben nun Anspruch auf Digitale Gesundheitsanwendungen als eine völlig neue Klasse von Leistungserbringung im deutschen Gesundheitssystem. Weitere Anwendungen werden folgen, beispielsweise Digitale Pflegeanwendungen und mutmaßlich auch Digitale Präventionsanwendungen. Die Bedeutung von DiGA als Geschäftsmodell beleuchtet der Beitrag.

1 Über Geschäftsmodelle

1.1 Einführung

Eine Beschäftigung mit Geschäftsmodellen hat in den letzten fünfundzwanzig Jahren an Intensität zugenommen und auch dessen Begriff etabliert. Ausgehend von den, vor allem in der Gründerszene beliebten, Theorien ab 2004 von Alexander Osterwalder hat die Entwicklung von Geschäftsmodellen anhand von Methoden wie das Business Model Canvas' mittlerweile breite Verwendung in vielen unterschiedlichen Unternehmen gefunden.

Definition
„A business model describes the rationale of how an organization creates, delivers, and captures value." (Osterwalder/Pigneur 2010).

1.2 Digitale Geschäftsmodelle

Häufig lösen technologische Innovationen neue Geschäftsmodelle aus. So entstehen durch Digitalisierung neue Produkte oder Services, Wertschöpfungsketten oder Daten als Grundlage für diese neuen Geschäftsmodelle. Digitale Geschäftsmodelle zeichnen sich durch eine Vielzahl an differenzierenden Merkmalen aus, darunter:

- eine konsequente Nutzerzentrierung, da Digitalisierung den Anwendern in der Regel einen größeren Einfluss verschafft,
- exponentielles Wachstum einzelner Anbieter, da ihre Angebote oder Plattformen von Netzeffekten durch ihre Anwendung profitieren,
- die systematische Erfassung und Verarbeitung von Daten, da sie Teil der Wertschöpfung und Nutzererfahrung sind
- und nicht zuletzt die Skalierbarkeit, da die verwendeten Technologien, Prozesse und Daten auch für weitere Produkte und Services verwendet werden.

Eine für den Erfolg des Geschäftsmodells entscheidende Komponente ist das Erlösmodell. Dadurch enthält das Geschäftsmodell eine Beschreibung, aus welchen Quellen und auf welche Weise das Unternehmen sein Einkommen erwirtschaftet. Die Konzeption von tragfähigen Erlösmodellen ist eine wichtige strategische Entscheidung, die besonders bei Startup-Unternehmen im Gesundheitssystem häufig vernachlässigt wird.

1.3 Digitale Geschäftsmodelle im Gesundheitssystem

Digitale Geschäftsmodelle sind weltweit bei Gesundheitssystemen auf dem Vormarsch. Fast jedes großes Digitalunternehmen ist mittlerweile im Bereich Gesundheit aktiv, beispielsweise Amazon mit „Amazon Pharmacy" oder „AWS HealthLake", Apple mit der „iWatch", „Fitness+" oder „Health Records", Google mit der Tochter „Verily", „Google Fit" oder „Health Studies" und nicht zu vergessen Ping An mit „Ping an Good Doctor". Außerdem etablieren sich zunehmend relativ neue Digitalunternehmen im Gesundheitsbereich wie Babylon Health, Doctolib oder Zur Rose.

1.4 Einfluss von Regulation

Eine Besonderheit von Gesundheitssystemen im Vergleich zu anderen Branchen stellt die in aller Regel weitreichende und national höchst unterschiedliche Regulation dar. Deutschland erlebt in dieser Hinsicht eine bis dahin ungeahnte Innovationsdynamik seit Antritt von Jens Spahn im März 2018 als Gesundheitsminister. In seine Amtszeit fallen 34 Gesetze in 32 Monaten. Über 80 Prozent berücksichtigten digitale Themen, sechs Gesetze hatten Digitalisierung als Schwerpunkt (Matthies, 2020). Auf das regulatorische Fundament von DiGA wird später eingegangen.

1.5 Marktvolumen

239,5 Mrd. Euro gaben die GKV 2019 für die Gesundheitsversorgung ihrer Versicherten aus, die Privaten Krankenversicherungen (PKV) 34,64 Mrd. Euro. Außerdem kommen Ausgaben für die Pflegeversicherung, die gesetzlichen Unfall- und den Arbeitgeber oder öffentliche Haushalte dazu. Diese Ausgaben von insgesamt 391 Mrd. Euro erfolgen im Kernbereich, auch erster Gesundheitsmarkt genannt. Hinzu kommen Ausgaben in Höhe von 48,5 Mrd. Euro im zweiten Gesundheitsmarkt, der alle privat finanzierten Produkte und Dienstleistungen rund um die Gesundheit umfasst. Über den Anteil digitaler Lösungen an diesen verschiedenen Segmenten gibt es keine belastbaren Informationen. McKinsey schätzt den globalen Umsatz von allen Apps mit Gesundheitsbezug auf 40 Mrd. Euro, eine Verdoppelung im Vergleich zu 2017. Das jährliche Wachstum soll Studien zufolge zwischen 15 und 45 Prozent jährlich liegen (McKinsey 2020).

1.6 Überblick und Abgrenzung

Die Abgrenzung des Beitrags erfolgt auf Basis von DiGA, die im Rahmen des Digitale Versorgung Gesetzes (DVG) gemäß §§ 33a und 139e SGB V im Dezember 2019 zunächst für die gesetzlich Versicherten eingeführt wurden. Für die 8,8 Mio. Menschen, die in der PKV vollversichert sind, soll es nach dem Willen des PKV-Verbandes zukünftig eine ähnliche Aufnahme von DiGA in den Regelkatalog der PKV geben. Einen Überblick über die grundsätzlich möglichen Erlösmodelle für digitale Gesundheitsangebote in der Gesetzlichen Krankenversicherung gemäß Sozialgesetzbuch V (SGB V) veranschaulicht Abbildung 1. Anbieter hatten bereits vor Inkrafttreten des DVG alternative Möglichkeiten der

Erstattung und haben sie auch heute noch. Hervorzuheben sind vor allem Einzelverträge auf Basis von § 140a, welche viele Anbieter wie Sonomed für Tinnitracks in der Vergangenheit, auch in Ermangelung von Alternativen, mit einzelnen Krankenkassen abgeschlossen haben. Zum anderen die Finanzierung als Präventionsangebot gemäß §§ 20 ff. Auch hier gibt es auf das Erlösmodell zugeschnittene Präventionsangebote von Herstellern wie Selfapy, die sich mit einem anderen Angebot auch im DiGA-Verzeichnis gelistet sind.

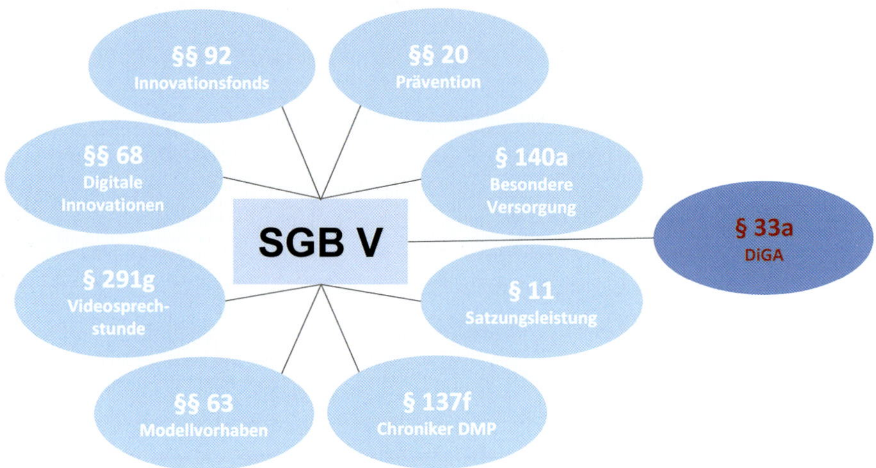

Abb. 1: Erlösmodelle in der GKV Gesundheitsversorgung

Quelle: Eigene Darstellung.

2 DiGA als Geschäftsmodell

2.1 Einführung

Ärzte und Psychotherapeuten können seit Oktober 2020 DiGA verordnen, die durch alle GKV kollektivvertraglich und für die Ärzte extrabudgetär erstattet werden. Versicherte, die ihrer Krankenkasse einen Nachweis über eine entsprechend vorliegende Indikation vorlegen, erhalten eine gewünschte DiGA auch ohne ärztliche Verordnung. DiGAs können also anders als verschreibungspflichtige Arzneimittel ohne ärztliches Rezept von Krankenkassen genehmigt und erstattet werden. Damit existieren zwei parallele Zugangswege für die Erstattung von DiGA.

Mit dem geregelten Zugang zur Erstattung digitaler Gesundheitsanwendungen nimmt Deutschland weltweit eine Vorreiterrolle ein. Der Spitzenverband Digitale Gesundheitsversorgung verzeichnet daher auch eine Aufbruchsstimmung unter den Anbietern. Viele Unternehmen in der Branche betrachten die Erstattung der DiGA als künftig wichtigsten Einnahmequelle. Eine Umfrage von bitkom und Hartmannbund im November 2020 unterstreicht das Potenzial:

- Jeder vierte Arzt möchte DiGA verordnen. 68 Prozent von ihnen halten DiGA für eine sinnvolle Ergänzung zum medizinischen Standardangebot und 29 Prozent sind der Meinung, dass digitale Gesundheits-Apps in bestimmten Fällen sogar konventionelle Therapien ersetzen werden
- Bei den jüngeren Ärzten zwischen 25 und 44 Jahren, die Gesundheits-Apps verschreiben wollen oder dies bereits getan haben, sagt dies mehr als jeder Zweite (bitkom, 2020).

Auch die Nachfrage der Nutzer nach digitalen Gesundheitsangeboten generell ist in Zeiten von COVID-19 massiv gestiegen. Das „eHealth-App-Barometer" der Unternehmensberatung McKinsey verzeichnet im ersten Quartal 2020 mit 2 Millionen Downloads rund doppelt so viele wie im gleichen Vorjahreszeitraum (McKinsey, 2020). Die Bedeutung von DiGA als Geschäftsmodell erwächst aber auch aus der Skalierbarkeit der zugrunde liegenden Technologien, Prozesse und Daten. So können die Hersteller ihre Produkte und Services wie vormals erwähnt in weiteren Segmenten des Gesundheitssystems oder in anderen, auch internationalen Märkten im Bereich Konsumenten- oder Geschäftskunden anbieten.

2.2 DiGA Angebote

2.2.1 Übersicht

Die aktuelle wirtschaftliche Bedeutung von DiGA befindet sich jedoch noch im embryonalen Zustand. Stand Anfang Februar 2021, als zweieinhalb Monate nach Veröffentlichung der ersten DiGA, waren insgesamt 7 Anwendungen im DiGA-Verzeichnis verzeichnet (BfArM 2020). Die Bilanz des BfArM sieht bislang folgendermaßen aus:

- 43 Anträge zur Aufnahme in der Verzeichnis gemäß § 139e SGB V sind insgesamt beim BfArM eingegangen, davon 25 zur vorläufigen und 18 zur dauerhaften Aufnahme
- 10 DiGA wurden aufgenommen, 19 befanden sich noch in Bearbeitung beim BfArM, 14 wurden vom Anbieter zurückgezogen
- es wurden rund 90 kostenpflichtige Beratungsgespräche durch das BfArM mit den Herstellern geführt. Weit über 500 Interessenten haben sich für das Verzeichnis registriert.

Es ist also von weiteren DiGA in der Zulassung auszugehen, vermutlich auch mit einer zunehmenden Dynamik aufgrund der dann vorliegenden Erfahrungswerte.

2.2.2 Kosten und Preisfindung

Die Kosten für eine Anwendung beziehen sich bei den gelisteten DiGAauf eine Interventionsdauer von 90 Tagen (außer bei Invirto mit einer einmaligen Startergebühr). Die Preisspanne liegt zwischen rund 117 Euro und 744 Euro, der Mittelwert der 10 DiGA beträgt aktuell rund 418 Euro. Der Mittelwert für eine Jahrestherapie mit 4 Interventionen beträgt rund 1.600 Euro.

Tab. 1: BfArM-Verzeichnis der DiGA

Digitale Gesundheitsanwendungen	Datum Aufnahme	Kosten	Dauer
kalmeda	25.9.2020	116,97 €	90 Tage
velibra	01.10.2020	476,00 €	90 Tage
zanadio	19.10.2020	499,80 €	90 Tage
somnio	22.10.2020	464,00 €	90 Tage
Vivira	22.10.2020	239,97 €	90 Tage
Invirto	3.12.2020	428,40 €	einmalig
M-sense Migräne	14.12.2020	219,00 €	90 Tage
elevida	15.12.2020	743,75 €	90 Tage
Selfapy	16.12.2020	540,00 €	90 Tage
rehappy	29.12.2020	449,00 €	90 Tage

Quelle: https://diga.bfarm.de/de/verzeichnis.

Die aufgeführten Preise sind zunächst vom Hersteller autonom festgelegt, ähnlich wie für Arzneimittel mit neuen Wirkstoffen. Sie gelten zunächst sowohl bei einer endgültigen als auch bei einer vorläufigen Aufnahme im ersten Jahr, müssen sich nach Kriterien einer Preisfindung wie beispielsweise Gruppenobergrenzen für vergleichbare Anwendungen orientieren. Im Streit um die Preisgestaltung bei digitalen Gesundheitsanwendungen hat die gemeinsame Schiedsstelle Anfang Februar beschlossen, dass es Höchstbeträge geben soll. Die endgültige Rahmenvereinbarung zwischen den 13 Herstellerverbänden und dem GKV Spitzenverband (GKV-SV) steht Stand Dezember allerdings noch aus.

Nach Ablauf der ersten zwölf Monate nach Aufnahme in das Verzeichnis verhandeln die jeweiligen Hersteller mit dem GKV-SV. Die Grundlage für die Preisverhandlung bilden nachgewiesene positive Versorgungseffekte, anzugebende Preise in anderen europäischen Ländern und inhaltliche Anforderungen der Selbstzahlerpreise Rahmenvereinbarung. Es sollen auch erfolgsabhängige Preisbestandteile vereinbart werden, insbesondere bei der Berücksichtigung des Zusatznutzens. Auch hier entscheidet die gemeinsame Schiedsstelle, falls es keine Einigung über die Vergütung gibt. Insgesamt wird nach den Verhandlungen allerdings von einem niedrigeren Preisniveau als bei den Herstellerpreisen ausgegangen.

2.2.3 Verordnung und Volumen

Verlässliche Daten zu den Verordnungen der DiGA existieren noch nicht. Auf Basis einer Umfrage von Handelsblatt Inside bei den meisten gesetzlichen Krankenkassen wurden in den ersten 3 Monaten hochgerechnet 3660 digitale Gesundheitsanwendungen (DiGa) verschrieben (Handelsblatt 2021). Am meisten nachgefragt wurden demnach die Tinnitus-App Kalmeda, Vivira gegen Rücken- und Knieschmerzen sowie die Adipositas-Therapie Zanadio. Rund 90 Prozent der Verordnungen gehen auf Ärzte und Psychotherapeuten zurück, 10 Prozent über die Versicherten direkt bei der Krankenkasse.

Die teilnehmenden Kassen gaben in der Umfrage Erstattung in Höhe von 412 Tausend Euro für 1.580 Verordnungen an. Das ergibt einen Durchschnittspreis von 260 Euro pro Verordnung. Das Handelsblatt berechnet auf der Basis ein Kostenvolumen von 12 Millionen Euro in 2021.

3 Fazit

Digitale Gesundheitsanwendungen werden die zukünftige Versorgung nach Erwartung vieler Akteure nachhaltig verändern. Das Potential für Anbieter von DiGA erscheint hoch, auch wenn die aktuellen Zahlen noch gering sind. Anbieter mit einer Plattformstrategie profitieren von einer Diversifizierung ihrer Produkte und Services in anderen Segmenten des Gesundheitssystems, Wertschöpfungsbereichen oder in Märkten in Deutschland und global.

Literatur

Bitkom: Jeder Vierte Arzt will Gesundheits-Apps verschreiben. In: Bitkom vom 10.12.2020. Online: www.bitkom.org/Presse/Presseinformation/Jeder-vierte-Arzt-will-Gesundheits-Apps-verschreiben [abgerufen am 10.12.20].

Bundesgesundheitsministerium: Gesetze und Verordnungen. o. D. Online: www.bundesgesundheitsministerium.de/service/gesetze-und-verordnungen.html [abgerufen am 13.12.2020].

Bundesinstitut für Arzneimittel und Medizinprodukte (BfArM): DiGA Verzeichnis. (o. D.). Online: www.bfarm.de/de/verzeichnis [abgerufen am 11.12.2020].

Busse, R. u. a.: I. DiGA: Wege zu einer besseren Implementierung von digitalen Gesundheitsanwendungen in die Gesundheitsversorgung der GKV. TU Berlin, Fakultät Wirtschaft und Management. Online: www.mig.tu-berlin.de/menue/research/aktuelle_projekte/idiga/ [abgerufen am 10.12.2020].

Handelsblatt: Umfrage: Kassen haben bislang rund 3700 „Apps auf Rezept" erstattet. In: Handelsblatt vom 3.2.2021. Online: https://www.handelsblatt.com/inside/digital_health/drei-monate-nach-start-umfrage-kassen-haben-bislang-rund-3700-apps-auf-rezept-erstattet-/26881328.html [abgerufen am 8.2.21].

Health Innovation Hub: Der DiGA-FastTrack. Vorlesungsfolien vom 27.2.2020. Online: hih-2025.de/wp-content/uploads/2020/03/2020-02-24-Pr%C3%A4sentationsdeck-hih_DiGA-Sprechstunde_FINAL.pdf.

McKinsey & Company: Deutscher Healthcare-Sektor: Der GKVCheck-up. Trends und Perspektiven, Edition 2020. 2020. Online: www.mckinsey.de/~/media/mckinsey/locations/europe%

20and%20middle%20east/deutschland/publikationen/2020-06-15%20gkv%20-check-up%202020/der%20gkv-check-up_edition%202020.pdf.

McKinsey & Company: eHealth Monitor 2020: Deutschlands Weg in die digitale Gesundheitsversorgung – Status quo und Perspektiven. 2020. Online: www.mckinsey.de/~/media/mckinsey/locations/europe%20and%20middle%20east/deutschland/news/presse/2020/2020-11-12%20ehealth%20monitor/ehealth%20monitor%202020.pdf.

Pharmafakten: Digitalisierung im deutschen Gesundheitswesen: 34 Gesetze, 32 Monate. In: Pharma Fakten vom 3.12.2020. Online: www.pharma-fakten.de/news/details/1016-digitalisierung-im-deutschen-gesundheitswesen-34-gesetze-in-32-monaten/ [abgerufen am 11.12.2020].

Osterwalder, A./Pigneur, Y.: Business Model Generation. New York 2010.

Springer Medizin: Apps auf Rezept: Kassen: DiGA nehmen Fahrt auf. In: ÄrzteZeitung vom 26.11.2020. Online: www.aerztezeitung.de/Wirtschaft/Kassen-DiGA-nehmen-Fahrt-auf-415039.html [abgerufen am 11.12.2020].

Beitrag 2

Geschäftsfeldentwicklung Digitale Gesundheitsanwendungen

Besonderheiten und Erfahrungen aus der Perspektive eines unabhängigen Forschungs- und Beratungsinstitutes

Dr. Pamela Aidelsburger

Abstract: Mit Inkrafttreten der rechtlichen Rahmenbedingungen im Dezember 2019 können digitale Gesundheitsanwendungen (DiGA) in die Erstattung durch die Gesetzliche Krankenversicherung gelangen. Aus Sicht eines unabhängigen Forschungs- und Beratungsinstitutes eröffnet sich hier ein potenziell neues Geschäftsfeld. Der Bedarf an externer Unterstützung ist aufgrund der Vielzahl und Komplexität der Themen bei Herstellern digitaler Gesundheitsanwendungen sehr hoch. Spezialwissen ist in vielen Bereichen unabdingbar, in etwa beim Thema Datenschutz und Datensicherheit. Aber auch in den Bereichen klinische Forschung, Nutzenbewertung, Market Access, Gesundheitsökonomie und last but not least bei der Prozessbegleitung und Verhandlungsführung ist außerbetriebliche Expertise gefragt. Gleichzeitig sind die finanziellen Ressourcen oft begrenzt. Die Dynamik des Marktes und die zukünftig anstehenden gesetzlichen Entwicklungen machen den Einstieg in diesen neuen Geschäftsbereich attraktiv.

1 Ausgangssituation

Mit Inkrafttreten des Digitale-Versorgung-Gesetzes (DVG) am 19. Dezember 2019 wurde für digitale Gesundheitsanwendungen ein flächendeckender Weg in die Erstattung durch die gesetzliche Krankenversicherung geschaffen. Bis dato wurde eine eher geringe Anzahl ausgesuchter digitaler Gesundheitsanwendungen von einzelnen Krankenkassen im Rahmen von Selektivverträgen erstattet oder als Serviceleistung der Krankenkasse angeboten. Die Schaffung der gesetzlichen Grundlage für eine Erstattung durch das DVG gilt als wichtiger Motor, um die innovative Versorgung mit digitalen Gesundheitsanwendungen in Deutschland voranzutreiben.

Allerdings werden digitale Gesundheitsanwendungen bei Markteinführung nicht automatisch erstattet. Hersteller einer digitalen Gesundheitsanwendung, die ihr Produkt in die Erstattung bringen wollen, müssen beim Bundesinstitut für Arzneimittel und Medizinprodukte (BfArM) einen Antrag auf vorläufige oder dauerhafte Aufnahme in das vom BfArM geführte DiGA-Verzeichnis stellen (Bundesinstitut für Arzneimittel und Medizinprodukte 2020). Im Fall einer dauerhaften Aufnahme in das DiGA-Verzeichnis schließen sich die Preisverhandlungen zwischen dem Hersteller der digitalen Gesundheitsanwendung und dem Spitzenverband Bund der Krankenkassen (GKV-Spitzenverband) an (Bundesinstitut für Arzneimittel und Medizinprodukte 2020).

Forschungs- und Beratungsinstituten im Bereich des Market Access dürfte dieser Prozess bekannt vorkommen und Erinnerungen an den 1.1.2011 hervorrufen. Damals startete die frühe Nutzenbewertung von Arzneimitteln nach dem Arzneimittelmarktneuordnungsgesetz (AMNOG) (Gemeinsamer Bundesausschuss 2020). Arzneimittelhersteller sind seither verpflichtet, für Arzneimittel mit einem neuen Wirkstoff ein Dossier zur Nutzenbewertung beim Gemeinsamen Bundesausschuss (G-BA) einzureichen. In diesem Nutzendossier muss – analog zum Nachweis positiver Versorgungseffekte bei digitalen Gesundheitsanwendungen – der Nachweis eines Zusatznutzens durch die Anwendung des Arzneimittels erfolgen (SGB V). Erkennt der G-BA einen Zusatznutzen an, schließen sich auch in diesem Prozess Preisverhandlungen des Arzneimittelherstellers mit dem GKV-Spitzenverband an.

2 Pros und Cons

Unabhängige Forschungs- und Beratungsinstitute, die bereits in der Erstellung von Nutzendossiers in der frühen Nutzenbewertung von Arzneimittel aktiv waren, werden das Potential eines neuen Geschäftsfeldes „Digitale Gesundheitsanwendungen" und den möglichen Markt genau analysiert haben. Folgende Gründe sprechen für und gegen den Aufbau eines solchen neuen Geschäftsfeldes.

Pros:

1. Erfahrungen, die durch die Beratung von pharmazeutischen Unternehmen und die Erstellung von Nutzendossiers nach AMNOG aufgebaut wurden, können unmittelbar in das Geschäftsfeld „Digitale Gesundheitsanwendungen" einfließen. Dies ist insbesondere in einer Situation hilfreich, in der neue Prozesse und Abläufe noch nicht vollständig etabliert sind – sie daher Raum für Interpretationen lassen – und wo im Rahmen der ersten Antragsstellungen von Herstellern digitaler Gesundheitsanwendungen zahlreiche Fragen zum Verfahren auftreten.
2. Hersteller digitaler Gesundheitsanwendungen kommen mehrheitlich aus der Medizin oder dem IT-Bereich. Kenntnisse über die Durchführung klinischer Studien, von Nutzenbewertungen und gesundheitsökonomischen Analysen, liegen in aller Regel in den Unternehmen nicht vor. Dies eröffnet einen neuen und mitunter lukrativen Markt für Anbieter dieser Dienstleistungen.
3. Das deutsche Gesundheitssystem wird selbst von Experten als hochkomplex eingestuft. Die Feinheiten möglicher Erstattungswege, politischer Zusammenhänge, unterschiedlicher Denkweisen der Akteure im System und nicht zuletzt die Preisfestsetzung und -verhandlungen sind mögliche Themen in der strategischen Beratung.
4. Mit den gesetzlichen Rahmenbedingungen wurde ein systematischer Ansatz geschaffen, der digitale Gesundheitsanwendungen in die Erstattung führen kann. Im Vergleich zu den eher episodischen Ansätzen einer Erstattung über Selektivverträge, deren Abschluss zudem ebenfalls zeit- und arbeitsaufwendig ist, dürfte die Antragstellung beim BfArM ein Anreiz für Hersteller sein.

Cons:

1. Die teils hohen Kosten für eine vergleichende Studie, die Voraussetzung für die Antragstellung beim BfArM ist, und der finanzielle Aufwand für die Antragstellung selbst wurden unter Fachleuten als limitierender Faktor einer Marktentwicklung gesehen. Er führt dazu, dass Hersteller einer digitalen Gesundheitsanwendung von der Antragsstellung Abstand nehmen könnten.
2. Letztendlich bestimmt auch die Bereitschaft der Leistungserbringer – also der Ärzte und Psychotherapeuten – über den Markt der Verordnung von digitalen Gesundheitsanwendungen. Hier gilt es Überzeugungsarbeit zu leisten, um letztendlich die digitalen Gesundheitsleistungen auch finanziell zum Erfolg zu führen.

3 Akteure und Vernetzung

Für ein unabhängiges Forschungs- und Beratungsinstitut ist es von zentraler Bedeutung, die Sichtweisen und Motivationen der verschiedenen Akteure zu verstehen. Dies ist die Voraussetzung, um dem Kunden divergierende Positionen vermitteln zu können. Die vier wichtigsten Akteure im Bereich der digitalen

Gesundheitsanwendungen sind der Hersteller, das BfArM, der GKV-Spitzenverband und die DiGA-Schiedsstelle nach § 134 Abs. 3 SGB V, da sie direkt in den Prozess der Bewertung einer DiGA und der Preisverhandlung eingebunden sind. Flankierend sind die verschiedenen Herstellerverbände, einzelne Krankenkassen, ärztliche Berufsverbände, medizinische Fachgesellschaften, das Bundesministerium für Gesundheit und mögliche Investoren zu sehen. Mit dem Aufbau eines neuen Geschäftsfeldes „Digitale Gesundheitsanwendungen“ empfiehlt sich ein reger Austausch und die engmaschige Vernetzung mit den unterschiedlichen Akteuren.

Anders als bei der frühen Nutzenbewertung von Arzneimitteln muss ein Forschungs- und Beratungsinstitut bei digitalen Gesundheitsanwendungen ein deutlich breiteres Feld fachlicher Anforderungen abdecken. Die aus dem Market Access bekannten Themen der Nutzenbewertung und der Gesundheitsökonomie sind bei digitalen Gesundheitsanwendungen – im Verhältnis zu den Bereichen Datenschutz, Datensicherheit, Interoperabilität, Robustheit, Verbraucherschutz, Nutzerfreundlichkeit und Barrierefreiheit – relativ gleichgewichtet. Sollen alle Themenbereiche mit Dienstleistungen angeboten werden, muss entsprechendes Know-how im Haus vorgehalten werden. Ein alternativer, sehr pragmatischer Weg ist die Bildung eines Netzwerks von Experten mit unterschiedlichen Kompetenzen. Je nach Bedarf können sie in Projekten zusammengeführt werden.

1. Kümmerer – Die Person, die den Überblick und das Ziel fest im Auge behält. Der Kümmerer kann ein Mitarbeiter der DiGA-Herstellerfirma selbst sein oder aber ein externer Berater. Der Kümmerer bringt ein breites Grundverständnis über den Zertifizierungsprozess von Medizinprodukten, Nutzenbewertungen in klinischen Studien, ökonomische Kenntnisse, Kenntnisse über die wichtigsten Gesetzesgrundlagen und profundes Wissen über die Abläufe im Gesundheitssystem mit. Idealerweise wurden diese Erfahrungen in angrenzenden Gebieten gesammelt, also in der Zertifizierung und Erstattung von Medizinprodukten und/oder in der frühen Nutzenbewertung von Arzneimitteln nach AMNOG.
2. Herstellerunabhängiges wissenschaftliches Institut – Die Erstellung des Evaluationskonzeptes und die Durchführung der vergleichenden Studie im Rahmen der Antragstellung beim BfArM muss durch ein herstellerunabhängiges wissenschaftliches Institut erfolgen. Dieses herstellerunabhängige wissenschaftliche Institut kann eine Contract Research Organization (CRO) oder eine klinische Einrichtung (z. B. Universitätsklinik) sein. Neben statistischer Expertise muss sichergestellt sein, dass hier die „Gute klinische Praxis“ (Good Clinical Practice) bekannt ist und umgesetzt wird.
3. Datenschutzexperte – Auch wenn viele Hersteller digitaler Gesundheitsanwendungen aus dem IT-Bereich stammen und Themen wie Datenschutz und Datensicherheit folglich kein Fremdwort für sie darstellen, ist es aufgrund der komplexen Datenschutzgesetze und -verordnungen von Vorteil, einen Experten aus diesem Bereich im Netzwerk einzubinden.

4. Zertifizierungsexperte – Die Zertifizierung einer digitalen Gesundheitsanwendung als Medizinprodukt folgt gesetzlichen und formalen Vorgaben. Wichtig für die Erstattung ist, dass die Zweckbestimmung einer digitalen Gesundheitsanwendung in der Zertifizierung der beantragten Indikation im BfArM-Antrag entspricht. Auch die gegebenenfalls für die klinische Bewertung zu erhebenden Daten können in der Antragstellung beim BfArM genutzt werden. Sollte die Zertifizierung als Medizinprodukt noch ausstehen, empfiehlt sich die Einbindung eines entsprechenden Experten.
5. Gesundheitsökonom – Die Preisfestsetzung durch den Hersteller und eine eventuell anfallende Preisverhandlung setzen ökonomische Berechnungen voraus. Wird diese Expertise nicht bereits durch das Forschungs- und Beratungsinstitut zur Verfügung gestellt, ist es ratsam auch hier externe Unterstützung ins Boot zu holen.
6. Jurist – Für eventuell anfallende rechtliche Fragen ist ein Jurist im Netzwerk von Vorteil. Dringliche Fragestellungen lassen sich so schnell und zielführend beantworten.
7. Trainer – Für den Fall, dass eine digitale Gesundheitsanwendung erfolgreich in das DiGA-Verzeichnis des BfArM aufgenommen wurde, stehen die Preisverhandlung mit dem GKV-Spitzenverband an. Diese Preisverhandlungen unter Leitung eines qualifizierten Trainers im Vorfeld zu simulieren und zu üben, wird helfen in der realen Preisverhandlung mit einem eingespielten Team mit klarer Rollenverteilung und vorbereiteten Argumenten aufzutreten.

4 Erfahrungen zur Marktentwicklung

Mit Inkrafttreten des DVG und der Digitale-Gesundheitsanwendungen-Verordnung (DiGAV) fiel die Entscheidung, den Geschäftsbereich digitale Gesundheitsanwendungen im eigenen Forschungs- und Beratungsinstitut auf- und auszubauen. Ausschlaggebend war dabei, dass umfangreiche Kenntnisse zu Nutzenbewertung und Gesundheitsökonomie aus der frühen Nutzenbewertung von Arzneimittel bereits vorlagen. Fehlendes Know-how wurde durch sinnvolle Personalentscheidungen und Aufbau eines Expertennetzwerks ergänzt.

Potenzielle Kunden und Partner wurden über soziale Medien, Verbandsarbeit und persönliche Kontakte erreicht. Naturgemäß handelte es sich in erster Linie um Hersteller digitaler Gesundheitsanwendungen, aber auch um Investoren, Krankenkassen oder pharmazeutische Unternehmen. Im Vergleich zur pharmazeutischen Industrie sind die finanziellen Grenzen von Start-ups zu spüren und spiegeln sich in einer eher modularen und auf Prozessschritte ausgerichteten Beauftragung wider.

Auffallend ist die Heterogenität der Hersteller digitaler Gesundheitsanwendungen. Auf der einen Seite finden sich die typischen Vertreter junger Start-ups, die sich durch hohen Innovationsgrad, Geradlinigkeit, Dynamik und die Erwartung von zeitlich eng getakteten Abläufen auszeichnen. Damit gepaart ist die Suche nach komprimierter und klarer Information zu den Abläufen im Gesundheitssystem und der Durchführung klinischer Studien. Auf der anderen Seite finden sich Hersteller, die seit vielen Jahren auf dem Medizinproduktemarkt etabliert sind. Entsprechend vielgestaltig ist die Kommunikation mit den Kunden und die Projektdurchführung.

5 Lessons learned

Es ist nicht verwunderlich, dass die steilste Lernkurve für ein Forschungs- und Beratungsinstitut aus der ersten Begleitung einer digitalen Gesundheitsanwendung im Antragsverfahren beim BfArM resultiert. Zu Beginn der Tätigkeit im neuen Geschäftsbereich war noch unklar, welche Informationen genau im BfArM-Antrag abgefragt werden. Damit war auch offen, vor welchen Herausforderungen im Detail ein Kunde steht. Mit Freischaltung des Antragsportals für den DiGA-Antrag durch das BfArM und der Listung erster digitaler Gesundheitsanwendungen im DiGA-Verzeichnis können Kunden nun zielgerichteter beraten werden.

Ob und wie lange ein Geschäft ausschließlich mit Beratungsleistungen für DiGA-Hersteller bestritten werden kann, muss sich zeigen. Zwar haben große, umfassende Projekte, z. B. die Erstellung eines Nutzendossiers nach AMNOG, einen gewissen finanziellen Charme, allerdings resultiert daraus auch ein Nachteil für die Flexibilität der eigenen Organisation. Bricht ein großer Auftraggeber weg, entsteht eine finanzielle Lücke, die es dann zeitnah zu füllen gilt. Ein modular aufgebauter Baukasten an individuell konfigurierbaren Leistungen ist nicht nur für die DiGA-Hersteller sehr attraktiv. Er bietet auch ein Plus an finanzieller Sicherheit und mehr inhaltliche Abwechslung für das Forschungs- und Beratungsinstitut, da man zeitgleich für mehrere Kunden tätig sein kann und sich das finanzielle Risiko verteilt. Sofern kein Investor hinter den DiGA-Herstellern respektive Start-ups steht, sind die finanziellen Mittel oftmals begrenzt. Auch hier ist ein modulares und aufeinander aufbauendes Leistungsportfolio eines Beratungsinstituts daher wieder von Vorteil.

6 Ausblick

Stand 24.1.2021 sind die ersten zehn digitalen Gesundheitsanwendungen, sieben von ihnen vorläufig und drei dauerhaft, im DiGA-Verzeichnis des BfArM gelistet. Damit ist der Prozess der Implementierung von digitalen Gesundheitsanwendungen als weitere Versorgungsform in der Patientenversorgung in Deutschland aber bei Weitem nicht abgeschlossen.

Mit der dauerhaften Aufnahme von drei Gesundheitsanwendungen in das DiGA-Verzeichnis stehen nun die ersten Preisverhandlungen zwischen Hersteller und dem GKV-Spitzenverband an. Es ist anzunehmen, dass diese Preisverhandlungen ein weites Tätigkeitsfeld für Berater darstellen werden. Idealerweise werden in der Festsetzung des Herstellerpreises („*tatsächlicher Preis*“) bereits Überlegungen zu den späteren Preisverhandlungen berücksichtigt. Hierzu zählen die Berechnung unterschiedlicher Preisszenarien und die Ausarbeitung von Verhandlungsargumenten. Die Berechnung eines Budget Impact Modells oder einer Kosten-Effektivitäts-Studie können zielführend sein, um die auf die GKV zukommenden Kosten oder potenzielle Kosteneinsparungen abzuschätzen. Neben diesen inhaltlichen Vorarbeiten zu den Preisverhandlungen empfiehlt sich ein Verhandlungstraining vor den Verhandlungen. Die Erfahrungen der Verhandlungspartner sind derzeit eher ungleich verteilt. Selbst wenn ein DiGA-Hersteller Erfahrungen in Preisverhandlungen gesammelt hat, sind diese – insbesondere im Vergleich zum GKV-Spitzenverband – als episodisch zu bezeichnen. Dem gegenüber stehen jahrelange Erfahrungen in Preisverhandlungen des GKV-Spitzenverband mit Arzneimittelherstellern im Rahmen der frühen Nutzenbewertung nach AMNOG. Aufgabe eines Beraters kann auch die Teilnahme an den Preisverhandlungen selbst sein, um den Kunden hier zu unterstützen und die gesteckten Ziele zu erreichen.

Literatur

Bundesinstitut für Arzneimittel und Medizinprodukte: Das Fast Track Verfahren für digitale Gesundheitsanwendungen (DiGA) nach § 139e SGB V. Ein Leitfaden für Hersteller, Leistungserbringer und Anwender. 2020. Online: https://www.bfarm.de/SharedDocs/Downloads/DE/Service/Beratungsverfahren/DiGA-Leitfaden.pdf?__blob=publicationFile [abgerufen am 10.11.2020].

Gemeinsamer Bundesausschuss: Verfahrensordnung des Gemeinsamen Bundesausschusses. Online: https://www.g-ba.de/richtlinien/42/ [abgerufen am 10.11.2020].

Sozialgesetzbuch (SGB) Fünftes Buch (V): Gesetzliche Krankenversicherung – § 35a Bewertung des Nutzens von Arzneimitteln mit neuen Wirkstoffen, Verordnungsermächtigung. Online: https://www.gesetze-im-internet.de/sgb_5/__35a.html [abgerufen am 10.11.2020].

Digitale Gesundheitsanwendungen – Kommunikation mit ärztlichen Fachkreisen

Mareike Schröder

Abstract: Mit der Zulassung der ersten Digitalen Gesundheitsanwendungen (DiGA) im Oktober 2020 werden digitale Produkte erstmals flächendeckend in die Regelversorgung aufgenommen. Für Anbieter-Unternehmen, die digitale Technologien entwickeln, ist das ein Meilenstein. Doch der langfristige Erfolg dieser Produkte entscheidet sich an der Akzeptanz durch Patient:innen und insbesondere Ärzt:innen. Noch zeigt sich in medizinischen Fachkreisen vielfach Skepsis gegenüber dem Mehrwert von Apps & Co. im ersten Gesundheitsmarkt. Um Vertrauen und Glaubwürdigkeit für die eigenen Produkte zu erreichen, müssen Anbieter in eine authentische und professionelle Kommunikationsstrategie für Fachgruppen investieren.

Seit der Verabschiedung des Digitale-Versorgung-Gesetzes (DVG) im November 2019 schreitet die Einführung digitaler Innovationen in den ersten Gesundheitsmarkt rasant voran. Keine 12 Monate vergingen von dem Beschluss des DVG bis zur Zulassung der ersten Digitalen Gesundheitsanwendungen (DiGA) durch das Bundesinstitut für Arzneimittel und Medizinprodukte (BfArM) im Oktober 2020.

Das im Frühjahr 2020 ausgerufene „Fast-Track-Verfahren“, mit dem das BfArM eine Zulassung digitaler Anwendungen innerhalb von drei Monaten ermöglichte, sorgte unter Anbietern von Digital-Health-Anwendungen für Aufbruchstimmung. Allerdings sind nicht alle beteiligten Akteur:innen gleichermaßen begeistert: Unter Ärzt:innen ist eine gewisse Skepsis gegenüber Digitalen Gesundheitsanwendungen erkennbar. Umfragen zeigen einen großen Informationsbedarf auf. Dieser betrifft sowohl den Nutzen Digitaler Gesundheitsanwendungen als auch die Einbindung in den ärztlichen Alltag – von der Verordnung bis zur Abrechnung (Urbanek).

Für eine erfolgreiche Etablierung einer DiGA im ersten Gesundheitsmarkt sind Akzeptanz und das Vertrauen in den Gesundheitsberufen allerdings grundlegende Voraussetzung. Auf die Fragen medizinischer Fachgruppen müssen Digital-Health-Unternehmen daher Antworten liefern, am besten im Rahmen einer professionell erarbeiteten Kommunikationsstrategie.

1 Herausforderungen der Kommunikation in einem neuartigen Marktumfeld

Aus der Perspektive einer professionellen Unternehmens- oder Markenkommunikation stehen Anbieter Digitaler Gesundheitsanwendungen jetzt mehreren Herausforderungen gegenüber. Reputationsaufbau und Bekanntheit für die eigene Marke müssen gleich in mehreren Anspruchsgruppen erreicht werden: Patient:innen einerseits und ärztliche Fachkreise andererseits stellen unterschiedliche Ansprüche an die Kommunikation. Unter Nutzer:innen digitaler Gesundheitsanwendungen soll in erster Linie Aufmerksamkeit für die noch neue Verordnungsfähigkeit von Apps und Software-Produkten erzeugt werden – speziell für die eigene Anwendung.

Ebenso ist in medizinischen Fachgruppen Aufmerksamkeit und Vertrauen für die neuen DiGA zu erreichen. In diesem professionellen Umfeld müssen sich Anbieter gekonnt positionieren. Dabei stellt die Fachkommunikation den weitaus kritischeren Pfad dar, wenn man Kommunikation als entscheidend für den Erfolg des Unternehmens erkennt. Denn die flächendeckende Nutzung einer DiGA durch Patient:innen setzt eine ärztliche Verordnung der Anwendung voraus. Fehlen dem medizinischen Personal wichtige Informationen über das Produkt oder wird die DiGA nicht als vertrauenswürdig wahrgenommen, wirkt sich dies negativ auf die Anzahl der Verordnungen aus. Das bedeutet: Eine unzureichende oder nicht zielgruppengerechte Kommunikation kann ein unternehmerisches Risiko für einen Anbieter darstellen.

Diese Kommunikation mit medizinischen Fachgruppen stellt insbesondere Start-ups, Unternehmen aus anderen Branchen sowie kleine Teams, die über begrenzte Ressourcen verfügen, vor Herausforderungen. Nicht selten fehlt es an Erfahrung in der Healthcare-Kommunikation, die durch individuelle Regelungen und Bedürfnisse der Anspruchsgruppen charakterisiert ist. In diesem – auch unter Kommunikationsexperten als anspruchsvoll angesehenen Markt – ist das Erreichen von Akzeptanz für die neuartigen DiGA und das Vertrauen in einzelne Produkte die kritische Bezugsgröße, der sich alle Anbieter widmen müssen.

2 Dialog und Marktverständnis als Basis einer zielgruppengerechten Kommunikation

Vertrauensbildung gehört zu den Kernaufgaben professioneller und strategischer Kommunikation. Für den Erfolg einer DiGA ist sie essenziell. Doch wie lässt sich Vertrauen in Fachkreisen für eine gänzlich neue Produktsparte erzeugen? Unter anderem, indem Unternehmen ihr Verständnis für den Markt, deren Akteure und Herausforderungen deutlich machen. Hierfür ist es grundlegend, das Marktumfeld so gut wie möglich kennenzulernen, zu analysieren und den Bedarf der Beteiligten in die kommunikative Ebene zu übertragen.

Wer den Bedarf seiner Ziel- oder Anspruchsgruppen kennt, kann darauf umso genauer eingehen. Ein tiefes Verständnis erreicht man durch den direkten Dialog mit Beteiligten. Der regelmäßige Austausch mit Ärzt:innen, Psychotherapeut:innen und Angehörigen anderer Gesundheitsberufe ermöglicht Einblicke in aktuelle Problemstellungen. Dieser Dialog kann unterschiedlich aussehen: ein persönliches Gespräch, eine organisierte Diskussionsrunde oder eine digital durchgeführte Frage-Antwort-Runde, zu der Angehörige verschiedener Berufsgruppen eingeladen werden. Auch die Zusammenarbeit mit ärztlichen Berater:innen, die dem Unternehmen als Sparringspartner in medizinischen Fragestellungen zur Seite stehen, kann sinnvoll sein. (Bei der Zusammenarbeit von DiGA-Anbietern mit Ärzt:innen gilt das Ärztliche Berufsrecht, das die Kooperation mit nicht-ärztlichen Unternehmen regelt. Im Zweifel juristischen Rat einholen.).

Im unmittelbaren Austausch treten nicht nur wichtige Fragen der Berufsgruppen zutage, Anbieter machen dadurch auch ehrliches Interesse deutlich, mit ihrem Produkt einen tatsächlichen Mehrwert für die medizinische Praxis zu generieren.

Umfragen zufolge wünschen sich mehr als 40 Prozent der Ärzt:innen neben einer Information durch DiGA-Anbieter selbst auch eine Aufklärung durch Bundes- oder Landesärztekammern, kassenärztliche Vereinigungen oder Krankenkassen (Barmer). Dieser Bedarf kann zum Beispiel im Rahmen gemeinsamer Informationsformate umgesetzt werden. So veranstalten beispielsweise der Spitzenverband

Digitale Gesundheitsversorgung, der Hartmannbund und das Bündnis Junge Ärzte seit Oktober 2020 eine Online-Veranstaltungsreihe zum Thema *„#App auf Rezept – Digitale Gesundheitsanwendungen in der Praxis“* für medizinische Fachkreise. Die Nachfrage war von Beginn an beachtlich.

Wer den persönlichen Dialog sucht, vermeidet einen gängigen Fehler in der Erstellung einer Kommunikationsstrategie: die Überzeugung, die Bedürfnisse der Anspruchsgruppen bereits ausreichend zu kennen. Infolge einer solchen Fehlannahme werden häufig falsche Schwerpunkte gesetzt und damit letztlich am eigentlichen Bedarf vorbeikommuniziert. Die Anspruchsgruppen fühlen sich dann weder verstanden noch angesprochen – die kommunikativen Aktivitäten verpuffen.

Ein gutes Verständnis für Mechanismen, Fragestellungen und Entwicklungen am Markt zeigt auch, wer sich aktiv an öffentlichen oder teil-öffentlichen fachlichen Diskussionen beteiligt.

Tipp

Eine persönliche Einschätzung zu Marktentwicklungen oder aktuellen Debatten kann Fachmedien in Form eines Statements angeboten werden und erreicht bei Veröffentlichung eine hohe Reichweite. Auch die Veröffentlichung über eigene Social-Media-Kanäle eignet sich und unterstützt die Positionierung des Unternehmens.

2.1 Fachspezifische Kommunikationsstrukturen und Informationsverhalten

Eine zielgruppengerechte Ansprache auf Augenhöhe gelingt, wenn man die kommunikativen Gewohnheiten in Gesundheitsberufen kennt und deren Besonderheiten berücksichtigt.

Die Bedeutung medizinischer Fachmedien ist für die Weiterbildung und Information von Ärzt:innen kaum zu überschätzen. Neue Forschungserkenntnisse, Wissenswertes für den Praxisalltag oder Informationen über Weiterbildungen finden Mediziner:innen zu einem entscheidenden Anteil in Fachmagazinen. Diese genießen höchstes Vertrauen in der Fachwelt. Eine Veröffentlichung darin über das eigene Unternehmen kann einen enormen Vertrauensvorschuss bewirken. Allerdings setzt die erfolgreiche Zusammenarbeit mit Fachmedien eine gute Kenntnis ihrer journalistischen Arbeitsweise voraus. So nehmen Fachredaktionen beispielsweise von reinen Produkt- oder Unternehmensvorstellungen zumeist Abstand. Die Angebote von Wirtschaftsunternehmen vorzustellen, widerspricht ihrem journalistischen Auftrag, fachlich relevante, wissenschaftlich fundierte und vor allem unabhängige Informationen zu liefern. Eine abgeschlossene Studie, die neue wissenschaftliche Erkenntnisse oder Evidenz liefert, oder ein Gastartikel, der sich einer aktuellen Versorgungsfrage widmet, entspricht den inhaltlichen Anforderungen dieser Publikationen dagegen eher.

Neben der Information über Fachmedien findet ein entscheidender Anteil der ärztlichen Information und Weiterbildung über Veranstaltungsformate statt. Fortbildungen, Kongresse oder Messen spielen eine wichtige Rolle im ärztlichen Alltag – nicht zuletzt aufgrund der ärztlichen Fortbildungsverpflichtung (vgl. Bundesärztekammer). Aufgrund der Corona-Pandemie wurden im Jahr 2020 zahlreiche Veranstaltungsformate ins Digitale übersetzt. Auch klassische CME-Fortbildungen, bei denen die benötigten Fortbildungspunkte erworben werden können, finden zum Teil online statt. Die Teilnahme an externen Veranstaltungsformaten oder die Ausrichtung eines eigenen Angebots kann ein Bestandteil der Kommunikation mit Ärzt:innen sein.

Während Vertrauen in Produkt und Unternehmen, Glaubwürdigkeit oder ein positives Image vor allem über eine langfristige Öffentlichkeitsarbeit zu erreichen sind, können Aufmerksamkeit und Bekanntheit für die DiGA auch mithilfe von Marketingmaßnahmen generiert werden. In einem durchdachten, crossmedialen Kommunikationsmix finden sich idealerweise beide Bereiche wieder. Wenngleich die Medienarbeit als zentrales Element der Vertrauens- und Imagebildung im medizinischen Umfeld noch stark von Print-Veröffentlichungen geprägt ist, finden fachlicher Austausch oder Informationssuche zunehmend auch online statt: zum Beispiel in ärztlichen Netzwerken oder Communitys, auf Fach-Portalen oder in Online-Zeitungen.

Hinweis

Marketingmaßnahmen für DiGA unterliegen dem Heilmittelwerbegesetz (HWG), das definiert, welche Maßnahmen und Aussagen zulässig sind. Die Vorgaben des HWG sind bei der Erstellung werblicher Inhalte für eine DiGA unbedingt zu beachten.

Neben der Auswahl der richtigen Kanäle zur Ansprache der jeweiligen Fachgruppen entscheiden vor allem die gewählten Inhalte über Erfolg oder Misserfolg der eigenen Kommunikation. Was möchten Ärzt:innen über die jeweilige DiGA wissen? Welche Einsatzmöglichkeiten gibt es? Wie könnte die DiGA dazu beitragen, die Versorgung zu verbessern? Solch praxisorientierte Fragen geben die Leitplanken für die inhaltliche Gestaltung vor.

2.2 Nutzenorientierung und Praxisbezug in der DiGA-Kommunikation

Digitale Gesundheitsanwendungen bilden ein neues Feld verordnungsfähiger Produkte in der Regelversorgung. Im DiGA-Leitfaden sind die umfangreichen

Anforderungen, u. a. an DiGA hinsichtlich Qualität und Sicherheit konkret definiert. Für ärztliche Fachgruppen stellen sie wichtige Indikatoren zur Orientierung dar. Daher sollten sie auch in der Fachkommunikation berücksichtigt werden.

Der fachliche Nutzen einer digitalen Gesundheitsanwendung wird bereits mit der Ausführung der *„medizinischen Zweckbestimmung“* erarbeitet. Diese braucht es zunächst für die Zulassung als Medizinprodukt, die wiederum Voraussetzung für eine Aufnahme in das DiGA-Verzeichnis ist. Genau genommen umfasst die medizinische Zweckbestimmung zweierlei Aspekte: Die medizinische Indikation, für deren Behandlung oder Heilung das digitale Programm angewendet werden soll, einerseits. Den bestimmungsgemäßen Gebrauch, der auch die richtige Handhabung und Anwendung des Produktes beschreibt andererseits (Johner 2018). Der Zweck des Produkts, der schon in dieser Bestimmung umrissen ist, sollte also auch in die Inhalte jeglicher Fachgruppen-Kommunikation einfließen.

Eine DiGA, die beispielsweise eine Behandlung im psychotherapeutischen Bereich, anbietet, kann für Allgemeinmediziner:innen oder Psychotherapeut:innen eine Unterstützung sein, indem sie lange Wartezeiten auf Therapieplätze überbrückt. Eine App, die sich an Patient:innen mit Adipositas richtet, ermöglicht Ärzt:innen dagegen eine zusätzliche, alternative Behandlungsoption zu konservativen Programmen, die vorrangig im städtischen Raum zugänglich sind.

Hinweis

Der medizinische Nutzen und die fachlichen Einsatzmöglichkeiten einer DiGA sollten in der Fachkommunikation immer wieder konkret dargelegt werden. Das gilt insbesondere für Anbieter, deren DiGA noch keinen positiven Versorgungsnachweis belegen kann und somit vorläufig in das Verzeichnis aufgenommen wurde.

Grundlegende Informationen zu Indikationen und Patientengruppen, zur Verordnung oder zur Evidenz sind für jede einzelne DiGA im Verzeichnis des BfArM online hinterlegt und somit öffentlich einsehbar. Gleichwohl ist es sinnvoll, wichtige Produkteigenschaften regelmäßig in die eigenen Kommunikationsmaterialien aufzunehmen. Angaben zu Indikationen, Kontraindikationen und Datensicherheit müssen auf der Webseite oder im Flyer zu finden sein. Ebenso ist es sinnvoll, sie als Informationen für Medienvertreter:innen zugänglich zu machen, zum Beispiel mithilfe eines Infokastens am Ende einer Pressemitteilung.

Im ärztlichen Alltag werden insbesondere Fragen der Verordnung und Abrechnung von DiGA interessant sein. Eine konkrete Schritt-für-Schritt-Anleitung des Verordnungsprozesses bietet gerade in den Monaten nach Zulassung der ersten DiGA eine nützliche Handreichung. Konkret dargelegte Abrechnungsmöglichkeiten erleichtern die Entscheidung für eine DiGA: Eine Auflistung der *„Gebüh-*

rensordnungspositionen für Ärzte oder Psychotherapeuten" (GOÄ oder GOP) macht transparent, in welchem Umfang die ärztliche Leistung rund um die DiGA abrechenbar ist.

2.2.1 Kommunikation der fachlichen Bewertung – Evidenz

Der Nachweis der Evidenz einer DiGA ist die grundlegende Voraussetzung für ihre unbefristete Aufnahme in die Regelversorgung. Die DiGA-Verordnung gibt vor, dass Studienergebnisse zum Nachweis der Wirksamkeit vollständig innerhalb von spätestens 12 Monaten nach Abschluss der Studie zu veröffentlichen sind. Ebenso müssen weitere Studien, die im Rahmen der DiGA durchgeführt wurden, der fachlichen Öffentlichkeit zugänglich gemacht werden. Dies ist grundlegend dafür, dass eine Bewertung und Einschätzung der DiGA seitens der Fachöffentlichkeit vorgenommen werden kann.

Die Veröffentlichungen der Ergebnisse auf entsprechenden Portalen kann durch einen Hinweis auf unternehmenseigenen Kommunikationskanälen als Instrument zur Stärkung des Vertrauens genutzt werden. Neue Studienergebnisse bieten gute Anlässe, Fachmedien über Fortschritte und neue Erkenntnisse zur Wirksamkeit online-basierter Behandlungsformen zu informieren.

Zudem ist die Veröffentlichung fachlicher Informationen nicht nur für Ärzt:innen interessant, sondern auch für medizinische Fachgesellschaften, Verbände und andere Multiplikatoren: Sie können die DiGA so ebenfalls eigenständig bewerten und durch eine mögliche Empfehlung zur ärztlichen Verordnung beitragen.

3 Fazit

Für den langfristigen Erfolg einer DiGA ist die Fachkommunikation **die** wesentliche Herausforderung. Unternehmen sollten sich daher spätestens zum Zeitpunkt der Antragstellung dieser Aufgabe widmen und ein konkretes Vorgehen für eine Kommunikationsstrategie entwickeln. Um nachhaltig Reputation und Vertrauen aufzubauen, empfiehlt sich ein kommunikativer Fahrplan, der mindestens die kommenden sechs, besser zwölf Monate abbildet. Einmal entwickelt, bilden Strategie und Fahrplan im Alltag eine nützliche Handreichung, weil Ziele und Maßnahmen bereits definiert sind. Neue Ereignisse und Entwicklungen können dann jeweils flexibel integriert werden.

Literatur

BARMER: Umfrage zu Gesundheits-Apps – Ärzte stehen digitalen Helfern offen gegenüber. 2020. Online: https://www.barmer.de/presse/umfrage-app-diga-247896 [abgerufen am 1.11.2020].

Bundesärztekammer: Muster-Fortbildungsordnung der Bundesärztekammer. 2013. Online: https://www.bundesaerztekammer.de/fileadmin/user_upload/downloads/_Muster-_Fortbildungsordnung_29052013.pdf [abgerufen am 25.10.2020].

Bundesinstitut für Arzneimittel und Medizinprodukte (BfArM): BfArM nimmt erste „Apps auf Rezept" ins Verzeichnis digitaler Gesundheitsanwendungen (DiGA) auf. 2020. Online: https://www.bfarm.de/SharedDocs/Pressemitteilungen/DE/2020/pm4-2020.html [abgerufen am 25.10.2020].

Bundesinstitut für Arzneimittel und Mediznprodukte (BfArm): DiGA-Leitfaden. 2020. Online: https://www.bfarm.de/SharedDocs/Downloads/DE/Service/Beratungsverfahren/DiGA-Leitfaden.pdf?__blob=publicationFile&v=11 [abgerufen am 25.10.2020].

Johner, C.: Zweckbestimmung und bestimmungsmäßiger Gebrauch. In: Johner-Institut.de. 2018. Online: https://www.johner-institut.de/blog/regulatory-affairs/zweckbestimmung/ [abgerufen am 30.10.2020].

Urbanek, M.: Ärzte wünschen sich mehr Informationen zu DiGA. In: Ärzte Zeitung online. 2020. Online: https://www.aerztezeitung.de/Wirtschaft/Aerzten-wuenschen-sich-mehr-Informationen-zu-DiGA-411462.html [abgerufen am 25.10.2020].

Beitrag 4

DiGA in der Versorgungsrealität: Die Perspektive des Krankenhauses

Prof. Dr. Kai Wehkamp

1 Einleitung

Das Konzept der digitalen Gesundheitsanwendung (DiGA) soll unmittelbar der Verbesserung der Patientenversorgung dienen und kennt in diesem Sinne keine Sektoren und keine Sektorengrenze. Allerdings ist die Behandlung von Patienten im stationären Setting in gewisser Weise ein Ausnahmezustand: Die Patienten werden aus ihrem normalen Alltag herausgelöst und in das System Krankenhaus integriert – die gesamte Versorgung wird für diesen Zeitraum temporär umgestellt. Hierzu passend werden sämtliche stationären Leistungen bislang primär über die Versorgungsstrukturen und -prozesse des behandelnden Krankenhauses erbracht und auch über das einheitliche Vergütungssystem der DRG-Pauschalen abgerechnet. Medikamente und andere ausschließlich im Rahmen des stationären Aufenthaltes genutzten Hilfsmittel sind in der DRG-Pauschale bzw. den Zusatzentgelten und NUBs inkludiert, können also in der Regel nicht zusätzlich per Rezept verschrieben und abgerechnet werden. Auch digitale Anwendungen, deren Zweck sich ausschließlich auf den stationären Aufenthalt beziehen, werden (nach aktuellem Stand) nicht als DiGA zugelassen (*„Krankenhausausstattung“*). Für zusätzlich über den stationären Aufenthalt hinaus genutzte DiGA gilt dies aber nicht (ebenso wie für Hilfsmittel, z. B. Beatmungsgeräte, Orthesen) – sie können während des stationären Aufenthaltes rezeptiert werden. Die Rezeptierung von Hilfsmitteln, Medikamenten für die Entlassung und auch von DiGA erfolgt dabei über ein einheitliches Rezept (das bekannte *„rosa Rezept“* Muster 16). Zusätzlich bieten Krankenhäuser neben den stationären zunehmend auch ambulante Versorgungsstrukturen an und verfügen in diesem Sinne über einen Versorgungshorizont, der bereits stark sektorenübergreifend ausgerichtet ist. Prinzipiell steht also der Verordnung einer DiGA aus dem Setting Krankenhaus nichts im Wege – doch welche Angebote kommen in Frage? Es wird spannend, ob und welche Anwendungen DiGA-Anbieter in Zusammenhang mit dem stationären Sektor bzw. den Behandlungsstrukturen der Krankenhäuser entwickeln und wie Patienten hierdurch im Sinne eines positiven Versorgungseffektes profitieren können.

2 Status quo im Krankenhaus

Krankenhäuser sind heterogene Institutionen, die häufig eine Vielzahl von Behandlungsangeboten im Rahmen unterschiedlicher stationärer und ambulanter Strukturen unter einem Dach zusammenfassen. Das potentielle Versorgungsspektrum reicht von der akuten Notfall- und Intensivmedizin über elektive interventionelle und operative Behandlungen bis hin zur spezialfachärztlichen Versorgung. Dabei greifen ambulante und stationäre Angebote häufig eng ineinander und sind über verschiedene Konstrukte wie prä-/poststationäre Abrechnung, AOP (ambulantes Operieren), ASV (ambulante spezialfachärztliche Versorgung) oder die Integration von KV-Sitzen auch wirtschaftlich abbildbar.

Digitale Systeme sind mehr oder weniger professionell ausgebaut und bieten im besten Fall Patientenadministration, Dokumentenarchivierung, Befundungssysteme, Arztbriefschreibung, Pflegekurven, Behandlungsplanung, Arzneimittel-Therapiesicherheitssysteme (AMTS) und weitere. Nicht immer sind all diese Funktionen vorhanden und meist sind sie noch nicht in einem übergreifenden Krankenhausinformationssystem (KIS) integriert. Hinzu kommen zunehmend Schnittstellenlösungen zur Einbindung von Patienteninformationen und -input (digitale Patientenportale) und der elektronischen Patienten- oder Gesundheitsakte (EPA/EGA) (Hübner 2019, DKI/BDO 2019).

Aus Sicht der Krankenhausmitarbeiter zeigt sich in diesem Sinne häufig ein digitales Potpourri verschiedener hochkomplexer und häufig nicht anwenderfreundlicher Systeme, die den Arbeitsalltag wesentlich prägen. Gleichzeitig wird die Routine von einem hohen wirtschaftlichen Druck und einem teils dramatischen Mangel an personellen Ressourcen, insbesondere im Bereich der Pflegekräfte und qualifizierten Ärzte bestimmt. Dieser begünstigt, dass die Mitarbeiter ihren Fokus häufig auf die kurzfristige Sicherung der Versorgung der unmittelbar anvertrauten Patienten priorisieren müssen. Wie sich aber in unzähligen aus Krankenhäusern vorangetriebenen Forschungs- und Versorgungprojekten zeigt, bietet dieses komplexe Umfeld mit seiner Vielzahl an engagierten ExpertInnen eine fruchtbare Ausgangslage, um innovative Lösungen für die Versorgungsherausforderungen zu entwickeln.

3 Anwendungsbereiche aus der Krankenhaus-Perspektive

Die Anwendungsmöglichkeiten für DiGA erstrecken sich über einen breiten Rahmen, der von den allgemeinen Vorgaben der DiGA-Verordnung bestimmt wird. Im Kern steht der Anspruch an einen patientenrelevanten, medizinischen Nutzen, der sich auf die nachweisbare Verbesserung des Gesundheitszustands, der Verkürzung der Krankheitsdauer, der Verlängerung des Überlebens oder einer Verbesserung der Lebensqualität bezieht (vgl. Kapitel XXX, rechtliche Grundlagen der DiGA). Für kritischere Erkrankungen ist davon auszugehen, dass der Patient neben der ihn begleitenden DiGA auch eine wenigstens supervidierende ärztliche Betreuung benötigt, die sowohl von einem KV-Vertragsarzt, einem Krankenhausarzt oder ggf. einem Arzt der für die DiGA arbeitet, geboten werden kann (wobei insbesondere Krankenhausärzte diese Leistung nicht unbedingt abrechnen können). Während sämtliche DiGA auch aus dem Setting Krankenhaus heraus verordnet werden können, wird im Folgenden primär eine Kategorisierung über den inhaltlichen Bezug zur Krankenhausbehandlung dargestellt.

3.1 Kategorie I: DiGA mit Einsatz im ambulanten Patientenalltag und ohne primären Bezug zur Krankenhausbehandlung

Der Großteil der Anwendungen wird sich auf Gesundheitsprobleme oder Krankheiten beziehen, die Patienten im Alltag begleiten und die nur in Ausnahmefällen eine Krankenhausbehandlung erfordern. Tendenziell handelt es sich um Erkrankungen, die nicht mit einer vitalen Gefährdung des Patienten einhergehen. Diese Anwendungen werden in der Regel entweder durch einen KV-Arzt verordnet oder sogar durch den Patienten selbst beantragt (auch wenn sie prinzipiell aus dem Krankenhaus rezeptiert werden können). Wird ein Ansprechpartner für einen etwaigen ärztlichen Beratungs- oder Interventionsbedarf benötigt, so wird dieser entweder über den Anbieter der Anwendung vermittelt oder er ergibt sich über die üblichen KV-ärztlichen Behandlungsstrukturen. Nur wenn diese Patienten aufgrund etwaiger schwerer Krankheitszustände in ein Krankenhaus eingewiesen werden, ergibt sich in dieser Kategorie ein Kontakt zum Krankenhaus über die regulären Wege. Ein positiver Nutzen für die Krankenhausbehandlung kann sich hier ergeben, wenn die Behandlungsdaten der DiGA hilfreich bei der Diagnosefindung unterstützen können. Es ist wichtig, dass DiGA-Hersteller in diesem Sinne stets prüfen, ob die Anwendung Daten erzeugt, die in einem etwaigen Notfall hilfreich sein könnten und wie diese – unter Voraussetzung der Einwilligung des Patienten – auf einfachem Wege im Krankenhaus ausgelesen werden können (z. B. durch Generierung eines Eintrags in den Notfalldatensatz).

Beispiele
somnio: Eine DiGA zur Behandlung der Insomnie, die auf einem kognitiv-verhaltenstherapeutischen Therapieansatz basiert.
zanadio: Eine DiGA zur Unterstützung der Gewichtsreduktion, die auf dem Konzept der multimodalen, konservativen Adipositastherapie basiert.

3.2 Kategorie II: DiGA mit Einsatz im ambulanten Patientenalltag und primär intersektoralem Bezug

Eine Vielzahl von Erkrankungen wird primär ambulant geführt. Bei Verschlechterung oder Interventionsbedarf ist aber eine häufig zeitkritische stationäre Einweisung erforderlich, insbesondere wenn durch frühzeitige Behandlungsintensivierung ein schwerer Verlauf oder eine vitale Gefährdung abgewendet werden kann. Auch ohne DiGA stehen KV-Ärzte und Krankenhäuser hier im regelmäßigen Austausch um – sektorenübergreifend – eine bestmögliche Versorgung der Patienten zu ermöglichen. Digitale Anwendungen in diesem Bereich können die Indikationsstellung verbessern, die Behandlung überwachen und unterstützen und bei Bedarf einen direkten Bezug zu ambulanten oder stationären Behandlungsstrukturen herstellen. Wenn es gelingt, die sowohl im ambulanten Alltag als auch im stationären Aufenthalt erhobenen Daten für die verschiedenen Behandler und ggf. auch den Patienten verfügbar zu machen, so können durch kontinuierliches Krankheitsmonitoring und Behandlungsfeedback der intersektorale Informationsaustausch und auch die Patientenzentrierung verbessert werden.

Beispiele
BaTeleS: Ein Projekt zur frühzeitigen Erkennung und Behandlung von Komplikationen bei Risikoschwangerschaften durch tägliche Blutdruckmessung und Gewichtskontrolle mit telemetrischer Übertragung und Auswertung (Middeke 2016).
Diabetes-Therapie: Eine mögliche Anwendung zur Unterstützung der Behandlung des Typ 1 Diabetes, die den Patienten im ambulanten Alltag unterstützt, dem KV-Arzt eine verbesserte Therapiesteuerung ermöglicht und, falls erforderlich, eine Überleitung in die stationäre Behandlung vorschlägt und begleitet.
CED-Therapie: Eine mögliche Anwendung zum Monitoring der Symptome bzw. Entzündungsaktivität chronisch entzündlicher Darmerkrankungen, die dabei hilft, die Therapie zu adaptieren und bei einer Verschlechterung rechtzeitig eine stationäre Einweisung anbahnt.
Patienten-Entscheidungshilfen: Evidenzbasierte, digitale Patiententenentscheidungshilfen können über die Integration von individuellen Patientenpräferenzen und medizinischer Evidenz dabei unterstützen, die Indikationsqualität und Patientenzentrierung in Bezug auf die partizipative Entscheidungsfindung für Interventionen oder Operationen zu verbessern (Stacey 2017).

3.3 Kategorie III: DiGA mit Einsatz im ambulanten Patientenalltag und primärem Bezug zur Krankenhausbehandlung

Patienten mit einigen schweren Erkrankungen werden häufig auch im ambulanten Umfeld primär an ein Krankenhaus angebunden (häufig Maximalversorger mit besonderen Schwerpunkten). Anwendungen in diesem Bereich können die Sicherheit im ambulanten Setting erhöhen oder teils überhaupt erst eine ambulante Behandlung ermöglichen, da sie beispielsweise durch kontinuierliches Telemonitoring und Alarmierungsfunktionen das Risiko auf ein akzeptables Maß senken.

Beispiele
Herztransplantation: Eine mögliche Anwendung, die schwerkranke Patienten, die auf ein Organ zur Transplantation warten, mit Hilfe von Wearables etc. monitort, Risikokonstellationen erkennt und meldet und die Daten an die behandelnden Krankenhausärzte überträgt. Sie unterstützt so phasenweise im häuslichen Umfeld auf die Organtransplantation zu warten – und veranlasst im Notfall oder bei Verfügbarkeit des Organs eine sofortige Einweisung in das betreuende Transplantationszentrum.
Chemotherapie: Eine mögliche Anwendung, die bei Patienten, die in einem Krebszentrum eine Chemotherapie erhalten, während der ambulanten Phasen Symptome erhebt und so Risiken erkennen kann, die bei Bedarf eine Wiedervorstellung im Krankenhaus triggern.

3.4 Kategorie IV: DiGA mit primärem Einsatz während der stationären Krankenhausbehandlung und intersektoralem Bezug

Einige chronische Erkrankungen erfordern kritische Behandlungsverfahren, die häufig erstmals im Rahmen eines stationären Krankenhausaufenthaltes begonnen bzw. eingestellt werden. Anwendungen in diesem Bereich könnten bereits während der stationären Versorgung die spezifische Behandlung unterstützen und dies kontinuierlich auch im späteren häuslichen oder pflegerischen Umfeld fortführen. Die erhobenen Daten und angewendeten Algorithmen könnten stationär und ambulant zur besseren Behandlungssteuerung beitragen, und durch eine Verbesserung der intersektoralen Abstimmung die Notwendigkeit und Dauer stationärer Aufenthalte reduzieren.

Beispiele
Beatmungsmonitoring: Eine mögliche Anwendung zur Verbesserung der Therapie bei chronisch beatmeten Patienten, die sowohl kritische Konstellationen erkennt als auch die Optimierung der Beatmungsparameter unterstützt.
Herzrhythmusstörung: Eine mögliche Anwendung zur telemetrischen Überwachung von Patienten mit implantiertem Kardioverter-Defibrillator, die kritische Ereignisse erkennt und risikoadaptierte Maßnahmen sowohl im stationären als auch häuslichen Umfeld empfiehlt oder auslöst.

4 „High-hanging fruit" DiGA: Herausforderungen und Ausblick

Die oben dargestellten Kategorien und DiGA, die sich ihnen zuordnen lassen, werden tendenziell mit stärkerem Krankenhausbezug auch vital kritischere und in der Behandlung komplexere Krankheitszustände adressieren. Während DiGA der Kategorie I unter Umständen fast ohne ärztlichen Bezug auskommen können, wird sich in Kategorie II, III und IV der zunehmende Bedarf für eine Betreuung durch medizinisches Fachpersonal und teils sogar konkrete Einbindung in die Prozesse von Krankenhäusern ergeben. Infolgedessen wird der Aufwand, der für die Konzeptualisierung, Umsetzung und Einbindung der DiGA nötig ist, immer umfangreicher. Die Skalierbarkeit wird insbesondere für diejenigen Anwendungen eine Herausforderung, die eine verbindliche Kooperationen mit Praxen oder Krankenhäusern erfordern. Gleichzeitig steigt in der Regel auch das Risiko, durch Fehlfunktionen die Patientensicherheit relevant zu gefährden. Hieraus ergibt sich für die Hersteller von DiGA betriebswirtschaftlich und haftungsrechtlich ein höheres Risiko, als für die im Vergleich medizinisch weniger anspruchsvollen DiGA der Kategorie I.

Neben dem Datenschutz stellen die verschiedenen digitalen Krankenhaus- und Praxissysteme für die Anwendungen eine zusätzliche Herausforderung dar, die für ihre Funktion patientenbezogene Informationen aus der DiGA in ein anderes

System übertragen müssen. Auch wenn die Interoperabilität aktuell noch durch eine große Heterogenität der Systeme und Datenformate erschwert wird, so kann die angestrebte Standardisierung (insbesondere über die EPA) die Anbindung und Darstellung strukturierter Informationsdatensätze künftig vereinfachen.

Mit zunehmender Komplexität der Anwendungen ergeben sich zudem Herausforderungen für die Verschreibung. Ärzte werden tendenziell keine DiGA verschreiben, die sie nicht kennen oder verstehen. Auch wenn eine DiGA prinzipiell direkt vom Patienten bei der Krankenkasse beantragt werden kann, wird bei medizinisch kritischeren DiGA eine ärztliche Verordnung oder zumindest eine mit der Nutzung der DiGA gekoppelte ärztliche Betreuung nötig. Um die Nutzung solcher DiGA in die Breite zu tragen, müssen entsprechende Wege gefunden werden, um Ärzte über die Inhalte der DiGA aufzuklären und so eine Rezeptierung bzw. Kooperation zu unterstützen. Wenngleich der Aufwand nicht unterschätzt werden darf, so gelten ähnliche Herausforderungen auch für Medikamentenhersteller und werden hier schon lange erfolgreich gelöst.

Trotz der für komplexe Anwendungen hoch erscheinenden Hürden, bietet die Struktur der DiGA eine klare Roadmap, die es Anbietern ermöglicht, DiGA mit kalkulierbarem Risiko zu entwickeln. Bedarf und Anwendungsmöglichkeiten für sektorenübergreifende Angebote unter Einbeziehung der krankenhaustypischen Versorgung und mit positivem Versorgungseffekt sind vielfältig. Für das Gelingen sind neben Experten aus Medizin und Management auch öffentliche Fördermöglichkeiten (z. B. Innovationsfonds) oder engagierte private oder institutionelle Investoren (z. B. auch Krankenhäuser) wichtig. Für die Patienten und das Gesundheitssystem wird sich die Entwicklung medizinisch und systemisch anspruchsvoller Angebote dieser *„high-hanging fruits"* der digitalen Gesundheitsversorgung mit Sicherheit lohnen.

Literatur

Deutsches Krankenhaus Institut, BDO AG Wirtschaftsprüfungsgesellschaft: Das digitale Krankenhaus. 2019. Online: https://www.dki.de/sites/default/files/2019-11/2019-09%20Studie%20BDO%20und%20DKI_Das%20Digitale%20Krankenhaus_final.pdf [abgerufen am 9.11.2020].

Hübner U./Liebe, J.-D./Esdar, M./Hüsers, J./Rauch, J./Thye, J./Weiß, J.-P.: Stand der Digitalisierung und des Technologieeinsatzes in deutschen Krankenhäusern. In: Klauber J./Geraedts M./Friedrich J./Wasem J. (Hrsg.): Krankenhaus-Report 2019. Berlin. Online: https://doi.org/10.1007/978-3-662-58225-1_3 [abgerufen am 9.11.2020].

Middeke, M./Eisele, G./Goss, F./Nelböck-Huber, L.: Blutdruck-Telemonitoring-unterstützte antihypertensive Therapie. In: Aktuelle Kardiologie, 5(02), 112–118. Online: https://doi.org/10.1055/s-0042-102306 [abgerufen am 9.11.2020].

Stacey, D./Légaré, F./Lewis, K./Barry, M. J. u a.: Decision aids for people facing health treatment or screening decisions. In: Cochrane Database of Systematic Reviews. 2017. Online: https://doi.org/10.1002/14651858.CD001431.pub5 [abgerufen am 9.11.2020].

Ausblick zu Effekten in der Versorgungsrealität

Sichtweise ambulante Versorgung

Dr. Christiane Groß

Abstract: Zu verschreibende Gesundheitsanwendungen, genannt Digitale Gesundheitsanwendungen (DiGAs) können aus ärztlicher Sicht zukünftig die Versorgung von Patientinnen und Patienten unterstützen, jedoch nicht den Arzt oder die Ärztin ersetzen. Aktuell befinden wir uns in einer Situation, in der noch nicht endgültig abzuschätzen ist, wie sich die jeweilige DiGA etablieren wird. Problematisch ist, dass es noch keine Studien über die Wirksamkeit, den weitergehenden Nutzen oder zu den Nebenwirkungen gibt. Auch Genderaspekte sind nicht eindeutig nachgewiesen, was die Gefahr von Nebenwirkungen erhöht. Im Gegensatz zu bisherigen Gesundheits-Apps sind die zu verschreibenden Anwendungen (DiGAs) trotz der fehlenden Nutzenbewertung über einen längeren Zeitraum durch das Bundesinstitut für Arzneimittel und Medizinprodukte (BfArM) als geprüft und damit als Medizinprodukte zugelassen.

1 Gesundheits-App und Fitness-App

Bis Mitte des Jahres 2020 waren digitale Gesundheitsanwendungen allesamt Anwendungen, die ohne eine Zertifizierung in Umlauf kamen. Sie gehörten zum großen Teil in den Bereich der Fitness- und Gesundheits-Apps und wurden unter diesem Aspekt zu den sogenannten Lifestyle-Produkten gezählt. Trotz dieser Einordnung gab es Überlegungen seitens der Ärzteschaft, die täglich zunehmende Zahl digitaler Apps im Bereich der Gesundheit zu sichten, zu ordnen und bestenfalls zu zertifizieren, zumal ein Teil dieser digitalen Apps durchaus der Prävention dienen kann. Eine Zertifizierung konnte aber wegen der großen Anzahl täglich neu hinzukommender Anwendungen gar nicht erst in Angriff genommen werden und wurde schließlich als aussichtslos angesehen. Auch die Frage, ob es möglich wäre, Positiv- oder Negativlisten aufzustellen, wurde aus dem gleichen Grund – nämlich der hohen, unüberschaubaren und ständig wachsenden Anzahl von digitalen Gesundheits-Apps – ad acta gelegt.

Natürlich gab es schon seit einigen Jahren auch innerhalb der Ärzteschaft die Erkenntnis, dass digitale Anwendungen für die Behandlung von Patientinnen und Patienten wichtig und sinnvoll sein können. Viele der digitalen Gesundheits-Apps, die zu den Life-Style-Produkten zählen, konnten von uns Ärztinnen und Ärzten im besten Sinn als Präventionsmaßnahmen empfohlen werden. Es war klar, dass digitale Apps, die Personen zum Sport animierten oder bei der Gewichtsreduktion unterstützten, hierunter zu zählen und sicher für den Einzelnen hilfreich waren. Aber selbst in einem so kleinen, überschaubaren Bereich konnte die Auswahl einzelner Produkte durch die Ärzteschaft nicht geleistet werden. Zudem war das zugrundeliegende Geschäftsmodell der Hersteller oder Betreiber der Apps oft nicht ersichtlich. Einige Versicherungen begannen solche Anwendungen zu empfehlen. Auch hier war nicht abzuschätzen, ob künftig aus einem Bonus-Modell bei ausreichender Beteiligung der jeweiligen Nutzer nicht doch ein Malus-System werden konnte.

In der Patientenversorgung tätigen Ärztinnen und Ärzten konnte man in dieser Phase nur empfehlen, ihre Patientinnen und Patienten dahingehend zu beraten, bei der Auswahl von Gesundheits-Apps Vorsicht walten zu lassen und sich mit dem jeweils dahinterstehenden Geschäftsmodell zu befassen. Eine direkte Empfehlung von Seiten der Ärzteschaft hinsichtlich bestimmter Apps sollte nicht erfolgen.

2 Medizinische App

In den vergangenen Jahren etablierten sich neben den oben beschriebenen Lifestyle-Produkten auch Gesundheits-Apps, die suggerierten, eine sichere Diagnose stellen zu können, ohne dass Ärztinnen und Ärzte einbezogen wurden. Einige dieser Apps gingen so weit, dass Medikationen empfohlen wurden. Da hier keine Bewertungen und damit auch keine Zertifizierungen vorlagen, wurden solche Anwendungen sehr kritisch gesehen und es wurde von Seiten der Ärzteschaft generell von einer Nutzung abgeraten.

Parallel dazu entwickelten sich digitale Anwendungen im Sinne der Gesundheitsversorgung weiter. Hier ist insbesondere die ADA Gesundheits-App (Ada 2020) zu erwähnen, die die Möglichkeit gehabt hätte, ärztliche Diagnostik und Anamnese zu unterstützen, wenn sich dort nicht ein Problem mit dem Datenschutz aufgetan hätte (Deutsches Ärzteblatt 2019). Andere sinnvolle und ärztlich durchdachte Anwendungen waren Teil von experimentellen Studien zeitlich begrenzten Versorungsprojekten und verloren sich jeweils wieder, wenn die Projekte beendet wurden. Dies führte häufig bei den an den Studien teilnehmenden, engagierten Ärztinnen und Ärzten zu einem hohen Maß an Frustration. Über lange Zeit hing das Ende selbst erfolgreicher Projekte mit dem damals noch geltenden Verbot der Fernbehandlung in der ärztlichen Berufsordnung zusammen. Erst 2018, auf dem 121. Deutschen Ärztetag in Frankfurt, wurde das Fernbehandlungsverbot aufgehoben (Krüger-Brand 2018). Damit kam Bewegung vor allem in telemedizinische Anwendungen.

Einige wenige digitale Anwendungen sind über Projekte der Telemedizin in die Versorgung übernommen worden. Als Beispiel nenne ich hier das Telemonitoring bei Herzinsuffizienz. In dem seit 2005 etablierten Projekt „Partnership for the heart" wird die zugehörige Anwendung als Telemedizinprojekt aufgeführt (Partnership for the heart 2020). Die Datenerhebung erfolgte anfangs nicht durch Messinstrumente, die im Smartphone implementiert sind. Das Smartphone wurde nur zur Übermittlung von Informationen vom Patienten an den behandelnden Arzt genutzt. Über die Jahre evaluiert wird in diesem Projekt deutlich, welchen Nutzen digitale Anwendungen haben können: *„Einer Analyse von Krankenkassendaten zufolge sinkt die Sterblichkeit bei Patienten mit chronischer Herzinsuffizienz durch eine intensive telemedizinische Betreuung um fast ein Drittel."* (Deutsche Gesellschaft für Kardiologie (DGK) 2019). Auch in diesem etablierten Projekt entwickelt sich das telemedizinische Monitoring der Herzinsuffizienz-Patienten permanent weiter, weil Messinstrumente immer besser mit Smartphones kooperieren oder integriert werden. Messtechniken in Smartwatches werden immer ausgefeilter und sensibler, messen neben Herzfrequenz und Sauerstoffsättigung auch Schlafphasen und können inzwischen sogar EGKs ableiten (Deutsche Herzstiftung 2020) und so auf gesundheitliche Probleme aufmerksam machen.

Zu den Gesundheits-Apps, bei denen in den vergangenen Jahren versucht wurde, eine Etablierung herbeizuführen, gehörten diverse Diagnose-Apps für das maligne Melanom. Offensichtlich wurde bei der Entwicklung gedacht, dass es bei der rasanten Entwicklung von Smartphone-Kameras relativ einfach sei, ein Foto von einer Hautveränderung herzustellen und dies für die Beurteilung an einen Dermatologen zu senden. Allein wenn man sich aber klar macht, wie sehr fotografische Aufnahmen differieren können, ist verständlich, dass von diesen Apps zu viel erwartet wird, solange nicht bestimmte fotografische Vorgaben eingehalten werden. Nicht nur der Lichteinfall, die Qualität des Lichtes, die Lichtintensität müssen beachtet werden, sondern auch die Hautbeschaffenheit, die Haltung des Smartphones und die Auflösung der jeweiligen Kamera.

Das Forschungsnetzwerk Cochrane Deutschland untersuchte in einem Review 2018 verschiedene Smartphone-Anwendungen zur Melanom-Diagnostik und kam zu folgendem Schluss: *„Aktuelle Smartphone-Apps, die eine automatische Erkennung anbieten, weisen eine hohe Wahrscheinlichkeit auf, ein Melanom zu übersehen (falsch negativ). Apps, die Fotos weiterleiten, könnten eine wesentliche Rolle in der rechtzeitigen Erkennung von Menschen mit potentiell bösartigen Hautveränderungen spielen, da sie eine frühe Auseinandersetzung mit verdächtigen Hautveränderungen fördern. Sie haben allerdings Auswirkungen auf Ressourcen und Arbeitsaufwand.“* (Chuchu/Takwoingi/Dinnes u. a. 2018). Das Netzwerk weist aber auch darauf hin, dass dies nur eine augenblickliche Beurteilung der aktuellen Technik sein kann, und dass sich die digitalen Anwendungen ständig weiterentwickeln werden. Wir können daher davon ausgehen, dass sich in nächster Zeit entsprechend gute digitale Anwendungen auch in der Melanom-Diagnostik etablieren werden. Wichtig für den sicheren Einsatz ist aber immer, dass ausreichend klinische Studien zur Verfügung stehen.

Häufig werden digitale Anwendungen zur Überwachung der Blutzuckerwerte bei Diabetikern angeführt. Das Diabetesinformationsportal, das als gemeinsames Angebot des Helmhotz-Zentrums München, des Deutschen Diabetes-Zentrums in Düsseldorf und des Deutschen Zentrums für Diabetesforschung (gefördert durch die Bundeszentrale für gesundheitliche Aufklärung (BZgA), das Bundesministerium für Gesundheit (BMG) und das Bundesministerium für Bildung und Forschung (BMBF)) auf diesem Gebiet aktiv ist, weist darauf hin, dass die Qualität von Apps nur schwer zu beurteilen ist. *„Es ist zu beachten, dass keine medizinische Prüfung erfolgt, bevor Apps in App-Stores auftauchen. Wenn beispielsweise der App-Algorithmus für die Berechnung einer Insulindosis Fehler aufweist, kann das unter Umständen zu lebensbedrohlichen Stoffwechselentgleisungen führen.“* (Diabetesinformationsportal 2020).

Eine Forderung der Ärzteschaft im Sinne der Sicherheit der Patientenversorgung war schon lange die Zertifizierung von geprüften Gesundheits-Apps als Medizinprodukt. Eine solche Zertifizierung würde es den Behandelnden erleichtern, sinnvolle Apps von Lifestyle-Produkten zu unterscheiden. Auch die Dokumentation von differenzierter Wirksamkeit und Nebenwirkungen wäre möglich. Es war aber bisher nicht klar, wie diese Medizinprodukte-Apps zertifiziert werden und wie die Anwendungen finanziert werden sollen.

3 DiGA – App auf Rezept

Seit einiger Zeit geplant und im Jahr 2020 umgesetzt, sind digitale Gesundheitsanwendungen (DiGAs) als zertifizierte Apps zuzulassen und werden durch die gesetzlichen Krankenkassen erstattet. In der Digitale-Gesundheitsanwendungen-Verordnung (Bundesgesundheitsministerium 2020) werden Verfahrensweise und Grundlagen für die Kostenerstattung beim Einsatz von DiGAs festgelegt. Damit wurde eine der Forderungen der Ärzteschaft berücksichtigt. Digitale Gesundheitsanwendungen werden künftig als Medizinprodukt zertifiziert und sind so differenziert in der Patientenversorgung einsetzbar.

Grundsätzlich sind Ärztinnen und Ärzte der Meinung, dass durch eine DiGA eine Unterstützung der Versorgung möglich ist. Wünschenswert wäre aber für viele Behandelnde auch der Nachweis einer erhöhten Patienten-Compliance in der Behandlung. Hier gibt es leider noch keine Planung für eine entsprechende Rückmeldung.

Neben den anschließend diskutierten aktuellen Bedenken aus ärztlicher Sicht sind Praktikabilität, nämlich wie Daten in der Versorgung zu nutzen sind, und Interoperabilität, d. h. wie gut die Daten zwischen den verschiedenen Systemen ausgetauscht werden können, eine Grundvoraussetzung für die Akzeptanz in der Ärzteschaft.

Auf die nicht ausreichende Berücksichtigung genderspezifischer Aspekte bei den neu entwickelten DiGAs wurde auch von Seiten des Deutschen Ärztinnenbundes in den vergangenen Monaten mehrfach hingewiesen (Gross 2019). Es ist zu befürchten, dass die in der analogen Welt vorhandenen Defizite bei der Betrachtung der Genderspezifika sowohl bei der Diagnostik als auch bei der Behandlung nicht beseitigt werden. Da in der analogen Welt Genderaspekte oft keine Berücksichtigung finden, ist dies auch bei den DiGAs zu erwarten, zumal eine gewisse Sensibilität für diese Thematik eher bei Frauen zu finden ist. Informationstechnologie und künstliche Intelligenz ist jedoch weitgehend ein männliches Fach. Der weibliche Blick auf das Thema dürfte leider fehlen. Eine Minimalforderung ist, dass sichtbar sein muss, ob Genderaspekte überhaupt berücksichtig wurden.

Aber aktuell problematischer ist für die Ärzteschaft die jetzt geplante Vorgehensweisen der Zulassung einer neuen DiGA. Die vom BMG geplante und intendierte schnelle Umsetzung dieser Gesundheits-Apps auf Rezept schickt Ärztinnen und Ärzte weitgehend zusammen mit ihren Patientinnen und Patienten in einen gigantischen Feldversuch.

Das Bundesinstitut für Arzneimittel und Medizinprodukte (BfArM) muss die Zulassung der DiGA auf Rezept an Bedingungen knüpfen und strikte Anforderungen hinsichtlich Sicherheit, Qualität, Datenschutz und Datensicherheit stellen. Es müssen verlässliche Vorgaben für Methoden und Verfahren zum Nachweis positiver und auch negativer Versorgungseffekte vorhanden sein. DiGA müssen funktional und nutzerfreundlich sein und es muss ein unabhängiges, strukturiertes und verlässliches Prüfverfahren gewährleistet werden.

Im Gegensatz zu dem aufwändigen und langwierigen Verfahren bei der Zulassung von Arzneimitteln (Bundesinstitut für Arzneimittel und Medizinprodukte (BfArM): Arzneimittelzulassung 2020) wird die Zulassung der DiGAs beim BfArM als *„Verfahren als zügiger Fast-Track"* beschrieben (Bundesinstitut für Arzneimittel und Medizinprodukte (BfArM): Digitale Gesundheitsanwendungen (DiGA) 2020). Hierbei wird die folgende Vorgehensweise festgestellt: *„Falls für die DiGA noch keine ausreichenden Nachweise für positive Versorgungseffekte vorliegen, aber die weiteren Anforderungen erfüllt sind, kann der Hersteller auch einen Antrag auf vorläufige Aufnahme in das Verzeichnis stellen und die notwendige vergleichende Studie innerhalb einer Erprobungsphase von bis zu einem Jahr, in Ausnahmefällen bis zu zwei Jahren, durchführen".*

Problematisch aus Sicht der Ärzteschaft ist es, dass für viele dieser DiGAs zu erwarten ist, dass es sich erstmal um eine vorläufige Zulassung handelt und der Nutzen in der Versorgung durch eine Evaluation innerhalb der nächsten 12 Monate nach der Zulassung durch das BfArM erfolgen soll. Das heißt nicht mehr und nicht weniger, als dass Ärztinnen und Ärzte zusammen mit ihren Patientinnen und Patienten in den nächsten Monaten bis zur endgültigen Zulassung die DiGA testen werden. Erfahrungsberichte müssen hierbei nicht verpflichtend durch die an der Studie teilnehmenden Ärztinnen und Ärzten und auch nicht durch die Nutzenden erbracht werden. Die Studiendurchführung mit den erforderlichen Probandinnen und Probanden obliegt alleine den App-Herstellern. Hierbei bleibt offen, wer den Patientinnen und Patienten diese Sachlage erklärt oder erklären muss. Wenn dies in der ärztlichen Praxis geschieht, stellt sich die Frage: Wie wird dieser deutliche zeitliche Mehraufwand honoriert?

Aktuell wird davon ausgegangen, dass DiGAs sicher und leicht zu nutzen sind. Das Thema Nebenwirkungen wird nicht erwähnt. Es fehlt damit eine Übersicht, ob und welche Nebenwirkungen DiGAs haben oder haben können. Nebenwirkungen könnten durch die fehlenden Genderaspekte durchaus zu erwarten sein. Auch Hinweise auf Placebo- oder Nocebo-Effekte gibt es aktuell nicht.

Wir als Ärztinnen und Ärzte wissen nicht, wie gut eine solche DiGA wirkt und ob sie überhaupt wirkt. Wie groß der Erfolg ist und wie groß oder hoch der Einsatz ist, bleibt auch für die nächsten Monate im Dunkeln. Es fehlt den Ärztinnen und Ärzten völlig die Erfahrung. Während sie bei der Verschreibung von Arzneimitteln grundsätzlich wissen, wie sie wirken und wissen, ob sie ein preiswertes, ein teures oder ein sehr teures Medikament verschreiben, ob sie mit vielen oder eher mit weniger Nebenwirkungen rechnen müssen, befinden sie sich mit den DiGAs in einem Versuchsstadium, bei dem sie selbst nur abwarten können, wie sich die Situation weiter entwickelt.

4 Fazit

Als Ärztin habe ich, auch wenn ich denke, dass etablierte und evaluierte DiGA die Versorgung und damit auch die Behandlung der Patientinnen und Patienten unterstützen können, in dieser Phase der Zulassung ein ungutes Gefühl. Als Ärztin kann ich entweder gutmütig daran glauben, dass nicht viele Nebenwirkungen auftreten werden oder – und das wäre mein präferierter Weg – dem Patienten/der Patientin klar mitteilen, dass wir uns beide in einer Testsituation befinden, in der höhere Aufmerksamkeit notwendig ist. Um Daten zu sammeln, sollte dann auch darum gebeten werden, dass die Nutzenden berichten, ob und wie lange sie die App nutzen, ob eine Wirkung vorhanden ist und natürlich auch, ob Nebenwirkungen festgestellt wurden.

Nach dem ersten Jahr werden erste Erkenntnisse vorliegen, die es einfacher machen, sich für eine neue DiGA zu entscheiden. Es wird zudem spannend sein, wie viele DiGAs nach einem Jahr wieder aus der Versorgung verschwinden und wie der finanzielle Aufwand für diese neuen digitalen Gesundheits-Apps retrospektiv zu bewerten ist. Wenn DiGAs sinnvoll einsetzbar sind, die Behandlung unterstützen und gar die Patienten-Compliance erhöhen, dann gehöre ich sicher zu den Befürwortern weiterer DiGAs und würde mir auch die Ausweitung für die Primärprävention wünschen.

Literatur

Ada: Gesundheit Powered by Ada. 2020. Online: https://ada.com/de/ [abgerufen am 22.11.2020].

Bundesgesundheitsministerium: Digitale-Gesundheitsanwendungen-Verordnung (DiGAV). 2020. Online: https://www.bundesgesundheitsministerium.de/service/gesetze-und-verordnungen/guv-19-lp/digav.html [abgerufen am 22.11.2020].

Bundesinstitut für Arzneimittel und Medizinprodukte (BfArM): Arzneimittelzulassung. 2020. Online: https://www.bfarm.de/DE/Buerger/Arzneimittel/Arzneimittelzulassung/_node.html [abgerufen am 22.11.2020].

Bundesinstitut für Arzneimittel und Medizinprodukte (BfArM): Digitale Gesundheitsanwendungen (DiGA). 2020. Online: https://www.bfarm.de/DE/Medizinprodukte/DVG/_node.html [abgerufen am 22.11.2020].

Chuchu, N./Takwoingi, Y./Dinnes, J. u. a.: Wie genau sind Smartphone-Anwendungen („Apps") zur Erkennung von Melanomen bei Erwachsenen? Cochrane 2018. Online: https://www.cochrane.org/de/CD013192/SKIN_wie-genau-sind-smartphone-anwendungen-apps-zur-erkennung-von-melanomen-bei-erwachsenen [abgerufen am 22.11.2020].

Deutsche Gesellschaft für Kardiologie (DGK): Telemonitoring senkt die Sterberate bei herzschwachen Patienten deutlich. 2019. Online: https://dgk.org/pressemitteilungen/dgk-herztage-2019/aktuelle-pressemitteilungen/freitag-11-oktober-2019/telemonitoring-senkt-die-sterberate-bei-herzschwaeche-patienten-deutlich/ [abgerufen am 22.11.2020].

Deutsche Herzstiftung: Armbanduhr – Als Herzpatient eine Smartwatch mit EKG-Funktion kaufen? 2020. Online: https://www.herzstiftung.de/herz-sprechstunde/alle-fragen/smartwatch-ekg [abgerufen am 23.11.2020].

Deutsches Ärzteblatt: Gesundheits-App Ada wegen Datenschutz in der Kritik. 2019. Online: https://www.aerzteblatt.de/nachrichten/106679/Gesundheits-App-Ada-wegen-Datenschutz-in-der-Kritik [abgerufen am 23.11.2020].

Diabetesinformationsportal: Worauf sollte man bei der Auswahl und Verwendung von Apps achten? 2020. Online: https://www.diabinfo.de/meta/ueber-uns.html [abgerufen am 22.11.2020].

Gross, C.: Neues Kapitel der Gendermedizin: Die rasante Digitalisierung. In: Ärztin 3 2019, S. 14. Online: https://www.aerztinnenbund.de/downloads/6/Aerztin_3.19_S. 14.pdf [abgerufen am 23.11.2020].

Krüger-Brand, H.: Fernbehandlung: Weg frei für die Telemedizin. In: Deutsches Ärzteblatt 2018. Online: https://www.aerzteblatt.de/archiv/198076/Fernbehandlung-Weg-frei-fuer-die-Telemedizin [abgerufen am 23.11.2020].

Partnership for the heart. 2020. Online: https://telemedizin.charite.de/forschung/partnership_for_the_heart/ [abgerufen am 22.11.2020].

Wie steht es mit der Akzeptanz von DiGA bei Ärztinnen und Ärzten und wie funktioniert der Vertrieb?

Inga Bergen/Dr. Lara Maier

Abstract: Der Erfolg von Digitalen Gesundheitsanwendungen (DiGA) wird auch davon abhängen, wie gut der Vertrieb an Ärzt*innen funktioniert. Ärzt*innen stehen den DiGAs offen gegenüber, wissen aber noch sehr wenig über die Möglichkeiten der neuen „Apps auf Rezept“. Die Akzeptanz der DiGAs seitens der Ärzteschaft wird über Nutzennachweise und Evidenz erreicht werden, sowie über eine einfache selbsterklärende Nutzung, die zu keinem Mehraufwand führt. Um DiGAs in den Markt zu bringen, werden auch neue Vertriebspartnerschaften zwischen Technologieanbietern und der Pharmazeutischen Industrie entstehen.

1 Ärzt*innen in der ambulanten Versorgung – wurden sie bei der DiGA-Diskussion vergessen oder waren sie zu langsam?

Ärzt*innen sind der Schlüsselfaktor bei der Verbreitung von Digitalen Gesundheitsanwendungen (DiGA). Allein sie können die DiGA verschreiben und den Patient*innen empfehlen. Durch das Digitale-Versorgung-Gesetz (DVG) ist die Erstattung möglich, es wurden bereits erste DiGA zugelassen. Die Frage ist, wie diese nun zum Patienten kommen, und wie die Ärzteschaft DiGA annehmen wird. Für die Anbieter Digitaler Gesundheitsanwendungen, die in den letzten Jahren größtenteils den Vertriebsweg über Selektivverträge mit Krankenversicherern wählten, stellt die großflächige Kommunikation an Ärztinnen und Ärzte eine neue Herausforderung und Chance dar. In der Diskussion und Berichterstattung zum DiGA ging es im vergangenen Jahr hauptsächlich um die Anbieter, die Wege in die Erstattung, die Nutzennachweise und das Thema Datenschutz. Um eine breite Akzeptanz der Anwendungen in der Ärzteschaft zu erreichen, werden andere Themen in den Fokus rücken müssen: der Mehrwert der Lösungen für die Versorgung und Betreuung der Patient*innen, der Nutzen für die verschreibende Entität, sei es Effizienz, besseres Outcome, oder zusätzliche Einnahmequellen. Hier stehen wir am Anfang einer Entwicklung.

2 Wie stehen die Ärzt*innen zum Thema DiGA – wir haben sie gefragt

Für diesen Buchbeitrag befragten wir im Oktober 2020 16 Ärzt*innen, jeweils hälftig ambulant und stationär tätig, zu ihrem Wissensstand und ihrer Akzeptanz von DiGA. DiGA sind dabei ein weiterer Baustein der Digitalisierung. Die von uns befragten Ärzt*innen nutzten digitale Lösungen heute eher für Kommunikation und Übermittlung patientenrelevanter Daten zwischen Fachkolleg*innen sowie Ärzt*innen und Patient*innen. Nur 20 % nutzten gelegentlich telemedizinische Lösungen zur Überwachung eines Therapieverlaufes und Patientenführung. Bisher verschrieb nur eine Person eine DiGA, doch ist dies auch auf den frühen Umfragezeitpunkt zurückzuführen.

Der Mehrwert einer *„App auf Rezept“* wurde mit 5/10 Punkten bewertet – weniger festlegen kann man sich nicht. Daraus interpretieren wir, dass der Nutzen von DiGA im Allgemeinen momentan noch nicht wirklich klar verstanden wird bzw. nicht kommuniziert wurde. Der erwartete Nutzen von DiGA wird von den befragten Ärzt*innen höher eingeschätzt, wenn es um Rehabilitation und Überwachung chronischer sowie onkologischer Erkrankungen geht, oder unterstützend in der Psychologie und Psychotherapie. Interessanterweise wurden auch explizit Fachgebiete ohne Patient*innenkontakt genannt – ein digitaler Mehrwert wird also besonders in der reinen Informationsübermittlung in der Pathologie und

Labormedizin gesehen, was nicht der Sinn von DiGA ist. Hier gilt es also schon einmal, mit einem Missverständnis aufzuräumen.

Ein Drittel der Befragten bewertet die neuen Gesetzesvorhaben wie das Digitale-Versorgung-Gesetz (DVG) positiv und fühlt sich *„bestens vorbereitet"*. Ein weiteres Drittel gab an, dass es an Fachexpertise bei der Umsetzung fehle und sie *„sich alleine gelassen fühlen"*. Das letzte Drittel sieht zwar den Mehrwert des digitalen Wandels und bemüht sich um eine rasche Adaption, hätte sich jedoch mehr Berücksichtigung seitens der Politik und Verbände gewünscht (s. Abb. 2). Zusammenfassend lässt sich das Ergebnis als *„skeptisch-positiv"* beschreiben, und es wird deutlich, dass die Ärzteschaft bei der Gestaltung miteinbezogen werden sollte.

Im Zuge der Covid-19-Pandemie begannen Ärztinnen und Ärzte, sich aus der Not heraus der Digitalisierung zu widmen. Um dieses Interesse zu unterstützen, bieten erste Verbände, in denen DiGA-Anbieter organisiert sind, in Zusammenarbeit mit Ärzteverbänden spezifische zielgruppenorientierte Weiterbildungen an. Auch die großen Weiterbildungsanbieter sehen Bedarf.

Unsere Umfrage ergab, dass Ärzt*innen nach evidenzbasierten Anwendungen suchen, auf deren Wirksamkeit sie durch Studienbelege vertrauen können, und die für sie einfach zu verschreiben sind (s. Abb. 1). Ein wichtiger Faktor: Die potenziell gewonnene Zeitersparnis bei der Diagnostik und Therapie ist ein klarer Mehrwert, der durch *„technische Fragen"* seitens der Patient*innen nicht aufgehoben werden sollte. Führt die Digitale Gesundheitsanwendung zu einer besseren Arzt-Patienten-Kommunikation oder einer effizienteren Diagnostik und Therapie, fände sie ebenfalls Unterstützung durch die Ärzt*innenschaft.

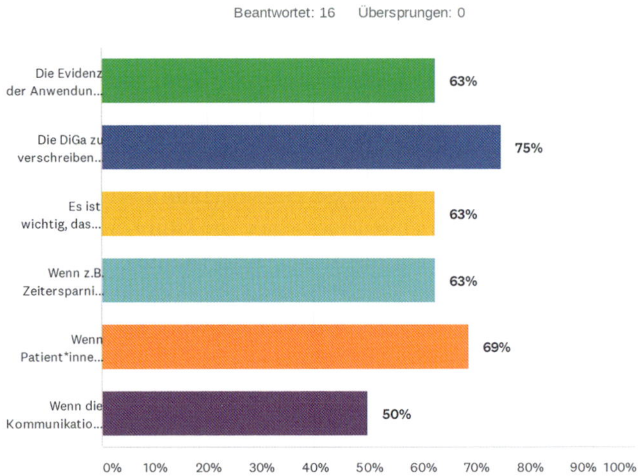

ANTWORTOPTIONEN	BEANTWORTUNGEN	
Die Evidenz der Anwendung muss in Studien klar belegt worden sein	63%	10
Die DiGa zu verschreiben darf nicht aufwendig sein	75%	12
Es ist wichtig, dass Patient*innen an direkt bei den DiGa-Anbietern Hilfe z.B. bei der Installation bekommen - sie sollten uns Ärzt*innen nur medizinische Fragen stellen müssen	63%	10
Wenn z.B. Zeitersparnis (bei der Diagnostik und im Therapieverlauf) ein deutlicher Mehrwert der DiGa ist	63%	10
Wenn Patient*innen durch sie besser betreut werden können (Diagnostik und Therapieverlauf)	69%	11
Wenn die Kommunikation zwischen Ärzti*innen und Patient*innen dadurch verbessert werden könnte	50%	8
Befragte insgesamt: 16		

Abb. 1: Was würde Ihrer Meinung nach dabei helfen, dass Ärztinnen und Ärzte DiGAs verschreiben?

Quelle: Umfrage Stimmungsbarometer DiGA Ärzt*innen, Bergen/Maier Dez. 2020.

Über 50 % der befragten Ärzt*innen äußerten sich motiviert, digitale Gesundheitsanwendungen mehrmals pro Monat zu verschreiben. Sie sind der Neuerung gegenüber positiv gestimmt und sehen einen Mehrwert für sich oder die Patient*innen. Ob sich diese Zahlen bewahrheiten, werden die nächsten Monate zeigen. Denn häufig besteht zwar der Wille, aber da DiGA einen Bruch in der bisherigen Praxisroutine bedeuten, ist zu erwarten, dass die Adaption langsamer vorangehen und keiner plötzlichen Disruption entsprechen wird. Doch ob DiGA-Anbieter, die oft durch Risikokapitalgeber finanziert sind, warten können, bis sich die Ärzteschaft dem Thema geöffnet hat, ist unsicher. Oft stehen sie unter Wachstums- und Umsatzdruck, um schnell Reichweite aufzubauen.

3 Welche Vorteile bringen DiGA und wo sollen sie eingesetzt werden – Theorie vs. Praxis

Stand November 2020 befinden sich 5 vom BfArM zugelassene DiGA auf dem Markt. Sie alle nutzen verhaltenstherapeutische Ansätze, um Gesundheitsprobleme ihrer Nutzer zu lösen. Die zugelassenen Indikationen decken ein gestreutes Spektrum ab. Multimodale Adipositas- und Arthrose-Therapien, die also primär auf Änderung der Bewegungs- und Ernährungsgewohnheiten mit edukativen Inhalten setzen, können ebenso verschrieben werden wie beispielsweise psychoedukative Anwendungen.

Diese verhaltenstherapeutischen Ansätze eignen sich nur für einen Teil der Patient*innen, da sie der Eigenverantwortung und intrinsischen Motivation der Patienten bedürfen. Wir stellen die These auf, dass sich die Patient*innen der Zukunft in zwei Gruppen aufteilen lassen, wie sie konträrer nicht sein könnten: Sie möchten entweder auf Augenhöhe kommunizieren oder die Verantwortung komplett abgeben. DiGA können beiden Gruppen adressatengerecht helfen – indem sie umfangreiche Informationen vermitteln, für die im Arzt-Patienten-Gespräch keine Zeit ist. Oder aber, weil sie relevante Informationen per Video, mit Visualisierungen etc. so aufbereiten, dass sie auch von Menschen verstanden werden, die es nicht gelernt haben, sich mit komplexen Themen auseinanderzusetzen. Eine vom Arzt verschriebene DiGA besitzt zudem für Patient*innen ein anderes Gewicht und mehr Verbindlichkeit in der Wahrnehmung als etwa Broschüre.

Wir wissen, dass durch Veränderung des Lebensstils viele Krankheiten vermieden und sogar geheilt werden können. Dieses Wissen ist auch Teil der Leitlinien zur Behandlung der meisten chronischen Erkrankungen. Ärzt*innen können und sollen Patient*innen dazu anhalten, einen nicht gesundheitsförderlichen Lebensstil zu ändern. Dies geschieht oft nicht, oder nur unzureichend, weil im Praxisalltag dafür kaum Zeit ist.

Wir stellen daher als weitere These auf, dass digitale Gesundheitsanwendungen hier helfen können. Sie bieten damit das Potenzial, die Arzt-Patienten-Beziehung dauerhaft zu verändern und zu verbessern – es können so nicht mehr nur Medikamente oder manuelle Behandlungen verschrieben werden, sondern auch Lifestyle-Interventionen, die Patient*innen dauerhaft begleiten. Gerade die langfristige, persönliche Therapiebegleitung durch medizinisches Fachpersonal ist ein belegter Erfolgsfaktor zur erfolgreichen (Sekundär-)Prävention chronischer Erkrankungen. Eine durch Ärzt*innen empfohlene, durch DiGA unterstützte Intervention kann Ärzt*innen im Alltag also entlasten und Patient*innen helfen. Im besten Falle stellen DiGA damit eine Chance dar, die Eigenverantwortung der Patient*innen auch hinsichtlich Primär- und Sekundärprävention zu stärken.

Bald werden wir über erste Erfahrungswerte verfügen und die brennende Frage beantworten können: Unterstützen DiGA die Patient*innen dabei, ihren Lebensstil dauerhaft zu verändern und chronische lebensstilbedingte Krankheitsverläufe positiv zu beeinflussen?

Doch nicht nur verhaltenstherapeutische Ansätze werden digital umgesetzt, wenn auch ein Großteil der DiGA darauf beruhen. Es gibt Konzepte für Diabetes, ein Triage-System zur Selbstanamnese oder schlicht Tools zur Selbsterfassung von Blutdruckmessungen mit Einleitung von Gegenmaßnahmen. Doch eines haben alle DiGA gemein: Die Patientin oder der Patient wird ins Zentrum der Anamnese und der Krankengeschichte gestellt. Die DiGA übertragen somit Eigenverantwortung an Patient*innen. Dies kann ein Game-Changer in der Arzt-Patienten-Kommunikation sein, denn die positive Korrelation von *„Krankheitsverständnis“* und *„gesundheitsbewusstem Leben“* wurde in vielen Studien nachgewiesen.

Die Wünsche und Erwartungen, die Ärzt*innen in der von uns durchführen Umfrage äußerten, finden sich derzeit nur bedingt unter den DiGA-Anwendungen und ihren Anwärtern wieder. Rehabilitation und Onkologie werden noch nicht abgedeckt, während sich bei chronischen orthopädischen und internistischen Erkrankungen ein Fokus erkennen lässt. Wie die DiGA den Arbeitsalltag der Ärzt*innen verändern werden, richtet sich nach dem durch sie geschaffenen Mehrwert. Dabei spielt auch eine Rolle, wie sehr die erfassten Wünsche der Ärzt*innen nach einer besseren Arzt-Patienten-Beziehung und verbesserter therapeutischer Begleitung bedient werden.

4 Die zwei N als Schlüsselfaktoren der Akzeptanz: Nutzerfreundlichkeit und Nutzennachweis

Nutzerfreundlichkeit ist das Kernelement der erfolgreichen Implementierung einer DiGA. DiGA müssen selbsterklärend und praktikabel anwendbar sein. Ärzt*innen im GKV-System haben im Schnitt 8 Minuten pro Patient*in zur Verfügung. Hier bleibt wenig Zeit, um weniger technikaffinen, älteren Patient*innen die Nutzung einer DiGA zu erläutern. Doch auch bei technischen Problemen könnten diese nicht in der Praxis gelöst werden. 62 % der befragten Ärzt*innen gab an, dass es ihnen wichtig sei, jegliche technische Komponente an den Anbieter auszulagern. 75 % verschreiben nur, wenn der Prozess unkompliziert für alle Beteiligten ist. Doch auch für die Patient*innen steht im Fokus, dass die verschriebene Anwendung eine ähnlich gute Nutzererfahrung bietet, wie sie es von anderen, oft genutzten Apps im Alltag kennen. Nur dann kann ihrerseits eine Nutzerakzeptanz entstehen, die letztlich auch den Erfolg der digitalen Anwendung belegen könnte. Dieselbe Nutzerakzeptanz muss, wie bereits erwähnt, auch auf Seiten der Verschreiber*innen vorhanden sein. Ärzt*innen müssen wissen, wo sie Informationen einholen können und diese instinktiv verstehen. Weiterhin müssen sie davon überzeugt sein, dass für Ärzt*in oder Patient*in ein – gerne auch vielfältiger – Mehrwert generiert wird. Sind sie zuletzt überzeugt, dass ihnen keine Mehrarbeit entsteht, so könnte eine DiGA verschrieben werden.

Eine weitere Herausforderung für die Anbieter bleibt der Datenschutz, denn viele bewährte Tracking-Lösungen, die eingesetzt werden, um die Nutzererfahrung fortlaufend zu verbessern, können für eine DiGA nicht angewendet werden. Dieser Aspekt wird den Vertrieb und die Akzeptanz auf der Seite des medizinischen Fachpersonals nicht unmittelbar beeinflussen. Langfristig kann eine nicht bedarfsorientierte Verbesserung des Produkts zu Einbußen bei den Nutzern führen und damit seltener verschrieben werden.

Zur Verschreibung sollte ein nachweislich positiver Versorgungseffekt oder eine Verbesserung der medizinischen Qualität führen, nicht nur ein besonders gutes Marketing oder Interface der Anwendung. Digitale medizinische Anwendungen sollten sich grundsätzlich – und nicht nur in der Einführungsphase – durch ihren positiven, nachvollziehbaren und fortlaufenden Nutzen beweisen.

5 Erfolgreicher DiGA-Vertrieb – so könnte es klappen

Für Ärzt*innen muss der Mehrwert einer DiGA klar erkennbar sein, die Anwendung muss einfach sein und der medizinische Nutzen bewiesen. Diese Komponenten müssen Ärzt*innen vermittelt werden, und es muss ihnen bei der Auswahl passender DiGA geholfen werden: Stand 11/2020 ist die Liste der zugelassenen DiGA noch übersichtlich. Mit zunehmender Anzahl sollten DiGA dann aber Teil der Leitlinien und der medizinischen Aus- und Weiterbildung werden.

Letztlich kommt auch die noch offene Frage der Vergütung der DiGA-Anbieter ins Spiel. Die Anzahl der erfolgten Installationen im Verhältnis zur Abbruchquote könnte stark variieren. Diese Quote sollte jedoch transparent sein und nachvollziehbar dargelegt werden. Das Vergütungsmodell muss klar definieren, wie diese Ratio bewertet wird.

Es ist demnach denkbar und ökonomisch nachvollziehbar, dass nur DiGA, die von Patient*innen auch benutzt, vergütet werden. Andererseits wird ein Medikament, das per Rezept in einer Apotheke eingelöst wird, auch nicht erst vergütet, wenn die Medikamente eingenommen werden, sondern ab Einlösung des Rezeptes. Hier sind DiGA-Anbieter gut beraten, sich wie schon geschehen, zu organisieren, um auf weitere Entscheidungen der regulierenden Behörden Einfluss zu nehmen und die Vergütung mitzugestalten.

Anbieter von DiGA sollten sich neben Fokus auf Nutzennachweis, Usability und Mehrwert für die Arbeit der Ärzt*innen auch ein Netzwerk aufbauen. Hier kann es von Vorteil sein, ein Netzwerk oder einen Beirat aus Key Opinion Leadern zu schaffen, die als Multiplikatoren der DiGA fungieren. Der Zugang zu Ärzt*innen ist teuer, insbesondere weil Big Pharma die attraktivsten Gehälter z. B. für Vertriebsmitarbeiter zahlt, zu denen DiGA-Anbieter hier in Konkurrenz stehen. Daher sollten sich DiGA-Anbieter über mögliche Vertriebs-Partnerschaften Gedanken machen.

Dass sich Anbieter von DiGA eine Vertriebsmannschaft à la Pharma aufbauen, bleibt nicht zu erwarten, da die Kosten zu hoch sind. Erste digitale Anbieter nutzen aus dem E-Commerce gelernte Methoden, um Ärzt*innen zu erreichen. Webinare, Online-Tutorials, Masterclasses und Online-Rechner werden angeboten, um den Mehrwert von DiGA zu erklären. Es ist möglich, dass sich eine Art Direktvertrieb entwickeln wird. So hat ein Hamburger Unternehmer, der schon mit einem Krankschreibedienst per Telemedizin aufgefallen ist, das Thema mit dem Service https://www.appsaufrezept.com/ direkt besetzt. Auch private Krankenversicherungen wie ottonova sehen ihre Rolle darin, ihren Versicherten passende DiGA zu empfehlen (so Roman Rittweger, CEO von ottonova in unserem Podcast „Visionäre der Gesundheit"). Hier werden wir viel kreative, neue Ansätze sehen, die vielleicht zu mehr Innovationen im gesamten Vertrieb an Ärzt*innen und medizinisches Fachpersonal führen werden.

6 Fazit und Ausblick in die Zukunft

DiGA haben das Potenzial, sehr diverse Patient*innengruppen adressatengerecht anzusprechen. Durch die umfangreiche Aufbereitung und Vermittlung von Informationen unterstützen sie den ärztlichen Alltag und verbessern dadurch die Arzt-Patienten-Beziehung und letztlich die Therapie. Als langfristiger Begleiter ermöglichen sie zumindest in ersten Ansätzen individuelle Therapiemaßnahmen, wo sonst die Zeit fehlt.

Ärztinnen und Ärzten muss die inhaltliche Vision weiterhin vermittelt werden. Sie fühlen sich zwar teilweise bereits gut vorbereitet auf den digitalen Wandel und möchten auch gerne daran teilhaben, doch fehlt ihnen wie so oft die Zeit, sich selbst aktiv mit dem Thema zu befassen. Die Anbieter von DiGA sowie das BfArm müssen es schaffen, das Interesse der Mediziner*innen zu wecken und sie qualitativ hochwertig zu leiten. Es braucht seriöse, alltagstaugliche Informationsplattformen, um DiGA langfristig in den Versorgungsalltag zu integrieren. Doch auch dem medizinischen Fachpersonal ist geraten, die stattfindende Bewegung aktiv mitzugestalten und sich einzusetzen. Denn der digitale Wandel lässt sich nicht mehr aufhalten. Wenn es ihnen nicht gelingt, werden sich sonst alternative Vertriebswege auftun. Durch den Direktvertrieb könnte es soweit kommen, dass die Anbieter digitaler Gesundheitsanwendungen die praktizierende Ärzteschaft nicht mehr zum Verschreiben der *„App auf Rezept"* benötigen.

Dass die „DiGA-Welle" nicht mehr aufzuhalten ist, zeigt sich am nächsten Gesetzentwurf – der Erweiterung des DVG. Ein weiteres Digitalgesetz soll umfangreiche digitale Erweiterungen im Bereich der Videosprechstunde, digitaler Pflege und des Datennetzes ermöglichen. DiGA-Anbieter sollten also weiterhin ihre Hausaufgaben machen und Ärzt*innen sich zwingend mit dem Thema auseinandersetzen.

Beitrag 7

Evaluation von DiGA in Studien – Besonderheiten und Perspektiven

Dr. Filippo Martino/David Seißler

Abstract: DiGA weisen spezifische Charakteristika auf, die bei der Evaluation in Studien zu berücksichtigen sind. Hierzu zählen v. a. die hohe Weiterentwicklungsdynamik, die Einbettung der DiGA in das Real-World-Setting sowie die mögliche Zusammensetzung aus mehreren digitalen und analogen Komponenten. Diese Besonderheiten sollten bei der Studienkonzeption durch die Anwendung geeigneter Lösungsansätze oder alternativer Studiendesigns Berücksichtigung finden. Allerdings bestehen v. a. bei den Studiendesigns teilweise nur eingeschränkte Erfahrungen für die Anwendung bei DiGA, weshalb speziell bei der Entwicklung geeigneter Studiendesigns für DiGA weiterer Forschungsbedarf besteht. Zudem sind die Studienergebnisse nicht nur für eine Aufnahme in das DiGA-Verzeichnis, sondern darüber hinaus auch für die Preisverhandlung, die Etablierung am Markt und die Produkt-Weiterentwicklung von Bedeutung. Für die DiGA-Hersteller ist es wichtig, sich dies bewusst zu machen und bei der Studienkonzeption von Beginn an eine ganzheitliche Perspektive einzunehmen.

1 Relevanz und Nachweis positiver Versorgungseffekte

Damit Innovationen im deutschen Gesundheitswesen durch die gesetzliche Krankenversicherung (GKV) erstattet werden, müssen verschiedene Anforderungen erfüllt werden. Ein zentrales Kriterium ist dabei, neben der Zulassung bzw. Zertifizierung, der Nachweis der Wirksamkeit und des Nutzens der Innovationen im Rahmen von Studien.

Dementsprechend besteht auch bei digitalen Gesundheitsanwendungen (DiGA) eine zentrale Anforderung für die Aufnahme in das DiGA-Verzeichnis im Nachweis positiver Versorgungseffekte (pVE), die entweder in Form eines medizinischen Nutzens (mN) und/oder sog. patientenrelevanter Struktur- und Verfahrensverbesserungen (pSVV) erzielt werden können (Abb. 1). Der Nachweis muss dabei gem. § 10 Abs. 1 DiGA-Verordnung (DiGAV) mindestens durch die Vorlage einer vergleichenden Studie erfolgen, in welcher der Hersteller nachweist, dass die DiGA der Vergleichsintervention überlegen ist. Ob eine retrospektive oder prospektive Studie erforderlich ist, ergibt sich dabei u. a. aus den individuellen Gegebenheiten und Eigenschaften der jeweiligen DiGA. Können Hersteller einen solchen Nachweis der pVE noch nicht vorlegen, können sie diesen gem. § 139e Abs. 4 SGB V im Rahmen einer Studie innerhalb einer 12-monatigen vorläufigen Aufnahme auf Erprobung erbringen.

DiGA unterscheiden sich jedoch aufgrund ihrer inhärenten Eigenschaften in vielerlei Hinsicht von den üblichen Innovationen im Gesundheitswesen, die vorwiegend aus den Bereichen der Arzneimittel und der „klassischen“ analogen Medizinprodukte kommen. Hieraus resultieren einige Herausforderungen bei der Evaluation der DiGA im Rahmen von Studien. Zusätzlich dazu haben die erzielten Ergebnisse der Studie bei DiGA einen Einfluss auf die Zulassung und spätere Etablierung am Markt.

Vor diesem Hintergrund soll in diesem Beitrag aufgezeigt werden, welche besonderen Eigenschaften DiGA im Vergleich zu klassischen Medizinprodukten und Arzneimitteln haben, wie sich diese auf die Evaluation von DiGA in Studien auswirken und welche Rolle die Studienergebnisse für die Zulassung und Etablierung der DiGA am Markt spielen.

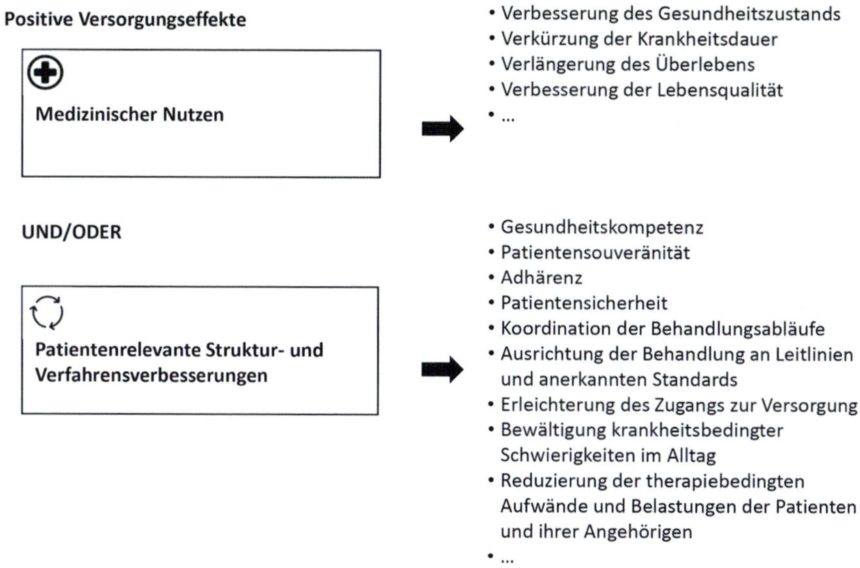

Abb. 1: Bestandteile positiver Versorgungseffekte
Quelle: Eigene Darstellung in Anlehnung an § 8 DiGAV.

2 Besonderheiten von DiGA bei der Evaluation in Studien und mögliche Lösungsansätze

DiGA weisen im Vergleich zu Arzneimitteln oder klassischen Medizinprodukten einige Besonderheiten auf, die Einfluss auf deren Evaluation im Rahmen von Studien haben können. Einige dieser besonderen Charakteristika werden nachfolgend erläutert.

2.1 DiGA als agile und lernende Lösungen

Besonderheit: DiGA basieren vorwiegend auf Software, deren nutzerzentrierte und iterative Entwicklung sich durch kurze Release- und Produktlebenszyklen auszeichnet, die sich deutlich von denen klassischer Medizinprodukte und Arzneimittel unterscheiden. Dabei wird bei Software häufig kein endgültig fertiggestelltes und unveränderliches Produkt auf den Markt gebracht, sondern die digitalen Produkte entwickeln sich im Laufe ihrer Anwendung auf Grundlage der Daten des Nutzers und seiner Umwelt, teilweise kontinuierlich, weiter und werden dementsprechend fortlaufend vom Hersteller angepasst und verbessert (Knöppler u. a. 2016, Pham u. a. 2016). DiGA können sich dabei an die Bedürfnisse und Verhaltensweisen des individuellen Anwenders und seiner Umwelt anpassen, sodass trotz gleicher Indikation der Patienten die Behandlung durch die DiGA in Teilen eine (völlig) andere sein kann. Folglich kann man im Einzelfall von einer stark personalisierten Therapie sprechen, die je nach Personengruppe und Eigeninitiative des Patienten auch sehr heterogene Nutzeneffekte hervorbringen kann.

Herausforderung: Infolge der hohen Entwicklungsdynamik und der hohen Personalisierungstendenzen erfordert die Evaluation von DiGA ein Mindestmaß an Flexibilität und Anpassungsspielraum während der Studie. Insbesondere bei den als Goldstandard zählenden randomisierten kontrollierten Studien (RCT) ist hingegen ein hohes Maß an Standardisierung sowie eine kontinuierliche Struktur-, Behandlungs- und Beobachtungsgleichheit, gewährleistet durch ein rigides Studienprotokoll, gefordert, um eine hohe interne Validität und Ergebnissicherheit sicherzustellen (Röhrig u. a. 2009, Pham u. a. 2016). Dementsprechend sind umfangreichere Änderungen der Produkte, auch qualitätssteigernde, während der Laufzeit der Studie bei klassischen RCT nicht vorgesehen (Dabbs u. a. 2013, Mohr u. a. 2015). Dies kann selbst bei der vergleichsweise kurzen Erprobungsdauer von 12 Monaten dazu führen, dass die in einer RCT evaluierte DiGA nach Studienende bereits durch neue Komponenten oder Funktionen weiterentwickelt wurde, die sich positiv auf die pVE auswirken und damit u. U. bereits einer neuen Evaluation bedürften.

Lösungsansatz: Grundsätzlich ist es denkbar, dass während der Studie entwickelte neue Releases einer DiGA in weiteren Studienarmen der laufenden Studie, im Sinne einer Plattformstudie (Saville/Berry 2016), mitevaluiert werden. Dies erfordert jedoch, neben der Verfügbarkeit der (finanziellen) Ressourcen, eine frühzeitige und umfassende Planung sowie eine ausreichend lange Studiendauer für weiteren Patienteneinschluss und -beobachtung in den jeweiligen Armen. Dies erscheint bei der begrenzten Erprobungsdauer nur eingeschränkt möglich oder erfordert einen Studienbeginn vor Antragsstellung beim BfArM. Auch die vollständige Durchführung einer Studie als Grundlage für die endgültige Verzeichnisaufnahme ist denkbar, dürfte jedoch für die Mehrheit der Hersteller ohne bisherige Studien weniger attraktiv sein.

In den letzten Jahren sind klassische RCT weiterentwickelt worden, sodass verschiedene Varianten randomisierter Studiendesigns entstanden sind (Lange u. a. 2017), die grundsätzlich geeignet sind, die Besonderheiten von DiGA und einhergehende Studienanforderungen zu berücksichtigen. Zu diesen Varianten zählen z. B. adaptive Studien oder sequenzielle Studien (Bernard u. a. 2014, Pallmann u. a. 2018). Zudem existieren einige speziell für Digital-Health-Anwendungen entwickelte Studiendesigns und -ansätze, wie z. B. Sequential Multiple Assignment Randomized Trials (SMART) oder Multiphase Optimization Strategy (MOST) (Collins u. a. 2007).

Wichtig

Die Wahl des optimalen Studiendesigns ist dabei stets von der individuellen DiGA, den Rahmenbedingungen und der Fragestellung abhängig. In diesem Kontext gilt es zu berücksichtigen, dass verschiedene Designs einen eher explorativen Charakter aufweisen (z. B. SMART) und nur bedingt auf konfirmatorische Zwecke, wie sie im Rahmen der Erprobung einer DiGA benötigt werden, ausgerichtet sind.

2.2 Unterschiedliche Wirkungsweise und Real-World-Setting

Besonderheit: Eine weitere Besonderheit von DiGA besteht darin, dass ihre Wirkung nicht über eine z. B. physikalische (klassische Medizinprodukte) oder pharmakologische (Arzneimittel) Wirkung, sondern im Wesentlichen über eine Verarbeitung von Daten erreicht wird. DiGA wirken dabei nicht nur als Lösungen mit direktem interventionellem Charakter, sondern vielmehr auch über zielgerichtete Informationen („*Information Therapy*") und indirekte Interventionen, welche z. B. (gesundheitsbezogene) Verhaltensänderungen der Patienten infolge gesteigerter Gesundheitskompetenz bewirken. Dabei ist häufig ein aktives Handeln des Patienten im Alltag und damit eine hohe Adhärenz erforderlich, welche z. B. weit über die Medikamenteneinnahme bei Arzneimitteln hinaus geht und sowohl Einfluss auf die Folgeinformation und -intervention als auch auf das Outcome der Behandlung hat.

Herausforderung und Lösungsansatz: Dementsprechend ist es auch für die Evaluation der DiGA in Studien wichtig, alle Patienten, z. B. im Rahmen des Studieneinschlusses, im Umgang mit der DiGA zu befähigen, da je nach Indikation auch ältere und/oder weniger digital-affine Patienten in eine Studie eingeschlossen werden können und sich eine unzureichende oder fehlerhafte Bedienung der DiGA negativ auf das Outcome und damit die Studienergebnisse auswirken kann.

Des Weiteren nimmt infolge der Integration der DiGA in den Patientenalltag die *Effectiveness*, also die Wirksamkeit der DiGA unter realen Versorgungsbedingungen (Real-World-Setting), eine wichtige Rolle bei der Evaluation ein. Dementsprechend sollten etwaige Studien möglichst nah an der Versorgungsrealität angelehnt sein, ohne die interne Validität der Studie zu vernachlässigen. Eine Vereinbarkeit von interner und externer Validität wird in sog. pragmatischen Studien angestrebt, indem unter Beibehaltung einer Randomisierung die weiteren Studiencharakteristika (z. B. Einschluss-/Ausschlusskriterien, Behandlungsregime) möglichst nah an die Versorgungsrealität angelehnt sind (Zuidgeest u. a. 2017).

Im Kontext der begrenzten Erprobungsdauer ist zudem die Messbarkeit von medizinisch relevanten, aber mit großer Verzögerung auftretenden Effekten nur schwer möglich und veranlasst ggf. Hersteller, weniger unmittelbar für die Erkrankung relevante Faktoren (z. B. Morbidität) und mehr mittelbar relevante Faktoren (z. B. Gesundheitskompetenz) in den Studien zu evaluieren, um möglichst zeitnah in das DiGA-Verzeichnis zu gelangen.

Ein weiterer Aspekt, der aufgrund des erforderlichen aktiven Handelns der Patienten in vielen Fällen nicht oder nur eingeschränkt in Studien mit DiGA möglich ist, ist die (doppelte) Verblindung. Dies liegt daran, dass es beim Vergleich einer DiGA mit einer Kontrollintervention ohne DiGA für Probanden und Studienpersonal ersichtlich ist, wer die Intervention erhält. Ein möglicher Lösungsansatz bildet hier die Anwendung von Sham-Apps als eine Art der Placebokontrolle. Da die Anwendung einer solchen i. d. R. nicht der in § 10 Abs. 4 DiGA-V geforderten Versorgungsrealität entspricht, kann ein dritter Studienarm notwendig werden. Ungeachtet des Aufwands und der Kosten eines solchen, ist die Umsetzung einer Sham-App aufgrund verschiedener Faktoren (z. B. ethisch, technisch, praktisch) nur im Einzelfall sinnvoll oder möglich. Gleichwohl wird perspektivisch durch das Vorhandensein mehrerer DiGA für eine Indikation eine einfache oder doppelte Verblindung bei vergleichenden Studien dieser möglich sein.

2.3 Multiple Komponenten und analoge Leistungen

Besonderheit: Darüber hinaus bestehen DiGA häufig aus mehreren Einzelkomponenten und beziehen im Fall von Blended-Care-Lösungen als weitere Komponente zusätzlich analoge ärztliche und im Einzelfall nicht-ärztliche Leistungen ein.

Herausforderung: Im Rahmen von Studien wird i. d. R. die gesamte Versorgungslösung evaluiert, sodass sowohl eine Bewertung der digitalen Einzelkomponenten als auch eine Zuordnung der erzielten Effekte auf die digitale Leistung der DiGA und die analoge Leistung des Arztes nicht oder nur eingeschränkt möglich ist.

Lösungsansatz: Eine Möglichkeit, letzterem zu entgegnen, besteht in der Option eines dritten Studienarms mit DiGA und ohne analoge Leistung. Dies ist jedoch, z. B. aufgrund sicherheitsrelevanter Aspekte, nur im Einzelfall möglich und erfordert zudem weitere (finanzielle) Ressourcen für die Studiendurchführung. Insgesamt erscheint es häufig fraglich, ob die diskutierte Frage einer Zuordnung der Effekte auf digitale und analoge Leistung zielführend ist, insofern das Zusammenspiel zwischen beiden gegenüber einer derzeit als Standard geltenden alleinigen analogen Versorgung einen Mehrwert bietet.

3 Bedeutung und Funktionen der Studienergebnisse im Rahmen der Evaluation von DiGA

Die Studie(n) und ihre Ergebnisse haben im DiGA-Kontext multiple Funktionen, die bei der Studienkonzeption Berücksichtigung finden sollten und nachfolgend beleuchtet werden.

Nachweis pVE zur Aufnahme in das DiGA-Verzeichnis: Neben dem primären Zweck eines Nachweises der pVE zur Zulassung als DiGA, zahlen die Studienergebnisse auf einige weitere Etappenziele auf dem Weg der DiGA zum Patienten ein.

Unterstützung der CE-Zertifizierung: Schon bei der für einen DiGA-Antrag erforderlichen Medizinproduktezertifizierung gilt es zu berücksichtigen, dass in Abhängigkeit von Risikoklasse und Stand der Wissenschaft eigene Studiennachweise zu Sicherheit und Funktionstauglichkeit zu erbringen sind. Folglich könnten die für die Zertifizierung erforderlichen Studiennachweise auch im Rahmen einer Pilotstudie zur Vorlage der systematischen Datenauswertung nach § 14 DiGAV oder im Rahmen der für die Aufnahme ins Verzeichnis notwendigen Studie nach § 10 DiGAV erbracht werden. Dabei sollten frühzeitig die zusätzlichen Anforderungen der Medical Device Directive (MDD) bzw. Regulation (MDR) einbezogen werden.

Vorbereitung der Preisverhandlung: Die alleinige Aufnahme in das Verzeichnis stellt noch nicht sicher, dass letztlich auch ein für ein tragfähiges Geschäftsmodell ausreichender Preis erzielt wird. Während im ersten Jahr der Herstellerpreis gilt, erfolgt anschließend die Verhandlung mit dem GKV-Spitzenverband über die zukünftige Preisgestaltung. Für die Verhandlung ist es daher sinnvoll, frühzeitig eine schlüssige Argumentationslinie, die sich v. a. auf die evidenzbasierten Studienergebnissen stützt, aufzuzeigen und bestehende Lücken durch weitere Studiennachweise zu schließen. Zudem können die Studienergebnisse Grundlage für ein in die Preisverhandlung einbringbares Health Technology Assessment (HTA) sein, durch dessen Nutzenbetrachtung die Position der Hersteller gestärkt werden kann. Weiterhin kann die Studie für die gem. § 134 Abs. 1 S. 3 SGB V ermöglichte Verhandlung erfolgsabhängiger Vergütungsbestandteile von Bedeutung sein. So können auf Basis der in der Studie erhobenen Parameter und Effekte z. B. mögliche Leistungsindikatoren für ein erfolgsabhängiges Vergütungsmodell abgeleitet und auf ihre Machbarkeit überprüft werden. Somit können die Studienergebnisse dazu beitragen, dass DiGA durch evidenzbasierte Evaluation angemessen, ggf. auch erfolgsabhängig, vergütet werden.

Unterstützung von Marketing und Vertrieb: Eine weitere wichtige Funktion, die den Ergebnissen der Studie zukommt, ist die Unterstützung von Marketing und Vertrieb der DiGA. Insbesondere für die DiGA-verschreibenden medizinischen Fachkreise, bestehend aus Ärzten und Psychotherapeuten, sind evidenzbasierte Erkenntnisse als Basis ihrer medizinischen Praxis wichtig. Da auch Patienten mittels Antrag unmittelbar über ihre Krankenkasse Zugang zu DiGA erhalten können, rücken zudem die Patienten selbst sowie die Krankenkassen in den Fokus möglicher Marketing- und Vertriebsaktivitäten. Die Ansprache der verschiedenen Zielgruppen mit ihren unterschiedlichen Bedürfnissen erfordert jedoch eine differenzierte Kommunikationsstrategie. Während z. B. Patienten tendenziell den Einfluss auf ihre persönliche Gesundheit stärker gewichten, hat eine Krankenkasse zusätzlich einen systemischen Fokus und ist daher auch an strukturellen oder ökonomischen Effekten interessiert. Zudem ist zu beachten, dass bei der Bewerbung von DiGA als zugelassenem Medizinprodukt die Vorgaben von Heilmittelwerbegesetz (HWG), DiGAV und der Berufsordnung der Ärzte gelten. Laut HWG dürfen z. B. nur Aussagen, die tatsächlich wissenschaftlich belegt sind, beworben werden. Somit ist die Studie als Nachweis der Aussagen zur Wirksamkeit für alle Zielgruppen Dreh- und Angelpunkt für die Ausrichtung von Marketing und Vertrieb.

Weiterentwicklung der DiGA: Eine weitere Funktion kommt der Studie im Rahmen des Lebenszyklus der DiGA zu. Im Vergleich zu Arzneimitteln oder klassischen Medizinprodukten, die meist nach abgeschlossener Studie nicht oder nur eingeschränkt weiterentwickelt werden, können die generierten Erkenntnisse bei den softwarebasierten DiGA umfassend in die Weiterentwicklung des Produkts einbezogen werden. Somit determiniert das Wesen der DiGA nicht nur die Methodik der Evaluation, sondern die Ergebnisse der Evaluation selbst beeinflussen wiederum die Weiterentwicklung der DiGA im Sinne eines dauerhaft iterierenden Prozesses.

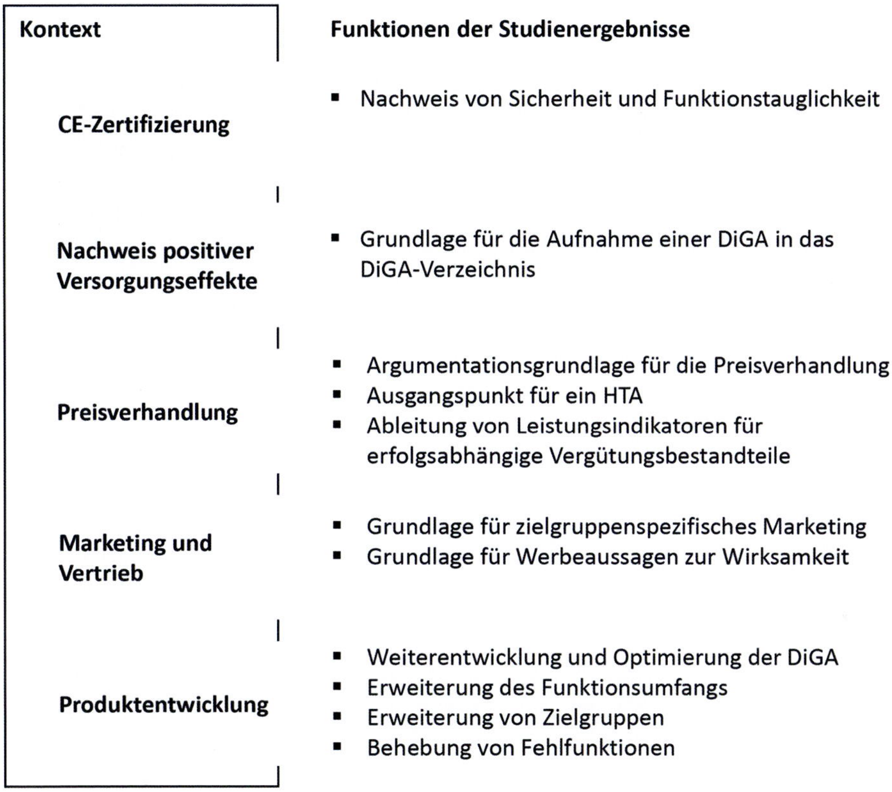

Abb. 2: Funktionen der Studienergebnisse im Rahmen der Evaluation von DiGA
Quelle: Eigene Darstellung.

Literatur

Bernard, A. u. a.: Methodological choices for the clinical development of medical devices. In: Med Devices (Auckl) 2014;7:325-334.

Collins, L. M. u. a.: The multiphase optimization strategy (MOST) and the sequential multiple assignment randomized trial (SMART): new methods for more potent eHealth interventions. In: Am J Prev Med, 2007;32(5):112-8.

Dabbs, D. A. u. a.: Clinical trials of health information technology interventions intended for patient use: unique issues and considerations. In: Clin Trials, 2013;10(6):896 906.

Knöppler, K. u. a.: Transfer von Digital-Health-Anwendungen in den Versorgungsalltag. Teil 1: Transfermodell, Varianten und Hürden. Bertelsmann Stiftung 2016.

Lange, S. u. a.: Vielfalt und wissenschaftlicher Wert randomisierter Studien. In: Dtsch Arztebl Int, 2017;114(38):635-640.

Mohr, D. u. a.: Trials of Intervention Principles: Evaluation Methods for Evolving Behavioral Intervention Technologies. In: J Med Internet Res, 2015;17(7):e166.

Pallmann, P. u. a.: Adaptive designs in clinical trials: why use them, and how to run and report them. In: BMC Med, 2018;28;16(1):29.

Pham, Q. u. a.: Beyond the Randomized Controlled Trial: A Review of Alternatives in mHealth Clinical Trial Methods. In: JMIR Mhealth Uhealth, 2016;4(3):e107.
Röhrig, B. u. a.: Studientypen in der medizinischen Forschung. Teil 3 der Serie zur Bewertung wissenschaftlicher Publikationen. In: Dtsch Arztebl Int, 2009;106(15):262-268.
Saville, B. R./Berry, S. M.: Efficiencies of platform clinical trials: A vision of the future. In: Clin Trials, 2016;13(3):358-66.
Zuidgeest, M. u. a.: Series: Pragmatic trials and real world evidence: Paper 1. Introduction. In: J Clin Epidemiol, 2017;88:7-13.

IV Daten und ihre Verwendung

Beitrag 1

Datenstandards und Interoperabilität

Prof. Dr. Sylvia Thun/Sophie Anne Ines Klopfenstein/Caroline Stellmach

Abstract: Daten eines Patienten werden zeitnah zur Behandlung elektronisch erfasst, zwischen Ärzten ausgetauscht und eingesehen, während der Versicherte über Apps seinen Gesundheitszustand verfolgt und verbessert. Dies soll zukünftig in Deutschland Realität werden. Im Hintergrund sind dafür jedoch große Veränderungen nötig, Interoperabilität im Gesundheitswesen einzurichten. Interoperabilität ist vielschichtig, beschreibt aber grundsätzlich die Fähigkeit von Systemen, Daten auszutauschen und im Nachgang weiterverarbeiten zu können. Dafür bedarf es einheitlicher, eindeutiger Standards für die Datenerfassung und -übertragung. So können auf Interoperabilität basierende neue Technologien wie digitale Gesundheitsanwendungen und Produkte der künstlichen Intelligenz das Gesundheitswesen immens verbessern.

1 Einleitung – Wieso ist Interoperabilität im Gesundheitswesen und für die Digitalisierung so wichtig?

Täglich werden immer größere Datenmengen durch das Erfassen medizinischer Informationen in der Patientenakte, die Durchführung bildgebender Verfahren oder die Nutzung mobiler Gesundheitsangebote (z. B. Apps), Wearables und Sensoren produziert. Durch die umfangreiche Digitalisierung der Medizin könnten große medizinische Fortschritte erreicht werden, sei es im Bereich der Prävention, des Infektionsschutzes (Surveillance) oder auch der verbesserten, personalisierten Diagnostik und Behandlung sowie der Pharmakovigilanz.

Die medizinische Dokumentation soll nicht mehr in erster Linie für statistische und administrative Prozesse (z. B. Abrechnung und gesundheitsökonomische Analysen) erfolgen, sondern vielmehr der Kommunikation und Zusammenarbeit zwischen Institutionen und Systemen – auf nationaler wie auch internationaler Ebene – dienen. Neue Forschungshypothesen können aus der Analyse der ohnehin produzierten Daten generiert und Algorithmen für verschiedene Anwendungsfälle entwickelt werden. Damit der Strom an Daten optimal genutzt werden kann, muss er in sinnvolle Information übersetzt werden, in hoher Qualität abgelegt sein und auf anerkannte Datenformate – menschen- und maschinenlesbar – standardisiert sein. Nachhaltig nutzbare Forschungsdaten sollen die „FAIR"-Prinzipien erfüllen, indem sie leicht auffindbar (findable) sind, auf einfache Weise den Zugriff erlauben (accessible), den Austausch zwischen Systemen und ihre Weiterverarbeitung ermöglichen (interoperable) sowie zur Wiederverwendung optimiert sind (reusable) (European Union 2018, S. 10 ff.). Das Speichern von Daten in isolierten Datensilos oder proprietären Formaten erschwert nicht nur deren Austausch, sondern auch ihre Verarbeitung und Analyse. Interoperabilität ist somit grundlegend für die Digitalisierung der Medizin: Daten müssen einheitlich, eindeutig, präzise und standardisiert erfasst werden (Lehne et al. 2019). Aufgrund der unterschiedlichen Interessen diverser Vertreter im Gesundheitswesen sind auch Strategien und Gesetze notwendig, um Interoperabilität zu fördern. Ein Beispiel dafür ist die Direktive zur grenzüberschreitenden Gesundheitsversorgung (Cross Border Directive) der Europäischen Union (EU): Die persönliche Patientenakte soll den Bürgern intersektoral und elektronisch zur Verfügung gestellt werden sowie in und zwischen europäischen Ländern interoperabel und sprachlich eindeutig sein (European Parliament and Council 2011). Auch für digitale Gesundheitsanwendungen (DiGA) sind Interoperabilitätsanforderungen im so genannten Digitale-Versorgung-Gesetz [sic] sowie in der Digitale-Gesundheitsanwendungen-Verordnung (DiGAV) gesetzlich festgelegt (BMG 2020): Daten sollen in menschen- und maschinenlesbare Formate ausgespielt werden können und Nutzern soll es möglich sein, die Hardware ihrer Wahl anzuwenden, wenn die jeweilige DiGA Daten von Sensoren und anderer Geräte verwendet oder verwenden kann.

2 Was ist Interoperabilität?

2.1 Allgemeine Definition

Interoperabilität wird vom Institute of Electrical and Electronics Engineers als „die Fähigkeit zweier oder mehrerer Systeme oder Komponenten, Informationen auszutauschen und die ausgetauschten Informationen auch sinnvoll nutzen zu können" definiert (IEEE 1990).

Interoperabilität geht also über die einfache Übermittlung von Daten hinaus. Erst wenn die übermittelten Daten von den Systemen auch sinnvoll interpretiert werden können – durch die Verwendung einheitlicher Datenstrukturen und Vokabularien – kann man von Interoperabilität sprechen.

Definition

Interoperabilität ist die Fähigkeit von zwei oder mehreren Systemen, Informationen auszutauschen und die übermittelten Informationen im Folgenden zu Nutzen (IEEE 1990).

2.2 Überblick über die verschiedenen Interoperabilitätsebenen

Interoperabilität lässt sich in mindestens vier Ebenen unterteilen: die technische, syntaktische, semantische und organisatorische Interoperabilität.

Dabei umfasst die technische Ebene das Vorhandensein einer geeigneten Netzinfrastruktur sowie Sicherheitsstandards. Syntaktische Interoperabilität setzt voraus, dass gleiche Datenformate im Austausch verwendet werden (XML, JSON) und einheitliche Schnittstellen existieren.

Semantische Interoperabilität beinhaltet die Verwendung einheitlicher Bezugssysteme (z. B. SNOMED CT oder ICD-10) und Vokabularien, so dass beispielsweise im gesundheitsmedizinischen Kontext medizinische Konzepte eindeutig bezeichnet sind (Thun und Lehne 2019). Zu den semantischen Standards gehören Klassifikationen, Terminologien sowie Nomenklaturen, die sich als Ordnungssystem gegenseitig ergänzen und genutzt werden, um medizinische Inhalte in elektronischen Dokumenten eindeutig abzubilden.

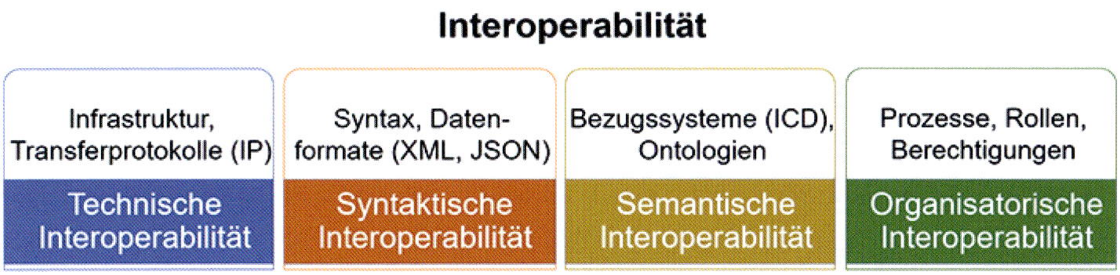

Abb. 1: Wichtige Ebenen der Interoperabilität und Beispiele

Quelle: Eigene Darstellung. Adaptiert von Heidenreich und Blobel 2009, S. 316–323.

Definition

Eine Klassifikation fasst die Begriffe eines klassenspezifischen Merkmals zusammen, während die Terminologie alle Begriffe einer Fachsprache bezeichnet (Johner und Hass 2009, S. 133).

Eine Nomenklatur steht für ein Ordnungssystem, in dem die verschiedenen gültigen Fachausdrücke und Bezeichnungen eines Themen- oder Anwendungsgebietes als Begriffseinheit gesammelt werden. Die Gesamtheit aller Begriffe stellt eine Terminologie dar (Johner und Hass 2009, S. 133).

Erst das Zusammenspiel von Semantik und Syntaktik ermöglicht eine eindeutige IT-technische Abbildung der kodierten Information.

Außerdem ist die Harmonisierung von Prozessen nötig, um Interoperabilität auf einer organisatorischen Ebene zu erreichen.

Klassifikationen werden in Deutschland hauptsächlich im stationären und ambulanten Bereich zur Abrechnung verwendet. Das Vergütungssystem basiert auf dem Gebrauch der Diagnoseklassifikation ICD-10-GM und der Prozedurenklassifikation OPS. Auch wenn Klassifikationen teilweise in der medizinischen Dokumentation verwendet werden, ermöglichen Terminologien eine klare Abbildung der Sachverhalte. Zur Erfassung von Primärdaten während der Patientenbehandlung gibt es jedoch noch keine deutschlandweit einheitlichen Vorgaben für zu verwendende Standards (Johner und Hass 2009, S. 139 ff.). Mit dem Ziel der Digitalisierung des Gesundheitssystems besteht an diesem Punkt eine große Herausforderung, das fragmentierte Feld der proprietären Lösung in der medizinischen Dokumentation durch die Anwendung einheitlicher Standards in Kompatibilität und Interoperabilität der Daten zu vereinheitlichen.

In anderen Ländern hat man sich bereits auf die Verwendung einheitlicher Terminologien wie z. B. SNOMED CT geeinigt. In Deutschland wird SNOMED CT endlich ab dem 1.1.2021 flächendeckend verfügbar sein. Da die in Deutschland angewendete ICD-10-GM gesetzlich verankert ist, würde sich ein Austausch gegen alternative Standards wie SNOMED CT nicht unmittelbar bewerkstelligen lassen. Vielmehr könnte die angestrebte Vereinheitlichung der Gesundheitsdaten durch ein Mapping der gesetzlich vorgegebenen Klassifikationen auf SNOMED CT erreicht werden (Thun und Dewenter 2018).

2.3 Standards Developing Organizations

Eine Reihe internationaler Standards Developing Organizations (SDOs) hat es sich zur Aufgabe gemacht, IT-Standards für den Gebrauch im Gesundheitswesen zu entwickeln, mit dem Ziel die Interoperabilität von Informationen und Prozessen in Gesundheitsdomänen voranzutreiben. Zu den wichtigsten SDOs zählen die International Organization for Standardization (ISO), die Gemeinschaft Health Level 7 (HL7), die Integrating Healthcare Enterprise (IHE) Initiative, das Deutsche Institut für Normung e. V. (DIN) und das Europäische Komitee für Normung (CEN, französisch für: Comité Européen de Normalisation) sowie viele weitere. Alle SDOs haben ihre Berechtigung und arbeiten eng zusammen.

Seit 2007 gibt es die Joint Initiative Council (JIC), in der Mitglieder führender SDOs vertreten sind um sich abzustimmen und mit Hilfe weiterer Expertengruppen an der Veröffentlichung koordinierter Standards und Implementierungshilfen zu arbeiten (JIC 2020).

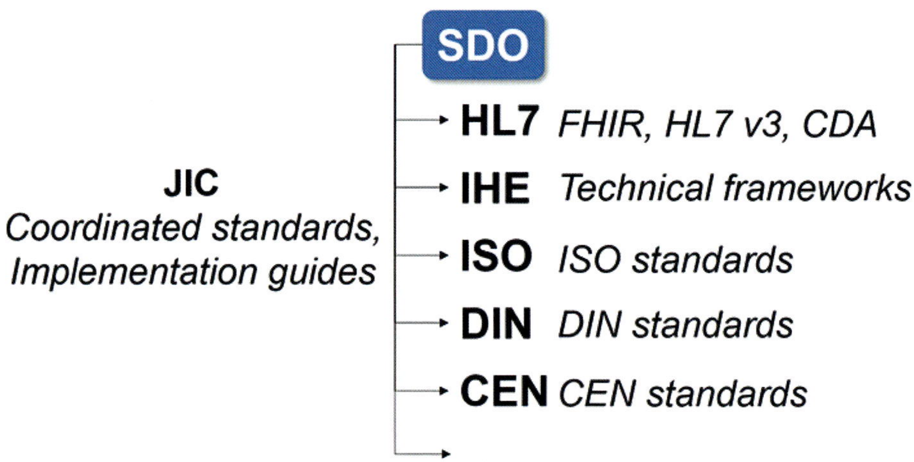

Abb. 2: Überblick einiger Standards Developing Organizations

Quelle: Eigene Darstellung.

2.4 Beispiele für Interoperabilitätsstandards

Im Folgenden sollen einige gängige Standards im Bereich Interoperabilität vorgestellt werden. Diese Liste erhebt keinen Anspruch auf Vollständigkeit.

2.4.1 SNOMED CT

Systematized Nomenclature of Medicine – Clinical Terms (SNOMED CT) wird von der Standardisierungsorganisation SNOMED International herausgegeben und ist die umfassendste multilinguale Terminologie für die Gesundheitsversorgung. Sie erlaubt die einheitliche Abbildung von klinischen Inhalten aus elektronischen Gesundheitsdaten (electronic health records, EHR). Außerdem existieren Mappings zwischen SNOMED CT und anderen internationalen Standards. Medizinische Dateninhalte werden in SNOMED CT hierarchisch organisiert und mit drei Komponenten abgebildet: Konzepte stellen medizinische Beschreibungen dar und werden durch Beschreibungen ergänzt und mit Relationen verknüpft (SNOMED International 2020).

2.4.2 ICD-10-GM und ICD-11

Die International Classification of Diseases (ICD) wurde erstmals 1893 durch die World Health Organization (WHO) veröffentlicht – damals als Verzeichnis für Todesursachen – und ist die wichtigste weltweit genutzte Diagnoseklassifikation.

Die ICD-10-GM stellt eine an das deutsche Gesundheitssystem angepasste Version der weiterentwickelten ICD-10 dar und ist nach § 295 SGB V und § 301 SGB V in der stationären und ambulanten Versorgung die amtliche Klassifikation zur Verschlüsselung von Diagnosen (Müller-Mielitz und Lux 2017, S. 676–678).

Die im Jahr 2019 von der WHO verabschiedete ICD-11 soll in Deutschland ab 2022 in Kraft treten. Eine entscheidende Neuerung der ICD-11 gegenüber dem statischen Vorgänger ICD-10 ist, dass diese aus einer Datenbank besteht, in welcher Uniform Resource Identifier (URI) für alle Konzepte vorgesehen sind und so über Webservices Daten ausgetauscht werden können. Außerdem wurden umfangreiche medizinische Ausarbeitungen und Ergänzungen gemacht wie z. B. bei den Seltenen Erkrankungen. Praktisch hat man sich von dem Prinzip, einen Kode für eine Krankheit zu verwenden, entfernt, denn ICD-11 ist durch ein Cluster Coding gekennzeichnet. Dabei werden wenige zu verwendende Basiscodes durch zusätzliche Codes konkret definiert (DGfN 2020, Thun und Dewenter 2018).

2.4.3 LOINC

Logical Observation Identifiers Names and Codes (LOINC) ist eine internationale Nomenklatur, die zur Verschlüsselung medizinischer Untersuchungen – vorrangig Laboruntersuchungen –, medizinischer Dokumenttypen und weiterer medizinischer Parameter primär auf Englisch entwickelt wurde. LOINC dient dem vereinfachten Austausch von standardisierten Daten bei der Übermittlung von Befunddaten und Untersuchungsergebnissen in Labor, Klinik und Praxis. Das Regenstrief Institute (USA) ist der Herausgeber dieses System und stellt ebenfalls die Datenbank „Regenstrief LOINC Mapping Assistant" (RELMA) zur Verfügung. Neben den vollständigen englischsprachigen Tabellen werden in dieser Datenbank auch andere Sprachen aufgeführt. So beinhaltet sie ebenfalls ungefähr 11 000 deutschsprachige Übersetzungen, deren Qualitätssicherung und Zusammenfassung vom Bundesinstitut für Arzneimittel und Medizinprodukte (BfArM) koordiniert wurde (BfArm 2020). In Deutschland wird LOINC unter anderem in dem VHitG-Arztbrief verwendet (Johner und Hass 2009, S. 148).

2.4.4 ATC

Der Anatomisch-Therapeutische-Chemische Code (ATC) ist eine Klassifikation für pharmakologische Wirkstoffe und wurde zur Ermittlung des Arzneimittelverbrauchs entwickelt. Der ATC verwendet die sogenannte „definierte Tagesdosis" als Maßeinheit. Die Einordnung der Arzneimittel erfolgt entsprechend ihres Wirkungsortes (Organ bzw. Organsystem) sowie nach ihren chemischen, pharmakologischen und therapeutischen Eigenschaften.

ATC gehört wie ICD zu der Klassifikationsfamilie der WHO und verwendet, wann immer möglich, internationale Freinamen (International Nonproprietary Names, kurz: INN) zur Bezeichnung der Wirkstoffe (Johner und Hass 2009, S. 151). In Deutschland wird die amtliche Fassung der ATC-Klassifikation seit 2004 jährlich aktualisiert und vom BfArM gemäß § 73 Abs. 8 Satz 5 SGB V herausgegeben (BfArM 2020).

2.4.5 DICOM

Digital Imaging and Communications in Medicine (DICOM) ist ein offener Standard, der unentgeltlich heruntergeladen und genutzt werden kann. Er spezifiziert einzelne Informationsobjekte aus der Bildgebung (z. B. ein CT oder Kernspin) sowie damit verbundene Verarbeitungsprozesse. Zu diesen gehören der Austausch, die Speicherung, das Suchen, das Ausdrucken, die Verarbeitung und die Visualisierung (DICOM 2020). Zusätzlich zu reinen Bilddaten beinhalten DICOM-Objekte auch Metadaten, die Informationen über das Aufnahmedatum, Aufnahmeparameter sowie Gerätetyp und -hersteller bereithalten (Johner und Hass 2009, S. 277 ff.).

2.4.6 FHIR

HL-7 Fast Healthcare Interoperability Resources (FHIR) ist ein von der Standardisierungsorganisation HL7 entwickelter Interoperabilitätsstandard zum Austausch von medizinischen Informationen zwischen Akteuren wie Gesundheitsdienstleistern, Patienten, Pflegepersonal, Forschern und Kostenträgern.

Der FHIR-Standard besteht aus modularen Komponenten, den sogenannten Ressourcen, und enthält Spezifikationen für den Austausch dieser Ressourcen zwischen Systemen. FHIR kann in einer Vielzahl von Kontexten wie mobilen Apps, Cloud-Kommunikation und Server-Kommunikation in großen institutionellen Gesundheitsdienstleistern genutzt werden. Der Standard vereint Funktionen älterer HL7-Produktlinien wie Version 2, HL7 Version 3 und Clinical Document Architecture (CDA) und ergänzt diese um moderne Webtechnologien (Health Level 7 2015).

Gegenüber bestehender IT-Standards liefert FHIR aufgrund klarer Spezifikationen und eines starken Fokus' auf schneller und einfacher Implementation zahlreiche Verbesserungen. Es können Interoperabilitäts-Basisressourcen verwendet oder diese lokalen Anforderungen entsprechend adaptiert werden. FHIR unterstützt außerdem REST-konforme Architekturen zum nahtlosen Austausch von Informationen (Health Level 7 2015).

Hinweis

Der HL7 Version 2 Standard wird heute vor allem noch zur Kommunikation von Daten in Krankenhäusern verwendet. Die HL7 Version 3 ist eine Weiterentwicklung des Vorgängers und verfügt zusätzlich über das Referenzinformationsmodell (RIM). HL7 Version 2 wurde konzipiert, um in der Klinik und auch weiteren administrativen Bereichen Anwendung zu finden und so den Kommunikationsbedürfnissen des gesamten Gesundheitssystems nachzukommen. HL7 CDA ist ein ISO-Standard (ISO 10781) zum Austausch von klinischen Dokumenten, der auf RIM und XML basiert. HL7 CDA wird in Deutschland im patientenbezogenen Medikationsplan angewendet (Müller-Mielitz und Lux 2017).

2.4.7 openEHR

openEHR beschreibt eine offene Spezifikation, welche die Verwaltung, Speicherung, Abfrage sowie den strukturierten Austausch von Gesundheitsdaten zum Ziel hat. Hierbei stehen sogenannte Archetypen im Zentrum: Sie definieren, wie klinische Informationen auf Basis zugrunde liegender Referenzmodelle gespeichert werden sollten. Archetypen beschreiben jeweils ein einziges bestimmtes klinisches Konzept. Da die Definitionen jedoch generell gehalten werden und mit wenigen Einschränkungen verbunden sind, können Archetypen in verschiedenen Versorgungssystemen und klinischen Situationen (wieder-)verwendet oder geteilt werden. Für die Spezifikation wird die Archetype Definition Language (ADL), ein ISO Standard, verwendet: Anhand dieser Sprache ist es für medizinische Fachkräfte und IT-Experten möglich, sich die Spezifikationen als strukturierte Definitionen und Mindmaps anzeigen zu lassen (openEHR Foundation 2020).

3 Wie trägt Interoperabilität zur Verbesserung des Gesundheitswesens bei?

3.1 Interoperabilität bei „neuen" Technologien – Apps, digitale Gesundheitsanwendungen und künstliche Intelligenz

Der Mehrwert erhöhter Interoperabilität im Public Health Bereich spiegelt sich in der Verfügbarkeit innovativer, neuer Technologien zur Verbesserung der angebotenen Gesundheitsdienstleistungen wieder. Zu diesen neuen Technologien gehören DiGA und künstliche Intelligenz-basierte Produkte, die im Folgenden kurz vorgestellt werden.

3.1.1 Gesundheitsanwendungen

Durch die steigende Anzahl und Nutzung von Gesundheits-Apps und Sensoren (Wearables), wie etwa Fitnesstrackern, werden auch immer mehr Daten produziert, die beispielsweise für gesundheitsrelevante Forschungszwecke genutzt werden könnten. DiGA und andere digitale Anwendungen sollen in Zukunft miteinander kommunizieren können und ihre Informationen in die digitale Gesundheitsinfrastruktur einfließen. Dafür müssen die Daten zugänglich sein und in sinnvolle Informationen übersetzt werden. Sowohl das DGV als auch die DiGAV – eine ergänzende Rechtsverordnung – schaffen die Grundlagen für die „App auf Rezept“ und deren Evaluation (§§ 33a und 139e SGB V).

Interoperabilität wird hier als grundlegendes Qualitätsmerkmal einer DiGA gesetzlich festgelegt (§ 139e Absatz 2 SGB V, §§ 5 und 6 DiGAV, Anlage 2 der DiGAV). Die Standards und Profile der DiGA sollen semantisch und technisch interoperabel sein (BMG 2020): So ist eine effiziente und sinnvolle Nutzung von DiGA und anderen digitalen Diensten möglich und Synergieeffekte können entstehen. Anwendungsfälle sind beispielsweise die Darstellung von Vital- und Laborparametern aus einer Patienten-App in die ePA oder die Verbesserung der Arzneimitteltherapiesicherheit (AMTS) durch die automatische Überprüfung des Medikationsplans. Um eine interoperable Infrastruktur zu schaffen, müssen existierende Standards und Profile identifiziert und noch zu entwickelnde Profile definiert werden. Die gematik hat deswegen ein Verzeichnis benutzter IT-Standards und -profile im deutschen Gesundheitswesen erstellt (vesta) und formuliert Empfehlungen, in welchen Situationen jeweilige Standards genutzt werden sollten. Auch von der Kassenärztlichen Bundesvereinigung erstellte Medizininformationsobjekte (MIOs) können zur Umsetzung der Interoperabilitätsanforderungen genutzt werden. Wenn die interoperable Schnittstelle nicht durch einen Standard aus dem vesta Verzeichnis oder ein MIO umsetzbar ist, können App-Entwickler:

1. auf einen weiteren offenen, international anerkannten Semantik- und/oder Schnittstellenstandard zurückgreifen,
2. einen existierenden offenen, international anerkannten Standard (oder mehrere) adaptieren und erweitern,
3. oder ein herstellerspezifisches Profil entwickeln.

Die DiGAV formuliert drei Interoperabilitätsanforderungen, die von App-Entwicklern bis zum 1.1.2021 umgesetzt werden sollen:

- Menschenlesbare Datenexporte: App-Nutzer sollen von der DiGA erfasste und verarbeitete Daten exportieren und ausdrucken können, um diese beispielsweise an ihren Arzt weitergeben zu können.
- Maschinenlesbare interoperable Datenexporte: Von der DiGA erfasste und verarbeitete Daten sollen in semantisch und syntaktisch interoperable Formate ausgespielt werden können. Eine Weiterverarbeitung dieser Daten soll dadurch in anderen digitalen Anwendungen und Produkten – zukünftig auch in der ePA – möglich sein.
- Interoperable Schnittstellen zwischen DiGA und Sensoren/Medizingeräten: Versicherte sollen die Hardware ihrer Wahl anwenden können, wenn DiGA Daten aus Sensoren (Wearables) oder Medizingeräten nutzen oder nutzen können (BfArM 2020).

Mit dem Leitfaden „Fast Track Verfahren für digitale Gesundheitsanwendungen nach § 139e SGB V" gibt das BfArM Herstellern, Leistungserbringern und Anwendern einen Überblick über das Bewertungsverfahren von DiGA und geht mit Definitionen, Tipps und konkreten Beispielen auf die Anforderungen ein.

3.1.2 Künstliche Intelligenz

Gerade für die zunehmend an Bedeutung gewinnenden Technologien der künstlichen Intelligenz (KI) oder des maschinellen Lernens sind interoperable Daten besonders wichtig. Um diese Technologien optimal nutzen zu können, sind große Datenmengen erforderlich, welches oft eine Datenverarbeitung über System- und Einrichtungsgrenzen hinweg erfordert. Dies kann nur gelingen, wenn die Struktur und Semantik dieser Daten einheitlich definiert sind.

Auch um sicherzustellen, dass die Ergebnisse und Empfehlungen von KI-Algorithmen wirklich stimmen, müssen die zu Grunde liegenden Daten medizinische Sachverhalte möglichst genau und eindeutig abbilden. Gerade bei Verfahren, in denen die genauen Mechanismen der Algorithmen menschlichen Nutzern verborgen bleiben – z. B. bei künstlichen neuronalen Netzen und Deep-Learning-Verfahren – sollte man sich zumindest auf die verwendeten Daten verlassen können. Medizinische Terminologien wie SNOMED CT können dabei helfen, die klinische Realität möglichst genau abzubilden und so eine verlässliche Datenbasis für KI-Algorithmen zu schaffen.

3.2 Forschung

Interoperabilität ist auch wichtig für die Forschung. Einheitliche Formate und eindeutige Vokabularien vereinfachen die Datennutzung über verschiedene Einrichtungen und Systeme hinweg. Dies ist vor allem in Bereichen relevant, in denen große Datenmengen benötigt werden. So können beispielsweise auf dem Gebiet der „Precision Medicine“ zukünftig personalisierte Therapien entwickelt werden, die Informationen aus vielen unterschiedlichen Datenquellen berücksichtigen – z. B. aus persönlichen Gesundheits-Apps, Fitness-Trackern oder der ambulanten und stationären Versorgung.

Auch die Wiederverwendbarkeit, Vergleichbarkeit und Reproduzierbarkeit medizinischer Forschung wird durch interoperable Daten verbessert. Mit diesem Ziel wurde beispielsweise der German Corona Consensus Datensatz (GECCO) entwickelt (Sass et al. 2020) – ein interoperabler Datensatz für die COVID-19 Forschung, der auf Terminologien und Klassifikationen wie SNOMED CT, LOINC und ICD und Gesundheits-IT-Standards wie HL7 FHIR basiert. Mit diesem Datensatz können Studien zu COVID-19 harmonisiert und eine einrichtungsübergreifende Verarbeitung von COVID-19-Forschungsdaten sichergestellt werden.

3.3 Versorgung (Telematik-Infrastruktur)

Im Rahmen der Digitalisierung des Gesundheitswesens berechtigt das Patientendatenschutzgesetz (PDSG) Patienten zukünftig unter anderem zum Erhalt einer ePA, führt E-Rezepte ein und macht DiGA zugänglich für Patienten (BMG 2020). Grundlage für diese neuen Gesundheitstechnologien ist vor allem die digitale Vernetzung von Patienten, Leistungserbringern (Mediziner, Therapeuten, administratives Fachpersonal) und Kostenträgern (Krankenkassen). Um diese Verknüpfung zwischen den involvierten Akteuren zu schaffen, müssen einheitliche Datenmodelle und Datenübertragungswege existieren und die zu übertragenden Informationen einheitlich kodiert sein. Kurz: Die Interoperabilität der Daten ist Voraussetzung für ihre Verwendung in der digitalisierten medizinischen Versorgung. Damit das Wertschöpfungsziel einer verbesserten Behandlung und Kostenersparnis erzielt werden kann, sind interoperable Daten unabkömmlich (gematik 2020).

Die praktische Umsetzung erfordert Veränderungen in der medizinischen Dokumentation der Daten eines Patienten auf seinem Weg durch die Servicepunkte des Gesundheitssystems hinsichtlich der Operabilität der Daten. Um ein ganzheitliches Bild dieses Weges zu erhalten, muss die Dokumentation von Patienten- und Therapiedaten auf Basis moderner IT-Standards erfolgen und über geeignete Schnittstellen digital zur Verfügung gestellt werden. Denn inhaltsgleiche Patientendaten können sich allein anhand von Datentyp, Datenqualität und -format sowie bzgl. der verwendeten administrativen und medizinischen Fachbegriffe stark unterscheiden.

Die Digitalisierung des Gesundheitssystems birgt die Herausforderung, Fach- und Systemgrenzen zu überwinden. Eindeutige Kommunikation von Patientendaten benötigt Sicherheitsinfrastrukturen, die durch die Telematik-Infrastruktur der gematik adressiert werden sollen (gematik 2020). Für die eindeutige fachliche Kommunikation unabdingbar ist vor allem aber die Verpflichtung zur Verwendung von verbindlichen Semantiken (Klassifikation, Terminologien und Ontologien) (Müller-Mielitz und Lux 2017).

4 Welche Projekte auf nationaler und internationaler Ebene tragen zur Stärkung von Interoperabilität im Gesundheitswesen bei? – Beispiele

Sowohl auf nationaler als auch auf internationaler Ebene haben sich Vertreter der wichtigsten Interessengruppen im Gesundheitswesen zu Initiativen zusammengeschlossen, um die Interoperabilität des Gesundheitswesens voranzutreiben.

4.1 Nationale Initiativen

4.1.1 Medizininformatik-Initiative

Die Medizininformatik-Initiative (MII) trägt dazu bei, die nötigen Voraussetzungen dafür zu schaffen, dass Patienten, Ärzte und Forscher zukünftig auf für sie notwendige Daten und Informationen digital zugreifen und sie austauschen können. Deutsche Universitätskliniken und Partnereinrichtungen – Forschungsinstitutionen, nicht-universitäre Krankenhäuser, Krankenkassen, Unternehmen, Patientenvertretungen, etc. – haben sich dafür in Konsortien zusammengeschlossen. Zu ihren Aufgaben gehört das Formulieren von Strategien zu den Themen Datennutzung und -austausch, der Aufbau und die Vernetzung von Datenintegrationszentren sowie das Erarbeiten von IT-Lösungen für definierte medizinische Anwendungsfälle (Use Cases). Beispiele für Use Cases sind „Multiple Sklerose", „Onkologie", „Kardiologie", „Infektionskontrolle" oder „Patientenrekrutierung für klinische Studien". Auch soll die Medizininformatik durch die MII in den Bereichen Forschung, Lehre und Fortbildung verstärkt werden. Ein nationales Steuerungsgremium koordiniert die Arbeiten der verschiedenen Konsortien. Das Bundesministerium für Bildung und Forschung (BMBF) fördert die MII mit 160 Millionen Euro (MII 2020).

4.1.2 Forschungsdatenplattform CODEX

Die Forschungsdatenplattform COVID-19 Data Exchange Platform (CODEX) wird vom Netzwerk Universitätsmedizin (NUM) aufgebaut, um Universitätskliniken bundesweit zu verbinden mit dem Ziel, Forschungsdaten zu COVID-19 bereitzustellen (NUM 2020).

Um der Wissenschaft strukturierte, qualitative Daten zu liefern, müssen unterschiedlichste Datenquellen kompatibel gemacht werden. Nur so können ultimativ anhand der bereitgestellten Daten komplexe Forschungsfragen beantwortet und ein besseres Verständnis der COVID-19-Erkrankung erlangt werden. Voraussetzung für die erfolgreiche Schaffung der Plattform ist Interoperabilität im Datenfluss zu der Plattform.

4.2 Europäische Initiativen

Im Folgenden soll auf Beispielprojekte auf europäischer Ebene eingegangen werden: der International Patient Summary (IPS), die Entwicklung von Qualitätsstandards zur Evaluation von mobilen Gesundheitsanwendungen (Apps) sowie UNICOM.

4.2.1 Europäische elektronische Patientenakte

Die Direktive zur grenzüberschreitenden Gesundheitsversorgung (Cross Border Directive) der EU sieht vor, dass Patienten ihre Patientenakte in elektronischer Form zur Verfügung gestellt bekommen sollen. Die Akte soll in den unterschiedlichen Ländern der EU nutzbar sein. Dementsprechend müssen Daten interoperabel und sprachlich eindeutig abgelegt sein (European Parliament and Council 2011).

Das Europäische Komitee für Normung (CEN) sowie HL7 arbeiten gemeinsam an einem International Patient Summary (IPS). Dabei sollen sowohl europäische Standards erarbeitet, als auch technische Spezifikationen definiert werden. IPS versteht sich als Ausschnitt einer elektronischen Patientenakte, beinhaltet nur die wichtigsten notwendigen Informationen und wurde ursprünglich für ungeplante Behandlungen im Ausland angedacht. Der International Patient Summary erhebt keinen Anspruch auf Vollständigkeit und wurde sowohl fachrichtungs- als auch diagnoseunabhängig entwickelt (Health Level 7 2020).

4.2.2 Europäische Qualitätsstandards zur Evaluation von Gesundheitsapps

Angesichts der steigenden Anzahl an Gesundheitsanwendungen werden auch auf internationaler Ebene Qualitätsstandards zur Evaluation der Apps sowie Leitfäden notwendig. ISO und CEN entwickeln in Zusammenarbeit europäische Standards. Sowohl Laien als auch medizinische Fachkräfte sollen so besser einschätzen können, ob eine bestimmte App für einen konkreten Anwendungszweck geeignet ist: Transparenz über die Qualität, die Zuverlässigkeit und die Sicherheit der Apps soll somit geschaffen werden. Für App-Entwickler vereinfachen die entwickelten Standards den Markteintritt in Europa (CEN 2020).

4.2.3 UNICOM

Die Implementierung und Weiterentwicklung von Standards zur eindeutigen Identifikation von Arzneimitteln (Identification of Medicinal Products, kurz: IDMP), die von internationalen Standardisierungsorganisationen entwickelt und gepflegt werden, wird vom Projekt UNICOM verfolgt. An dem Projekt arbeiten unter anderem das CEN, SNOMED International, GS1, IHE und HL7 (CEN 2020). Die geförderten Standards unterstützen die globale Pharmakovigilanz, ermöglichen grenzüberschreitende Dienste wie das E-Rezept, dienen regulatorischen Zwecken und können zur Stärkung und Verbesserung der Gesundheitsversorgung, der Öffentlichen Gesundheit, der Forschung und der Entwicklung von KI-Anwendungen beitragen (empirica 2020).

5 Zusammenfassung

Interoperable und standardisierte Gesundheitsdaten sind unabdinglich, um eine Verbesserung der Digitalisierung im Gesundheitswesen zu erreichen und das volle Potenzial einer digitalen Medizin auszuschöpfen – sowohl auf nationaler wie auf internationaler Ebene. Nur wenn die großen Datenmengen in universal lesbaren und austauschbaren Formaten und Standards abgelegt werden, Netzwerke und Infrastrukturen zum Austausch existieren und Daten zentral verfügbar gemacht werden, können Fortschritte unter anderem in den Bereichen Versorgung, Prävention und Forschung erzielt werden. Es existieren bereits von SDOs erarbeitete internationale Interoperabilitätsstandards sowohl für den Gebrauch einheitlicher Terminologien (SNOMED CT, LOINC), als auch für Datenformate und -austauschprotokolle (XML, FHIR). Das Thema Interoperabilität muss den verschiedenen Akteuren im Gesundheitswesen bewusster werden: GesundheitsexpertInnen, WissenschaftlerInnen, InformatikerInnen, IngenieurInnen und PolitikerInnen müssen gemeinsam mit SDOs an internationalen Standards und medizinischen Terminologien arbeiten, um den Weg für eine barrierefreie (digitale) Gesundheitsinfrastruktur zu ebnen und internationale Kooperationen zu erleichtern. Dies erfolgt beispielsweise schon in nationalen Projekten und Initiativen wie CODEX zur COVID-19-Forschung, der Medizininformatik-Initiative oder im internationalen Projekt zur Entwicklung einer grenzüberschreitenden elektronischen Patientenakte. Nur durch weitere solcher Initiativen können digitale Gesundheitsprojekte realisiert werden und Patienten Zugang zu geplanten DiGA erhalten, die einen tatsächlichen Mehrwert in der Behandlung schaffen und die momentan bestehende Heterogenität in der Speicherung, Verarbeitung sowie im Austausch medizinischer Daten reduzieren.

Literatur

BfArM: Das Fast Track Verfahren für digitale Gesundheitsanwendungen (DiGA) nach § 139 e SGB V, Ein Leitfaden für Hersteller, Leistungserbringer und Anwender. 2020. Online: www.bfarm.de/SharedDocs/Downloads/DE/Service/Beratungsverfahren/DiGA-Leitfaden.pdf?__blob=publicationFile&v=11, [abgerufen am 26.11.2020].

BMG: Bundesgesetzblatt Jahrgang 2020 Teil I Nr. 46, ausgegeben zu Bonn am 19. Oktober 2020. 2020. Online www.bundesgesundheitsministerium.de/fileadmin/Dateien/3_Downloads/Gesetze_und_Verordnungen/GuV/P/PDSG_bgbl.pdf [abgerufen am 25.11.2020].

BfArM: LOINC und RELMA. 2020. Online: www.dimdi.de/dynamic/de/klassifikationen/weitere-klassifikationen-und-standards/loinc-relma/ [abgerufen am 26.11.2020].

BfArM: ATC-Klassifikation. 2020. Online: www.dimdi.de/dynamic/de/arzneimittel/atc-klassifikation/ [abgerufen am 26.11.2020].

BMG: Verordnung über das Verfahren und die Anforderungen zur Prüfung der Erstattungsfähigkeit digitaler Gesundheitsanwendungen in der gesetzlichen Krankenversicherung (Digitale Gesundheitsanwendungen-Verordnung – DiGAV). Bundesgesetzblatt Jahrgang 2020 Teil I Nr. 18 ausgegeben zu Bonn am 20. April 2020. 2020. Online: www.bgbl.de/xaver/bgbl/start.xav?startbk=Bundesanzeiger_BGBl&jumpTo=bgbl120s0768.pdf#__bgbl__%2F%2F*%5B%40attr_id%3D%27bgbl120s0768.pdf%27%5D__1606491943714 [abgerufen am 26.11.2020]

CEN: Projects. 2020. Online: www.ehealth-standards.eu/en/projects/ [abgerufen am 27.11.2020].

DGfN: Bericht zur Veröffentlichung der ICD-11. 2020. Online: www.dgfn.eu/nachrichtenleser-193/bericht-zur-veroeffentlichung-der-icd-11-20.html [abgerufen am 27.11.2020].

DICOM: About DICOM: Overview. 2020. Online: www.dicomstandard.org/about [abgerufen am 27.11.2020].

Müller-Mielitz, S./Lux, T.: E-Health-Gesetz. E-Health-Gesetz, Vernetzung und Interoperabilität. In Müller-Mielitz, S./Lux, T.: E-Health-Ökonomie. Wiesbaden 2017.

empirica: UNICOM - In a nutshell. 2020. Online: www.unicom-project.eu/ [abgerufen am 26.11.2020].

EU Cross Border Directive: Directive of the application of patient's rights in cross-border-healthcare. 2011. Online: www.eur-lex.europa.eu/legalcontent/ [abgerufen am 25.11.2020].

European Commission Expert Group on FAIR Data: Turning FAIR into Reality. Luxembourg 2018.

gematik (2020): Interoperabilität 2025 – Teil A: Voraussetzungen für ein interoperables Gesundheitswesen schaffen, Stand: 6.08.20, Version 1.6.2015. Online: www.gematik.de/fileadmin/user_upload/gematik/files/Presseinformationen/Interoperabilitaet_2025_Teil_A_v16.pdf [abgerufen am 25.11.2020].

Haas, P./Johner, C./Thun, S.: Interoperabilität und Standards. In: Johner, C./Haas,P.: Praxishandbuch IT im Gesundheitswesen. Erfolgreich einführen, entwickeln, anwenden und betreiben. München 2009, S. 261–268.

Health Level 7: FHIR® R4 (HL7 Fast Healthcare Interoperability Resources, Release 4). 2015. Online: www.hl7.org/implement/standards/product_brief.cfm?product_id=491 [abgerufen am 26.11.2020].

Health Level 7: International Patient Summary Implementation Guide. 2020. Online: www.hl7.org/fhir/uv/ips/ [abgerufen am 27.11.2020].

Heidenreich, G./Blobel, B.: IT-Standards für telemedizinische Anwendungen. Bundesgesundheitsblatt, Gesundheitsforschung. In: Gesundheitsschutz. 52/2009, S. 316–323.

Institute of Electrical and Electronics Engineers: IEEE Standard Computer Dictionary: A Compilation of IEEE Standard Computer Glossaries. IEEE Std 610. New York 1990.

JIC: Joint Initiative Council: Setting the stage for the future.2020. Online: www.jointinitiative-council.org/images/pdf/jic.setting.the.stage.for.the.future.pdf [abgerufen am 27.11.2020].

Lehne, M. et al.: Why digital medicine depends on interoperability. In: NPJ Digital Medicine 2 (79)/2019, S. 1–5. Online. https://doi.org/10.1038/s41746-019-0158-1.

MII: Über die Initiative. 2020. Online: www.medizininformatik-initiative.de/index.php/de/ueber-die-initiative [abgerufen am 26.11.2020].

MII: Use Cases. 2020. Online: www.medizininformatik-initiative.de/de/use-cases. [abgerufen am 26.11.2020].
NUM: CODEX.COVID-19 Data Exchange Platform. 2020. Online: www.netzwerk-universitaetsmedizin.de/projekte/codex [abgerufen am 26.11.2020].
openEHR Foundation: Architecture Overview. 2020. Online: www.specifications.openehr.org/releases/BASE/latest/architecture_overview.html [abgerufen am 27.11.2020].
Sass, J. et al.: (2020). The German Corona Consensus Dataset (GECCO): A standardized dataset for COVID-19 research.In: BMC Medical Informatics and Decision Making 20(341)/2020. Online: https://doi.org/10.1101/2020.07.27.20162636.
SNOMED International: SNOMED CT Starter Guide. 2020. Online: www.confluence.ihtsdotools.org/display/DOCSTART/4.+SNOMED+CT+Basics [abgerufen am 26.11.2020].
Thun S./Dewenter H.: ICD-11, ICHI and SNOMED CT-What do the standards mean for eHealth applications? In: Bundesgesundheitsblatt, Gesundheitsforschung, Gesundheitsschutz 61(7)/2018, S. 812–820.
Thun S./Lehne M.: Intelligent dank Interoperabilität. In: Das Krankenhaus 4/2019, S. 286–287.

Beitrag 2

Datenkompetenz (Data Literacy) für Health Professionals in Zeiten von DiGA, Big Data und Künstlicher Intelligenz

Dr. Michael Hägele

Abstract: Der Beitrag zeigt auf, dass Digitalisierung ohne eine entsprechende Datenkompetenz der Nutzer kaum gelingen kann. Man sieht sich ohne eine solche als Nutzer den Algorithmen und deren Ergebnissen ausgeliefert und kann die Grenzen des Einsatzes, die es zweifelsohne gibt, nicht beurteilen. Das führt zu falschen Erwartungen, zu Ängsten, falscher Nutzung und letztlich zu unbefriedigenden Ergebnissen. Außerdem ist es wichtig, den Gesamtzusammenhang zu verstehen: Denn Digitalisierung kann sein Potenzial nur entfalten, wenn es möglichst keine Medienbrüche gibt. Metadaten vorhanden sind und die Prozesse in der Gesamtheit neu digital gedacht werden, anstatt bestehende analoge Prozesse krampfhaft 1:1 übernehmen und irgendwie digitaler machen zu wollen. Auch deswegen ist der (hohe) Gesamt-Digitalisierungsgrad eines Prozesses, einer Institution oder des deutschen Gesundheitswesens ein wichtiger Erfolgsfaktor.

1 Einführung

Die zunehmende Digitalisierung der Arbeits- und Lebenswelt hat inzwischen auch die Medizin erreicht. Bereits heute verändert der Einsatz vielfältiger digitaler Techniken in medizinischer Versorgung und Forschung das Berufsbild des Arztes. Künstliche Intelligenz, Big Data, die Digitalisierung im Gesundheitswesen und zunehmende Dateninteroperabilität können Ärzte in ihrer Arbeit entlasten und unterstützen. Auch die Gesetzgebung hat diesen Trend erkannt: Seit Mitte Oktober 2020 – rund elf Monate nach Beschluss des Digitale-Versorgung-Gesetzes (DVG) – können Ärztinnen und Ärzte die ersten Digitalen Gesundheitsanwendungen (DiGAs) zulasten der gesetzlichen Krankenversicherung verordnen. Diese konsequente Integration von DiGA in die Regelversorgung in Deutschland ist derzeit weltweit einzigartig.

Allerdings müssen Ärzte – und das zeigt die Diskussion rund um die Einführung der DIGA sehr deutlich – parallel mit dieser Entwicklung auf den Umgang mit diesen neuen Technologien vorbereitet werden, damit sie das Potenzial wirklich nutzen, deren Analyseergebnisse einordnen und die Ergebnisse auf Plausibilität bewerten können. Diese Fähigkeiten werden unter dem Begriff Datenkompetenz verstanden, im Englischen *„Data Literacy"*. Darunter versteht man die Fähigkeit, planvoll mit Daten (oder Systemen) umzugehen und sie im jeweiligen Kontext bewusst einschätzen, einsetzen und hinterfragen zu können. Sie ermöglicht es dem Anwender digitaler Lösungen, die zu Grunde liegenden Gesundheitsdaten zu verstehen und richtig zu nutzen, um bewusste, sinnvolle und belastbare klinische (und/oder ggf. geschäftliche) Entscheidungen zu treffen. Ridsdale u. a. definieren *„Data Literacy"* als die Fähigkeit *„Daten auf kritische Art und Weise zu sammeln, zu managen, zu bewerten und anzuwenden"* (Ridsdale 2015) und liefern in ihrem Dokument einen guten und praxisnahen Einstieg in die Thematik.

Algorithmen und Daten per se sind weder unfehlbar, noch so objektiv wie sie scheinen. Die größte Gefahr besteht darin, blind Algorithmen, Daten und Künstlichen Intelligenzen zu vertrauen. Denn selbst wenn diese für sich genommen fehlerlos und *„unbiased"* wären (was nicht so ist, siehe dazu bspw. Weber 2016 oder auch Challen 2019), können diese Systeme ihre Empfehlungen, Entscheidungen oder Datenaufbereitungen nur auf Grundlage der ihnen vorliegenden Datenrealität beurteilen. Sind die (Patienten-)Daten unvollständig (derzeit noch sehr oft der Fall), lückenhaft, fehlerhaft, systematisch falsch, einseitig oder von minderer Datenqualität, bilden sie die Wirklichkeit nicht richtig, geschweige denn vollständig ab. Damit können auch die besten Algorithmen und die besten Künstlichen Intelligenzen und stärksten Computerleistungen in Cloudanwendungen falsch liegen, weil sie auf einer – aus Sicht der Wirklichkeit – unzureichenden Datenbasis operieren.

Besonders bei Systemen der Künstlichen Intelligenz kommt es sehr darauf an, mit welchen Daten diese trainiert wurden. Denn wenn die Qualität dieser Trainingsdaten nur einen speziellen Ausschnitt abbildet, qualitativ sehr heterogen oder von der Fallmenge deutlich zu gering ist, wird auch die Leistungsfähigkeit des Systems im Praxiseinsatz sehr zu wünschen übriglassen. Ein Problem, an dem z. B. das System Watson von IBM, das zuvor mit vielen Vorschusslorbeeren überschüttet wurde, im Praxisalltag (Baltzer 2018) gescheitert ist.

2 Der datenkompetente Nutzer

Ein datenkompetenter Nutzer sieht also (digitale) Daten und ihre Bewertung mit einem gewissen Abstand. Die Nutzung digitaler Systeme erfordert immer eine Reflexion über die vorliegende und genutzte Datengrundlage und die dahinterliegenden Datenaufbereitungs- und -sammlungsprozesse, um deren Aussagekraft und Validität beurteilen zu können:

- Wie gut bilden die vorhandenen Daten die (Lebens-) Wirklichkeit ab?
- Sind die vorliegenden Daten geeignet, die Fragestellung zu beantworten oder muss ich ggf. noch Daten aus anderen Bereichen ergänzen? So reicht es bei Laborsystemen bspw. nicht, sich nur auf die digitalen Labormessergebnisse zu verlassen: Ohne zusätzliche klinische Parameter ist eine Interpretation in vielen Fällen kaum möglich. Auch die Einzelbetrachtung von Parametern ist meist nicht ausreichend, sondern muss im Verbund erfolgen.
- Wie steht es um die Qualität der zugrundeliegenden Daten? Das Ergebnis ist immer nur so gut, wie der schwächste Teil der genutzten Daten!
- Woher stammen die zugrundeliegenden Daten? Wurden sie automatisch gemessen oder manuell? Von Laien oder Professionals? Ist sichergestellt, dass die Daten immer die gleiche Qualität aufweisen? So sind bspw. Blutdruckdaten stark davon abhängig, ob sie im Sitzen oder im Liegen gemessen wurden. Ob in Ruhe oder bei Belastung u. v. m.
- Sind es Originaldaten oder sind es schon konvertierte oder aufbereitete Daten? Kann sichergestellt werden, dass keine Konvertierungs- oder Klassifikationsfehler in der Datenbereitstellung bzw. Aufbereitung passiert sind, z. B. bei einem Import. Wurde bei einer Umklassifizierung sichergestellt, dass alle vorhanden Wertebereiche auch komplett überführt wurden?
- Wenn keine analogen Zahlenwerte vorliegen, sondern nur klassifizierte Werte, ist es auch wichtig zu fragen, ob die vorliegende Klassifizierung kompatibel mit der Fragestellung ist: Wenn sie sich bspw. mit extrem hohem Fieber beschäftigen (Hyperyrexie), die Fieberwerte aber nur mit folgender Klassifizierung vorliegen:
  - 38,0–38,4 °C
  - 38,5–38,9 °C
  - >= 39 °C
  - dann haben sie nur sehr undifferenzierte Aussagemöglichkeiten, und es wäre besser, an die Originalmesswerte heranzukommen.

Digitale Daten haben oft den Anschein, sehr genau und akkurat zu sein. So gaukelt bspw. die Ausgabe einer Zahl mit 3 Nachkommastellen eine Genauigkeit vor, die inhaltlich gar nicht haltbar ist: Weil die Messmethode für diese Daten gar nicht diese Genauigkeit hat oder weil die mathematisch-statistischen Methoden zur Ermittlung eine viel höhere Fehlerwahrscheinlichkeit haben usw. Insofern auch hier: Immer hinterfragen: Wie kommt die Zahl zustande und kann sie halten, was ihr Anschein verspricht? Wie hoch ist der statistische Unsicherheitsbereich (Fehlertoleranz) des Wertes?

3 Validierung und Verifizierung

In diesem Zusammenhang sind die Begrifflichkeiten Validierung und Verifizierung vielleicht noch eine Hilfe: Bei der Verifizierung wird geprüft, ob ein Produkt bei seiner Entwicklung mit den spezifizierten Anforderungen, festgehalten bspw. im Pflichtenheft eines Unternehmens, übereinstimmt. Gerade bei Medizinprodukten eine wichtige Information, die mit objektiven Mitteln prüft, ob Nutzer in einem bestimmten Nutzungskontext die zuvor festgelegten Nutzungsziele erreichen können. Die Validierung wiederum ist eine Art Feldexperiment, bei dem kontrolliert wird, ob die festgelegten Nutzungsziele erfüllt werden und ob das Produkt in der Anwendung wirklich das leistet, was der Kunde erwartet.

Bei der Beurteilung von Daten ist auch die Lebensdauer bzw. Haltbarkeit zu bedenken: So ist ein CRP-Entzündungslaborwert von vor 4 Wochen wenig aussagekräftig, während eine 4 Wochen alte Körpergröße im Normalfall völlig ausreichend ist (da wenig veränderlich), es sei denn der Patient ist ein Baby. Dazu kommt, dass ein einzelner Blutdruckwert recht wenig aussagt (zumal, wenn noch unbekannt ist, wie er erhoben wurde), während eine ganze Blutdruck-Reihe über die Zeit mehr Rückschlüsse erlaubt. Und Blutdruckwerte ohne weiterführende Daten, wie Alter und BMI und ob der Wert in Ruhe, unter Stress oder unter körperlicher Belastung gemessen wurde, sind auch nur begrenzt aussagefähig.

Darüber hinaus schafft eine umfassende Digitalisierung ganz neue Problemstellungen: Bislang lebten wir im Datenmangel. Jeder digitale Datenwert musste mühsam (womöglich auch noch in mehreren Anwendungssystemen) manuell erfasst oder übertragen werden. Das hatte den Vorteil, dass man problemlos überblicken konnte, welche Daten vorliegen, genutzt werden und aus welcher Quelle sie stammen und konnte dies im Zweifelsfall mit menschlicher Intelligenz sinnvoll den Gegebenheiten anpassen.

4 Dateninteroperabilität durch standardisierte Metadaten

Heutzutage fließen die Daten dank zunehmender Interoperabilität zwischen Systemen automatisch und ohne menschliche Prüfung. Oft ist ohne konkrete

Prüfung nicht zu erkennen, wo die Daten (wirklich) herkommen, welche in welcher Form verarbeitet bzw. von einem System genutzt werden. Die Frage ist oft auch, ob Daten aus verschiedenen Quellen wirklich vergleichbar sind. Sind es genormte Datenerfassungen und damit quantitativ vergleichbar oder sind sie nur qualitativ zu verwenden? So kann man vom Patienten selbst gemessene Blutdruckwerte oft nicht mit den klinisch gemessenen vergleichen. Trotzdem können Datentrends (qualitative Einschätzungen) sehr wohl nützliche Hinweise geben. Inzwischen werden viele Daten zusätzlich in Massen von *Internet of Things* (IoT)-Systemen (Smartphones/-watches, digitale Waagen, digitale Blutzuckermessgeräte, Fitnessarmbänder usw.) automatisch gemessen und gesammelt und können anderen Systemen digital zur Verfügung gestellt werden. Auch hier ist meist nur eine qualitative Nutzung der Daten möglich, also nicht die quantitative Nutzung von Absolutwerten, sondern nur die qualitative Nutzung von Datentrends dieser Daten, solange diese nicht genormt (bspw. als Medizinprodukt) erfasst werden und damit auch absolut vergleichbar werden.

Nach wie vor liegen viele der vorhandenen Daten nicht in maschinenlesbarer Form vor. Sprich: den Messwerten fehlen Metadaten, die einer Maschine verdeutlichen, von wann die Daten sind, in welcher Einheit (Metrik oder Klassifikation) sie vorliegen, von wo (oder welchem Gerät) sie stammen, wer sie ggf. unter welchen Messbedingungen erhoben hat. Liegen die Daten nur in menschenlesbarer Form vor, müssen sie durch Konvertierungsprozesse entsprechend umgewandelt und aufbereitet werden, damit sie maschinell richtig verarbeitet werden können. So liegen bspw. Arztbriefe meist noch als reine Textdateien und nicht im eigentlich längst definierten und konsentierten CDA-Level 3(B)-Dokumentenformat vor, das entsprechende Metadaten enthält.

Wenn nachfolgende Datenbewertungsprozesse auf Texterkennungsmethoden (OCR) aufsetzen müssen, steigt die Fehlerquote bei komplexeren Fragestellungen schnell an, weil ein Anamneseeintrag wie „Verwandter 1. Grades mit Herzinsuffizienz“ schnell von einem Algorithmus als „Diagnose Herzinsuffizienz mit Grad 1“ missverstanden werden und damit zu einer völlig falschen Annahme führen kann.

5 Künstliche Intelligenz

Das Thema Künstliche Intelligenz war schon immer eng mit der Medizin verknüpft und die Medizin eines der ersten praktischen Anwendungsfelder. Die Entwicklung schreitet dort derzeit dank neuer Algorithmen *(Deep Learning)* und deutlich gestiegener (Cloud-)Rechenpower rasant voran und insbesondere bei bildgebenden Verfahren können KIen angesichts sehr guter Mustererkennung bei spezifischen Fragestellungen menschlichen Experten gleichwertig sind. So kommt eine Metaanalyse in der Fachzeitschrift Lancet (Liu 2019]) zu dem Schluss, dass Krankheiten bei der Auswertung von Röntgenbildern, MRTs und anderen bildgebenden Verfahren mittels KI in 87 % der Fälle richtig erkannt werden, während es bei den Ärztinnen und Ärzten 86 % waren.

KI benötigt aber eine große Menge an qualitativ hochwertigen Daten, die erst einmal gesammelt und aufbereitet werden müssen, um automatisiert lernen und gute Leistung vollbringen zu können. Darüber hinaus ist es bislang nach wie vor ein großes Problem, dass eine Künstliche Intelligenz nicht erklären kann, wie sie zu einem Ergebnis von 38,8 % für ein Lungenkarzinom gekommen ist. Und was genau bedeutet der Wert? Hier ist wieder reichlich Datenkompetenz bei der Nutzung notwendig.

6 Digitalisierungsgrad im deutschen Gesundheitswesen

Und wie steht es aktuell mit dem Digitalisierungsgrad im deutschen Gesundheitswesen? In der neuesten verfügbaren Umfrage der KBV von 2019 (Praxisbarometer 2019) nutzen 67 % der Hausärzte eine digitale Anwendung zur Arzneimitteltherapiesicherheit, 61 % der Vertragsarztpraxen haben die Patientendokumentation mehrheitlich oder komplett digitalisiert (in der psychotherapeutischen Versorgung sind es gerade mal 20 %). Die digitale Kommunikation mit anderen Ärzten/Psychotherapeuten und ambulanten Einrichtungen erfolgt bei 5 % komplett oder mehrheitlich digital. Ein Empfang von digital übermittelten Daten (ohne Psychotherapeuten) findet bei 67 % der Labordaten, 16 % von einzelnen Befunddaten und 15 % bei Arztbriefen statt. Immerhin 46 % der Praxen sind nach der Studie bereit, ihre Patientendokumentation auf einheitliche Standards für Anamnese, Befunde und Therapien umzustellen.

Die Zahlen zeigen also, dass in der ambulanten Versorgung die Digitalisierung innerhalb einer Praxis einigermaßen angekommen ist, in der Kommunikation mit anderen Praxen oder gar Sektoren allerdings noch in sehr geringem Maße. So ist die komplett oder mehrheitlich digitalisierte Kommunikation mit Krankenhäusern insgesamt nach dieser Studie bei nur 3 Prozent der Praxen der Fall.

Die Studie „Digitales Krankenhaus" des Deutschen Krankenhausinstituts (DKI 2019) gibt den Prozentsatz der *„elektronischen Vernetzung mit externen Leistungserbringern"* im Krankenhaus mit 30 % an (vollständig oder weitgehend) und IT-gestützte elektronische Entscheidungsfindung bei Diagnostik und Therapie mit 20 % (vollständig oder weitgehend). Eine gewisse Diskrepanz zu den Zahlen der KBV.

Im Krankenhaus-Report 2019 (Klauber 2019) gibt es eine gute Übersicht auf Basis des EMRAM-Stufenmodells, wo die Krankenhäuser derzeit mit ihren Digitalisierungsbemühungen liegen. Der Report vergleicht den aktuellen Stand (Seite 26) mit anderen europäischen Ländern (Deutschland schneidet dabei unterdurchschnittlich ab).

Tab. 1: Auszug aus Krankenhaus-Report 2019

Stufe	Kriterien	Anteil der KH in D [%] 2017
Stufe7	Lückenlose elektronische Patientenakte integriert in alle klinischen Bereiche (z. B. Ambulanz, Intensivstation, Notaufnahme), die alle (medizinischen) Papierakten ersetzt; Einsatz von Standards zum Datenaustausch für die integrierte Versorgung; Data Warehouse als Basis für klinische und betriebliche Analysen.	0,0
Stufe6	Klinische Dokumentation interagiert mit intelligenter klinischer Entscheidungsunterstützung (basierend auf diskreten Datenelementen) UND Vorhandensein eines IT-gestützten, geschlossenen Medikationsprozesses (closed loop medication).	1,2
Stufe5	Integrierte Bildmanagementlösung (z. B. PACS) ersetzt alle filmbasierten Bilder.	18,9
Stufe4	Elektronische Verordnung mit klinischer Entscheidungsunterstützung in mindestens einem klinischen Bereich und für Medikation.	5,4
Stufe3	IT-gestützte klinische Dokumentation sowie Einsatz elektronischer Verordnungen durch Ärzte bzw. Pflegepersonal. Dies beinhaltet auch die Dokumentation der Medikamentengabe (eMAR).	9,0
Stufe2	Eine elektronische Patientenakte (bzw. ein Clinical Data Repository) ermöglicht die Zusammenfassung und Normalisierung von Daten aus verschiedenen klinischen Quellen im gesamten Krankenhaus.	26,9
Stufe1	Informationssysteme für die großen diagnostischen und versorgenden Abteilungen (Labor, Radiologie, Apotheke) sind installiert.	1,2
Stufe0	Keine der drei Unterabteilungen (LIS, RIS, PHIS) ist installiert ODER es erfolgt keine Labor-, Radiologie-, Apotheken-Datenausgabe online über externe Service Provider.	38,3
Aus Krankenhaus Report 2019 [Klauber 2019, Seite 23], MN=167, EMRAM-Mittelwert: 2,3		

Quelle: Klauber, J.: Der Krankenhaus-Report 2019, S. 23.

Das Stufenmodell gibt einen guten Überblick über die verschiedenen Stufen, die auf dem Weg zu einer digitalen, datengetriebenen Organisation notwendig sind. Gleichzeitig zeigt es auf, welche Aspekte bei einer datenkompetenten Verarbeitung von Daten (nicht nur im Rahmen eines Krankenhauses, sondern bspw. im Rahmen der integrierten Versorgung oder anderen Leistungserbringern im Gesundheitswesen) zu berücksichtigen und zu organisieren sind. Der Start ist jeweils am unteren Ende des EMRAM. Zu diesem Zeitpunkt arbeiten die meisten einzelnen Benutzer, Teams und Abteilungen in Silos, implementieren fragmentierte Lösungen und arbeiten an ihren eigenen Zielen, während sie sich auf ihre eigenen Datenquellen verlassen. Das ist aktuell noch der Stand in den meisten Teilen im deutschen Gesundheitswesen. In dieser Phase wird viel Potenzial verschenkt und es können nur schmale Datenaspekte aufbereitet oder in Zusammenhang gebracht werden. Ein Großteil der vorhandenen ggf. sogar digitalisierten Daten kann nicht für eine aktuelle Bewertung, für Qualitätsmanagement oder zum

Lernen genutzt werden, sondern muss immer wieder manuell mühsam von Menschen mit großen Qualitätsschwankungen zusammengebracht werden. Das „Healthcare Analytics Adoption Model 2019“ (HAAM) (Kleckner 2020) ist in den ersten 7 Stufen vergleichbar mit EMRAM, erweitert es aber um zwei weitere Level:

- Level 8 „Personalized Medicine & Prescriptive Analytics“ und
- Level 9 „Direct-to-Patient Analytics & Artificial Intelligence“
- Diese zeigt den weiteren Weg der Digitalisierung in Richtung „Personalisierte Medizin“ und gipfelt darin, dass der Patient datengetrieben- und kompetent seine Gesundheitsentscheidungen unterstützt von Künstlicher Intelligenz treffen kann.

Es ist also noch viel Aufbau- und Informationsarbeit bei eHealth im Gesundheitswesen notwendig. Wichtig auf dem Weg dahin wird sicherlich der Anschluss der Leistungserbringer an die Telematikinfrastruktur der gematik von Praxen, Krankenhäusern und anderen Leistungserbringern (wie bspw. die Pflege) sein. Im niedergelassenen Bereich sind die Anschlussquoten inzwischen weit vorangeschritten. Ab 2021 werden die Kliniken angeschlossen sein und auch für die Pflege ist der Anschluss geplant.

Ein weiterer wichtiger Baustein ist die digitale elektronische Patientenakte (ePA), die dem Patienten gehört und damit in jeder Behandlungssituation seine Daten sektoren- und berufsgruppenübergreifend digital verfügbar macht. Das hilft, immer mehr Daten – ohne eigene Datenerhebung – zur Verfügung zu haben und einer automatisierten Bewertung zuzuführen, wenngleich es in den aktuell geplanten Versionen fast nur auf menschenlesbaren Dokumenten fußt und nicht auf strukturierten, maschinenlesbaren Daten. Dazu kommen enorme Datenmengen durch mobile Datentracker, die im täglichen Lebensalltag des Patienten Daten automatisiert erheben (Smartphones, Schrittzähler, digitale Blutdruck- oder Blutzuckermessgeräte usw.).

Außerdem kann die derzeit noch viel zu wenig genutzte Ressource Patient zukünftig viel besser mit einbezogen werden, indem dieser durch digitale Gesundheitsanwendungen befähigt wird, Daten aus seinem Alltag für die Leistungserbringer des Gesundheitswesens strukturiert (und in Echtzeit) zu dokumentieren. Das spart Ressourcen auf Seiten des Leistungserbringers, erhöht die Verfügbarkeit von Real-World-Daten und macht damit eine versorgungsnahe Forschung und Weiterentwicklung des Gesundheitswesens möglich. Die ePA startet bundesweit zum 1.1.2021, soll in der ersten Phase von der ambulanten Versorgung befüllt werden, und spätestens zum 1.1.2022 sind dann auch die Krankenhäuser zur Nutzung verpflichtet.

Der eigene, selbst erhobene Datensilo wird also perspektivisch immer kleiner werden im Verhältnis zu schon verfügbaren digitalen eHealth-Daten. Damit steigt die Notwendigkeit, andere Daten zu berücksichtigen, einzubeziehen und deren Qualität zu verstehen. Dazu muss man datenkompetent diese enorme Menge an digitalen Daten mit passenden digitalen Systemen nutzen, um das Maximale für den einzelnen Patienten herauszuholen, aber auch um mittelfristig Entscheidungen transparent und evidenzbasiert aufgrund der verfügbaren digitalen Datenbasis zu treffen.

7 Fazit

Die Entwicklung und Vernetzung solcher digitalen Systeme erfordern interdisziplinäre datenkompetente Teams, um die Chancen und Risiken der Digitalisierung kompetent auszuloten und zu nutzen. Auf der anderen Seite braucht es vor allem datenkompetente Nutzer, die die Grenzen der Systeme kennen und kompetentes Feedback zur kontinuierlichen Verbesserung aus dem Praxisalltag geben können.

Dies beschreibt auch die Enquete-Kommission „Künstliche Intelligenz – Gesellschaftliche Verantwortung und wirtschaftliche, soziale und ökologische Potenziale" in ihrem Abschlussbericht:

„Nicht zuletzt sieht die Projektgruppe den flächendeckenden Aufbau von Digitalkompetenz in Gesundheitsberufen als zwingende Bedingung für den erfolgreichen Einsatz intelligenter Systeme in Versorgung, Therapie und Pflege an. Die Fachkräfte müssen einschätzen können, was ein Algorithmus tatsächlich übernehmen kann und wie seine Ergebnisse zu interpretieren sind."

Literatur

Albrecht, M./Temizdemir, E.: Praxisbarometer Digitalisierung 2019 – Stand und Perspektiven der Digitalisierung in der vertragsärztlichen und -psychotherapeutischen Versorgung. 2019. Online: https://www.kbv.de/media/sp/KBV_Praxisbarometer_Digitalisierung_2019.pdf [abgerufen am 13.11.2020].

Balzter, S.: FAZ. Supercomputer Watson: Im Krankenhaus fällt die Wunderwaffe durch. 2018. Online: https://www.faz.net/aktuell/wirtschaft/kuenstliche-intelligenz/computer-watson-scheitert-zu-oft-bei-datenanalyse-15619989.html [abgerufen am 13.11.2020].

Challen, R. u. a.: Artificial intelligence, bias and clinical safety. In: BMJ Qual Saf 2019;0:1–7. 2019. Online: https://qualitysafety.bmj.com/content/28/3/231 [abgerufen am 13.11.2020].

Deutscher Bundestag, Drucksache 19/23700: Abschlussbericht der Enquete-Kommission Künstliche Intelligenz – Gesellschaftliche Verantwortung und wirtschaftliche, soziale und ökologische Potenziale. 2020. Online: https://dip21.bundestag.de/dip21/btd/19/237/1923700.pdf [abgerufen am 13.11.2020].

Klauber, J./Geraedts, M./Friedrich, J./Wasem, J. (Hrsg.): Krankenhaus-Report 2019. Das digitale Kankenhaus. Berlin 2019.

Kleckner, A.: Healthcare Data Literacy: A Must-Have for Becoming a Data-Driven Organization. 2020. Online: https://www.healthcatalyst.com/insights/improving-healthcare-data-literacy [abgerufen am 13.11.2020].

Liu, X./Faes, L./Kale, A./Wagner, S. u. a.: A comparison of deep learning performance against health-care professionals in detecting diseases from medical imaging: a systematic review and meta-analysis. In: TheLancet, Ausg. 1 Oktober 2019. Online: https://www.thelancet.com/action/showPdf?pii=S2589-7500(19)30123-2 [abgerufen am 13.11.2020].

Rauschenberger, J./Nürnberg, V./Blum, K./Offermans, M.: Das digitale Krankenhaus. 2019. Online: https://www.dki.de/sites/default/files/2019-11/2019-09%20Studie%20BDO%20und%20DKI_Das%20Digitale%20Krankenhaus_final.pdf [abgerufen am 13.11.2020].
Ridsdale, C./Rothwell, J./ Smit, M. u. a.: Strategies and Best Practices for Data Literacy Education. In: Knowledge Synthesis Report. Online: https://dalspace.library.dal.ca/bitstream/handle/10222/64578/Strategies%20and%20Best%20Practices%20for%20Data%20Literacy%20Education.pdf [abgerufen am 13.11.2020].
Weber, S.: Wenn Algorithmen Vorurteile haben. In: FAZ vom 15.1.2016. Online: https://www.sueddeutsche.de/digital/diskriminierung-wenn-algorithmen-vorurteile-haben-1.2806403-0 [abgerufen am 13.11.2020].

Plattformen und Ökosysteme im Bereich der digitalen Gesundheitsanwendungen im deutschen Gesundheitssystem

Dr. Martina Bittroff/Leo Hilse

Abstract: Das Digitale-Versorgung-Gesetz (DVG) sieht die Möglichkeit der Kostenübernahme für digitale Gesundheitsanwendungen (DiGA) durch die gesetzlichen Krankenversicherungen vor. Das bringt offensichtliche Vorteile für Hersteller und auch Versicherte mit sich, die nun Zugriff auf digitale Medizinangebote haben. Die neuen gesetzlichen Grundlagen ebnen dabei auch den Weg für eine Vielzahl an gewinnbringenden Entwicklungsmöglichkeiten für alle Teilnehmer im Gesundheitsmarkt. Dieser Beitrag zeigt die Möglichkeiten für Plattformangebote und neue Ökosysteme auf, von denen alle Marktteilnehmer profitieren und welche die Reichweite einer DiGA – über eine Verschreibung durch den Arzt hinaus – erhöhen können.

Definition

Auf den folgenden Seiten wird häufig die Rede von Plattformen, Ökosystemen und digitalen Gesundheitsanwendungen sein. Im Kontext dieses Beitrags gelten folgende Begriffsbestimmungen:

Plattform

Eine Plattform ist eine digitale Software, ein Zugangsort oder Portal zur Darstellung, zum Vergleich oder zur Auswahl von Dienstleistungen, Services oder verschiedener individueller (Software)-Anwendungen und Lösungen. Sie ermöglicht den Plattformbesuchern, Anwendungen kennenzulernen, sie einzeln zu begutachten oder zu verwenden bzw. herunterzuladen. Ziel einer Plattform ist es, einen Wert für alle Beteiligten zu schaffen und darüber hinaus Services, Dienstleistungen oder Produkte bereitzustellen (Parker/Van Alstyne/Choudary).

Ökosystem

Ein Ökosystem ist ein teils geschlossenes System, welches durch die aktive Teilnahme aller Mitglieder am Leben gehalten wird und Fortschritt bzw. einen Vorteil für alle Teilnehmer durch die aktive gegenseitige Unterstützung ermöglicht. Ein wirtschaftliches Ökosystem ist als solches selten geschlossen, da es von der Mitgliedschaft neuer und innovationstreibender Teilnehmer lebt und in der Regel von ihnen profitiert, v. a. als Gesamtheit und nicht notwendigerweise als einzelner Teilnehmer.

Digitale Gesundheitsanwendung (DiGA)

Als digitale Gesundheitsanwendung wird grundsätzlich jede App, Software oder Lösung beschrieben, die gegenüber einem Patienten oder Endverbraucher digital medizinische Unterstützung bietet. Nach einem erfolgreichen Antrag beim Bundesinstitut für Arzneimittel und Medizinprodukte (BfArM) wird eine solche Anwendung eine offizielle DiGA. Jede DiGA ist also eine digitale Gesundheitsanwendung, aber nicht jede digitale Gesundheitsanwendung eine DiGA.

1 Beispiele für bestehende Portale und Ökosysteme im deutschen Gesundheitswesen

Es gibt bereits eine Vielzahl von Plattformen und digitalen Systemen im Gesundheitswesen, unabhängig von den neuen DiGA. Auf die sich daraus ergebenden Möglichkeiten wird im Weiteren ebenfalls eingegangen. Dabei werden verschiedene, für das Gesundheitswesen relevante Bereiche näher beleuchtet und Impulse und Ideen für eine jeweilige Integration zum Thema DiGA gegeben.

1.1 Existierende Plattformen mit Ideen zur Integration von DiGA-Elementen

1.1.1 Kommunikation und Netzwerk

Gerade für Patienten gibt es bereits eine Vielzahl an Möglichkeiten, sich mittels Plattformen über relevante Ärzte, durch welche eine Behandlung erfolgen könnte, zu informieren. Besonders bekannt ist wohl das Jameda-Portal (www.jameda.de), in dem sich Patienten über Praxen und Ärzte in der Umgebung informieren, diese vergleichen und bewerten können. Gleichzeitig können direkt online Termine vereinbart werden.

Ärzte und Praxisinhaber können sich auf dem Portal registrieren, die Praxis und ihre Services vorstellen. Es liegt nahe, dass bei einer weiteren Verbreitung der DiGA in der Regelversorgung hier ein Kennzeichen integriert werden kann, um Besucher des Portals auf DiGA-verordnende Ärzte aufmerksam zu machen. So könnten Ärzte im Portal in Zukunft selber ersichtlich machen, mit welchen DiGA sie häufig arbeiten und diese in ihrem Leistungsportfolio zur Vorstellung ihrer Praxis aufnehmen.

1.1.2 Weiter- und Fortbildung

Für die Verbreitung von Wissen rund um digitale Gesundheitsanwendungen bei Ärzten sind insbesondere die Ärztekammern, mittels Fortbildungen und Schulungen, mit verantwortlich. Zurzeit gibt es erste Veranstaltungen, die DiGA als Thema integrieren. Es wäre auch denkbar, im Zuge der digitalen Initiative online Informationsquellen und Seminare zur Verfügung zu stellen.

Hier gibt es Vorreiter, wie etwa das besonders unter Ärzten bekannte Portal MedLearning (cme.medlearning.de), welches die Teilnahme an digitalen Fortbildungen ermöglicht. MedLearning ist eine Plattform, die nach Qualitätssicherung Kurse von verschiedenen pharmazeutischen Industriekonzernen, DiGA-Herstellern oder anderweitig in der Medizin ansässigen Firmen und Autoren anbietet und diese den Besuchern der Plattform zum Vergleich gegenüberstellt.

Im Zuge des Digitale-Versorgung-Gesetzes ist es sicherlich sinnvoll, neben Kursen zu Videosprechstunden, auch Einführungen zu DiGA-integrierenden Behandlungsformen anzubieten.

1.1.3 Professionelle Dienstleistungen

Besonders im Bereich der Pflegeversorgung gibt es einige Plattformen, die sich erfolgreich zweier verschiedener Marktteilnehmer bedienen und diese zusammenbringen. Ein gutes Beispiel ist Curafides (www.curafides.com), eine Plattform für Pflegebedürftige, die darauf abzielt, Hilfskräfte und Pflegebedürftige und ihre Angehörigen zusammenzubringen. Für solche Formate werden die bald schon in die Regelversorgung integrierten DiPA (Digitale Pflegeanwendungen) eine große Rolle spielen, die mit dem dritten Digitalisierungsgesetz erstmals für das deutsche Gesundheitswesen eingeführt werden. In Ergänzung zur Pflegekräftevermittlung können – in Anlehnung an die Idee unter 1.1.1 – DiPA bzw. Pflegeanbieter gefunden werden, die DiPA in ihre Leistungskataloge aufnehmen.

Ein weiteres Beispiel für eine gelungene Plattform für das Zusammenführen zwei verschiedener Anbieter ist Bett-Y (www.bett-y.de). Das Portal ermöglicht, Dienstleistungen als Folgeversorgung nach dem stationären Aufenthalt anzubieten, um so eine nahtlose Versorgung im Rehabilitationsverlauf an der Schnittstelle zum Krankenhaus zu gewährleisten. So können Versorgungsketten effizienter organisiert werden, sowohl für die zuständigen Mitarbeiter im Krankenhaus als auch für Angehörige, Pflegedienste oder Rehabilitationseinrichtungen.

1.2 Plattformen, die auf digitalen Gesundheitsanwendungen basieren

Es liegt nahe, dass in Zukunft, wenn DiGA und DiPA weiter und in hoher Anzahl durch eine BfArM-Listung in die Regelversorgung aufgenommen werden, auch Plattformen zum Vergleich und zum Austausch von Informationen rund um diese Anwendungen entstehen. Derzeit existieren bereits Vergleichsportale für digitale Gesundheitsanwendungen ohne speziellen Fokus auf DiGA oder DiPA.

Ein Beispiel hierfür ist HealthOn (www.healthon.de). Da es sich um ein kostenpflichtiges Portal handelt, ist es eher als spezifisches Suchportal für Mitarbeiter in der Industrie zu verstehen. Des Weiteren gibt es einen privatwirtschaftlichen DiGA-App-Store (www.digaapp.store), der alle Anwendungen listet und für Normalverbraucher einsehbar macht. Leider gibt es hier bisher keinerlei Möglichkeit, Erfahrungen von anderen Nutzern einzusehen oder mit anderen Nutzern durch Bewertungen zu teilen, wie es etwa in klassischen App-Stores der Fall ist.

2 Zielrichtungen der DiGA-Plattformen und Ökosysteme

2.1 Gesamtmarkt für Verbraucher

Als Weiterentwicklung der zuvor genannten Verbraucherportale, die ungefiltert alle Anwendungen im Gesundheitsmarkt aufzeigen, und zusätzlich zur Liste des BfArM, die ausschließlich DiGA für Ärzte und interessierte Normalverbraucher auflistet, gibt es seit einiger Zeit mit der Plattform der „Digital Versorgung" (www.digitalversorgung.de) die Möglichkeit, sich kumuliert über qualitativ hochwertige Gesundheitsanwendungen und DiGA zu informieren.

Über die digitale Plattform können sich Versicherte informieren, welche Anwendungen für sie in Frage kommen. Insbesondere in Verbindung mit den jeweiligen

Krankenversicherungen wird sichtbar, welche durch diese gedeckt sind und nicht vom Versicherten selbst gezahlt werden müssen. Dies ermöglicht eine qualitativ gefilterte Ansicht zu den relevanten DiGA für persönliche Fragestellungen sowie den Zugang zu weiteren Anwendungen, die für die Versorgung der Person von Relevanz sein könnten. Es ist durchaus denkbar, dass ein solches Vergleichsportal für Anwendungen durch weitere Services in Zukunft weiter ausgebaut werden kann, um das bestehende Ökosystem zu vergrößern. Logisch wäre die Integration von medizinischen Fachportalen, die weiterführende Informationen zur Versorgung oder Behandlung aufzeigen und entsprechende Fachärzte mit vernetzen.

2.2 Ärzteschaft und Fachpersonal

Um DiGA und DiPA erfolgreich in die Regelversorgung zu integrieren bzw. den Prozess zu beschleunigen, ist eine Schulung des Fachpersonals und ein Umdenken bei den Informationsquellen, nicht ausschließlich aus der BfArM Liste, notwendig. Hier könnte ergänzend zu Schulungen der Ärztekammern eine Ärzte-Austauschplattform installiert werden, in der Fachpersonal erste Erfahrungen im Umgang DiGA in der Patientenversorgung teilen, sich aber auch über technische und organisatorische Fragestellungen austauschen kann.

Existierende Portale wie DocCheck (www.doccheck.com) könnten Informationen innerhalb der bestehenden Plattform rundum DiGA und DiPA zur Verfügung stellen und den Austausch dazu fördern.

Auch das Portal der Charité (www.info-aerzteportal.charite.de) könnte als weiterführende Empfehlung für die behandelnden Ärzte entsprechende DiGA-Empfehlungen aufnehmen. So könnte eine versichertenzentrierte Sammlung von Behandlungserfahrungen mit DiGA entstehen.

Sicherlich wird die elektronische Patientenakte (ePA), die Gesundheitsdaten künftig – nach Freigabe durch den Versicherten – einsehbar und nachvollziehbar für Behandler macht, eine große Rolle in der Verbesserung der Kommunikation zur Behandlung spielen. Hier wäre die Verknüpfung von Daten aus einer DiGA in die ePA sehr wünschenswert.

Als Ergänzung zu Punkt 2.1 wäre eine Plattform interessant, die es Patienten ermöglicht, sich mit anderen Patienten und Nutzern einer bestimmten DiGA oder mit einem bestimmten Krankheitsbild zu vernetzen. Natürlich nur nach der Einwilligung eines jeden Nutzers. Dies könnte gerade bei schwerwiegenden Erkrankungen den Austausch unter Betroffenen fördern. Eine Art Matchmaking-Plattform zwischen Patienten mit seltenen Krankheiten könnte so unter der Betreuung von Fachdisziplinen entstehen. Und nicht nur das: Mit Einwilligung der Patienten zum Datenaustausch können durch AI-Technik zusätzlich nützliche Erkenntnisse zur Verbesserung des Behandlungsstandards gewonnen werden.

2.3 Krankenkassen und Apotheken

Langjährig etablierte Marktteilnehmer haben die große Chance, in den neuen Bereichen der digitalen Gesundheitslösungen echte Mehrwerte für die Verbraucher zu schaffen. Erste Krankenkassen haben begonnen zu kooperieren und auf einer nationalen Plattform in gemeinsamer Kollaboration DiGA und andere digitale Gesundheitsanwendungen für ihre Versicherten sichtbar zu machen. Die Anwendungen bzw. ihre Hersteller werden so mit den Versicherten vernetzt, dass ein Mehrwert für die Versicherten entsteht. Dies geschieht im Rahmen der bereits vorab erwähnten „Digital Versorgung". Die AOK hat bereits ein Gesundheitsportal als Zugang zu Anwendungen für Versicherte geschaffen, unterstützt dabei aber bisher nicht explizit die Hersteller. Wünschenswert wäre jedoch eine Gesamtlösung für alle.

Apotheken als direkter Ansprechpartner von Verbrauchern bei allgemeinen gesundheitlichen Fragestellungen sind definitiv ein weiterer wichtiger Teilnehmer, um ein Ökosystem rund um digitale Anwendungen mitzugestalten. Die Initiative der pro-AvO (www.pro-avo.de) mit dem Portal der apora (www.portal.pro-avo.de) stellt eine erste Plattformlösung in diesem Umfeld bereit: Es werden per App alle Apotheken Deutschlands gebündelt, um Suchenden die Möglichkeit zu geben, in Echtzeit Medikamente bei einer Apotheke in der Umgebung zu finden. Hier wird, um Abläufe im Sinne der Patienten zu verkürzen, das eRezept integriert und innerhalb der Anwendung einfach abrufbar gemacht. In dieses sich entwickelnde System von barrierefreien digitalen Lösungen rund um Arzt und Patient, könnte ebenfalls ein Umfeld für DiGA und DiPA im Marktzugang durch Apotheker entstehen.

2.4 DiGA-Hersteller und Dienstleister

Im Zuge des Digitale-Versorgung-Gesetzes haben sich bereits einige Herstellerverbände zusammen gefunden, wie etwa der Spitzenverband Digitale Gesundheitsversorgung e. V. (www.digitalversorgt.de), um die Akzeptanz und flächendeckende Einführung der neuen DiGA auf politischer Ebene zu unterstützen.

Diverse externe Dienstleister, die Portale geschaffen haben, um die Einbringung digitaler Anwendungen in die Versorgung zu unterstützen, haben wir in den vorhergehenden Punkten bereits beleuchtet.

Durchaus sinnvoll wäre sicherlich ein Zusammenschluss der DiGA- und DiPA-Hersteller über die Verbände, um über eine gemeinsame digitale Plattform den Austausch zu Ärzteschaft, Kliniken und Praxen zu fördern. Um einen wirklichen Nutzen für Verbraucher zu schaffen, ist es für einen Hersteller unumgänglich, das Fachpersonal des Gesundheitswesens auf die Anwendungen aufmerksam zu machen und zu schulen. Hier wäre beispielsweise eine gemeinsam geführte Plattform zur expliziten Einweisung in die Anwendungen, die gemeinschaftlich vertrieben und verbreitet wird, denkbar.

Auch Erfahrungsberichte von Patienten könnten dort geteilt werden. Diese können wiederum genutzt werden, um Anwendungen zu verbessern, was somit das Ökosystem um DiGA und DiPA weiter stärken wird.

3 Ausblick in die Zukunft und Chance für Marktteilnehmer

Aus den vorangegangenen Beschreibungen geht hervor, dass sich zurzeit eine Vielzahl an Möglichkeiten entwickelt, die einen Mehrwert in der Versorgung durch Plattformen und Portale generiert. Daher erscheint es für jeden Marktteilnehmer ratsam, zu überlegen, wie er, mittels einer Plattform, Zugang zu seinem Produkt schaffen kann.

Wie auch in anderen Wirtschaftsbereichen sichtbar, geht mit der Öffnung eines Systems meist ein Mehrwert für dessen Teilnehmer einher. Dieser Mehrwert stabilisiert das eigene System und die Etablierung im Markt. Durch verschiedene Plattformen und Teilnehmer, die zusammenarbeiten, können sinnvolle Ökosysteme geschaffen werden (McAfee/Brynjolfsson).

Nehmen wir den aktuellen Stand im heutigen Gesundheitssystem: Eine existierende BfArM-Liste mit ersten DiGA, neue Hersteller (DiPA zusätzlich), die einzeln klinische Studien durchführen, um Nutzennachweise für die endgültige Listung zu erbringen, Krankenkassen, die im Alleingang versuchen, sich digital für Kunden zu positionieren und die Ärzteschaft, die dem Thema oftmals noch zurecht skeptisch gegenüber steht, da es an Informationen zur praktischen Anwendung mit Patienten fehlt. Es ist offensichtlich, dass hier Bedarf für Austauschplattformen – oder besser noch – ein nationales DiGA- und DiPA-Portal besteht, das die Ärzteschaft, Apotheken, Krankenkassen, Leistungserbringer sowie weitere Teilnehmer berücksichtigt und als Informationsquelle für Patienten dient, Forschungseinrichtungen mit relevanten Anwendungsherstellern zusammenbringt und bei Bedarf Krankenkassen für die finanzielle Förderung einbindet. Wahrscheinlich wird die Entwicklung dahin gehen, dass mehrere dieser Plattformen mit ihren jeweiligen thematischen Schwerpunkten existieren können. Zusammen schafft dies ein starkes Ökosystem, in dem alle Teilnehmer profitieren können und worin schnell in Innovation investiert werden kann.

Einfacher, als solche Plattformen aus dem Nichts zu erschaffen, ist es sicherlich, diese an bestehende Portale anzubinden und in Kollaborationen mit bestehenden Plattformen auszubauen, um eine Verbesserung bestehender Ökosysteme zu schaffen. Erste Bespiele hierfür konnten wir in unserem Artikel darstellen.

Die Zukunft wird sicherlich spannend und es bleibt abzuwarten, wie die Teilnehmer agieren, um mit alleiniger Energie oder gemeinsam die DiGA (und bald auch DiPA) weiter in die Versorgung zu bringen. Eines ist sicher: Durch

Zusammenarbeit und das Bilden schlüssiger Ökosysteme können Mehrwerte schneller geschaffen werden und Teilnehmer können Synergien bei der Markterschließung nutzen.

Literatur

McAfee, A./Brynjolfsson, E.: Machine, Platform, Crowd: Wie wir das Beste aus unserer digitalen Zukunft machen. Kulmbach 2018.

Parker, G./Van Alstyne, M. W./Choudary, S. P.: Platform Revolution. How Networked Markets Are Transforming the Economy and How to Make Them Work for You. New York 2017.

Von der Idee zur erfolgreichen DiGA – Die Rolle von Diagnose, PatientInnen und Healthcare Professionals

Dr. Mirja Mittermaier

Abstract: Digitale Gesundheitsanwendungen (DiGA) werden von Healthcare Professionals – zumeist ÄrztInnen – verschrieben und von PatientInnen genutzt. Das deutsche Gesundheitssystem ist komplex und viele Akteure sind in die Behandlung von PatientInnen involviert. Noch vor Beginn der Entwicklung einer DiGA ist es deswegen notwendig zu verstehen, an welcher Stelle im Diagnose- und Behandlungsprozess die DiGA zum Einsatz kommen soll, welche Erkrankung konkret behandelt wird und welche Berufsgruppe(n) zu diesem Zeitpunkt den Patienten behandeln. Für den Erfolg einer DiGA ist es außerdem essentiell, die Meinung und Erfahrung von PatientInnen und deren Angehörigen mit einzubeziehen, um eine patientenorientierte Lösung zu entwickeln. Zudem ist es empfehlenswert zu analysieren, ob mit der DiGA Geschäftsmodelle ersetzt, ergänzt oder neu geschaffen werden, um frühzeitig mögliche Widerstände zu identifizieren.

1 Voraussetzungen für eine erfolgreiche DiGA

Digitale Gesundheitsanwendungen (DiGA) haben das Ziel, die Diagnostik, die Therapie oder Präventions- und Rehabilitationsmaßnahmen zu unterstützen. Der Patient steht hierbei im Zentrum. Es ist essenziell, seine Wünsche und Bedürfnisse zu begreifen. Parallel ist es ebenso wichtig zu verstehen, wo im Behandlungsverlauf die DiGA eingesetzt werden soll. Eine digitale Gesundheitsanwendung kann nur erfolgreich sein, wenn die PatientInnen und alle beteiligten Akteure des Gesundheitswesens das Anwendungsziel der DiGA verstehen, einordnen können und von der Applikation überzeugt sind. Hierzu ist es von großer Bedeutung, auf eine präzise Beschreibung des Nutzens zu achten – sowohl vor der Entwicklung als auch nach der Finalisierung des Produkts. Nur wenn der Nutzen der DiGA verstanden wird, gibt es Nachfrage von Seiten der PatientInnen und Akzeptanz unter den Verordnenden (z. B. ÄrztInnen/PsychotherapeutInnen). Zudem müssen die technischen Voraussetzungen vorhanden sein. Insbesondere digitale Anwendungen werden zum Teil von „Fachfremden" entwickelt, weswegen es von großer Bedeutung ist, am Anfang des Entwicklungsprozesses genau zu beschreiben, welche Erkrankung (Diagnose) behandelt werden soll und wie sich die DiGA in bestehende Versorgungsprozesse einfügt. Da häufig Personen, die nicht aus dem Gesundheitssystem kommen, an der Entwicklung von digitalen Anwendungen beteiligt sind, soll auf den nachfolgenden Seiten Schritt für Schritt die Bedeutung der Diagnose sowie die sogenannte „Patient Journey" im Behandlungsverlauf beschrieben werden. Anschließend werden Möglichkeiten der Kontaktaufnahme mit Healthcare Professionals (ÄrztInnen, PsychotherapeutInnen etc.), PatientInnen und Angehörigen vorgestellt, um die richtigen ExpertInnen für Ihre DiGA ausfindig zu machen.

Tipp

Ihre DiGA kann nur dann ein Erfolg werden, wenn die Akzeptanz der Verordnenden und der PatientInnen hoch ist. Beziehen Sie von Anfang an ÄrztInnen und PatientInnen in die Entwicklung mit ein.

2 Die Diagnose – die Grundlage für Zulassung und Verordnung von DiGA

Für nicht mit dem (deutschen) Gesundheitssystem Vertraute kann man kann gar nicht genug betonen, wie wichtig es ist, eine Diagnose zu benennen. Es gilt also, genau zu beschreiben, wofür (oder wogegen) die DiGA konkret eingesetzt werden soll. Das mag logisch klingen, aber es ist wichtig zu verstehen, dass die Diagnose Grundlage für nahezu jede medizinische Handlung ist; ohne sie geht quasi nichts im Gesundheitswesen.

Am Anfang jeder medizinischen Handlung wird überprüft, ob eine Maßnahme indiziert ist (aus dem Lateinischen *indicare* „anzeigen") oder sogar kontraindiziert ist (also nicht angewendet werden darf). Hier kommt die Diagnose ins Spiel.

Hervorzuheben ist, dass es verschiedene Arten von Diagnosen gibt. Kommt beispielsweise ein/e PatientIn mit dem Symptom Husten in die Sprechstunde, wird zunächst eine Verdachtsdiagnose (welche Erkrankung wird vermutet) gestellt. Zudem werden sogenannte Differentialdiagnosen (welche Erkrankungen/Diagnosen könnten noch für den Husten verantwortlich sein) ausgeschlossen bzw. bestätigt. An Hand der Verdachts- und Differentialdiagnosen sind bestimmte weitere diagnostische Maßnahmen indiziert oder eben kontraindiziert. Ohne entsprechende Indikation können medizinische Maßnahmen eine Körperverletzung darstellen. In Ausnahmefällen, zum Beispiel im Bereich Primärprävention, besteht noch keine Erkrankung. Eine Erkrankung soll aber verhindert bzw. im Fall der Sekundärprävention frühzeitig erkannt werden. Diagnosen dienen also – vereinfacht gesagt – zum Benennen von Erkrankungen und erleichtern die Kommunikation.

Des Weiteren sind Diagnosen die Grundlage für die Abrechnung von Leistungen im deutschen Gesundheitssystem. Im Rahmen des gesetzlichen Abrechnungssystems (G-DRG) muss für die Verschlüsselung der Diagnosen in Deutschland die ICD-10-GM verwendet werden. Die „International Statistical Classification of Diseases and Related Health Problems" (ICD, deutsch: Internationale statistische Klassifikation der Krankheiten und verwandter Gesundheitsprobleme; GM: German Modification) ist das international wichtigste Diagnoseklassifikationssystem in der Medizin und wird von der Weltgesundheitsorganisation (WHO, www.who.int/classifications/icd) herausgegeben. Dieses Klassifikationssystem dient dazu, Diagnosen einheitlich benennen und systematisch vergleichen zu können. Die Übersetzungsrechte für die deutschsprachige Ausgabe wurden von der WHO an das Deutsche Institut für medizinische Dokumentation und Information (DIMDI, www.dimdi.de/dynamic/de/klassifikationen/icd) vergeben.

Auch im DiGA-Verzeichnis (www.diga.bfarm.de/de/verzeichnis) des Bundesinstituts für Arzneimittel und Medizinprodukte (BfArM) werden die Diagnosen, für die eine DiGA zugelassen ist, mit dem ICD-10-GM-Code klassifiziert. Hervorzuheben ist, dass auch die sogenannten Kontraindikationen – also bei welchen Erkrankungen/Diagnosen die DiGA nicht angewendet werden darf – im DiGA-Verzeichnis angegeben werden müssen.

3 Die Patient Journey – Vom Symptom über Diagnostik bis zur Therapie

Am Anfang der Entwicklung einer DiGA sollte nicht nur die Indikation und Diagnose definiert werden. Ebenso wichtig ist es, detailliert zu beschreiben, inwiefern die DiGA bestehende Prozesse/Therapien ergänzt oder ersetzt, wo die DiGA im Behandlungsverlauf (stationär/ambulant) ansetzt und wer den PatientIn zu diesem Zeitpunkt in der Regel betreut. Hierfür ist es unerlässlich, die übliche „Patient Journey" nachzuvollziehen.

Hinweis

DiGA können aktuell für gesetzlich Versicherte im Rahmen des Digitale-Versorgung-Gesetzes (DVG) für den ambulanten Bereich verordnet werden. KrankenhausärztInnen können eine DiGA nicht für den stationären Aufenthalt, jedoch bei der Entlassung für die ambulante Verwendung im Rahmen des sogenannten Entlassmanagements (§ 39 Absatz 1a SGB V) verordnen. Das im Oktober 2020 in Kraft getretene Krankenhauszukunftsgesetz (KHZG) soll u. a. die Digitalisierung der Krankenhäuser vorantreiben, sodass in Zukunft möglicherweise auch im stationären Sektor DiGA zum Einsatz kommen können.

Kurz zusammengefasst und sehr vereinfacht wird im Folgenden eine „Patient Journey“ dargestellt: Zumeist steht am Anfang ein Symptom, mit dem der PatientIn vorstellig wird. In der Regel folgt die Phase der Diagnostik bis hin zur Diagnosestellung. Meist wird mit der Anamnese (Vorgeschichte der Erkrankung) begonnen, gefolgt von der körperlichen Untersuchung bis hin zur Labor- und apparativen Diagnostik. Gefolgt von Therapie (z. B. Medikamente, Operationen) und ggf. Rehabilitations- und Nachsorgemaßnahmen. Häufig laufen auch einige der genannten Maßnahmen parallel ab oder wiederholen sich. Dieses einfache Beispiel verdeutlicht aber, dass es essentiell ist zu verstehen, wo sich der Patient in seiner „Journey“ konkret befindet und von wem er betreut wird (also welche Berufsgruppe, im ambulanten oder im stationären Sektor).

■ **Tipp**

Für viele Krankheitsbilder wurden von den entsprechenden Fachgesellschaften sogenannte Leitlinien herausgegeben (www.awmf.org/leitlinien/aktuelle-leitlinien.html). Um ein tieferes Verständnis von der Diagnostik bis hin zu Therapie einer bestimmten Krankheit zu erlangen, können diese Leitlinien weiterhelfen die „Standard Patienten Journey“ einer Erkrankung besser zu verstehen.

Analysieren Sie auch, ob mit der DiGA Versorgungsprozesse ersetzt, ergänzt oder neu geschaffen werden, um frühzeitig mögliche Widerstände zu identifizieren. Beispielsweise könnte eine DiGA den Ärzten das PatientInnen-Monitoring bei einer chronischen Erkrankung erleichtern. Überlegen Sie genauso, ob Ärzte durch die DiGA mehr Aufwand haben und diesen ggf. abrechnen können. Es ist wichtig auch solche Aspekte zu verstehen, um sie frühzeitig adressieren zu können.

4 Auf die Einbindung der Expertise von Healthcare Professionals, Patienten und Angehörigen kommt es an

Healthcare Professionals – Ihre Partner im Gesundheitswesen

Häufig hilft der Blick von außen, um neue Ideen zu entwickeln und Prozesse zu ändern. Insbesondere im Bereich Digital Health haben in den letzten Jahren nicht nur etablierte Unternehmen, sondern auch zahlreiche Start-ups innovative Ideen entwickelt (www.healthcare-startups.de). Doch nicht immer ist eine auf den ersten Blick gute Idee umsetzbar oder trägt zur Lösung des (Gesundheits-)Problems bei. Healthcare Professionals wie KrankenpflegerInnen, LogopädInnen, ÄrztInnen und PhysiotherapeutInnen kennen sich in ihrem spezifischen Bereich in der Regel sehr gut aus und wissen, wo es von der Diagnose bis zur jeweiligen Therapie Bedarf an Innovationen gibt. Es ist ratsam, gleich zu Beginn der Entwicklung einer DiGA mit den entsprechenden Berufsgruppen in Kontakt zu treten. Die Fachkräfte können schnell identifizieren, wie sich die Idee in die bestehenden Diagnose- und Behandlungsabläufe einfügen würde, und ob ein Mehrwert zu erwarten ist. Gleichzeitig lernen Sie, welche Akteure in Ihrem angestrebten Bereich von Bedeutung sind.

Tipp

Ihre DiGA wird nur dann ein Erfolg, wenn Verordnende und PatientInnen den Nutzen klar erkennen. Bereiten Sie Informationsmaterial vor. Erklären Sie eingängig und transparent, welche Chancen und Vorteile, aber möglicherweise auch welche Limitationen, Ihre DiGA bietet.

Machen Sie sich bewusst, dass eine DiGA ein Medizinprodukt ist und keine „normale“ App. Ärztinnen verordnen im Normalfall nur etwas, wenn die genaue Indikation sowie mögliche Risiken und Nebenwirkungen bekannt sind. Sie sind geleitet von dem Grundsatz „primum non nocere“ (lateinisch: „erstens nicht schaden“). Auch möchte man als VerordnerIn wissen, wie der Behandlungserfolg der jeweiligen DiGA konkret überprüft wird. Diese Informationen müssen gut verständlich zur Verfügung gestellt werden. Wenn die Fachkräfte nicht überzeugt sind, wird es schwer bis unmöglich sein, der DiGA zum Erfolg zu verhelfen.

Hinweis

Übersicht über mögliche Anlaufstellen zur Kontaktaufnahme mit Healthcare Professionals und Digitalisierungsexperten im Medizinbereich. Die Aufstellung soll als Anregung dienen und stellt nur einen Ausschnitt der Möglichkeiten dar.

Universitätskliniken: Die 34 Unikliniken in Deutschland nehmen eine besondere Rolle in der Versorgung von PatientInnen ein und sind auch Vorreiter in der Digitalisierung des Gesundheitswesens (www.uniklinika.de).

Außeruniversitäre Forschungseinrichtungen: In Deutschland ist das Forschungssystem dual strukturiert. Es besteht nicht nur aus Hochschulen und Universitäten, sondern auch aus außeruniversitären Forschungseinrichtungen (www.fraunhofer.de, www.helmholtz.de, www.leibniz-gemeinschaft.de, www.mpg.de).

Koordinierungszentren für Klinische Studien (KKS): kks-netzwerk.de

Arbeitsgemeinschaft der Wissenschaftlichen Medizinischen Fachgesellschaften e. V. (AWMF): In der AWMF sind 179 wissenschaftliche Fachgesellschaften (+ 3 assoziierte) aus allen Bereichen der Medizin zusammengeschlossen (www.awmf.org).

Medizinische Leitlinien: Auf der Homepage der AWMF werden auch die Leitlinien der einzelnen Fachgesellschaften veröffentlicht (www.awmf.org/leitlinien/aktuelle-leitlinien.html).

Berufsverbände: Deutscher Verband für Physiotherapie, Deutscher Bundesverband für Logopädie, Deutscher Berufsverband für Pflegeberufe, Deutsche Psychotherapeuten Vereinigung, Kassenärztliche Vereinigung, Bundes- und Landesärztekammern, Bundespsychotherapeutenkammer.

Krankenkassen: Gesetzlich (www.gesetzlichekrankenkassen.de) und privat (pkv.de).

Patienten – Experten ihrer Erkrankung

PatientInnen sind als Experten ihrer Erkrankung zu verstehen. Ihre Erfahrungen, Wünsche, konkreten Bedürfnisse und Ideen sind von unschätzbarem Wert für die Entwicklung der DiGA. Die PatientInnen sind Ihre Zielgruppe. Sie entwickeln Ihre DiGA, um Verbesserungen für PatientInnen zu erreichen. Deswegen kann der Expertise der PatientInnen gar nicht genug Bedeutung zugemessen werden. Auch wenn viele PatientInnen möglicherweise auf Grund Ihres Alters oder Ihrer Grunderkrankung nicht in der Lage sind, Innovationen aktiv mitzugestalten, oder dies aus persönlichen Gründen nicht möchten, gibt es dennoch PatientInnen, die in einen Entwicklungsprozess einbezogen werden können. Insbesondere bei chronischen Erkrankungen kennen sich die PatientInnen im Hinblick auf Behandlungsabläufe und Therapien sehr gut aus. Vielleicht haben die PatientInnen bereits selbst über Verbesserungsvorschläge nachgedacht. Versuchen Sie herauszufinden, wo ein konkreter und echter Bedarf besteht, der vielleicht ohne digitale Unterstützung nicht gedeckt werden kann. Wenn Ihre DiGA einen echten Bedarf der PatientInnen abdeckt, werden die PatientInnen aktiv bei Ihren BehandlerInnen nachfragen.

Tipp

PatientInnen kennen sich und ihre Erkrankung sehr gut und können einschätzen, wo Bedarf besteht. Es ist dringend zu empfehlen, sich frühzeitig Rat und Unterstützung von PatientInnen zu holen, da sie Experten ihrer Erkrankung sind und die Zielgruppe der von Ihnen entwickelten DiGA darstellen.

Wie können Sie mit PatientInnen in Kontakt treten? Beispielsweise haben sich einige PatientInnen in Selbsthilfegruppen zusammengeschlossen. Bei der Nationalen Kontakt- und Informationsstelle zur Anregung und Unterstützung von Selbsthilfegruppen (NAKOS) kann online bundesweit nach einer passenden Selbsthilfeadresse gesucht werden (www.nakos.de). Darüber hinaus gibt es zahlreiche kleinere Stiftungen, die nicht nur Kontakt zu PatientInnen, sondern auch zu Forschungsgruppen des jeweiligen Bereichs herstellen können (www.stiftungssuche.de).

Tipp

Möglicherweise kann Ihre DiGA nicht nur PatientInnen einer Erkrankungsgruppe unterstützen, sondern lässt sich bei weiteren Patientengruppen anwenden. Hier lohnt es sich, rechtzeitig zu prüfen, ob auch eine Zulassung für eine weitere oder seltene Erkrankung (www.orpha.net) anzustreben ist.

Analysieren Sie auch, wie „digital affin“ die PatientInnen-Gruppe, für die sie die DiGA entwickeln, ist. Bedenken sie auch, dass man seine Gesundheitsdaten und seine Gesundheit „nicht jedem“ anvertrauen möchte. Absolute Sorgfalt und Transparenz verstehen sich von selbst. Es ist Ihre Aufgabe, Vertrauen zu schaffen und detailliert über Themen wie Datenschutz etc. zu informieren. Es empfiehlt sich frühzeitig zu eruieren, welche Fragen zu diesen Themen bei den PatientInnen und ÄrztInnen bestehen. Generell ist zu bedenken, dass die Digitalisierung im Gesundheitssystem erst ganz am Anfang steht (z. B. erst ab 2021 Einführung einer elektronischen Patientenakte) und davon auszugehen ist, dass sich das Feld der digitalen Anwendungen im Gesundheitssystem in den nächsten Jahren stark weiterentwickeln und damit verbunden viel Informationsarbeit für alle Akteure im Gesundheitssystem notwendig sein wird.

Angehörige – Wichtige Unterstützer der Patienten

Es ist zudem empfehlenswert, sich mit Angehörigen auszutauschen, da diese den Patienten häufig unterstützen, bei einigen Erkrankungen ebenfalls (stark) betroffen sind und so noch weitere Perspektiven beisteuern können. Zudem tragen Angehörige beispielsweise bei KrebspatientInnen dazu bei, die Compliance, also die Therapietreue der PatientInnen, zu stärken (Yaner/Sukartini/Kristiawati/Maulana 2019). Umgekehrt bedeutet dies, dass nicht nur die PatientInnen, sondern auch die Angehörigen von einer DiGA überzeugt sein müssen. Insbesondere bei digitalen Lösungen kann der Patient sogar dringlich auf die Unterstützung von Angehörigen angewiesen sein – sei es beim Einrichten einer WLAN-Verbindung oder der Installation einer App.

Auch wenn Angehörigen, beispielsweise von Krebspatienten, in der psychosozialen Versorgung lange nicht ausreichend Beachtung geschenkt wurde (Rosenberger et al. 2012), gibt es ein zunehmendes (auch digitales) Angebot, das sich spezifisch an die Zielgruppe der Angehörigen richtet. So wird beispielsweise für die große Gruppe der pflegenden Angehörigen eine psychologische Video-Chat-Beratung angeboten (www.pflegen-und-leben.de).

Literatur

Rosenberger, C. u. a.: Outpatient Psycho-Oncological Care for Family Members and Patients: Access, Psychological Distress and Supportive Care Needs. In: Psychother Psych Med 2012/62, S. 185–194.

Yaner, N.R., Sukartini, T., Kristiawati, K. ,& Maulana, M.R.: Family Support Required to Increase Compliance of Medical Control of Patients with Cancers. In: Jurnal Ners 14(3si)/2019, S. 331–335.

Beitrag 5

Welcome to the Future? DiGA – ein neuer Leistungsbereich entsteht. Ein erster Werkstattbericht

Pia Maier/Prof. Dr. Stefan Heinemann

Abstract: Das deutsche Gesundheitssystem ist agil geworden: In nur 32 Monaten sind 28 Gesetze von der Spahn-Administration inauguriert worden, davon sechs mit klarem Fokus Digitalisierung, die die Transformation eben dieser – zwar von hehren Prinzipien wie Solidarität getragenen, aber doch mit Blick auf die Nutzenfunktion und Zukunftsfähigkeit – für Professionelle im System selbst und vor allem Patientinnen und Patienten in die Jahre gekommenen Gebildes substanziell vorantreiben. Im Reigen der Akronyme wie KHZG, GSAV, TSVG, DVG, DVPMG und PDSG ist es vor allem die konkrete, fassbare Leistungsform, die breiter diskutiert wird – wie eben die „App auf Rezept". „DiGA" wird zum Buzz-Word. Man muss tatsächlich kurz innehalten, und sich vergegenwärtigen, dass es solch eine Entwicklung auf der Makroebene weder material noch in dieser Geschwindigkeit in Deutschland jemals gegeben hat. Und jene noch vor wenigen Jahren nur wirklich visionären Geistern als reale Perspektive erschienen wäre. Nicht, weil die digitale Transformation zu viele Risiken mit sich bringen würde, sondern obwohl sie handfeste und kaum wegzudenkende Chancen für eine bessere Versorgung bietet. Gerade die Diskussion um die gesellschaftliche Dimension, ethische Fragen der digitalen Medizin und Gesundheitswirtschaft und Werte haben hier aufgezeigt, dass digitale Medizin auch und gerade in ihrer Systemgestalt genau dann wirken kann und soll, wenn sie den Menschen und nicht Technologie oder Kapital in den unverrückbaren Mittelpunkt stellt. Was in der Wirklichkeit gewiss herausfordernder ist als einen Appell zu formulieren. Und doch zeigt sich zunehmend, dass in den nun in zügiger Folge kommenden digitalen Innovationen und ihren vielen Diskursfeldern wie Datenschutz/-sicherheit, Patientinnen/-Patientennutzen, gute Arbeit für die Professionellen auf Makro-, Meso- und Mikroebene noch viel zu besprechen und gestalten ist.
Natürlich ist diesem Tempo auch hier und dort eine gewisse dogmatische Spannung geschuldet. Mit einem gut gemachten ersten Aufschlag zu arbeiten, erscheint für den Gesetzgeber dabei doch angemessener als die letzte Perfektion zu suchen, solange fundamentale Prinzipien der Rechtssicherheit und Durchführbarkeit gewahrt bleiben. Es wird mithin viel an schnell Gestricktem, technisch „Ungelösten" oder „Ungeliebten" Kritik geübt oder gar von einer grundlegenden Gefahr für die noch menschliche Versorgung gesprochen. Mit dem vorliegenden Text soll ein Beitrag zur Debatte in diesem neuen Feld geleistet werden, welcher zum einen die aktuellsten Entwicklungen deskriptiv aufzeigt (1), zum anderen aber auch kritisch im Gesamtkontext hinterfragt, ob der eingeschlagene Weg auch in einer breiteren Sinnperspektive – einer neuen Zeitrechnung – zu überzeugen vermag? (2)

1 Was sind DiGA?

Digitale Gesundheitsanwendungen (DiGA) wurden mit dem Digitale-Versorgung-Gesetz (DVG) im SGB V eingeführt (Bundesgesetzblatt 2019). Die Versicherten der Gesetzlichen Krankenversicherungen haben damit einen Anspruch auf Versorgung mit DiGA. Sie werden vom Bundesinstitut für Arzneimittel und Medizinprodukte (BfArM) zugelassen und im Verzeichnis der digitalen Gesundheitsanwendungen veröffentlicht (BfArM 2020). Voraussetzung für die Zulassung als DiGA ist:

- zertifiziertes Medizinprodukt der Risikoklassen I oder IIa,
- Hauptfunktion beruht auf digitalen Technologien,
- Nutzung durch Patientinnen und Patienten selbst oder durch Leistungserbringer gemeinsam mit Patientinnen und Patienten,
- digitale Wirkweise zur Erkennung, Überwachung, Behandlung oder Linderung von Krankheiten oder die Erkennung, Behandlung, Linderung oder Kompensierung von Verletzungen oder Behinderungen.

DiGA, die zugelassen und im Verzeichnis veröffentlicht sind, werden vom Arzt verordnet oder von der Krankenkasse genehmigt. Nach der Festlegung im SGB V wurden mit der Digitale-Gesundheitsanwendungen-Verordnung (DiGAV) weitere Festlegungen für den Prozess der Zulassung getroffen (Bundesgesetzblatt 2020). Das BfArM hat die Antragsstellung wiederum in einem Leitfaden konkretisiert, der regelmäßig aktualisiert wird (BfArM 2020). Seit Mai 2020 können Anträge beim BfArM eingereicht werden, seit Oktober 2020 stehen erste Digitale Gesundheitsanwendungen im öffentlichen Verzeichnis und können von Ärzten verordnet werden. Da das Gesetz eine Preisregulierung vorsieht, hatten wiederum der GKV-Spitzenverband und die Verbände der Hersteller von DiGA die Aufgaben, eine Rahmenvereinbarung zur gesetzlich vorgesehenen Verhandlung der Vergütungsbeträge zu schließen (Die Rahmenvereinbarung lag der Autorin und dem Autor am 1.2.2021 noch nicht in veröffentlichter Form vor). Bis zum Ende des ersten Quartals 2021 sind diese begleitenden Regulierungen abgeschlossen – alles in allem seit Inkrafttreten des DVG im Dezember 2019 in Rekordzeit. Dabei wurden im Laufe des Jahres 2020 noch verschiedene notwendige Präzisierungen vorgenommen. Hier sollen einige dieser Weichenstellungen besprochen werden.

1.1 Medizinprodukte der Risikoklassen I und IIa

Software als Medizinprodukt wird in der Regulierung der Medizinprodukte nach Medical Device Regulation (MDR) schon berücksichtigt (Richtlinie 2001/83/EG, der Verordnung (EG) Nr. 178/2002 und der Verordnung (EG) Nr. 1223/2009 und zur Aufhebung der Richtlinien 90/385/EWG und 93/42/EWG). Software wird hier in der Regel als Risikoklasse IIa eingestuft, reines Monitoring kann auch Risikoklasse I sein. Da die Risikoklasse IIb bereits Produkte mit erhöhtem Risiko und systemischer Wirkung wie Defibrillatoren umfasst, ist die Beschränkung auf Produkte mit mäßigem Invasionsgrad wie Hörgeräte in der Risikoklasse IIa nachvollziehbar. Ob diese Risikoklassen dauerhaft das Spektrum erfassen, das der Gesetzgeber mit den DiGA im Blick hatte, muss sich noch zeigen. Erfahrungen von Herstellern mit Produkten im Bereich der psychischen Gesundheit deuten darauf hin, dass diese Produkte zur Risikoklasse IIb tendieren. Kurse für depressive Menschen brauchen eine gute Abgrenzung zu suizidal Gefährdeten, sonst muss hier auch von einem erhöhten Risiko ausgegangen werden.

1.2 Digitale Wirkweise beim Einsatz an Patienten*innen mit Krankheit/Behinderung

Weitere Einschränkung der DiGA betreffen den Einsatzbereich. Hier wurden einige gängige technische Lösungen bewusst aus dem Kreis der digitalen Gesundheitsanwendungen ausgeschlossen. Einschränkung auf die digitale Wirkweise:

- Telemedizin, Videosprechstunde: Diese werden über die gängigen Instrumente des Arzt-Patienten-Kontaktes geregelt.
- Online-Coaching, Beratung: Leistungen, die nicht im SGB V vorgesehen sind, werden nicht über DiGA durch eine Art Hintertür möglich.

Einschränkung auf Patientenbezug:

- KI zur Bildbewertung oder Symptomcheck: Hier handelt es sich um Ergänzungen für technische Instrumente oder Assistenzsysteme für Ärzt*innen

Einschränkung auf bestehende Erkrankungen/Behinderung

- Präventionsprogramme: sie werden weiterhin über die speziellen Präventionsprogramme der Kassen, nicht über die Verordnung abgerechnet

Der Ausschluss von Telemedizin jeglicher Art liegt vermutlich daran, dass hier schon Lösungen gefunden wurden. Ebenso sollten keine Großgeräte, für deren Einsatz es bereits regulatorische Wege gibt, auf dem Umweg der DiGA in die Versorgung kommen. Gesucht und gebaut wurde eine Lösung für Produkte, die zunächst als Wearables und gamifizierte Gesundheitsprogramme wahrnehmbar waren. Und für diese kleinen Helferlein gab es eben bisher keinen Zugang in die Versorgung.

Online-Programm arbeiten nun aber auch viel mit Coaches, die beraten, die begleiten und die das reine Online-Programm oft deutlich erfolgreicher machen, wenn eben menschliche Komponente mit ins Spiel kommt. Allerdings steht die Gesundheitspolitik hier vor einem Problem: Lässt sie auf diesem Weg anders qualifizierte Berufsstände mit in die Versorgung von Versicherten? So könnten zum Beispiel Ernährungscoaches, die im Rahmen des SGB V gar nicht als Gesundheitsberuf vorgesehen sind, plötzlich in die Erstattung kommen. Oder es könnte passieren, dass die Qualifikation der Beratenden nicht dem sonstigen Standard entspricht und Gesundheitsberufe Bereiche übernehmen, die bisher approbierten Ärzt*innen vorbehalten waren. Die Vermutung liegt nahe, dass der Einsatz von

DiGA nicht daran scheitern sollte, dass sich die Berufsstände der Ärzt*innen oder der Psychotherapeut*innen in ihrer Qualifikation bedroht sehen. Digitale Wirkweise mit wenig Einsatz von echten Menschen schützt vor Fragen der Zuständigkeiten.

1.3 Die Stellung der DiGA im SGB V – Verordnung durch den Arzt – durch wen auch sonst?

DiGA werden als Teil der Behandlung von Ärzt*innen und Psychotherapeut*innen verordnet. Somit stehen sie in der gleichen Logik wie die Entscheidung für ein Arzneimittel, Heilmittel oder Hilfsmittel zur Behandlung oder Linderung einer Krankheit: Was nützt es? Welchen Schaden richtet es an? Erreiche ich damit ein Behandlungsziel? Welche der Optionen ist die wirtschaftlichste? Diese Entscheidungen treffen Behandler täglich zahlreich. Nicht immer finden sie bewusst statt, da Erfahrungen und medizinische Leitlinien viele dieser Entscheidungen vorwegnehmen – die Einstiegsmedikation bei vielen Erkrankungen ist vielfach getestet und geübt und wird bei bekannten Wirkweisen schnell verordnet. Nun kommt eine neue Ebene in diese Entscheidung: Gibt es ein digitales Produkt, das helfen kann? Wie verhält sich zum Beispiel eine App zur Blutdrucksenkung durch Selbstmanagement/Lebensstil zu einem Blutdrucksenker in Pillenform? Die Regeln der Heilkunst verlangen von Ärzt*innen, die Behandlungsalternativen zu kennen und mit den Patient*innen zusammen eine informierte Entscheidung zu treffen. Dazu gehört, die Alternativen der Behandlungsmöglichkeiten mit Vor- und Nachteilen aufzuzeigen. Während die Einnahme einer Tablette in ihrer Wirkweise den Patient*innen weitgehend klar ist (ohne die Details verstehen), ist der Einsatz von digitalen Produkten zunächst bei vielen mit mehr Fragen behaftet, neben Fragen der Wirkung treten technische Fragen, organisatorische Fragen auf, die für Arzt*Ärztin und Patient*in neu sind. Da die DiGA nur zugelassen werden, wenn sie einen positiven Versorgungseffekt haben, ist es nur eine Frage der Zeit, bis sie auch in Leitlinien als Behandlungsalternative aufgenommen werden. Ebenso wie bei neuen Wirkstoffen gehört es für den Arzt oder die Ärztin dazu, sich zu informieren und das neue Produkt in Erwägung zu ziehen.

1.4 DiGA im Krankenhauskontext

Krankenhäuser sind seit dem Rahmenvertrag Entlassmanagement zum Oktober 2017 gesetzlich verpflichtet, den Versicherten die für ihre Versorgung notwendigen Verordnungen für sieben Tage bei der Entlassung mitzugeben. Die Regelung sollte dafür sorgen, dass die notwendigen Arznei- und Hilfsmittel den Versicherten auch ohne einen kurzfristigen Arztbesuch zur Verfügung stehen. In diesem Sinne können Krankenhäuser auch DiGA verordnen. Bei Arzneimittel gilt, dass immer die kleinste zur Verfügung stehende Packungsgröße zu verordnen ist – dieser Grundsatz kann auf die DiGA übertragen werden.

DiGA können vom Krankenhaus auch während der Behandlung eingesetzt werden. Zieht man auch hier Analogien aus dem Krankenhausbereich heran, könnten die Hersteller von DiGA den Krankenhäusern „Klinikpackungen“ verkaufen – Zugänge für stationäre Fälle, die während des Krankenhausaufenthaltes genutzt werden können. Das können zum Beispiel Konten sein, die mit Geräten des Krankenhauses verknüpft sind. Für die Weiterversorgung, für die dann der ambulante Bereich zuständig ist, kann die Klinik eine Verordnung beim Entlassmanagement mitgeben, wenn eine nahtlose Versorgung benötigt wird. Dieses Szenario ist mangels Erfahrung noch nicht erprobt. Die Regeln für DiGA legen ein solches Herangehen aber nahe.

1.5 Genehmigung durch die Krankenkasse – warum ein zweiter Weg?

Außergewöhnlich ist bei den DiGA, dass von Beginn an ein zweiter Weg mit ins Gesetz und damit in die Versorgung eingebracht wurde. Neben der Verordnung durch Leistungserbringende können auch Krankenkassen den Einsatz einer DiGA ohne Verordnung genehmigen. Sind Kassen von der Wirkung einer DiGA überzeugt, können sie diese ihren Versicherten genehmigen. Voraussetzung ist nur, dass ein geeigneter Nachweis über das Vorliegen der entsprechenden Erkrankung erbracht wird. Wie das genau geht, wird jede Krankenkasse für sich entscheiden. Nahe liegen Nachweise wie AU-Bescheinigungen, DMP-Teilnahmen oder Chroniker-Ausweise. Es können aber auch ärztliche Atteste oder Bescheinigungen sein. Gerade wenn Krankenkassen davon Gebrauch gemacht haben, dass sie die Entwicklung von Apps unterstützen, könnten sie auch ein Interesse an ihrem Einsatz haben.

1.6 Wie verordnen und abrechnen – braucht es eigentlich Papier?

Bei den zahlreichen Analogien zu Arznei- und Hilfsmitteln lag es nahe, die Verordnung der DiGA auch an diesen Prozess anzugleichen. So antiquiert es anmutet – Digitale Gesundheitsanwendungen werden auf Papier verordnet, weil der papiergebundene Weg funktioniert. Noch gibt es kein E-Rezept, also folgen auch die DiGA dem etablierten Weg. Das Rezept für ein Arzneimittel wird in die Apotheke, das für ein Hilfsmittel in eine Sanitätshaus gebracht. Aber wo geht der*die Patient*in mit dem Papierrezept für die DiGA hin? Und wie werden dann all die notwendigen Prozesse angestoßen, die sich hinter der Abgabe des Muster 16 in der Apotheke verbergen?

Die vereinbarten Schritte von der Verordnung zum Einsatz der DiGA sind folgende:

- Muster 16 wird bei der Krankenkasse eingereicht.
- Krankenkasse übernimmt die Anspruchsprüfung der Versicherten (Prüfung des Versichertenstatus, nicht des Anspruchs auf die medizinische Leistung).

- Nach erfolgter Prüfung erhält die Versicherte einen Rezeptcode/Freischaltcode.
- Die Versicherte lädt die DiGA auf dem vom Hersteller vorgesehenen Weg.
- Der Rezeptcode berechtigt zur kostenfreien Anmeldung bei der DiGA.
- Der Hersteller nutzt den eingegebenen Rezeptcode, um mit der Krankenkasse abzurechnen.

Die Entscheidung für diesen Weg fiel nicht leichtfertig und nicht automatisch. Die Herstellerseite hat sich mit der Anspruchsprüfung durch die Krankenkassen, mit den Kassen als Aussteller des Codes zurecht schwergetan. Schließlich ist in diesem Prozess angelegt, dass es künftig auch eine inhaltliche Prüfung der Verordnung geben könnte. Die Entscheidung für diesen Weg beruhte auf zwei Gründen. Erstens war dieser Weg zügig umsetzbar. Eine Alternative wäre ein von Dritten betriebener zentraler Server zur Vergabe der Freischaltcodes gewesen – dieser hätte zunächst irgendwo aufgebaut werden und in die bestehende Infrastruktur der Praxis-Verwaltungssysteme und der Telematikinfrastruktur integriert werden müssen und müsste auf Dauer betrieben und finanziert werden. Die Lösung der Kassen ist ein „eh-da"-Weg, der schnell verfügbar war und keine umfangreichen Anpassungen von PVS-Systemen vorausgesetzt hatte.

Zweitens ist die Sorge einer tiefergehenden Prüfung durch die Kassen derzeit gesetzlich nicht begründet. Es gibt kein Generika-Austausch-Prinzip bei DiGA. Die Kassen dürfen sich nicht in die medizinische Entscheidung des Arztes einmischen. Das müsste ihnen zunächst gesetzlich erlaubt werden. Es ist richtig, dass der bestehende Weg diese Erlaubnis schnell umsetzbar macht – aber auch jeder andere digitale Weg, der für die DiGA gebaut worden wäre, hätte das schnell möglich gemacht, wenn der Gesetzgeber das irgendwann vorsehen sollte.

Verbunden mit diesem Weg war auch, dass die DiGA-Verordnung technisch der Verordnung von Arzneimitteln angepasst werden musste. Arzneimittel erhalten dafür eine Pharmazentralnummer (PZN), die jedes Produkt eindeutig kennzeichnet. DiGA erhalten nun auch solche Pseudo-PZN, mit der sie bei Ärzt*innen in der Software gefunden und verordnet werden können. Hat eine DiGA verschiedene Laufzeiten oder wird sie für verschiedene Erkrankungen eingesetzt, erhält sie für jede Fassung eine eigene Pseudo-PZN, damit sie eindeutig verordnet werden kann.

Mit der Umsetzung des E-Rezepts wird auch die Verordnung der DiGA digital werden. Die derzeitigen Pläne der Gematik sehen vor, dass der Freischaltcode dann schon während der Verordnung beim Arzt generiert wird. Dafür wird weiterhin die Kasseninfrastruktur genutzt, denn dort findet weiterhin die Anspruchsprüfung statt. Dieser Weg hat den Vorteil, dass die Versicherten nicht mehr den Umweg über die Kassen gehen müssen.

1.7 Wie bekommt der*die Patient*in die DiGA? – scheint einfacher als es ist

Wie sieht der Prozess nun aus Sicht der Patient:innen aus? Auf dem rosa Rezept werden die Versicherten den Namen und Hersteller ihrer DiGA finden. Die Informationen müssen in die vorgesehen Textfelder passen – und die sind für Arzneimittel geschaffen worden. Lange URL-Adressen sind dabei ebenso wenig vorgesehen wie lange Erklärungen, was mit dem Rezept zu tun ist. Wie genau der Aufdruck lautet, definieren die Hersteller im Laufe des Antragsprozesses beim BfArM.

Sieht man sich die Webseiten der bereits gelisteten DiGAs an, bemühen sich die Hersteller den Patient*innen den Weg gut zu erklären (DiGA 2020). Das Rezept muss zunächst den Weg zur Kasse finden (per App, Brief oder Geschäftsstelle). Hier werden sich die Kassen unterscheiden, welche Wege sie anbieten. Zunächst den gängigen Weg für die Kommunikation mit der Kasse zu suchen, ist sicherlich ein guter Rat. Die Kassenapp der Autorin sah einen Bereich Digitale Gesundheitsanwendungen bereits vor.

Mit dem von der Kasse erhaltenen Freischaltcode geht es wiederum auf die Herstellerseite, um den richtigen Weg zu seiner DiGA zu finden. Da DiGA sowohl Apps für Smartphones wie auch Webanwendungen oder Hardware mit digitalen Funktionen sein können, gibt es nicht nur einen Weg, sondern viele.

1.8 Neue Leistung – Umverteilung von Mitteln – Was können/dürfen DiGA kosten?

Eine verordnete DiGA darf bei Patient*innen nur genau das tun, wofür sie zugelassen und verordnet ist – keine Werbung, kein Datenverkauf, keine Kopplung an andere kostenpflichtige Dienstleistungen oder Geräte. Hier gibt es keine versteckten Geschäftsmodelle, bei denen die Nutzer die vermeintlich kostenlose App mit Daten bezahlen. Das ist aus gutem Grund ausgeschlossen, es geht schließlich um Versichertendaten und soll zur Behandlung eingesetzt werden.

Das bedeutet aber auch, dass Produkte, die auf dem Selbstzahlermarkt zu haben sind, nicht mit den DiGA vergleichbar sind. Viele der angekündigten DiGA sind heute schon in den gängigen Stores zu bekommen. Doch was gleich heißt, muss nicht gleich sein. Denn die DiGA-Version einer App muss andere Ansprüche erfüllen als die App, die im Store verfügbar ist.

Was werden DiGA also kosten? Die ersten zehn gelisteten DiGA lagen bei Preisen zwischen rund 120 und knapp 750 Euro im Quartal. Ob das gerechtfertigt ist, kommt auf ihre Leistung an. Je größer der positive Versorgungseffekt, desto mehr muss eine DiGA wert sein. Je relevanter das Feld für die Kostensituation der Versorgung, desto leichter werden die Kassen sich tun, die DiGA für den Erfolg bei der Kostensenkung zu finanzieren. Je mehr Evidenz den positiven Versorgungseffekt belegt, desto leichter wird es für den Hersteller, mit dem Nutzen für die Versorgung zu argumentieren. Die Bandbreite der zu erwartenden Versorgungseffekte ist dabei ebenso hoch wie die Bandbreite der digitalen Produkte, die DiGA werden können.

1.9 Wie entsteht ein Vergütungsbetrag?

Als DiGA kommt ohnehin nur in die Erstattung, was auch einen Nutzennachweis erbracht hat. Die formale Prüfung findet im Antragsverfahren statt. DiGA im Fast Track, die im ersten Jahr noch die Evaluation im laufenden Betrieb erbringen, müssen mindestens eine gute Begründung vorlegen und die Erwartung guter Ergebnisse rechtfertigen.

Innerhalb des ersten Jahres wird der Hersteller der DiGA dann einen Vergütungsbetrag mit den Krankenkassen aushandeln müssen. Hier wurde das Prinzip der Frühen Nutzenbewertung aus dem Bereich der neuen Arzneimittel übertragen – ein Jahr freie Preisbildung, danach gilt ein Vergütungsbetrag.

Überträgt man auch hier die Erfahrungen aus dem Bereich der Arzneimittel, gilt es, einen Vergleich zu finden, was der Einsatz der DiGA im Verhältnis zu den sonstigen Kosten wert ist. Dabei muss der Blick auf die Kosten gerichtet sein, die den Krankenkassen entstehen. Einige Beispiele sollen helfen, die vielfältige Welt der DiGA einzuschätzen.

Viele Apps helfen beim Erfassen von Werten, Befinden, Symptomen. Was früher das analoge Tagebuch war, kann digital erfasst werden und Werte in Grafiken darstellen. Bei Erkrankungen wie Diabetes oder getriggerten Erkrankungen wie Migräne ist das parallel zur Einstellung einer komplexen Medikation (lebens-) notwendig und/oder für das Selbstmanagement enorm hilfreich. Zudem kann ein digitaler Test zuhause häufiger gemacht werden als in der Arztpraxis und so auch eine Monitoring-Funktion übernehmen.

Die Welt der Digitalen Gesundheitsanwendungen geht inzwischen aber weit über die bloße Erfassung hinaus in die Behandlung hinein. Physiotherapeutische Übungen bei Rücken- oder anderen Schmerzen können von der Kamera eines Devices beobachtet und von der App korrigiert werden. Durchschummeln geht so wenig wie bei realen Physiotherapeut*innen, das Programm greift bei Fehlern ein. Tinnitus kann mit Musik behandelt werden, aus der bestimmte Frequenzen herausgefiltert werden, was nachweislich den Tinnitus verbessert. Makuladegeneration kann per Test am Handy erkannt werden. Und wir sind noch lange nicht am Ende dessen, was dank kleiner Sensoren in den Geräten künftig noch gehen mag.

Entscheidet sich ein*e Patient*in nun zum Beispiel für die Rückengymnastik per App statt bei Physiotherapeut*innen, ersetzt sie diese Kosten. (Leider können

Physiotherapeut*innen noch keine DiGA verordnen und einsetzen, im Idealfall würde der*die reale Physiotherapeut*in die App vorstellen, erläutern und den Übungsfortschritt bei einem weiteren Termin kontrollieren.) Wird der Drehtüreffekt nach stationären Aufenthalten bei psychischen Erkrankungen durch eine App verringert, weil digitale Hilfe jederzeit zur Verfügung steht, hilft die App beim Einsparen von Krankenhausaufenthalten. Erzielen Diabetes-Apps bessere Werte beim Einstellen des Blutzuckers und vermeiden dadurch Folgeerkrankungen, werden diese Kosten gesenkt. Selbst wenn eine App „nur" die Einnahme von Medikamenten nachweislich verstetigt, hilft sie Kosten zu senken, die durch Non-Compliance entstehen. Je nach Indikationsgebiet und Versorgungseffekt liegen die kostensenkenden Effekte unterschiedlich hoch – und sollten dem Gesundheitswesen eine angemessene Erstattung wert sein. Welche Ergebnisse die ersten Verhandlungen erbringen werden, dürfen wir gespannt erwarten.

1.10 Digital heißt auch mehr Transparenz – wie weit kann Pay for Performance hier gehen?

Beim Gebrauch der DiGA entstehen Daten – mehr Daten über die Nutzung einer Verordnung als das je vorher der Fall war. Wir wissen derzeit im System nicht mehr über ein Arznei- oder Hilfsmittel als dass es in der Apotheke abgeholt oder im Sanitätshaus entgegengenommen worden ist. Ob es überhaupt eingenommen/genutzt wird, ob die vorgesehene Person es einnimmt, ob es wie vorgesehen getan wird, wissen wir alles nicht. Im besten Fall stellt die Ärztin oder der Arzt fest, dass der erwartete Zweck offenbar erreicht wird und verordnet weiter. Die Nutzung digitaler Produkte ermöglicht ein ganz anderes Tracking des Nutzerverhaltens. Wie oft wurde die App/die Webseite geöffnet? Wie lange wurde eine einzelne Seite betrachtet? Wurde die vorgesehene Interaktion getätigt? All das sind Fragen, die jede Webseite und jede App heute über ihre Nutzer*innen sagen kann. Darüber hinaus können DiGA, die zum Beispiel die Kamera für die Kontrolle der Übungen nutzen, sogar noch viel detailliertere Angaben über die Nutzung machen als das je ein Bericht eine*r Physiotherapeut*in gemacht hat.

Diese Daten wecken Begehrlichkeiten. Denkbar sind hier nicht nur Pay-for-Performance-Ansätze, wie wir sie bei den Arzneimitteln schon kennen – bei Erreichen eines Therapieziels wird anders bezahlt. Hier ist nicht nur eine erfolgsabhängige, sondern sogar eine nutzungsabhängige Vergütung denkbar. Oder gestaffelte Vergütungen für eine ausreichend lange Nutzung der DiGA. Oder für das Erreichen bestimmter Meilensteine im Fortgang der Behandlung via DiGA. DiGA können dieser Entwicklung relativ gelassen entgegenblicken, schließlich entwickeln ihre Hersteller ihre Produkte genauso – welche Instrumente helfen den Nutzenden, möglichst lange in der App zu verweilen. Für Hilfsmittelhersteller oder Arzneimittelhersteller wäre das ziemlich neu. Erst wenn mit dem Rollator eine Strecke von 1.000 Metern täglich zurückgelegt wird, wird er auch finanziert ... Das wirft zahlreiche Fragen auf, die mit den wachsenden Möglichkeiten künftig zu diskutieren sein werden. Die Vergütungsvereinbarungen, die Hersteller und Kassen schließen, werden sicherlich Raum für Experimente lassen (Ärztezeitung 2020).

2 Zukunft der DiGA

2.1 DiPA – Digitale Pflegeanwendungen

Digitale Pflegeanwendungen (DiPA) sind im dritten Digitalisierungsgesetz, das im Januar 2021 im Kabinett beschlossen wurde, bereits enthalten. Sie sollen – weitgehend analog zu den DiGA – den Alltag der zu Pflegenden verbessern. Wobei eine Abgrenzung zu Formen des Ambient Assisted Living erfolgt – die Produkte sollen hier auch direkt an den Patient*innen wirken. Die Grundidee ist sinnvoll, denn gerade für das Leben in der Häuslichkeit eigenen sich viele digitale Hilfen, wie kontrollierte Arzneimitteleinnahme oder Trainings für die Anwendung von Hilfen, für körperliche oder geistige Beweglichkeit. Die Ergebnisse des parlamentarischen Verfahrens bleiben hier allerdings abzuwarten.

2.2 DiPraeA – Digitale Präventionsanwendungen?

Da DiGA auf die Verwendung bei Krankheit oder Behinderung eingeschränkt wurden, fallen rein präventive Anwendungen aus der Erstattung heraus. Gerade in diesem Bereich können digitale Unterstützungen sinnvoll sein. Allerdings müssten sie dann auf anderen Wegen erstattet werden – eben analog zu den Erstattungen für Prävention. Im Wege der Satzungsleistungen bieten Kassen bereits digitale Produkte an. Der Präventionsleitfaden hat mit „Kriterien zur Zertifizierung digitaler Präventions- und Gesundheitsförderungsangebote“ (GKV-SV 2020) darauf reagiert.

2.3 Höhere Risikoklassen – Tricorder lässt grüßen

Softwareprodukte, die psychische Erkrankungen behandeln oder begleiten, liegen möglicherweise nach MDR schon in der Risikoklasse IIb, denn falsch eingesetzt könnten sie eventuell vorhandene suizidale Gedanken verstärken. Denkbar wäre so eine strenge Auslegung auch bei Diabetes-DiGA, die Empfehlungen für die zu spritzende Insulinmenge geben – falsche Angaben können auch in diesem Fall zum Tod führen. Für Medizinprodukte der Klasse IIb ist bisher die Methodenbewertung beim Gemeinsamen Bundesausschuss der Weg in die Erstattung. Das liegt bei Herzschrittmachern nahe, bei digitalen Produkten, die nicht unmittelbar in die körperlichen Abläufe eingreifen, eher nicht. Die Abgrenzung nach Medizinprodukte-Recht hilft möglicherweise auf Dauer nicht für eine sinnvolle Abgrenzung von dem, was man intuitiv für ein digitales Produkt im Sinne einer DiGA halten würde. Veränderungen dabei werden nach einem Erfahrungszeitraum von wenigen Jahren sicherlich wieder akut werden.

Die technischen Möglichkeiten, die Apps und digitale Produkte künftig haben werden, lassen sich derzeit kaum ausmalen. Die Grenze zwischen DiGA im Sinne eines Hilfsmittels, das Patient*innen einsetzen und Behandlungsgeräten, wird sich künftig immer weiter verschieben.

3 Fazit – Der Beginn einer neuen Zeitrechnung?

Was auf den ersten Blick vielleicht chaotisch und schlecht organisiert anmutet, ist aus der Binnensicht eine rasante wie erfolgreiche Entwicklung: In unter einem Jahr von der Gesetzgebung zur verordnungsfähigen Leistung in einem völlig neuen, eben digitalen Bereich, ist ein Kraftakt, den Gesetzgeber, Regierung, Behörden, Kassen und Herstellerverbände gemeinsam geleistet haben. Viele Gespräche und Abstimmungsrunden haben es möglich gemacht, alle gesetzlich Versicherten künftig mit digitalen Produkten zu versorgen, die nachweislich medizinischen Nutzen oder Verfahrensverbesserungen bringen.

Der Erfolg der DiGA hängt nun – neben den guten Produkten – an der Akzeptanz von Patient*innen und Leistungserbringenden. Aktuell zeigt eine Umfrage aus November 2020 von Bitkom und Hartmannbund durchaus, dass die Ärzt*innen noch deutlich mehr Informationen benötigen, allerdings will bereits jeder vierte Apps verschreiben.[1] Gerade Ärzt*innen, deren Verordnung maßgeblich ist, müssen vom Nutzen der DiGA überzeugt sein, müssen den Preis für angemessen halten und das Produkt in ihren Praxisalltag integrieren, sonst werden sie es nicht verordnen. Das heißt für die DiGA: Sie muss ihren Nutzen belegen, sie muss ihren Preis sinnvoll gestalten und sich in den Arztalltag einfügen.

Die aktuellen Reaktionen von KVen zeigen allerdings, dass diese formale Prüfung den Wunsch nach gesicherten Belegen noch nicht ausreichend befriedigt. Hier werden die Hersteller Aufklärungsarbeit leisten müssen. Auch andere Produkte des Gesundheitswesens, die von renommierten Behörden zugelassen werden, durchlaufen diese Phase der Skepsis zu Beginn. Voraussetzung für den Erfolg der DiGA ist, dass die Studien und ihre Ergebnisse auch überzeugend sind. Wie bei neuen Wirkstoffen auch – überzeugen kann heutzutage nur, was Belege liefert.

Mithin kann mit Recht von einer neuen Zeitrechnung gesprochen werden; nicht zuletzt, da – ausgehend von weltweit einzigartigen Rechtsgrundlagen – ein substanzieller Schritt auf dem langen Weg der digitalen Transformation des deutschen Gesundheitssystems getan wurde.[2] Es wird noch viel grundsätzlich und im Detail diskutiert werden und diskutiert werden müssen. Rechtliche Fragen, ethische

1 Vgl. www.bitkom.org/Presse/Presseinformation/Jeder-vierte-Arzt-will-Gesundheits-Apps-verschreiben [abgerufen am 13.12.2020]. Die gesamte Studie konnten die Autorin und der Autor noch nicht einsehen.

2 Sogar das HBJ hatte zuletzt berichtet, verfasst von J. Debatin als health innovation hub Leiter et al., vgl. www.hbr.org/2020/12/want-to-see-the-future-of-digital-health-tools-look-to-germany [abgerufen am 13.12.2020].

Reflexionen, wirtschaftliche Dimensionen, gesellschaftliche Auswirkungen und vieles mehr wird die Debatten in der mittelfristigen Zukunft prägen.[3] Wenn es allerdings gelingt, den Nutzen für Patient*innen und Ärzt*innen klar herauszustellen, zu belegen, dabei gleichzeitig die schwierige Balance zwischen Datenschutz und Gesundheit zu orchestrieren und eine starke Medizin (und Pflege) in ihren digitalen Gestaltungsformen möglichst vielen Menschen verfügbar zu machen, dann wäre mehr erreicht als vielleicht zu hoffen stand.

Literatur

Bundesgesetzblatt. Jahrgang 2019, Teil I Nr. 49, Bonn, 18. Dezember 2019. Online: www.bgbl.de/xaver/bgbl/start.xav?startbk=Bundesanzeiger_BGBl&start=%2F%2F%2A%5B%40attr_id=%27bgbl119s2562.pdf%27%5D#__bgbl__%2F%2F*%5B%40attr_id%3D%27bgbl119s2562.pdf%27%5D__1605692187063 [abgerufen am 1.12.2020].

Bundesgesetzblatt Jahrgang 2020 Teil I Nr. 16, Bonn, 20. April 2020 Online: www.bgbl.de/xaver/bgbl/start.xav?startbk=Bundesanzeiger_BGBl&start=%2F%2F%2A%5B%40attr_id=%27bgbl120s0768.pdf%27%5D#__bgbl__%2F%2F*%5B%40attr_id%3D%27bgbl120s0768.pdf%27%5D__1605692262383 [abgerufen am 1.12.2020].

BfArM: Service. DiGA Leitlinien. Online: www.bfarm.de/SharedDocs/Downloads/DE/Service/Beratungsverfahren/DiGA-Leitfaden.html [abgerufen am 1.12.2020].

Eur-Lex: Verordnung (EU) 2017/745 des Europäischen Parlaments und des Rates vom 5. April 2017 über Medizinprodukte, zur Änderung der Richtlinie 2001/83/EG, der Verordnung (EG) Nr. 178/2002 und der Verordnung (EG) Nr. 1223/2009 und zur Aufhebung der Richtlinien 90/385/EWG und 93/42/EWG des Rates. Online: https://eur-lex.europa.eu/legal-content/DE/TXT/?uri=CELEX%3A32017R0745 [abgerufen am 16.2.2021].

BfArM: DiGA-Verzeichnis. Online: www.diga.bfarm.de/de/verzeichnis [abgerufen am 13.12.2020].

Laschet, H.: Apps auf Rezept. GKV und Hersteller streiten um Höchstbeträge bei DiGA. In: Ärztezeitung vom 10.12.2020. Online: www.aerztezeitung.de/Wirtschaft/GKV-und-Hersteller-streiten-um-Hoechstbetraege-bei-DiGA-415443.html [abgerufen am 13.12.2020].

Bitkom: Jeder Vierte Arzt will Gesundheits-Apps verschreiben. In: Bitkom vom 10.12.2020. Online: www.bitkom.org/Presse/Presseinformation/Jeder-vierte-Arzt-will-Gesundheits-Apps-verschreiben [abgerufen am 13.12.2020].

Funer, F.: Auf dem Weg zum digitalen homo vitruvianus? Medizinisches Selftracking und digitale Gesundheitsanwendungen (DiGA) zwischen Empowerment und Kontrollverlust. In: Ethik in der Medizin vom 8.12.2020. Online: https://doi.org/10.1007/s00481-020-00602-1

GKV-Spitzenverband: Kriterien zur Zertifizierung digitaler Präventions- und Gesundheitsförderungsangebote gemäß Leitfaden Prävention 2020, Kapitel 7, Stand Dezember 2020. Online: https://www.gkv-spitzenverband.de/media/dokumente/krankenversicherung_1/praevention__selbsthilfe__beratung/praevention/praevention_leitfaden/Kriterien_zur_Zertifizierung_digitaler_Angebote_12_2020.pdf [abgerufen am 16.2.2021].

3 Vgl. Funer 2020.

Beitrag 6

Mehr als eine App: Digitale Gesundheitsanwendungen werden in Zukunft omnipräsent sein

Jan Wemmel

Abstract: Durch Digitale Gesundheitsanwendungen (DiGA) ergeben sich viele neue Behandlungs- und Vorsorgemöglichkeiten zum Wohl der Ärzte und Patienten. Dieser Beitrag gibt einen fundierten Überblick zur aktuellen technologischen Entwicklung und setzt die Nutzung von Gesundheits-Apps in den Gesamtkontext der „digitalen Evolution" – und welche Bedeutung die Telematikinfrastruktur (TI) dabei hat. Außerdem geht der Artikel auf Fragen der Datennutzung und des Datenschutzes ein und zeigt anhand praktischer Beispiele, welche konkreten Mehrwerte die neuen Gesundheits-Apps für Patienten, Leistungserbringer und Krankenkassen bieten.

1 Neue digitale Möglichkeiten

Digitale Gesundheitsanwendungen, DiGA, sind in aller Munde. Technologische Entwicklungen haben die Medizin entscheidend vorangebracht haben. Dadurch wurden neue Behandlungsmöglichkeiten möglich – zum Vorteil für Ärzte und Patienten. Schon seit einigen Jahren gibt es die Möglichkeit, Behandlungen mit Patienten digital durchzuführen. Bisher wurden diese Möglichkeiten aber nicht ausgeschöpft. Das hat der Gesetzgeber erkannt und gehandelt. Ein mutiger und richtiger Schritt, der – das muss man auch sagen – überfällig war.

Mit der 5G-Technologie wird die Internetanbindung nochmal wesentlich schneller. Die schnelle Internetanbindung erlaubt es, die geballte Rechenleistung entfernter Cloud-Umgebungen effizient zu nutzen. Gerade diese Cloud-Umgebungen machen umfangreiche Künstliche Intelligenz, auch KI genannt, für den Arzt und den Patienten verfügbar.

Es ergeben sich viele solcher neuen Behandlungs- und Vorsorgemöglichkeiten, die sowohl Ärzten als auch Patienten helfen. Und die technologischen Voraussetzungen dafür werden immer besser: Mit der 5G-Technologie wird die Geschwindigkeit von Internetanbindungen nochmals wesentlich erhöht. Die schnelle Internetanbindung erlaubt es, die geballte Rechenleistung entfernter Cloud-Umgebungen effizient zu nutzen. Und gerade diese Cloud-Umgebungen machen den Einsatz von Künstlicher Intelligenz möglich, was wiederum Anwendungen wir die oben Beschriebene ermöglicht.

Mich hat vor einigen Jahren eine App wirklich beeindruckt. Durch eine einfache Videoaufnahme des Gangs oder des Aufstehens von einem Stuhl konnte die App mit der Unterstützung von KI den Bewegungsapparat der Person analysieren und das Risiko eines Sturzes bewerten. Dieses Beispiel zeigt, wie wertvoll DiGA im Alltag für Patienten, Leistungserbringer und Krankenkassen sein können. Denn Stürze sind für alte Menschen, deren Familien und Leistungserbringer fatal und für das Gesundheitswesen kostenintensiv.

DiGA haben aber noch einen weiteren und besonders wichtigen Vorteil: Die Patienten können überall und zu jeder Zeit die Behandlung vornehmen. Die Behandlung kann also unabhängig davon stattfinden, ob die fachärztliche Versorgung in der Nähe des Patienten verfügbar ist. In vielen Fällen bieten DiGA auch gerade deswegen einen Vorteil, weil sie dem Patienten genau dann helfen, wenn gerade keine Facharztpraxis geöffnet hat.

2 Die Versicherten zwischen Skepsis und Begeisterung

Natürlich ist es notwendig, dass wir alle mehr Erfahrungen mit den digitalen Anwendungen sammeln. Es gibt bei jeder Einführung neuer Behandlungsmethoden Menschen, die diesen reserviert gegenüberstehen. Trotzdem ist es jetzt schon so, dass die Mehrheit der Versicherten die DiGA nutzen wollen – und das ohne jemals eine gesehen zu haben. Eine aktuelle und repräsentative Studie von Bitkom* hat gezeigt, dass 59 Prozent der Versicherten sich *„gut vorstellen können"*, eine DiGA zu nutzen. Gleiches gilt für 48 Prozent der über 65-jährigen Personen. Damit widerlegt die Studie auch die Ansicht, dass ältere Menschen digitale Angebote nicht nutzen wollen.

Interessant ist auch, dass 40 Prozent der befragten Personen ihren Arzt aktiv nach DiGA fragen wollen. Damit ist klar, dass – ähnlich wie bei der Digitalisierung der Musikindustrie – der Druck von den Nutzern ausgehen wird. Schließlich haben heute bereits 75 Prozent aller befragten Personen mindestens eine frei verfügbare digitale Gesundheits-App installiert und 65 Prozent der Menschen in Deutschland sagen es sei *„mehr Tempo beim Ausbau digitaler Gesundheitsangebote nötig"*. Insgesamt halte ich den Eindruck für falsch, dass Ärzte und Patienten die DiGA nicht wollen, die Bitkom-Studie bestätigt dies.

3 Der „Vertrauensraum" für Daten deutscher Patienten

Datenschutz ist sehr wichtig, besonders im Gesundheitswesen. Auch vor dem EuGH-Urteil habe ich die Sicht vertreten, dass Gesundheitsdaten nur auf deutschem Boden und nur von deutschen Firmen oder Organisationen verarbeitet werden sollten. Eine deutsche GmbH mit amerikanischer Mutter halte ich dabei nicht für geeignet, Gesundheitsdaten der Versicherten in Deutschland zu verarbeiten. Nach meiner Sicht müssen also in erster Linie technische und organisatorische Maßnahmen die Daten schützen. In zweiter Linie dann gegebenenfalls Verträge.

Vielleicht ist die Telematikinfrastruktur, auch TI genannt, hier ein gutes Beispiel. Die Datenübertragung ist im Grunde genommen Ende-zu-Ende verschlüsselt. Zusätzlich besteht eine mehrfache Verschlüsselung der Übertragungswege. So entsteht ein eigener *Vertrauensraum*. Das bedeutet, innerhalb der Systeme kann über Zertifikate gesichert kommuniziert werden. Selbst für den Betreiber der TI ist es unmöglich, Gesundheitsdaten mitzulesen oder zu manipulieren. Damit auch ein Zugriff auf verschlüsselte Daten von Behörden aus den USA unmöglich ist, wird die gesamte TI in Deutschland betrieben, in selbstverwalteten Rechenzentren, deren Muttergesellschaften ausschließlich in Deutschland beheimatet sind.

Die Infrastruktur ist aber nur eine, wenn auch wichtige Seite der Datenschutzmedaille. Die andere ist natürlich die Software einer digitalen Gesundheitsanwendung, die auf einem Smartphone ausgeführt wird, und das Smartphone selbst. Hier hat die Vergangenheit gezeigt, dass bei der Programmierung von Apps teilweise nachlässig gearbeitet wurde und durch die Nutzung von Software-Frameworks Gesundheitsdaten abgeflossen sind. Es ist daher wichtig, dass die DiGA nach festgelegten Sicherheitsvorgaben erstellt werden und einer Sicherheitsprüfung unterzogen werden, beispielsweise durch das BSI. Hier sollte der Gesetzgeber nachbessern.

Neben den DiGA ist auch das Smartphone zu betrachten. Die Geräte- und Betriebssystemvielfalt macht es allerdings schwer, einheitliche Aussagen zu treffen. Wünschenswert wären hier zertifizierte Software-Container, die eine sichere Ausführungsumgebung für die DiGA auf den Smartphones bieten. Die DiGA-Anbieter haben eine große Verantwortung, den Schutz aller Daten sowohl im Rechenzentrum als auch im Smartphone sicherzustellen. Darüber hinaus muss es für jeden Nutzer vollständige Transparenz über die Nutzung und Verarbeitung seiner Daten geben.

4 Zukunft der Cloud in der IT

Vor nicht allzu langer Zeit vermied man es, im Zusammenhang mit Gesundheitsdaten von „Cloud“ zu sprechen. Die Sorge, dass ein cloudbasierter Dienst keine Akzeptanz finden würde, war einfach zu groß, weil mit dem Begriff Cloud zu viel Angst geschürt wurde. Aus heutigem Gesichtspunkt ist aber klar, dass die Cloud-Technologie wesentlich fortgeschrittener und sicherer ist als gedacht.

Das sieht man zum Beispiel auch in dem einen oder anderen Landeskrankenhausgesetz. Hier wird eine Datenverarbeitung in nur einem Krankenhaus erlaubt, was zum Beispiel den Betrieb eines Krankenhausinformationssystems oder in einer vom Krankenhaus allein kontrollierten Cloud verhindert. Dadurch entstehen erhöhte Kosten und Risiken für das Krankenhaus. Dies wird mit der Einführung der elektronischen Patientenakte noch deutlicher werden.

Zusätzlich: Es gibt nicht „die“ eine Cloud. Cloud ist einfach nur eine Technologie, die vielfältig ist und für Anwendungen sowie Anwender Vorteile bringen kann. Die Cloud-Technologie, wie viele andere Technologien, unterliegt einer ständigen Weiterentwicklung, einer Evolution. In diesem Fall die digitale Evolution. Sie beschreibt, wie sich Technologien und ihre Nutzung und ihr Nutzen weiterentwickeln.

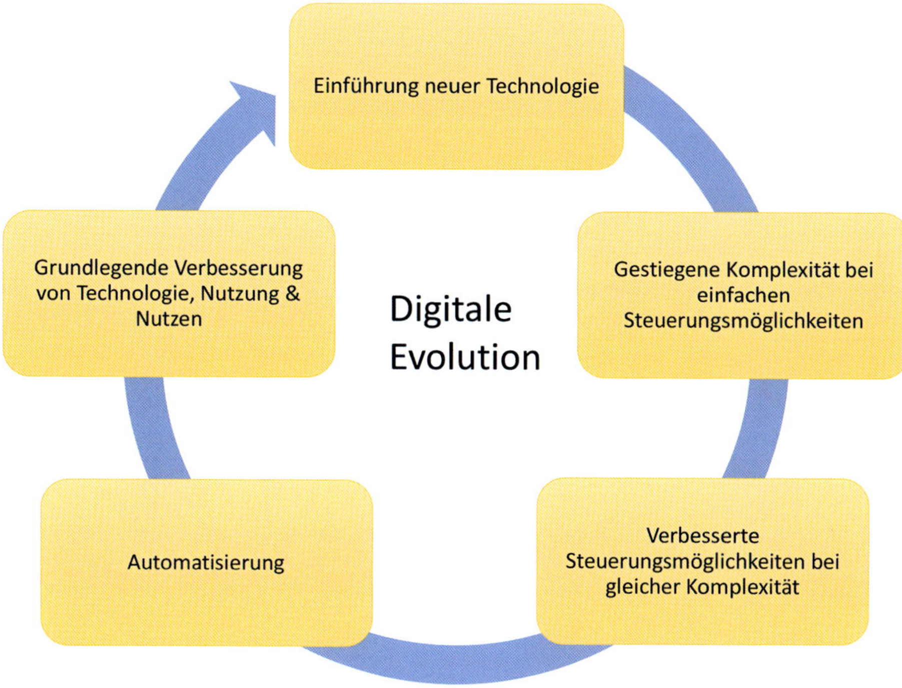

Abb. 1: Digitale Evolution
Quelle: Eigene Darstellung.

5 Der Kreislauf der digitalen Evolution

Eine neu eingeführte Technologie leistet einen wichtigen technischen Fortschritt, ist aber oft noch nicht komfortabel nutzbar. Wegen der Vorteile der neuen Technologie wird diese immer breiter eingesetzt. Dadurch steigt die Komplexität. Weil diese dann irgendwann nicht mehr gut bedienbar ist, werden Werkzeuge zur verbesserten Steuerung entwickelt und eingesetzt. In der nächsten Stufe werden die Werkzeuge so weiterentwickelt, dass viele Steuerungsaufgaben automatisch ablaufen. Im darauffolgenden Schritt der digitalen Evolution werden grundlegende Verbesserungen der Technologie eingeführt, die den Nutzen und die Nutzung erhöhen. Diesen Kreislauf kann man nicht nur bei der Cloud-Technologie beobachten, er findet auch bei der Telematikinfrastruktur statt.

6 DiGA als geräteunabhängige Anwendungen

Eine DiGA kann eine Smartphone-App sein, eine PC-Applikation oder aber auch eine Web-Anwendung. In vielen Fällen werden DiGA auf Smartphones zum Einsatz kommen. Dabei ist es unerheblich, ob eine native Smartphone-App oder eine Web-Anwendung im Smartphone-Browser die DiGA-Inhalte anzeigt. Web-Anwendungen können allerdings in allen Internet-Browsern angezeigt werden, was bedeutet, dass sie auf einer Vielzahl von Plattformen Anwendung finden können. Sind allerdings Schnittstellen zur Smartphone-Hardware notwendig, wie zum Beispiel bei einem Mehrkanal-EKG, wird oft eine native App von den Herstellern bevorzugt.

Das Bundesinstitut für Arzneimittel und Medizinprodukte führt eine Liste der zugelassenen DiGA. Im November 2020 befanden sich lediglich zwei DiGA auf dieser Liste. Jeweils eine native Smartphone-App und eine browserbasierte Anwendung. Es bleibt zu hoffen, dass die vielen existierenden E-Health-Apps und Anwendungen ihre Wirksamkeit nachweisen können und in die Liste aufgenommen werden.

In Zukunft werden wir sicherlich DiGA mit unterschiedlichen Geräten verwenden. Das bedeutet, dass vielleicht eine Behandlung auf einer Smartphone-App beginnt, diese dann mit Smart-Home-Lautsprechern wie Amazon Alexa oder Apple HomePod weitergeführt und schließlich am Laptop abgeschlossen wird. DiGA werden also omnipräsent werden und sich in das alltägliche Leben von Ärzten, Pflegern und Patienten einfügen.

7 Eine Zukunft ohne Medienbrüche

Es ist richtig: Der heutige Prozess von der Verordnung bis zur Abrechnung von Medikamenten ist komplex und vielfach von Medienbrüchen geprägt. Das Rezept wird ausgedruckt, übergeben, dann wieder eingescannt und teilweise händisch korrigiert, bevor es zur Abrechnung kommt. Das geschieht jedes Jahr mehrere hundert Millionen Mal in Deutschland.

Will man nun einen digitalen und medienbruchfreien Prozess, so sind die Systeme aller involvierten Parteien zu integrieren. Dazu gehören unter anderem die Praxisverwaltungssysteme in den Arztpraxen, die Krankenkassen, die DiGA-Hersteller und nicht zuletzt auch der Patient, der sein Smartphone mit eRezept-App und elektronischer Patientenakte (ePA) nutzt.

Das seit 2020 im Aufbau befindliche eRezept zeigt eindrucksvoll die Komplexität der Prozesse. Bei der Ausgabe und Abrechnung der DiGA sind keine Apotheken notwendig. Für die DiGA wäre also eine Anpassung der eRezept-Prozesse notwendig, daher hat man sich, insbesondere wegen der kurzen Vorbereitungszeit, auf einen Sonderweg geeinigt, der für alle DiGA anwendbar ist. Neben dem eRezept muss aber auch die elektronische Patientenakte die Möglichkeit erhalten, die DiGA-Verordnung, den Behandlungsverlauf und die Ergebnisse zu dokumentieren.

Nicht zu vergessen sind hier auch die versicherten der Privaten Krankenversicherung (PKV), die zur Zeit noch keine ausreichende Berücksichtigung in den Prozessen gefunden haben. Folgt man aber der Argumentation, dass die PKV in ihren Basistarifen das gleiche Leistungsniveau wie die gesetzlich Krankenversicherungen anbieten muss, so sollten die Verordnungs- und Abrechnungsprozesse auch für die PKV, inklusiver der Abrechnungsdienstleister, nutzbar sein.

8 Daten sind erst Daten, wenn sie digital sind

Bei digitalen, wie auch bei analogen Prozessen, entstehen immer Daten. Der größte Unterschied ist allerdings, dass in einem digitalen Umfeld die Daten mobil und damit einfacher zu verarbeiten sind. Das kann natürlich auch Risiken bedeuten. Wie wir oben beim Thema Datenschutz schon angesprochen haben, müssen hier technische und organisatorische Maßnahmen an allen Stellen der Datenverarbeitung die Daten ausreichend schützen.

Wenn die Daten angemessen geschützt sind, können auch die ohne Zweifel bestehenden Chancen genutzt werden. Tatsache ist auch, dass viele DiGA ihren Nutzen erst entfalten, wenn Daten erhoben werden, die dann zur individuellen Anwendung kommen. Damit bewegen sich auch die DiGA in die Richtung der individualisierten Medizin.

Ein weiterer Vorteil der vorliegenden Daten ist, dass DiGA eine dauerhafte Überprüfung der Wirksamkeit automatisch vornehmen, damit den Nachweis der Wirksamkeit unterstützen und so die Behandlung optimieren können.

9 Patienten in die TI

Könnten die digitalen Gesundheitsanwendungen nicht einfach in der Telematikinfrastruktur laufen? Im Grunde ja. Denn die TI ist eine sehr sichere Umgebung, in die bereits die Krankenkassen und Ärzte integriert sind. Zusätzlich würde eine Reihe von Sicherheitsanforderungen, die bei dem Betrieb der DiGA Kostentreiber sind, automatisch erfüllt. Die gematik hat hier bereits vorgedacht und Hosting-Umgebungen spezifiziert, die für derartige Anwendungen nutzbar wären.

Allerdings fehlt bislang der Zugang der Patienten zur TI. Als die TI vor neun Jahren (2012) einen Neustart erfuhr, wurde die Einbindung der Patienten in die TI nicht ausreichend berücksichtigt. Es ist dringend notwendig, dass an dieser Stelle nachgebessert wird, damit Hersteller von DiGA und damit auch die Patienten vollumfänglich von der TI profitieren können.

Insgesamt kann man sagen, dass das deutsche Gesundheitswesen vor großen Herausforderungen steht. Die Kosten und der Bedarf steigen kontinuierlich. Mit der Digitalisierung allein werden wir diese Aufgabe nicht lösen – ohne sie aber erst recht nicht.

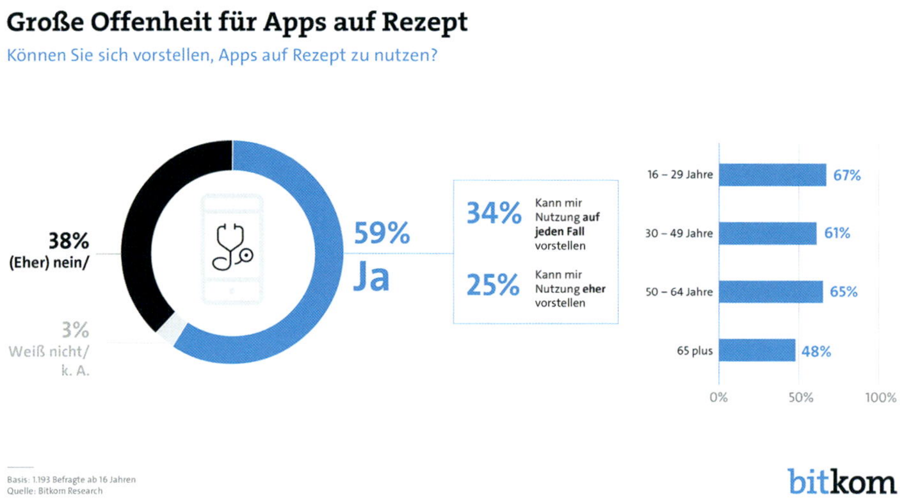

Abb. 2: Große Offenheit für Apps auf Rezept
Quelle: bitkom.

V Startups und digitale Köpfe

Interview mit Dr. Julian Braun, Rechtsanwalt und Fachanwalt für Medizinrecht, Syndikusanwalt bei der Heartbeat Labs GmbH, Berlin

Zur Person:

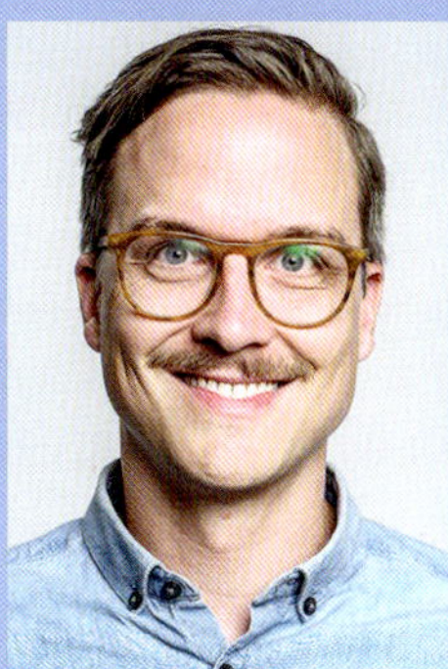

© Foto: Heartbeat Labs GmbH

Dr. Julian Braun studierte an der Universität Passau Rechtswissenschaften und fokussierte sich anschließend auf den Bereich des Medizinrechts. Nach seiner Promotion an der Heinrich-Heine-Universität Düsseldorf begann er seine Karriere im Jahr 2011 als Rechtsanwalt bei der auf Gesundheitsrecht spezialisierten Kanzlei Dierks+Bohle in Berlin. Julian Braun ist seit 2014 Fachanwalt für Medizinrecht und arbeitet seit 2018 in dem Company Builder Heartbeat Labs in Berlin. Dort betreut er die dort entwickelten Startups in allen regulatorischen Fragestellungen des Medizin-, Gesundheits- und Datenschutzrechts.

Wer bist du und warum beschäftigst du dich mit digitaler Gesundheit?

BRAUN: *Mein Name ist Dr. Julian Braun, ich bin Rechtsanwalt und Fachanwalt für Medizinrecht und seit ca. drei Jahren bei dem auf Digital Health spezialisierten Company Builder Heartbeat Labs GmbH in Berlin beschäftigt. In meiner dortigen Rolle als Director Legal berate ich unsere Unternehmensgruppe und sämtliche Startups der Heartbeat Labs GmbH in allen medizin- und gesundheitsrechtlichen Fragestellungen und unterstütze bei der Gründung und Weiterentwicklung von digitalen und innovativen Geschäftsmodellen im Gesundheitsbereich.*

Welche Person aus dem Gesundheitswesen hat dich am meisten motiviert und warum?

BRAUN: Es gibt nicht die eine Person, die mich am meisten motiviert hat. Stattdessen haben mich im Laufe meiner Karriere viele unterschiedliche Personen motiviert, das Gesundheitswesen mitzugestalten. Das war zunächst mein Vater, Prof. Dr. med. Walter Braun, später aber auch meine Kollegen in der Rechtsanwaltskanzlei Dierks+Bohle in Berlin. Dort bin ich schon relativ früh mit neuen Geschäftsmodellen im Bereich Digital Health in Berührung gekommen und konnte helfen, rechtliche und regulatorische Hürden zu überwinden und innovative digitale Produkte beim Markteintritt begleiten. Besonders motivierend ist für mich auch die Tätigkeit im Team von Heartbeat Labs. Wir versuchen ständig, kleine und große Probleme aus der Alltagswirklichkeit des Gesundheitswesens und der Patientenversorgung zu erkennen und anschließend (möglichst) digitale Lösungen zu kreieren, die die Patientenversorgung in der Praxis einfacher machen. Der interdisziplinäre Austausch mit meinen Kollegen, die alle für ihren Bereich hochspezialisiert sind, macht einfach Spaß und führt zu schnellen Entscheidungen.

Wie genau funktioniert eure digitale Lösung/euer digitaler Helfer?

BRAUN: Wir haben als Company Builder nicht eine digitale Lösung, sondern tüfteln regelmäßig an vielen verschiedenen Lösungsideen, die wir dann ggf. selbst umsetzen. Neben digitalen Angeboten, wie z. B. von Kinderheldin (www.kinderheldin.de), bei dem es sich um eine Online-Hebammenberatung handelt, versuchen wir auch Offline-Services mit Online-Lösungen zu kombinieren. Das funktioniert z. B. bei unserem Venture Betriebsarztservice (www.betriebsarztservice.de) sehr gut. Dort wird das klassische Feld der Arbeitsmedizin mit digitalen Lösungen (z. B. Videosprechstunde für medizinische Beratungen oder psychologische Konsultationen) ergänzt.

Wer ist eure Zielgruppe und welches Problem löst ihr? Wie wird sich die Versorgung durch euch verbessern?

BRAUN: Unser Ansatz bei Heartbeat Labs ist es, die Digitalisierung der Gesundheitsversorgung und der Medizin durch digitale, patientenorientierte Lösungen insgesamt voranzutreiben. Als Unternehmer, Investoren und Partner haben wir dann je nach Thema und Projekt unterschiedliche Zielgruppen und Lösungsansätze. Durch unser Ökosystem und Netzwerk schaffen wir Zugang zum Gesundheitsmarkt und bringen Unternehmer, Mediziner und Digitalexperten zusammen, um die Lösungen dann zum Patienten zu bringen.

Welche Chancen/Potenziale siehst du beim Fast-Track-Verfahren im Allgemeinen und auf eure Lösung bezogen?

BRAUN: Das Fast-Track-Verfahren eröffnet Herstellern von digitalen Gesundheitsanwendung die Möglichkeit, dass sie ihre Anwendung im Rahmen eines einheitlich vorgegebenen Verfahrens dauerhaft in die Regelversorgung von GKV-Versicherten bringen und insoweit an der Kostenerstattung durch Krankenkassen teilnehmen können. Dazu hat der Gesetzgeber im Digitale-Versorgung-Gesetz eine völlig neue Leistungskategorie mit eigenen Erstattungsregeln geschaffen. Um in der GKV erstattet zu werden, mussten Hersteller bislang mit jeder einzelnen Krankenkasse gesonderte Versorgungsverträge (sog. Selektivverträge) schließen oder versuchen, als Hilfsmittel anerkannt zu werden. Beides war erfahrungsgemäß ziemlich aufwändig und nur zum Teil erfolgreich. Stattdessen haben Hersteller von digitalen Gesundheitsanwendungen nun die Möglichkeit, „auf einen Schlag" den gesamten GKV-Markt bedienen zu dürfen.

Welche Herausforderungen/Risiken siehst du beim Fast-Track-Verfahren bezüglich DiGA im Allgemeinen und auf eure Lösung bezogen?

BRAUN: Die Produktanforderungen, die in der Digitale Gesundheitsanwendungen-Verordnung (DiGAV) festgelegt wurden, sind z. T. sehr hoch und nicht einfach zu erfüllen. Im Einzelnen handelt es sich um Anforderungen in den Bereichen Datenschutz/-sicherheit, Interoperabilität, Robustheit, Verbraucherschutz, Nutzerfreundlichkeit, medizinische Qualität, Patientensicherheit etc. Außerdem müssen die Hersteller mittels Vergleichsstudien den positiven Versorgungseffekt ihrer digitalen Gesundheitsanwendung wissenschaftlich valide nachweisen. Diese hohen Standards mögen in weiten Teilen ihre Berechtigung haben, damit im Ergebnis nur qualitativ hochwertige und sichere Anwendungen in die (Regel-)Versorgung gelangen. Für die Hersteller bedeutet das aber einen hohen Aufwand, bei dem viele personelle und finanzielle Ressourcen gebunden werden. Da die Preise für digitale Gesundheitsanwendungen – zumindest ab dem zweiten Jahr – nicht vom Hersteller einseitig festgelegt, sondern mit dem GKV-Spitzenverband verhandelt werden müssen, ist für viele Hersteller nicht klar, ob sich dieser Aufwand am Ende tatsächlich lohnt. Diese allgemeinen Herausforderungen gelten auch für unsere Lösungen entsprechend. Deshalb prüfen wir genau, ob und bei welcher unserer digitalen Lösungen sich der Schritt in die GKV-Regelversorgung lohnen kann.

Was wäre die größte Unterstützung für eure Entwicklung?

BRAUN: Es würde der gesamten Branche insgesamt helfen, wenn die Bedeutung des Nutzens von digitalen Gesundheitslösungen, wie beispielsweise telemedizinischer Angebote, von Leistungserbringern, in der Politik und von den Patienten noch stärker erkannt wird. Zudem gilt es, die Implementierung dieser Lösungen in den Arbeitsalltag von Praxen und Krankenhäuser flächendeckend voranzutreiben, z. B. über Kooperationen mit Krankenkassen und -versicherern oder durch eine breite Aufnahme dieser Lösungen ins DiGA-Verzeichnis. Speziell für uns bei Heartbeat Labs sind Partnerschaften und Kooperationen mit sämtlichen Stakeholdern im Gesundheitsmarkt essenziell – von Krankenkassen und Versicherern bis hin zur Pharmabranche.

Wenn wir eurer Anwendung 2 Mio. Euro geben würden, was würdest du damit machen?

BRAUN: Als Company Builder und Investor würden wir natürlich in erster Linie weiter in unser Portfolio investieren und den Ausbau unserer Kooperationen und Partnerschaften weiter vorantreiben.

Wie glaubst du wird sich das Gesundheitswesen in 10 Jahren verändern? Gib uns mal ein Beispiel.

BRAUN: Ich glaube, dass die Patientenversorgung in der Zukunft viel digitaler ist als im Moment. Dazu gehört für mich insbesondere eine elektronische Patientenakte und die breite Möglichkeit, dass sich Patienten von Ärzten im Rahmen von Online-Videosprechstunden untersuchen und beraten lassen können. Ich gehe auch davon aus, dass sich die Ärzte bei der Patientenbehandlung viel öfter der Hilfe von digitalen Medizinprodukten bedienen. Dabei kann es sich z. B. um KI-gestützte Programme handeln, die Befundbilder auswerten und die Ärzte unterstützen, die richtige Diagnose zu finden. Das ist m. E. insbesondere dann sinnvoll, wenn die Ärzte auf die Möglichkeit des Vorliegens einer seltenen Erkrankung hingewiesen werden, auf die sie selbst vielleicht nicht gekommen wären. Die letzte Entscheidungshoheit sollte aber beim Einsatz solcher digitalen Technologien immer beim Arzt verbleiben. Es geht also nicht um den Ersatz von Ärzten durch digitale Lösungen, sondern um ihre Unterstützung.

Was wolltest du schon immer loswerden? Hier ist deine Chance.

BRAUN: Es wurde schon häufig gesagt: Wir können die Digitalisierung des Gesundheitswesens in Deutschland nur gemeinsam voranbringen und gestalten. Und wir sollten das Potenzial einer gemeinsamen Zusammenarbeit erkennen und nutzen. Deutschland hat eine starke Forschungs- und Unternehmerbasis und eines der besten Gesundheitssysteme. In der Kombination beider Felder haben wir allerdings noch einiges nachzuholen. Die Umsetzung eines digital gestützten Gesundheitswesens als Ergänzung zur traditionellen Versorgung ist längst überfällig und sollte endlich mit aller Kraft angegangen werden – gemeinsam und immer mit dem Patienten, aber auch den Personen, die mit den Patienten arbeiten im Blick.

Interview mit Admir Kulin, Gründer und Geschäftsführung der m.Doc GmbH

Zur Person:

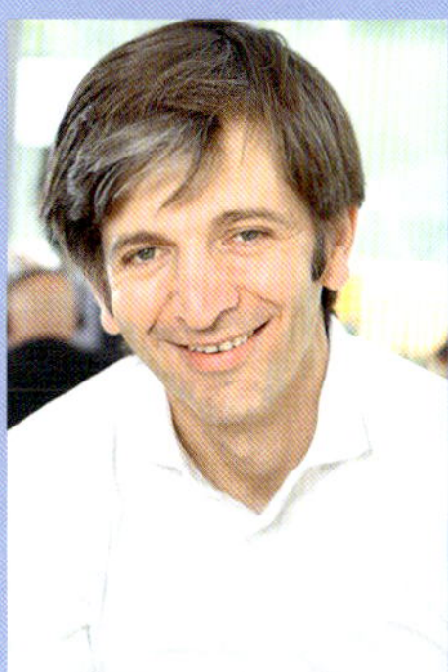

© Foto: m.Doc GmbH

Admir Kulin wurde 1980 im heutigen Bosnien geboren und kam in den 1990er Jahren nach Deutschland. Hier begann er eine Karriere als Profi-Basketballspieler und -trainer und absolvierte zeitgleich sein Studium der Wirtschaftswissenschaften mit Schwerpunkt Sportmanagement und Controlling. In den darauffolgenden Jahren arbeitete er als Leiter Controlling bei der Label of Sportswear GmbH und war als IT-Projektleiter bei der Nürburgring Automotive GmbH tätig. Anschließend wechselte er in die Gesundheitsbranche zur Vitaphone GmbH. Dort bekleidete er verschiedene Positionen und war zuletzt Mitglied der Geschäftsleitung. Heute verantwortet Admir Kulin als Gründer und Geschäftsführer der m.Doc GmbH die gesamte Ausrichtung des Unternehmens. Er ist als Spezialist für den Gesundheitsmarkt, für digitale Plattformen und für seine innovativen Ideen und Geschäftsmodelle bekannt und deutschlandweit als Sprecher für IT- und Healthcare-Themen gefragt.

Wer bist du und warum beschäftigst du dich mit digitaler Gesundheit?

KULIN: Mein Name ist Admir Kulin und ich beschäftige mich mit digitaler Gesundheit, weil ich davon überzeugt bin, dass wir den qualitativ hohen Standard der Gesundheitsversorgung in Deutschland nur halten können, wenn wir gezielt auf digitale Anwendungen und Lösungen setzten. Daran arbeiten wir mit einem fantastischen Team bei m.Doc seit unserer Gründung 2016.

Welche Person aus dem Gesundheitswesen hat dich am meisten motiviert und warum?

KULIN: Ich hatte 2012 das Vergnügen, den amerikanischen Kardiologen Eric J. Topol zu treffen. Er hat mich inspiriert, weil er schon damals weitergedacht hat, als viele andere es sich überhaupt getraut hätten. Und er hat schon damals immer über den Patienten gesprochen, der bei all dem Potenzial, das in innovativen neuen Technologien steckt, stets im Mittelpunkt stehen muss. Wir haben uns auf Anhieb verstanden. Denn auch ich habe mich zu dieser Zeit beruflich schon mit den Vorteilen von Telemedizin und digitalen Lösungen beschäftigt. Wir haben dieselbe Vision geteilt.

Wie genau funktioniert eure digitale Lösung/euer digitaler Helfer?

KULIN: Wir haben uns daran gemacht, die Vision, die Topol und wir damals hatten, in die Tat umzusetzen und haben mit unserer m.Doc Smart Health Platform eine Basis geschaffen, die mit mittlerweile mehr als 30 Anwendungen und Lösungen den Patienten und seine Versorgung in den Mittelpunkt stellt, dabei das medizinische Personal entlastet und die Effizienz steigert.

Wer ist eure Zielgruppe und welches Problem löst ihr? Wie wird sich die Versorgung durch euch verbessern?

KULIN: Mit über 30 Modulen, die mittlerweile serviceorientiert über unsere m.Doc Smart Health Platform zugänglich sind, lösen wir nicht nur ein Problem oder bedienen eine Zielgruppe. Wir sind Partner von Kliniken, Reha- und Pflegeeinrichtungen sowie von niedergelassenen Ärztinnen und Ärzten – ja, letztendlich allen Leistungserbringern des Gesundheitswesens. Wir verbessern die Versorgung, indem wir beispielsweise das Personal entlasten, ihm Entscheidungshilfen an die Hand geben oder die Kommunikation mit den Patienten optimieren. Das beginnt bei der Aufnahme in einer Klinik, setzt sich über die tägliche Versorgung fort, schließt selbst Medikationspläne oder Videosprechstunden mit ein und zieht sich bis in die Nachsorge der Patienten hinein.

Welche Chancen/Potenziale siehst du beim Fast-Track-Verfahren im Allgemeinen und auf eure Lösung bezogen?

KULIN: Grundsätzlich bewerte ich das Fast-Track-Verfahren positiv. Denn Geschwindigkeit ist etwas, was uns an vielen Stellen fehlt. Wenn es dann noch gelingt, diese Schnelligkeit mit hohen qualitativen Standards zu verbinden, kann über das Fast-Track-Verfahren viel Positives entstehen – für die Patienten, aber natürlich auch für das medizinische Personal, das entlastet wird.

Welche Herausforderungen/Risiken siehst du beim Fast-Track-Verfahren bezüglich DiGA im Allgemeinen und auf eure Lösung bezogen?

KULIN: Was das Fast-Track-Verfahren nicht lösen kann, ist das Gatekeeper-Problem. Denn am Ende ist es egal, wie schnell wir digitale Gesundheitsanwendungen zertifizieren und auf den Markt bringen, wenn sie niemand verschreibt. Das heißt, wir dürfen die Ärztinnen und Ärzte nicht aus dem Blick verlieren. Bei ihnen müssen wir um Akzeptanz werben, sie müssen vom Mehrwert einer Anwendung überzeugt werden. Hier sehe ich großen Nachholbedarf. Und solange diese Herausforderung nicht adressiert wird, bringen uns auch die besten und schnellste Zulassungsverfahren nicht weiter.

Was wäre die größte Unterstützung für eure Entwicklung?

KULIN: Die größte Unterstützung, die wir für die (Weiter)Entwicklung unserer Smart Health Platform bekommen, ist das Feedback unserer Kunden. Ohne den direkten Kontakt zu den Anwendern, die Rückmeldung zum Einsatz im Arbeitsalltag und auch ehrliche Kritik und Verbesserungsvorschläge, wären wir heute nicht da, wo wir sind. Digitale Gesundheitsanwendungen sollen den Patienten helfen, die Versorgung verbessern und das medizinische Personal entlasten. Wenn eines dieser drei Kriterien verfehlt wird, taugt auch die technisch ausgereifteste Lösung nichts. Daher ist ein partnerschaftliches Miteinander tatsächlich dir größte Unterstützung, die wir haben. Und dafür sind wir auch sehr dankbar.

Wenn wir eurer Anwendung zwei Mio. Euro geben würden, was würdest du damit machen?

KULIN: Das soll keinesfalls arrogant klingen, aber mit zwei Mio. Euro kann man im Gesundheitswesen nicht sehr viel bewegen. Wenn wir wirklich die digitale Zukunft unserer medizinischen Versorgung aktiv mitgestalten und das qualitativ hohe Niveau aufrechterhalten wollen, müssen wir lernen, größer zu denken – allen voran bei der Finanzierung von Innovationen.

Wie glaubst du wird sich das Gesundheitswesen in 10 Jahren verändern? Gib uns mal ein Beispiel.

KULIN: Ich denke, in zehn Jahren werden die Patienten wesentlich mehr selbst steuern können, künstliche Intelligenz wird sehr stark im Einsatz sein und der Digitalisierungsschub, den wir derzeit erleben, wird in konkreten Anwendungen nutzbar sein. Zu glauben, dass wir bis dahin aber schon alle Probleme gelöst haben, ist utopisch. Wir haben einen großen Investitionsstau, den wir erst einmal abarbeiten müssen. Das braucht Zeit.

Was wolltest du schon immer loswerden? Hier ist deine Chance.

KULIN: Ich mache mir ernsthaft Sorgen darüber, dass uns im Westen die Amerikaner und im Osten die Chinesen überholen. Es ist noch nicht zu spät, aber wir müssen handeln. Dafür müssen wir uns hier in Europa von unserem „klein, klein“ verabschieden, mehr Mut entwickeln und auch mal das eine oder andere Risiko eingehen.

Interview mit Sebastian Mansow-Model, Geschäftsführer der Motognosis GmbH

Zur Person:

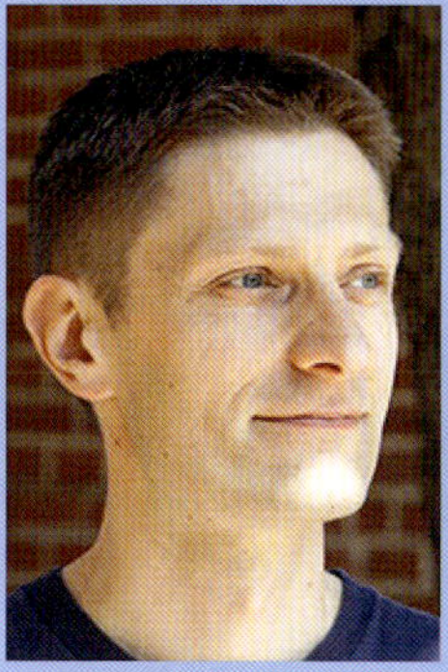

© Foto: Karen Otte

Sebastian Mansow-Model ist Geschäftsführer der Motognosis GmbH, einer Ausgründung der Charité - Universitätsmedizin Berlin zur digitalen Messung motorischer Symptome. Nach seinem Studium der Mathematik in Berlin und Atlanta arbeitete er zunächst im Forschungsmanagement bei Fraunhofer, bevor er 2004 als Mitgründer und wissenschaftliche Leitung des Start-ups Mediber seine Machine Learning Expertise in der klinischen Dokumentation anwendete, und so seinen Weg zur Digital Health fand. Nach Fusion zur Meedical GmbH leitete er die Forschung und Entwicklung im Bereich von Abteilungssystemen, DICOM Servern und deren KIS-Integration. 2014 gründete er mit langjährigen Wegbegleitern Motognosis und fokussiert sich seitdem darauf, Gold-Standards zur Beurteilung von Symptomen zu digitalisieren, und insbesondere Patienten mit neurologischen Erkrankungen zu Hause zur Verfügung zu stellen.

Wer bist du und warum beschäftigst du dich mit digitaler Gesundheit?

MANSOW-MODEL: Ursprünglich war ich einmal Mathematiker und habe mich mit Dingen wie Graphenalgorithmen und Netzwerkoptimierung beschäftigt. Kurz nach dem Studium beschrieb mir ein befreundeter Mediziner die immer komplexer und umständlicher werdenden Dokumentationsprozesse in den deutschen Krankenhäusern des Jahres 2004. Ich war schockiert, wieviel ihrer wertvollen Zeit Ärzte sich durch zehnfach verschachtelte Formulare hangeln mussten, statt sich um Patienten zu kümmern – und wie viele Fehler sich dabei immer noch einschlichen und zu Behandlungsproblemen führten. Ein Jahr später war ich technischer Co-Founder eines Digital Health Startups, um mit Hilfe von Machine Learning dem überlasteten Klinikpersonal die Dokumentation zu erleichtern.

Neben einer steilen Lernkurve im Bereich der Medizininformatik machte ich in den kommenden Jahren viele Erfahrungen mit langsamen Prozessen, politischen Befindlichkeiten und abgeschotteten Datensilos im deutschen Gesundheitswesen. So war ich 2005 geradezu enthusiastisch, dass es nach Gründung der gematik „bald" eine sichere Telematikinfrastruktur zum Austausch medizinischer Daten geben würde, sah ein Ökosystem von fokussierten Lösungen mit offenen Schnittstellen gegenüber den verkrusteten Monolithen im klaren Vorteil, setzte mich für semantische Modellierung und Kodierung mittels Standards wie SNOMED CT ein – und unterschätzte die Trägheit des Gesundheitssystems um gut zehn Jahre.

Während wir unsere Dokumentationslösung schließlich doch eng in ein klassisches Krankenhausinformationssystem integrierten, gab es in anderen Bereichen Paradigmenwechsel wie den Siegeszug der Smartphones und ihrer App-Ökosysteme sowie neuartiges Zubehör für Spielekonsolen. Karten Otte, meine jetzige Migründerin, schrieb damals bei mir ihre Bachelorarbeit. Sie nutzte die Microsoft Kinect, eine Kamera mit dreidimensionaler Wahrnehmung ihrer Umgebung, als Mittel zur Gang- und Sturzrisikoanalyse. Ein Pilotprojekt mit dem Neuroclinical Research Center der Charité zeigte schließlich so großes klinisches Potenzial, dass wir 2014 gemeinsam beschlossen Motognosis zu gründen, und mit Hilfe solcher Sensoren neue Möglichkeiten in der Diagnostik motorischer Symptome zu etablieren. Als Geschäftsführer komme ich zwar jetzt weniger dazu, bei Algorithmen Hand anzulegen, aber freue mich umso mehr, meinem Team den langen und steinigen Weg aus der Forschung in die Routineversorgung zu ermöglichen und greifbaren Patientennutzen zu schaffen.

Welche Person aus dem Gesundheitswesen hat dich am meisten motiviert und warum?

MANSOW-MODEL: Zu viele um sie hier auf eine zu reduzieren – der Einsatz und die Empathie für ihre Patienten von so vielen Pflegern, Ärzten und Professoren, mit denen ich im Laufe der Jahre zusammenarbeiten durfte, haben mich all die Jahre inspiriert und überzeugt, dass ein Startup im Medizinbereich zwar große Herausforderungen mit sich bringt, aber man auch umso mehr Positives bewirken kann.

Wie genau funktioniert eure digitale Lösung/euer digitaler Helfer?

MANSOW-MODEL: Mit unserer medizinischen Messsoftware „Amsa" können Patienten zuhause eigenständig ihre motorischen Symptome analysieren. Hierfür nutzen wir handelsübliche 3D-Kameras wie die Microsoft Kinect Reihe, welche ohne spezielle Vorbereitung den gesamten Körper in allen räumlichen Dimensionen erfassen können. Die Patienten werden von Amsa durch kurze Bewegungsaufgaben geleitet, welche den Gold-Standards in der klinischen Routine entsprechen. Daraus berechnen wir diagnostische Parameter und einen Report über den motorischen Zustand des Patienten, welcher betreuenden Ärzten und Therapeuten zur Verfügung gestellt werden kann. Da Amsa ein zertifiziertes medizinisches

Messgerät ist, fließen unsere Ergebnisse nahtlos neben zum Beispiel Laborreports in die Behandlungsentscheidung mit ein.

Wer ist eure Zielgruppe und welches Problem löst ihr? Wie wird sich die Versorgung durch euch verbessern?

MANSOW-MODEL: Patienten mit Parkinson, Multipler Sklerose und anderen neurologischen Erkrankungen leiden häufig unter motorischen Symptomen wie Balance- und Gangstörungen oder Tremor. Diese beeinträchtigen stark die Lebensqualität und sind von entscheidender Bedeutung für die Beurteilung des Krankheitsverlaufs und Wahl der angemessenen Therapie. In der Realität stellt eine regelmäßige, persönliche Untersuchung durch Neurologen aber viele Patienten vor große Herausforderungen, gerade in ländlicheren Gebieten – je nach Region werden bis zur Hälfte dieser Patienten nicht fachärztlich betreut. Selbst unter optimalen Bedingungen werden die Patienten nur stichprobenartig gesehen und zur Beurteilung des Symptomverlaufs im täglichen Leben des Patienten müssen sich Ärzte dabei auf ungenaue Beschreibungen verlassen.

Dank Amsa können Patienten zur Beurteilung ihrer motorischen Symptome zuhause bleiben, und dabei gleichzeitig eine regelmäßigere Überwachung ihres Zustandes durch Spezialisten erhalten. Interventionsbedarf wird früher erkannt, Therapie optimiert und ein persönlicher Besuch des Arztes auf die Anlässe reduziert, für die es wirklich angebracht ist. Sogar bei Parkinson Patienten übliche Krankenhausaufenthalte zur Einstellung des Medikationsplans können nach Hause verlagert werden.

Welche Chancen/Potenziale siehst du beim Fast-Track-Verfahren im Allgemein und auf eure Lösung bezogen?

MANSOW-MODEL: Wenn man Innovationen in das deutsche Gesundheitssystem bringen will, gibt es eine Reihe von Hürden. Die der Entwicklung, Validierung und Zertifizierung hat man bereits genommen, wenn man beim BfArM einen Antrag auf Aufnahme in das DiGA Verzeichnis stellt. Als bereits zertifiziertes Medizinprodukt wurden (ab Klasse Im) die klinische Zweckbestimmung und Validierungsdaten sowie die Prozesse zur Qualitätssicherung durch eine benannte Stelle geprüft. Als Startup kommt man an diesen Punkt normalerweise nur mit Investorengeldern – verbunden mit einem hohen Druck, Umsätze zu generieren und nachzuweisen, dass das Geschäftsmodell tragfähig ist. Durch das DiGA Verzeichnis ist es nun möglich, mit Patienten-orientierten Digitalanwendungen eine Deutschlandweite Vergütung durch Krankenkassen zu erhalten – ein Grund, warum vorher viele solcher risikokapitalfinanzierten Startups in die USA gehen mussten. Die nächste Hürde, die aufwändige Erhebung des für Krankenkassen relevanten Versorgungsmehrwerts in der Routine und darauf basierende Verhandlung der Höhe der Vergütung, nimmt mehr als ein weiteres Jahr ein und wäre aus Investorensicht weiterhin ein Argument gegen einen Markteintritt in Deutschland. Der Fast Track bietet nun die Chance, ohne Kompromisse bei der Versorgungsqualität der Patienten, schnell digitale Innovationen in den Einsatz zu bringen. Dank des Screening Prozesses des BfArM werden nur Lösungen mit fundierten Versorgungsszenarien zugelassen, und als Medizinprodukt sind die klinischen Behauptungen belegt, und die Ärzte entscheiden wie in allen anderen Fällen nach medizinischem Nutzen und Patientenverträglichkeit.

Welche Herausforderungen/Risiken siehst du beim Fast-Track-Verfahren bezüglich DiGA im Allgemeinen und auf eure Lösung bezogen?

MANSOW-MODEL: Eine Aufnahme in das DiGA Verzeichnis bedeutet noch nicht automatisch, dass man ein attraktives Produkt mit greifbarem Versorgungsmehrwert hat. Patienten und Ärzteschaft müssen von der Verfügbarkeit der DiGA erfahren und von ihrem Nutzen überzeugt werden. Ärzte, die sich nicht aktiv über verfügbare DiGAs informieren oder Berührungsängste haben, werden ihren Patienten keine DiGAs verschreiben. Gerade zu Anfang des Fast-Tracks wird es aber zur Erhebung von belastbaren Routinedaten wichtig, frühzeitig die kritische Menge an Patienten für die Erhebung der positiven Versorgungseffekte während des Jahres der Laufzeit zu rekrutieren. Generell wird es für die ganze Branche wichtig, dass die ersten DiGAs gut anlaufen und keine nennenswerten Probleme bei Datenschutz oder Sicherheit auftauchen – hier dürfen keine Abkürzungen genommen werden.

Was wäre die größte Unterstützung für eure Entwicklung?

MANSOW-MODEL: Planungssicherheit. Zum Beispiel gibt es aktuell pandemiebedingt immer wieder Verzögerungen bei Projekten und Investorenprozessen. Wir warten auch sehr gespannt, wie sich die Preisverhandlungen für die letztendliche DiGA Vergütung mit dem GKVSV gestalten werden, und damit einhergehend, ob unser Geschäftsmodell in Deutschland wie geplant funktioniert.

Wenn wir eurer Anwendung 2 Mio. Euro geben würden, was würdest du damit machen?

MANSOW-MODEL: Aktuell fokussieren wir uns auf den Rollout für Parkinson in Deutschland. Mit diesen zusätzlichen Mitteln könnten wir parallel DiGAs für weitere Indikationen etablieren (MS, Schlaganfall, Orthopädie) und damit verbundene Leuchtturm-Projekte im europäischen Ausland vorziehen.

Wie glaubst du wird sich das Gesundheitswesen in 10 Jahren verändern? Gib uns mal ein Beispiel.

MANSOW-MODEL: Bisher richtet sich der Weg eines Patienten in der Versorgung stark nach einzelnen Leistungserbringern und deren Strukturen. Ein Patient mit komplexeren oder multimorbiden Krankheitsbildern irrt zu oft nur zwischen Fachdisziplinen und Sektorgrenzen umher. Interventionsbedarf wird übersehen und Therapiemöglichkeiten bleiben ungenutzt. Der Hausarzt als aggregierende Instanz stößt schnell an Grenzen, Ansätze wie integrierte Versorgungsnetzwerke versuchen diese Situation zu verbessern, sind aber meist nur als regionale Pilotprojekte verfügbar. In den nächsten 10 Jahren wird es eine Verschiebung geben, die den Patienten in ein digitales Zentrum rückt, und die Stationen seiner Reise enger verknüpft. Patienten greifen auf digitale Gesundheitsanwendungen zurück, welche in Kombination von z. B. motorischen, kognitiven, physischen und psychischen Symptomen eine ganzheitliche Sicht auf seinen Zustand erfassen können. Digitale Gesundheitsplattformen aggregieren dies und unterstützen den Patienten bei der Auswahl passender digitaler Therapieoptionen, oder bei der Koordination mit entsprechenden Fachärzten, Therapeuten und Pflegediensten. Sowohl die diagnostische Betrachtung als auch die Prozesse und Interventionen werden stärker vom Patienten aus gesteuert und als Ganzes gegenüber den Leistungserbringern aufbereitet.

Was wolltest du schon immer loswerden? Hier ist deine Chance.

Die gesamten 15 Jahre meines Berufslebens hoffe ich auf ein Ökosystem für digitale Versorgungslösungen, in dem offene Schnittstellen und ergebnisorientierte Vergütung dafür sorgen, dass der Mehrwert für Patienten den Erfolg der Lösungen bestimmt – ich habe Hoffnung geschöpft, dass ich es doch noch erleben werde. Liebe Startups, Kassen, Ärzte und Gesetzgeber, bitte arbeitet auf der Zielgeraden weiter konstruktiv zusammen!

Interview mit Farina Schurzfeld, Mitgründerin und CMO von Selfapy

Zur Person:

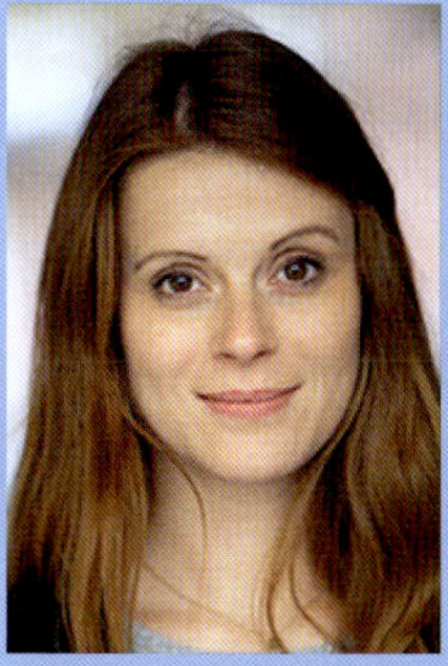

© Foto: Annette Koroll

Farina Schurzfeld ist Gründerin und Gesellschafterin von Selfapy – der führenden deutschen Plattform für Unterstützung bei psychischen Belastungen. Schon vor Selfapy hat sie bereits mehrere Unternehmen gegründet. Als Expertin im Unternehmsaufbau lebte sie mehrere Jahre in Sydney und baute dort u. a. das Rabattportal Groupon mit auf. Danach war sie als General Manager von Airtasker, einer Plattform für Minijobs, für das Wachstum sowie die Internationalisierung nach NYC zuständig. Sie gründete in dieser Zeit außerdem Sydneys größten Co-Working Space TSL, der heute mehr als 400 Mitglieder zählt. Nominiert wurde Farina Schurzfeld 2017 als Top 30 unter 30 des Forbes Magazins, sowie mit dem Award als eine der „25 Frauen, die die Welt zukunftsfähiger machen" ausgezeichnet. Im November 2020 gewann sie außerdem mit ihren Mitgründerinnen den Wittener Preis für Gesundheitsvisionär*innen. Als Business-Mentorin ist sie unter anderem für The Founder Institute, das Grace Accelerator Program sowie das enpact Africa Project sowie für einen Digital (Health) Hub in Mannheim tätig.

Wer bist du und warum beschäftigst du dich mit digitaler Gesundheit?

SCHURZFELD: Ich bin Farina Schurzfeld, Mitgründerin und Gesellschafterin von Selfapy, einer digitalen Therapieplattform für psychische Erkrankungen. Als Gründerin mehrerer Onlineunternehmen hat mich das Thema „Impact" schon länger beschäftigt. Durch eine psychische Erkrankung im familiären Umfeld wurde ich mit den Herausforderungen der therapeutischen Versorgung in Deutschland konfrontiert. So traf meine Erfahrung ein „echtes" Problem in unserer Gesellschaft und ich konnte meine unternehmerische Expertise in dem Feld der Gesundheit zur Anwendung bringen.

Welche Person aus dem Gesundheitswesen hat dich am meisten motiviert und warum?

SCHURZFELD: Schwierige Frage, auf die ich keine direkte Antwort habe. Es gibt viele Menschen, die mich inspirieren oder die mich zum Wachsen bewogen haben. Den größten (persönlichen) Anteil hat hier mein Coach, Robert, mit dem ich seit zwei Jahren arbeite und dem ich einige Tränen, aber insbesondere persönliche Entwicklungsschritte zu verdanken habe. Im fachlichen Kontext finde ich die Digitalpolitik von Jens Spahn mutig. Er bewegt Dinge, er verändert ein System und das unter den Herausforderungen dieser momentanen Ausnahmesituation (Corona). Macht er dabei immer alles richtig? Bestimmt nicht. Aber er agiert, statt Dinge auszusitzen, das mag ich.

Wie genau funktioniert eure digitale Lösung/euer digitaler Helfer?

SCHURZFELD: Selfapy ist ein digitales Therapieprogramm, basierend auf den Techniken der kognitiven Verhaltenstherapie. Der Nutzer wählt seine individuellen Ziele und Thematiken und erhält daraufhin ein persönliches Lernumfeld. Um Inhalte leichter zugänglich zu machen, beinhaltet das Programm Videos, Texte und interaktive Übungen, in denen der Nutzer an seinen persönlichen Themen arbeitet. Begleitet werden die zertifizierten 12-wöchigen Onlinekurse von qualifizierten Psychologen, die Nutzer durch Telefonate und eine Nachrichtenfunktion unterstützen.

Wer ist eure Zielgruppe und welches Problem löst ihr? Wie wird sich die Versorgung durch euch verbessern?

SCHURZFELD: Unsere Zielgruppe sind Menschen mit psychischen Belastungen wie Depressionen, Ängsten oder Essstörungen. Das Spektrum zieht sich hier von leichten bis hin zu mittelschweren Fällen und von der 18-jährigen Schülerin bis zum pensionierten 70-jährigen Mann ist unsere Zielgruppe sehr divers. Eine erste Krankheitseinsicht ist aber dennoch wichtig, da das Programm eine gewisse Eigeninitiative fordert, da es sich um ein geleitetes Selbsthilfeprinzip handelt. Für schwere Fälle ist das Onlineprogramm daher weniger geeignet. Solche Fälle verweisen wir an niedergelassene Therapeuten oder Kliniken, um dem Nutzer die bestmögliche Versorgung zu bieten.

Menschen, die in Deutschland auf einen Therapieplatz warten, warten teilweise monatelang auf die so dringend benötigte Hilfe. Diese Zeit kann Selfapy wirksam überbrücken und Soforthilfe bieten. Außerdem kann Selfapy eine Therapie digital begleiten und unterstützen sowie in der Nachsorge betreuen. Das Stigma, dem Betroffene sich ausgesetzt fühlen, wenn sie sich psychologische Hilfe suchen, ist weiterhin groß und nur 50 % aller Betroffenen erhalten zeitnah Unterstützung. Mit Selfapy wollen wir genau diese Hemmschwelle senken und wirksame Soforthilfe bieten. Unser Anspruch ist dementsprechend nicht, den Therapeuten zu ersetzen, sondern die Versorgung mit unserem Angebot zu ergänzen, um jedem, der psychologische Unterstützung sucht, diese zeitnah auch zu bieten.

Welche Chancen/Potenziale siehst du beim Fast-Track-Verfahren im Allgemein und auf eure Lösung bezogen?

SCHURZFELD: Das Fast-Track-Verfahren bietet uns die Chance, unser Angebot endlich jedem Deutschen kostenfrei zur Verfügung zu stellen. Genau das war unser Ziel, als wir die Firma gründeten. Niemand, der psychisch belastet ist, soll auf qualifizierte Unterstützung warten müssen. Damit ist meines Erachtens nach ein großer Schritt getan und wir sind optimistisch und auch neugierig, wie sich unser System durch das digitale Versorgungsgesetz und die sogenannten DiGas entwickeln wird.

Welche Herausforderungen/Risiken siehst du beim Fast-Track-Verfahren bezüglich DiGA im Allgemeinen und auf eure Lösung bezogen?

SCHURZFELD: Ich sehe den Verschreibungsprozess als die größte Herausforderung. Niedergelassene Ärzte müssen dafür über die DiGas informiert sein und in diesen einen validen Mehrwert für das Gesundheitssystem sehen. Außerdem ist der bisherige Verschreibungsprozess recht kompliziert, denn nach der Verschreibung muss der Versicherte zur Zeit die Hürde nehmen, den Zugangscode bei seiner Krankenkasse zu erfragen. Dieser Prozess läuft unserer Erfahrung nach mit Selektivpartnern oft eher schleppend und so kann es sein, dass der Versicherte auch nach der Verschreibung vorerst keinen Zugang zu den digitalen Unterstützern bekommt.

In Bezug auf Risiken denke ich, dass insbesondere die Haltung der DiGas gegenüber der Stakeholder, wie z. B. der Ärzteschaft, entscheidend ist. Gibt es hier einen gewissen Respekt und ein gemeinsames Verständnis beider Seiten für das Wohl des Patienten oder optimiert jede Seite für ihre eigene Situation? So denke ich, dass z. B. ein Datenschutzskandal einer etablierten DiGa dem ganzen Prozess sehr schaden kann. Daher sollten alle DiGas ihre Hausaufgaben machen, um in diesem Verfahren den Patienten zu schützen.

Was wäre die größte Unterstützung für eure Entwicklung?

SCHURZFELD: Ein europaweites DiGa-System und ein reger(er) Austausch mit den Akteuren (Leistungserbringer, Kostenträger, Politik), um gemeinsam das Gesundheitssystem patientenorientiert(er) zu gestalten.

Wenn wir eurer Anwendung 2 Mio. Euro geben würden, was würdest du damit machen?

SCHURZFELD: Ich würde die technische Infrastruktur weiter vorantreiben, um das Therapieerlebnis noch individueller für den Nutzer zu gestalten. Mein ideales Therapieprogramm ist auf jedem Endgerät verfügbar, spielerisch nutzbar – und auf jeden Fall mit persönlicher, psychologischer Unterstützung.

Dazu würde ich die Öffentlichkeitsarbeit weiter vorantreiben, um den Stellenwert/die Bedeutung psychischer Gesundheit in die Mitte unserer Gesellschaft zu rücken. Hier wäre ein Gedanke, nochmal TV-Werbung zu schalten, vielleicht eine Out-of-Home-Kampagne zu planen und deutschlandweit für das Thema mentale Gesundheit zu mobilisieren.

Wie glaubst du wird sich das Gesundheitswesen in 10 Jahren verändern? Gib uns mal ein Beispiel.

SCHURZFELD: Auf Patientenseite werden meiner Einschätzung nach die Patientenzentrierung und das Empowerment weiter zunehmen, sodass der Patient (elektronischen) Zugang zu seinen Gesundheitsdaten hat und Therapiealternativen frei wählen kann.

Ich denke auf Anbieterseite werden KI-gestützte Technologien weiter zunehmen, sodass der Arzt mehr Enabler als Wissensquelle wird. Als Enabler bietet er dem Patienten eine persönliche Betreuung und unterstützt bei Entscheidungen sowie der Evaluation von Therapiealternativen, welche der Patient dann aber eigenständig wählen kann. So wird sich die Rolle des Arztes wandeln und er kann seine Zeit effizienter für die Unterstützung des Patienten sowie menschlicher und fachmännischer Unterstützung nutzen.

Was wolltest du schon immer loswerden? Hier ist deine Chance.

Das deutsche Gesundheitssystem ist insbesondere im internationalen Vergleich ein solides, patientenorientiertes, sozialstaatliches Konstrukt.

Ich würde mir wünschen, dass alle Akteure einen gewissen Respekt für dieses System leben, sich aber gleichzeitig eine Offenheit für neue, innovative Ansätze etabliert. Innovationen brauchen Mut und Macher. Mit dem DVG sind wir bereits einen großen Schritt gegangen. Was ich mir wünschen würde, sind ein „WIR-Gefühl" aller Stakeholder und ein Bewusstsein für das Gesamtsystem im Hinblick auf das Wohl des Patienten.

Interview mit Dr. Bernd Niethen, Gründer von Xpectors

Zur Person:

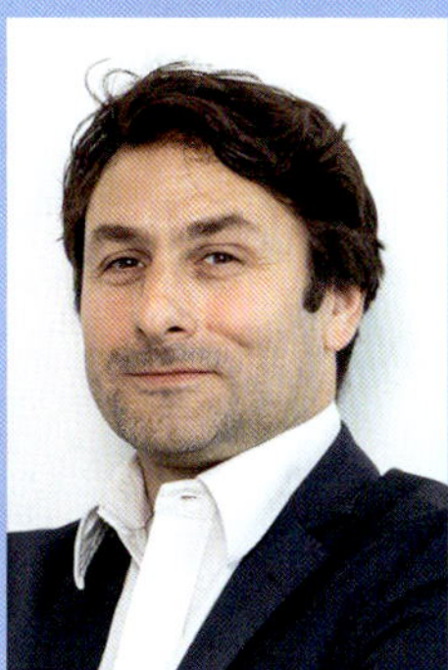

© Foto: Dr. Bernd Niethen/ Xpectors

Dr. Bernd Niethen ist einer der Gründer von Xpectors. Nach Studium der Chemie und Volkswirtschaftslehre mit anschließender Promotion in Chemie und Physik fand er im internationalem Management der pharmazeutischen Industrie für mehr als 15 Jahre seinen Weg. Er leitete 9 Jahre eine Business-Unit für die DACH-Region bei der Actelion. Eine hohe Expertise in der Gesundheitsökonomie, Personalentwicklung/-führung und im strategischem Management, Marketing und Sales zeichnen ihn aus.

Wer bist du und warum beschäftigst du dich mit digitaler Gesundheit?

NIETHEN: Ich bin Dr. Bernd Niethen und ich bin über die seltenen Erkrankungen zu digitalen Gesundheitsanwendungen gekommen. Viele Patienten erleben eine wahre Odyssee bevor sie ihre Diagnose erhalten und dann ist es häufig fast schon zu spät. Zudem kommt noch, dass der behandelnde Experte meist weit weg ist und die Telemedizin immer noch in den Kinderschuhen steckt. Um Patienten, Ärzten und Forschern zu helfen, habe ich Xpectors gegründet, um die Datenlage zu verbessern und so zu helfen, dass Menschen früher und besser behandelt werden.

Welche Person aus dem Gesundheitswesen hat dich am meisten motiviert und warum?

NIETHEN: Ein kleines Mädchen Namens Lili mit ihrer sehr starken Mutter. Sie kam aus einem Universitätsklinikum und man sagte ihr: „Ihr Kind ist eine Laune der Natur!". Da gab es bereits seit zwei Jahren eine zugelassene Therapie für den NP-C, eine tödlich verlaufende seltene Erkrankung. Ihr zu einer schnelleren Diagnose und einer Vielzahl von Ärzten, Niedergelassene wie auch Spezialisten, zu helfen, ihre Patienten besser oder überhaupt zu therapieren und Transparenz bei gleichzeitigem Datenschutz zu schaffen. Das motiviert Xpectors und mich als Gründer.

Wie genau funktioniert eure digitale Lösung/euer digitaler Helfer?

NIETHEN: Mit unserer App bieten wir Patienten und Ärzten eine optimale und sichere digitale Unterstützung für ihre medikamentöse Therapie an. Durch eine Erinnerungsfunktion, die Feedback-Abfrage zu ihrem Wohlbefinden, dem Medikamenten-Check und vielen weiteren Features schaffen wir einen deutlichen Mehrwert für Patienten und Ärzte im Feld der Therapiesicherheit und -erfolges bei gleichzeitiger absoluter Wahrung des Datenschutzes.

Wer ist eure Zielgruppe und welche Probleme löst ihr? Wie wird sich die Versorgung durch euch verbessern?

NIETHEN: Durch unsere Lösung adressieren wir sämtliche Teilnehmer des Gesundheitssystems. Durch die Features der App wird für den Patienten die Compliance deutlich erhöht, zudem wird seine Therapie durch ggfs. Hinweise auf Unverträglichkeiten und Wechselwirkungen sicherer. Für den Arzt wird der Patient schneller transparent und es erhöht sich die Therapiesicherheit. Xpectors erhält einen direkten und sicheren Zugang zu Patientendaten und kann diese anonymisierten BIG DATA den Vertretern des Gesundheitssystems zugänglich machen. Mittels KI Auswertung dienen diese, um Forschung, Therapien, Marketing und Verkaufsstrategien, wie auch die Versorgung als solche zu optimieren. Des Weiteren sind diese Daten in aktuellen Zulassungsverfahren wie AMNOG und PRIME nötig.

Welche Chancen/Potenziale siehst du beim Fast-Track-Verfahren im Allgemeinen und auf eure Lösung bezogen?

NIETHEN: Grundsätzlich sind Vereinfachungen in der Zulassung digitaler Gesundheitsanwendungen zu begrüßen. Insbesondere für Start Ups bietet sich durch das FAST-TRACK-Verfahren eine Möglichkeit die bestehenden Risiken besser zu kalkulieren. Investitionen für die Zulassung und Anforderungen sind transparent und das Ergebnis ist in Form der Erstattung durch die Kassen greifbar und erscheint realisierbar. Dies bietet einer Vielzahl von kleinen Unternehmen und Start Ups die Möglichkeit in einen Bereich vorzudringen, der bislang nur den finanzstarken Strukturen vorbehalten war. Ein eindeutiges plus für den Verbraucher und das Gesundheitswesen im Ganzen. Xpectors kann und wird von dieser

Chance stark profitieren. Unsere Anwendung fungiert als Bindeglied zwischen Patient, Arzt und pharmazeutischer Industrie sowie der Forschung. Inwieweit wir eine Zulassung für die Basisversion benötigen ist noch unklar, es gibt aber Erweiterungen die therapiebegleitend oder Studien-unterstützend sind, welche sehr stark davon profitieren werden und somit dem Beteiligten schneller zu Verfügung stehen werden.

Welche Herausforderungen/Risiken siehst du beim Fast-Track-Verfahren bezüglich DiGA im Allgemeinen und auf eure Lösung bezogen?

NIETHEN: Jede Chance schafft Risiken und Herausforderungen. Hier gibt es gleich mehrere für die Start-ups, die sich die häufig teuren Beratungstermine beim BfArM und entsprechenden Beratern nicht leisten können und durch die oft dünne Finanzlage dann aufgrund der Unkenntnis des immer noch umfangreichen und langwierigen Prozess überfordert sind und aufgeben müssen. So kann sich der als Heilsbringer identifizierte Fast-Track schnell zum Genickbruch entpuppen. Transparenz und eine kostenfreie Beratung von Seiten des BfArMs wären hier wünschenswert. Dies müsste aber der Gesetzesgeber erst einrichten. Zudem kommt natürlich die jetzt schon belastete Struktur des Amtes zu tragen, welches durch das beschleunigte Verfahren zusätzlich belastet wird und dessen Personaldecke deutlich ausgebaut werden müsste. Auch hier müsste nachgeregelt werden. Die Herausforderung bei den DiGA wird neben dem garantiertem Datenschutz auch grundsätzliche Standards sein. Die Corona-Apps sind hier ein schönes Beispiel. Innerhalb eines Landes mögen sie so gerade funktionieren, aber in einem Europa ohne Grenzen kommen eben diese bei den einfachen Programmen zu Vorschein. Fehlende Standards können einer ganzen Entwicklung das Genick brechen. Sollte aber alles so klappen wie der Gesetzgeben es sich erhofft, könnten wir mit einer Vielzahl an DiGAs rechnen, die sich ein und denselben Markt streitig machen. Dies verschlechtert enorm die Datenlage und schwächt so das Ergebnis und die Aussage der gewonnen Daten. Das kann nicht im Sinn des Gesundheitssektors und des Gesetzgebers sein. Harmonisierung der Daten durch vorgegebene Standards und bedingungsloser Datenschutz kann nur der Weg sein. Für Xpectors gibt es nur diese Lösung auf der unser Grundkonzept beruht. Denn ohne Vertrauen in die DiGA in ihre Sicherheit, Leistungsfähigkeit und Nutzen, sprich Mehrwert, werden sie keine breite Unterstützung erfahren und damit scheitern.

Was wäre die größte Unterstützung für eure Entwicklung?

NIETHEN: Der Gesundheitsmarkt ist sehr heterogen und stark umkämpft. Daher würde Xpectors am meisten von starken Innovationspartnern aus der pharmazeutischen Industrie profitieren. Feinabstimmungen und auch Standards wären so ideal zu erreichen und durch ein gemeinsames schnelles und konstatiertes Erschließen des Patientenkollektivs erhielte man einen umfassenden Einblick in die wahre Medikation und deren Effekt auf die Bevölkerung. Sicherlich würde ein erleichterter Zugang zu Fördermitteln des Bundes, der Länder und auch der EU vieles ermöglichen und beschleunigen.

Wenn wir eurer Anwendung 2 Mio. Euro geben würden, was würdest du damit machen?

NIETHEN: 2 Mio. Euro erscheinen zuerst als viel Geld, baut man jedoch eine breite Infrastruktur auf, um einen starken Markteintritt und Marktpräsenz zu erreichen, schmelzen selbst solche Summen dahin. Hinzu kommt die Datenauswertung, der Ausbau und die Pflege der Sicherheitsdatenbank und die permanente Anpassung und der Ausbau der KI. Nicht zu vergessen ist die Anbindung und Pflege der sehr heterogenen Kundenstruktur. Dies erfordert in allen Bereichen engagierte Spezialisten und diese benötigen als absolute Grundlage eine finanzielle Sicherheit. Aber ein solchen Investment ist eine Voraussetzung, um den Erfolg eines UNICORNs im internationalen mhealth Sektor zu erreichen.

Wie glaubst du wird sich das Gesundheitswesen in 10 Jahren verändern? Gib uns mal ein Beispiel.

NIETHEN: Die Entwicklungsrichtung des Gesundheitswesens in Europa weist uns bereits der Nahe und der Ferne Osten. Länder wie Saudi-Arabien oder China sind hier bereits führend. In China hat die Regierung die Programme EDS und PHC etabliert, die die Versorgung der Bevölkerung mit Medikamenten und die Produktion der benötigten Wirkstoffe sichern und planbar machen. Durch die aktuelle Krise kamen einige der Risiken der Globalisierung zum Vorschein. Die Abhängigkeit von den Produktionsstätten in Mittleren Osten, Indien und China und deren von Europa abweichenden Standards erwiesen sich als problematisch und zeigten bereits in 2018 enorme Effekte in der Versorgung der Patienten. Bereits in 2019 wurden von der EU aber auch in Frankreich und Deutschland Programme ins Leben gerufen, um eine Versorgung der europäischen Bevölkerung zu garantieren. Dies birgt die Gefahr einer Überregulierung und unzureichender Versorgung mit dem Verlust der Unterstützung und Akzeptanz der Leistungsträger im Gesundheitswesen. Eine detaillierte Datenlage ist hierbei der Schlüssel. Diese steht aber im Konflikt mit dem Datenschutz. Diese Hürde kann Xpectors nehmen und bietet eine sogar noch umfassendere Leistungen und Qualitäten an.

Was wolltest du schon immer loswerden? Hier ist deine Chance.

NIETHEN: Diese Chance ergreife ich gerne, um den Start-ups in Deutschland ein Kompliment auszusprechen. Viele haben nicht aufgegeben und sich mit ihren fantastischen Ideen auf dem Markt etabliert. Dies gelang den deutschen Start-ups allerdings trotz der bescheidenen Unterstützung in Deutschland. Findet man in den USA eine hohe Bereitschaft, Wissen und Unterstützung – nicht nur im finanzieller Hinsicht – zu teilen und zu gewähren, so hat Deutschland immer noch im Fokus, die Platzhirsche zu unterstützen und zeigt sich als innovationsfeindlich. Das Bundesland NRW ist hier eine hervorzuhebende positive Ausnahme mit einigen herausragenden Konzepten. Dies hat sich besonders während Corona gezeigt. Erschwerend kommt hinzu, dass Kredite nur mit einer hohen Eigenkapitalquote gewährt werden, die die jungen Unternehmen direkt anfällig für Übernahmen macht. Konstrukte wie der HTGF sind von vornerein sogar darauf ausgelegt, Ideen nach ihrer erfolgreichen Entwicklung zu monetarisieren. EU-weit sieht es nicht besser aus. Horizon2020 Förderungen der EU, die durch deutsche Strukturen verteilt wurden, gingen fast ausschließlich an Institute wie Fraunhofer oder MPI und DAX Unternehmen wie die Telekom oder Airbus. Die Hauptgefahr liegt in der Annahme, dass es immer einen innovationsgetriebenen Mittelstand oder junge Gründer in Deutschland geben wird. Dass sich die Zeiten ändern, zeichnet sich schon längst ab. Leistungsträger wandern in Länder mit besseren Bedingungen ab oder ordnen sich in die bestehenden innovationsfeindlichen Strukturen ein. China, Indien, Korea, die USA, selbst Indien und Saudi-Arabien sind bald nicht mehr in ihrer Entwicklung einzuholen. In Europa zeigt uns das Baltikum, was möglich ist. Es ist nicht nur der Moment, den wir zu verlieren drohen, sondern eine ganze Genration von jungen Menschen, die bereit sind etwas zu wagen und eine neue Idee zu verfolgen. Dieser Nachwuchs wird immer schwieriger zu generieren sein. Wir sollten ihnen den Weg ebnen und keine Steine in selbigen legen.

Interview mit Ralf Drüge, Geschäftsführer der cibx GmbH

Zur Person:

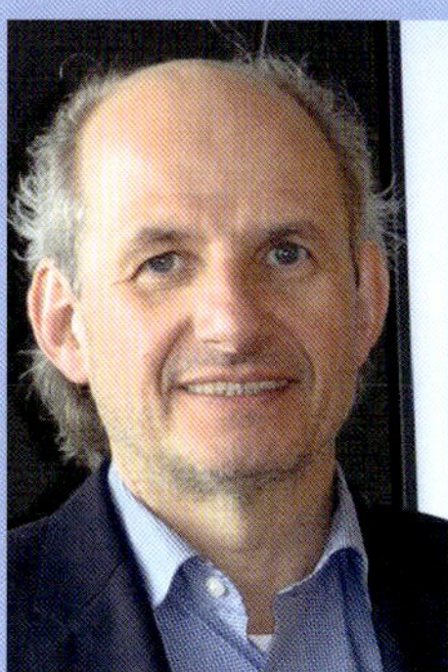

© Foto: cibX GmbH

Ralf Drüge wurde am 24. März 1963 in Münster geboren. Er ist verheiratet und hat drei Kinder. Nach dem Abschluss seiner Ausbildung zum Elektrotechniker studierte er Elektrotechnik mit der Spezialisierung Automatisierungstechnik. Ralf Drüge war einige Zeit in der Vermessungstechnik tätig und entwickelte dort Software für die Datenübertragung. Ab den 2000ern orientierte sich Ralf Drüge um und fokussierte sich auf den weltweiten Vertrieb von Netzwerkprodukten diverser Hersteller. Im Jahr 2005 machte er sich selbstständig und gründete mit einem Partner die Procom Technologie GmbH & Co. KG, dessen Gesellschafter und Geschäftsführer er bis Anfang 2015 war. Im Jahr 2015 übernimmt er als alleiniger Gesellschafter die CibX GmbH, in der er bereits seit 2012 beratend tätig war. Er hatte schon immer ein großes Interesse an dem Zusammenspiel von Hard- und Software, mit dem Ziel, diverse Probleme zu lösen und Prozesse einfacher zu gestalten.

Wer bist du und warum beschäftigst du dich mit digitaler Gesundheit?

DRÜGE: Mein Name ist Ralf Drüge (57), Geschäftsführer der cibX GmbH, ein Software- und IT-Dienstleister mit Fokus auf die Medizinbranche. In unserem Firmenhauptsitz in Greven entwickeln und realisieren wir IoT-basierte Lösungsansätze im Health-, Home- und Servicebereich. Zusammen ist dort unsere Soft- und Hardware Lösung cibX – central information board entstanden, welche komplexe Prozesse und Informationen in Krankenhäusern und Pflegeeinrichtungen einfach visualisiert und letztendlich optimieren soll.

Auf das Thema digitale Gesundheit habe ich schon vor ein paar Jahren ein Auge geworfen, da ich dort ein großes Entwicklungspotenzial erkannt habe. Allgemein lässt sich mein Interesse auch von mehreren Krankenhausaufenthalten herleiten.

Zwar hauptsächlich als begleitende Person oder Besucher, dennoch haben mich die teilweise chaotische Organisation und lange Wartezeiten inspiriert, in der Hinsicht zu recherchieren. Zu der Zeit war ich zwar nicht die einzige Person, die das Problem erkannt hatte, aber Systeme oder Lösungsansätze in Richtung Prozessoptimierung in Krankenhäusern und Pflegeeinrichtungen konnte ich damals nicht erkennen. Heute ist es immer noch ein hochaktuelles Thema und wird in den nächsten Jahren ein Kernthema bleiben! In Zeiten des digitalen Wandels sind technische Lösungen in der Lage, medizinische und organisatorische Tätigkeiten im Klinikalltag zu unterstützen und zu erleichtern. Das kann in Zukunft einen enormen Beitrag für ein sicheres und effizienteres Gesundheitssystem leisten. Ein Gesichtspunkt, von dem alle Menschen in der Gesellschaft gemeinsam profitieren können. Dank digitaler Technologien erhalten Leistungserbringer*innen im Gesundheitswesen neue Möglichkeiten, ihre Arbeit zu optimieren und somit die Qualität der Versorgung von Patient*innen zu steigern. Trotz des gestiegenen Interesses an digitalen Gesundheitsanwendungen, auch durch die Corona-Pandemie, sehe ich weiterhin großen Nachholbedarf im Bereich der digitalen Gesundheitsversorgung. Da können wir auch von Ländern lernen, wie beispielsweise Dänemark oder Estland, die schon früh an einheitlichen digitalen Systemen gearbeitet und diese auch implementiert haben.

Welche Person aus dem Gesundheitswesen hat dich am meisten motiviert und warum?

DRÜGE: Im Gesundheitswesen gibt es einige Persönlichkeiten und Lebensläufe, die einfach beeindruckend sind. Menschen wie Robert Koch, dessen Entdeckungen als Wegbereiter der Mikrobiologie gelten oder Alexander Fleming, der per Zufall das Penicillin entdeckte und so die Behandlungen von Infektionen revolutionierte. Dieser Umstand hat mir auch gezeigt, dass manche Dinge im Leben nicht kontrollierbar sind und der Zufall unglaubliche Potenziale bereithält. Das Wichtige dabei ist, mit offenen Augen durchs Leben zu laufen, Chancen rechtzeitig zu erkennen und sich nicht davor zu scheuen, auf unkonventioneller Art den Durchbruch zu schaffen. Da ich aber ursprünglich aus dem technischen Bereich komme, möchte ich hier nochmal das Schaffen von Shirley Ann Jackson hervorheben, die als erste Woman of Colour ein Doktortitel vom MIT erhielt und mit ihrer Forschung die Entwicklung der Telekommunikation vorantrieb. Ein Bereich, mit dem ich mich auch viel beschäftige.

Wie genau funktioniert eure digitale Lösung/euer digitaler Helfer?

DRÜGE: Das **cibX – central information board** ist eine eigenentwickelte Software- und Hardwarelösung zur Lokalisierung und Visualisierung von Patient*innen, Betten, Geräten, Räumen und Prozessen. Sie setzt genau dort an, wo alltägliche Krankenhausinformationssysteme ihren Kernbereich verlassen. Mit der Ortung als Antrieb und dem Einsatz unterschiedlichster Module werden Arbeitsprozesse transparenter gestaltet und können so nachhaltig optimiert werden. Durch die Visualisierung des Einsatzortes können Assets/Ressourcen für die medizinische Behandlung ohne zeitlichen Aufwand im System eingesehen und gefunden werden. Das Gleiche gilt für die Ermittlung von verfügbaren Betten für neuankommende Patient*innen. Über unsere nutzerfreundliche Arbeitsoberfläche lässt sich die Auslastungssituation schnell ermitteln und verfügbare Betten können auf dem jeweiligen Endgerät sofort zugeteilt werden. Ein weiteres Problem, welches wir mit unserer Lösung angehen, ist die Erhöhung der Sicherheit für Personal und Patient*innen. Dies erreichen wir unter anderem mit dem einstellbaren Geofence. Eine Software, die virtuell einen Bereich einzäunt und bei der Überschreitung des markierten Bereichs durch einen gefährdeten Patienten/oder eines Assets, einen Alarm auslöst. Das System regelt die Erfassung, Visualisierung und Weitergabe der Alarme per Push oder Mail Service direkt auf das ausgewählte Endgerät. So können Gefahren für Patient*innen und auch für das Personal deutlich minimiert werden.

Besonders in Epidemie- und Pandemiesituationen bietet unsere IoT-Lösung ein großes Potenzial. Mithilfe des **cibX – central information board** lassen sich ganz einfach Sicherheits- und Quarantänezonen in Krankenhäusern einrichten. Ansteckende Patient*innen können sofort, sicher und isoliert behandelt werden. Gleichzeitig lassen sich in akut gefährdeten Räumen Bewegungsprofile einzelner Patient*innen, oder – wenn gewünscht – auch vom Personal erstellen. Anhand dieser Profile können lückenlose und verlässliche Infektionsketten mit nur einem Klick nachvollzogen werden, ohne zahlreiche Befragungen oder Telefonate durchführen zu müssen.

Um verschärfte Hygienevorschriften in Krankenhäusern weiterhin einhalten zu können, bietet unsere Lösung eine detaillierte Übersicht von verschmutzten und infizierten Betten, inklusive dem Verschmutzungsgrad jedes einzelnen Bettes. Dies ermöglicht eine bessere Planung, Organisation und Koordination des Hygienemanagements. Bei der Etablierung des Systems in einem Krankenhaus lassen sich ebenfalls eine Menge Funktionen über eine App für Patient*innen nutzen. Beispielsweise können Patient*innen über die Standortermittlung jederzeit einsehen, wo sie sich gerade befinden und werden sich in Zukunft nicht mehr verlaufen. Insbesondere für Demenzkranke und Menschen, die an Orientierungslosigkeit leiden, wäre die Funktion von Vorteil.

Ein weiteres Einsatzfeld des Systems ist die Erfassung und Überwachung von Kühlschranktemperaturen in Krankenhäusern. Hierbei werden die erfassten Messdaten in digitaler Form gespeichert und können dann per Software weiterverarbeitet werden. Bei jeder Temperaturschwankung (Unter- und Überschreitung der festgelegten Temperatur) erfolgt eine Alarmierung auf die jeweiligen Endgeräte (Smartphone, Tablett, PC, Laptop etc.).

Weiter haben wir uns vorgenommen, unsere Funktionen stetig zu erweitern und in neue Einsatzgebiete auszuweiten. Die Krankenhausfunktionen lassen sich ganz einfach auch auf Alten- und Pflegeheime übertragen. Gleichzeitig haben wir es uns als Ziel gesetzt, flexibel auf neue Situationen zu reagieren und aktiv Lösungen zu entwickeln. Gerade während der Corona-Krise haben wir unser Produkt schnell an unvorhergesehene Veränderungen und dringende Anforderungen angepasst und dementsprechend unser Modulangebot erweitert.

Für den Alltag haben wir ebenfalls an Lösungen gearbeitet, die Digitales in bereits bekannte Hilfsmittel integrieren. Unsere Helfer **SMARTSTICK** und **MOBI** unterstützen ältere Menschen, sich trotz Schwierigkeiten weiterhin mobil und sicher im öffentlichen Verkehrsraum bewegen zu können. Die Anwendungsbereiche des **SMARTSTICK** und **MOBI** liegen vor allem im Orten von gehbehinderten Menschen. Der **SMARTSTICK** ist ein Gehstock mit integriertem Ortungs- und Alarmmodul, welches besonders auf Personen mit Demenzerkrankungen und/oder Orientierungslosigkeit zugeschnitten ist. Dank dem verbauten GSM-Modem, der GPS-Antenne und einer SIM-Karte der Deutschen Telekom ist es möglich, den Gehstock und seine Besitzer überall in Deutschland und Europa zu lokalisieren. In Notsituationen kann per Notrufknopf ein Alarm ausgelöst werden, der in unserem Portal hinterlegte Kontakte benachrichtigt und einen Standort versendet. Genau wie beim **SMARTSTICK** bestimmt der **MOBI** seine Position via GPS auf wenige Meter genau und alarmiert in Notsituationen die im Portal hinterlegten Kontakte. Der **MOBI** ist für Rollatoren designt und lässt sich mit einer Halterung einfach an herkömmliche Modelle anbringen. Sowohl der **SMARTSTICK** als auch der **MOBI** sind mit unserer Geofencing-Technologie ausgestattet, die über unser Portal gesteuert werden kann.

Wer ist eure Zielgruppe und welches Problem löst ihr? Wie wird sich die Versorgung durch euch verbessern?

DRÜGE: Unsere Zielgruppe sind zum einen Krankenhäuser, Pflegeeinrichtungen und Altenheime, die täglich mit denselben Problemen zu kämpfen haben: Lange Wartezeiten im Krankensaal, gestresstes Personal, keine verfügbaren medizinischen Geräte. Allgemein lässt es sich in einen fehlenden Überblick zusammenfassen. Vor allem in Krankenhäusern sind das Situationen, die keine Seltenheit darstellen und wertvolle Zeit kosten. Zeit, die bei der Behandlung von Patient*innen schlussendlich fehlt. Zusätzlich kommt es bei nicht auffindbaren medizinischen Geräten zu unnötigen Nachbestellungen oder zeit- und kostenaufwendigen Suchaktionen.

Deshalb haben wir uns es als *cibX GmbH* zur Aufgabe gemacht, den Alltag im Krankenhaus, in Pflegeeinrichtungen und Altenheimen effizienter, sicherer und kostengünstiger zu gestalten. Unser Antrieb ist es, den Klinik- und Pflegebereich zu revolutionieren, um mit optimaler Hardware, Software sowie dem Ansatz der künstlichen Intelligenz die Planung und Auslastung von Personal, Betten und Räumen vorhersehbar zu machen. So bietet **das cibX – central information board** ein enormes Potenzial zur Effizienzsteigerung und Kosteneinsparungen im Gesundheitssektor. Es ermöglicht eine Visualisierung von komplexen Informationen in Gesundheits- und Pflegeeinrichtungen, die ebenfalls zur Steigerung der Mitarbeitersicherheit führt und bestehende Hygienekonzepte perfekt ergänzt.

Mit unserer Produktreihe rund um den **SMARTSTICK** und **MOBI** richten wir uns speziell an Senior*innen, die in ihrer Mobilität eingeschränkt sind. Mit unserem integrierten Ortungs- und Visualisierungssystem schaffen wir Möglichkeiten für Menschen, die beispielsweise mit Demenz oder Orientierungslosigkeit leben, sich auch im hohen Alter sicher im öffentlichen Raum zu bewegen.

Welche Chancen/Potenziale siehst du beim Fast-Track-Verfahren im Allgemeinen und auf eure Lösung bezogen?

DRÜGE: Das Fast-Track-Verfahren ist zweifellos eine Win-win-Strategie im Bereich digitaler Gesundheitsversorgung. Dies bedeutet für uns als Hersteller von digitalen Gesundheitsanwendungen, dass wir eine Chance haben, uns auf einem schnelleren und unkomplizierten Weg in die Regelversorgung zu etablieren. Durch die verkürzte Bearbeitungszeit können Nutzer bereits heute von den digitalen Lösungen profitieren, die nicht nur ein Vorteil für Patientinnen und Patienten darstellen, sondern sich auch für Angestellte im Gesundheitswesen positiv äußert.

Unsere Lösung bietet für Krankenhäuser, Alten- und Pflegeheime eine Steigerung der Qualität und Effizienz in der Gesundheitsversorgung, die Vereinfachung und Optimierung von Arbeitsabläufen und besseres Personalmanagement. Das sind Vorteile, die durch ein Fast-Track-Verfahren übersichtlich für unsere definierte Zielgruppe gelistet sind und sich auch positiv bei der Entscheidung für unsere angebotene Lösung äußern kann.

Welche Herausforderungen/Risiken siehst du beim Fast-Track-Verfahren bezüglich DiGA im Allgemeinen und auf eure Lösung bezogen?

DRÜGE: Das Fast-Track-Verfahren als ein beschleunigtes Verfahren setzt automatisch einen recht kurzen Zeitrahmen für die DiGA-Hersteller voraus. Während dessen sollen ausreichende Nachweise für positive Versorgungseffekte erbracht werden, eventuell als Ergebnis einer Studie. Zudem benötigt das BfArM entsprechende Kriterien zur Überprüfung von positiven Versorgungseffekten der DiGA, damit das Verfahren tatsächlich schnell durchlaufen kann. Insgesamt stellt uns das Verfahren vor große Herausforderungen. Trotzdem sehe ich es allgemein als große Chance für die Zukunft.

Was wäre die größte Unterstützung für eure Entwicklung?

DRÜGE: Für die stetige Entwicklung und Leistungssteigerung unserer Lösung benötigen wir praktische Feldstudien in Krankenhäusern, Alten- und Pflegeheimen. So ließen sich weitere Funktionen herausarbeiten und die existierenden Funktionen verbessern. Beispielsweise könnten wir so überprüfen, in welchen Bereichen wir bereits bestehende Hygienekonzepte unterstützen können und unseren Fokus auf die gelernten Tatsachen legen. Für uns ist es sehr wichtig, unser System möglichst vielen Stresstests auszusetzen, damit wir die Leistung weiter erhöhen und sicherstellen können, dass auch in absoluten Ausnahmesituationen auf unsere Lösung Verlass ist. Mit steigender praktischer Erfahrung in den bereits genannten Räumen können wir in Zukunft die Effizienz **des cibX – central information boards** weiter steigern und in Zukunft das System in Richtung Künstliche Intelligenz weiterentwickeln. Für unser Team und die Arbeit, die wir gemeinsam in die Entwicklung des Systems reinstecken, wäre eine schnelle Aufnahme in das BfArm-Verzeichnis eine unglaubliche Motivation und Anerkennung für unser Projekt.

Wenn wir eurer Anwendung 2 Mio. Euro geben würden, was würdest du damit machen?

DRÜGE: Einfach gesagt: weiter an unserem System **cibX – central information** board schleifen und dieses im Sinne der Vorhersehbarkeit intelligenter machen. Beispielsweise würde ich die Prozesssteuerung in der Notaufnahme eines Krankenhauses komplett überarbeiten! Mittels einer Künstlichen Intelligenz können Prozesse, Abläufe, Auslastung vorhersehbarer werden. Die Kommunikation könnte via Messangerdienst ablaufen und die Kommunikation per Telefon ersetzen. Das kann zusätzlich Zeit sparen, die in Notfallsituationen unentbehrlich ist.

Hierzu müssten alle Systeme über eine einzige Plattform erreichbar und somit aktiv vereint sein. So würde das Medizinpersonal zu jeder Zeit wissen, welche Ärzte vor Ort, wie viele Patienten im Haus, wie viele Räume, Betten und wie viele Pflegekräfte verfügbar sind – eine Darstellung der aktuellen Kapazität. Mediziner könnten auch vorab einschätzen, wann die Kapazitäten ausgeschöpft sind. Patienten würden automatisch genau über die aktuelle Wartezeit informiert werden. Das ist eine Vision – wenn wir eine einfache grafische Übersicht auf Knopfdruck hätten, wäre das toll.

Wir wollen uns auch mit Hygiene beschäftigen. Für die Aufbereitung von zum Beispiel OP-Bestecken und OP-Laken gelten hohe Standards. Wenn wir aber nicht genau wissen, ob Geräte wie Autoklaven einwandfrei arbeiten, können wir auch nicht sagen, ob die Reinigungsprozesse korrekt abgelaufen sind. Eine Sensorik kann hier Daten wie Temperatur und Dauer der Aufbereitung ermitteln.

All diese Daten sollen Krankenhäuser in unserer Infrastruktur erfassen können, damit sie sehen, welche technischen Mittel sie benötigen und wie und wo sie Abläufe optimieren können.

Wie glaubst du wird sich das Gesundheitswesen in 10 Jahren verändern? Gib uns mal ein Beispiel.

DRÜGE: Die Digitale Transformation wird weiter voranschreiten. In Zukunft werden weitere digitale Anwendungsmöglichkeiten entstehen, die unsere Gesundheitsversorgung und Pflege im Allgemeinen verbessern. Krankheiten werden früher erkannt und dementsprechend präziser und auf individueller Basis behandelt. So werden beispielsweise Robotertechnik und Künstliche Intelligenz mehr Einzug im Klinikalltag erhalten. Sobald die ersten Hürden für die digitale Gesundheitsversorgung genommen werden, erwarte ich, dass die Nutzung von Patient*innen deutlich steigen wird. Das kann für uns als Innovationstreiber*innen im Gesundheitswesen neue Möglichkeiten schaffen. Allgemein erwarte ich, dass sich das Gesundheitswesen weiter individuell an die Patient*innen anpasst und auf sie zugeschnitten wird.

Was wolltest du schon immer loswerden? Hier ist deine Chance.

DRÜGE: Ich wünsche mir, dass die Hürden – seien es politische, rechtliche oder wirtschaftliche – für die Digitalisierung schneller durchgebrochen werden. Digitale Technologien haben ein enormes Potenzial und können bereits heute die Gesundheit von Patienten*innen maßgeblich verbessern. Für uns ist es heutzutage routinemäßig, unseren gesamten Alltag mit dem Smartphone zu organisieren – sowohl privat als auch beruflich. Da frage ich mich und auch die Verantwortlichen: Warum nicht im Gesundheitswesen? Da steht die Politik jetzt in der Verantwortung, unser Gesundheitswesen in eine digitale Zukunft zu führen. Doch auch wir als Interessensgemeinschaft sind aufgefordert, Druck auszuüben, sodass die nötigen Gesetze erlassen werden und entsprechende finanzielle Unterstützung zur Verfügung steht!

Interview mit Christoph Kaminski, Gründer von BetterPhysio

Zur Person:

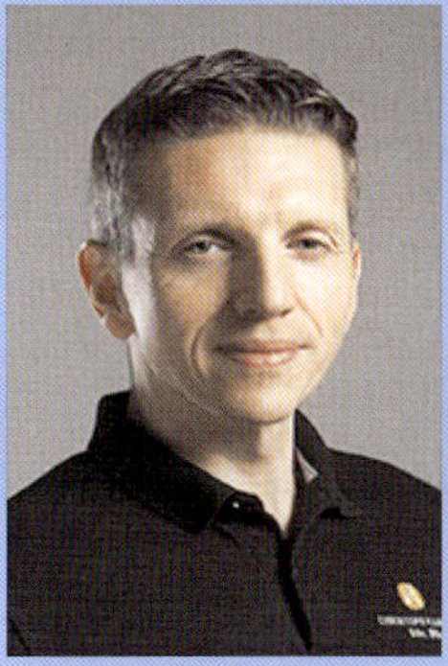

© Foto: privat

Christoph Kaminski ist Founder von BetterPhysio mit Nola – digitalen Physiotherapie und Lio – Your Medical Athletic Coach. Als spezialsierter Physiotherapeut, M.Sc und Trainer ist er mit seinem Forschungshintergrund und seiner klinischer Expertise hauptverantwortlich für die alltagsnahen Inhalte innerhalb der digitalen Gesundheitsanwendungen (Nola und Lio). Seit mehreren Jahren ist er Individualtrainer von Leon Goretzka (FC Bayern München) und arbeitet in der Entwicklung und als Präventionstrainer im Profifußball (u. a. Schalke 04/2015–2019). Weitere Aufgaben liegen im Bereich des strategischen Managements. Aktuell arbeitet er an der Bergischen Universität Wuppertal an der Fertigstellung seiner Doktorarbeit.

Wer bist du und warum beschäftigst du dich mit digitaler Gesundheit?

KAMINSKI: Unser Gründerteam von BetterPhysio besteht aus Sami Othman und Christoph Kaminski. Mein Name ist Christoph Kaminski, spezialisierter Physiotherapeut und Trainer mit akademischem Hintergrund und Gründer der digitalen Physiotherapie „Nola“. Schon während des Studiums haben mich nachhaltige Lösungen für Patienten angetrieben. In eigener Praxis wurde mir der Mehrwert durch den Einsatz digitaler Gesundheit bewusst. Forschungstätigkeiten und der klinische Alltag haben mir gezeigt, wie digitale Gesundheit den Patientenalltag verbessern kann. Sami Othman ist Mitgründer von BetterPhysio. Er ist auch Physiotherapeut und hat sich im Laufe seiner Arbeit mit Patienten schon immer gefragt, wie man es schaffen kann, dass Patienten durch die Therapie nachhaltig positive Veränderungen in ihren Alltag übernehmen können. Er sieht die Chance, dass digitale Gesundheit hier einen positiven Beitrag leisten kann. Gemeinsam haben wir beide die Idee hinter „Nola" ausgearbeitet und die Entwicklung gestartet.

Welche Person aus dem Gesundheitswesen hat dich am meisten motiviert und warum?

KAMINSKI: Am meisten haben mich in der Vergangenheit Menschen inspiriert, welche smarte Patientenlösungen auf Grundlage tiefgründiger Forschung entwickelt haben. Dazu zählen u. a. Prof. Lorimer Moseley und Prof. Herta Flor, Dr. David Butler, Prof. Siegfried Mense. Ein sehr inspirierender Punkt hinter der Forschung und der Entwicklung der Physiotherapie ist, dass der Therapeut immer mehr als eine Art Coach funktioniert und den Patienten mehr anleitet bzw. ihm dazu verhilft, dass er lernt, sich selber zu helfen. Durch die Entwicklung schaffen wir es, dass Patienten nicht mehr abhängig vom Therapeuten sind, sondern selbstständig und selbstwirksam werden, was für den Umgang mit Beschwerden und Schmerzen ein extrem wichtiger Faktor ist.

Wie genau funktioniert eure digitale Lösung/euer digitaler Helfer?

KAMINSKI: Bei Nola, der digitalen Physiotherapie, handelt es sich um eine patientennahe digitale Therapie für die häufigsten orthopädischen Beschwerdebilder. Nola erkennt auf Grundlage einer patientennahen Anamnese 28 orthopädische Beschwerdebilder und bietet klinische und forschungsbasierte Therapie- und Trainingslösungen. Die Therapie- und Trainingslösung baut dabei auf aktuellen Schmerzprozessen auf und bietet ein optimales Verhältnis aus:

- schmerzlindernden Maßnahmen
- Beweglichkeitselementen
- Kraftelementen
- Edukativen Inhalten (Schmerzen verstehen)

Damit ein optimales Verhältnis aus den oben genannten Elementen stattfinden kann, erfolgt ein ständiger Austausch des Anwenders mit der digitalen Gesundheitsanwendung. Dabei kann Nola vom Anwender autonom und in Kombination mit einem Physiotherapeuten oder Arzt angewandt werden. So werden die Maßnahmen, die vor Ort in der Therapie stattfinden, durch das aktive Training mit Nola unterstützt oder der Patient kann den gewonnenen Therapieerfolg aufrechterhalten.

Wer ist eure Zielgruppe und welche Probleme löst ihr? Wie wird sich die Versorgung durch euch verbessern?

KAMINSKI: Die Zielgruppe umfasst theoretisch alle Menschen mit orthopädischen Beschwerden. Der klinische Alltag konnte uns helfen, die Probleme der Patienten besser zu verstehen und dementsprechende Lösungen zu entwickeln, welche sich dann in Nola wiederfinden. Aufgrund von unterschiedlicher Verordnungskultur physiotherapeutischer Maßnahmen zum Beispiel, lässt sich eine fehlende Nachhaltigkeit während und nach der physiotherapeutischen Behandlung erkennen. Ein weiteres Problem stellt das fehlende Selbstmanagement der Patienten nach dem Behandlungsprozess dar. Und genau diese Lücke wollen wir mit Nola schließen. Nola eignet sich als Therapieverstärker im Behandlungsprozess und gleichzeitig hilft Nola dem Arzt und Physiotherapeuten, vertrauensvolle Therapielösungen zur nachhaltigen Beschwerdefreiheit anzubieten.

Welche Chancen/Potenziale siehst du beim Fast-Track-Verfahren im Allgemeinen und auf eure Lösung bezogen?

KAMINSKI: Im Allgemeinen bietet der Fast-Track den schnelleren Marktzugang, damit die Anwendung (hoffentlich) gezielt bei den Patienten ankommt. Dadurch bekommen Start-ups natürlich die Chance, obwohl sie noch nicht allen Richtlinien entsprechen, den Prozess zu durchlaufen und den Marktzugang schon zu erhalten. Zusätzlich bietet der Fast-Track eine erste Erprobungsmöglichkeit, um den Umgang mit Ärzten und Patienten im ganzen Prozess zu beobachten und weiterzuentwickeln. Damit bietet der Fast-Track uns im Hinblick auf unsere Lösung zuallererst einen Marktzugang und die Chance, Ärzte gezielt zu informieren, damit Patienten von unserer Anwendung profitieren.

Welche Herausforderungen/Risiken siehst du beim Fast-Track-Verfahren bezüglich DiGA im Allgemeinen und auf eure Lösung bezogen?

KAMINSKI: Die allgemeinen Herausforderungen liegen natürlich gerade für kleine Start-up Unternehmen darin, den hohen behördlichen Anforderungen gerecht zu werden. Gerade als kleines Start-up Unternehmen, ohne große Geldgeber im Hintergrund, ist es nicht zu unterschätzen, den gesamten Anforderungen gerecht zu werden. Dabei liegt das Problem nicht in den Anforderungen selbst, sondern eher in den zeitlichen und finanziellen Ressourcen, die für diesen Prozess gebraucht werden. Hier steckt auch die größte Hürde für uns. Wir mussten uns in diesem Zuge starke Partner an die Seite holen, um diesen Prozess anzugehen. Denn neben dem DiGA Antrag laufen ja zusätzlich noch viele andere Themen und die Ressourcen sind in den meisten jungen Start-up Unternehmen bekanntermaßen eher begrenzt. Außerdem muss man parallel das Produkt bei Ärzten und Therapeuten vorstellen, da eine Verschreibungsfähigkeit, tatsächlich nicht direkt die Verschreibung bedeutet. Wir glauben, dass hier einige Start-ups mit echt guten innovativen Ideen an diesen Hürden scheitern werden und glauben, dass der erstmalige Eintritt etwas einfacher sein sollte, um den einzelnen Ideen vorerst eine Chance zu geben.

Was wäre die größte Unterstützung für eure Entwicklung?

KAMINSKI: Ein Zusammenschluss strategischer Partner und ein Team, welches einen gezielten Einsatz unserer digitalen Gesundheitsanwendung ermöglicht.

Wenn wir eurer Anwendung 2 Mio. Euro geben würden, was würdest du damit machen?

KAMINSKI: 1. Gezielte Aufklärungskampagne für Patienten, Ärzte, Therapeuten ... Hier wäre unser Ziel, die Compliance der Benutzer für DiGAs zu stärken. Zwar sieht man statistisch eine generelle Offenheit gegenüber dem Thema, diese kommt aber eher von der Patientenseite. Für den schlussendlichen Effekt der DiGAs ist jedoch eine gute Zusammenarbeit mit den Experten des Gesundheitssystems erforderlich.

2. Team vergrößern: Wir würden unser Team mit Experten für die technische Entwicklung sowie mit Experten für den Umgang mit dem DiGA-Antrag vergrößern, da wir aktuell zum Großteil auf Partner und externe Leute angewiesen sind, was als junges Start-up häufig nicht anders möglich ist. Hier wäre unser Ziel, mehr Prozesse nach intern zu verlagern, um diese zu optimieren.

3. Produktweiterentwicklung: Ein weiterer Faktor ist natürlich, unsere DiGA schrittweise weiter zu optimieren. An der Forschung über Versorgungseffekte etc. weitere Verbesserungen vorzunehmen.

Wie glaubst du wird sich das Gesundheitswesen in 10 Jahren verändern? Gib uns mal ein Beispiel.

KAMINSKI: In 10 Jahren werden digitale Gesundheitsanwendungen größtenteils den Behandlungsprozess begleiten, damit die menschliche Expertise gezielt zum Einsatz kommen kann. Durch gezielte Initiativen werden Menschen wieder lernen, wie sie ihre Gesundheit eigenständig beeinflussen können. Arzt und Therapeut werden im Bereich von orthopädischen Beschwerden den Part eines Coaches übernehmen, der dem Patienten zum richtigen Zeitpunkt die effektivsten Therapielösungen näherbringt; mit dem Ziel: von der Passivität hin zur Selbstwirksamkeit.

Was wolltest du schon immer loswerden? Hier ist deine Chance

KAMINSKI: Wir wollen hier einfach mal unseren Respekt an all die Gründer und deren Mitarbeiter im DigitalHealth-Sektor loswerden. Wir haben schon so unglaublich viele innovative Ideen in den letzten Jahren gesehen. Wir glauben, dass in Zukunft tolle neue Möglichkeiten entstehen werden, wie Menschen ihre Gesundheit noch besser fördern können oder die Chance haben, mit starken Beeinträchtigungen besser umzugehen. Wir glauben, dass durch diese neuen Ideen viele Menschen ein besseres Maß an Lebensqualität erfahren werden. Wir wissen, wieviel Arbeit hinter solchen Ideen steckt und welche Ups and Downs damit verbunden sind, diesen Prozess zu durchlaufen.

All den Köpfen, die hinter diesen Ideen stehen, gebührt viel Respekt! Danke euch.

Interview mit Henrik Emmert, Gründer der aidhere GmbH

Zur Person:

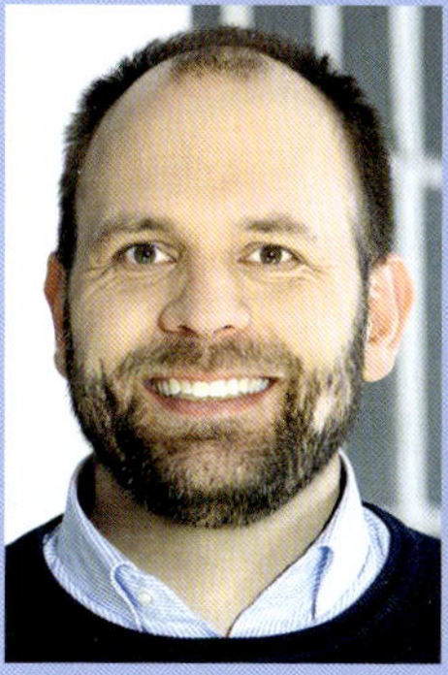

© Foto: Clemens Bussert

Henrik Emmert ist Mitgründer und Geschäftsführer des 2019 gegründeten Digital Health-Unternehmens aidhere GmbH. Das erste Produkt der aidhere GmbH ist die digitale Adipositas-Therapie „zanadio". Das Programm wurde im Oktober 2020 als eine der ersten Anwendungen vom Bundesinstitut für Arzneimittel und Medizinprodukte als Digitale Gesundheitsanwendung (DiGA) zugelassen und in das Verzeichnis verordnungsfähiger Produkte aufgenommen. Als Vorstand des Spitzenverbands Digitale Gesundheitsversorgung (SVDGV) vertritt Henrik Emmert zudem die Interessen von eHealth-Anbietern und -Förderern in Deutschland. Zuvor hat der Wirtschaftsingenieur als Principal der Boston Consulting Group internationale Unternehmen aus dem Gesundheitswesen beraten.

Wer bist du und warum beschäftigst du dich mit digitaler Gesundheit?

EMMERT: Mein Name ist Henrik Emmert, ich bin einer der Gründer der aidhere GmbH, einem Digital Health-Unternehmen aus Hamburg. Bei aidhere entwickeln wir multimodale Therapieangebote im kardiovaskulären Bereich, die auf neurowissenschaftlichen Erkenntnissen beruhen und mit Ansätzen aus der Verhaltenswissenschaft arbeiten. Unser erstes Produkt ist das digitale Programm „zanadio", das zur Behandlung von Adipositas eingesetzt werden kann. Damit wurden wir im Oktober 2020 als vierte DiGA im November 2020 in das Verzeichnis des Bundesinstituts für Arzneimittel und Medizinprodukte (BfArM) aufgenommen.

Welche Person aus dem Gesundheitswesen hat dich am meisten motiviert und warum?

EMMERT: Das war eine Assistenzärztin auf der Kinderstation, auf der ich im Zivildienst als Pflegehelfer tätig war. Ich überlegte damals noch, ob ich Medizin studieren soll (letztlich habe ich dann doch ein Studium und eine berufliche Laufbahn gewählt, die meinen Stärken wohl besser entsprachen). Und obwohl ich als Pflegehelfer eingesetzt war, durfte ich dort schon sehr viel machen und lernen. Das Engagement, mit der die Ärztin die teils sehr belastenden Arbeitsbedingungen gut gelaunt gemeistert hat, fand ich sehr inspirierend. Mein Interesse an der Medizin ist seitdem unverändert groß, das ist auch während meines Studiums im technischen Bereich so geblieben. Auch als Unternehmensberater hat es mich dann schnell wieder in den Healthcare-Bereich gezogen - und nun habe ich mit meinen Mitgründern selbst ein Healthcare-Unternehmen auf die Beine gestellt.

Wie genau funktioniert eure digitale Lösung/euer digitaler Helfer?

EMMERT: Unser Programm zanadio ist eine multimodale, auf den Leitlinien basierte Therapie für Adipositas – orientiert an konservativen Behandlungsmethoden, aber digital umgesetzt. Diese zielt auf die langfristige Veränderung des gesundheitsrelevanten Verhaltens der Nutzerinnen und Nutzer in den Bereichen Ernährung und Bewegung ab. Wir kombinieren also bewährte Ansätze und übersetzen diese in ein digitales Setup. Damit gehen einige Vorteile für die Patientinnen und Patienten einher, beispielsweise ist die Therapie per App überall verfügbar und jederzeit nutzbar. Die Empfehlungen, die das Programm ausgibt, werden außerdem für jede Nutzerin und jeden Nutzer individuell auf Basis der eigenen Angaben personalisiert. Damit erhalten die Betroffenen eine personalisierte Lösung, anstatt einem pauschalen Therapieplan folgen zu müssen.

Wer ist eure Zielgruppe und welche Probleme löst ihr? Wie wird sich die Versorgung durch euch verbessern?

EMMERT: Mit zanadio wenden wir uns an Menschen mit Adipositas (BMI 30–45). Die Versorgungssituation für Patientinnen und Patienten mit starkem Übergewicht in Deutschland ist alles andere als gut, um nicht zu sagen, sie ist beschämend: Es gibt nur sehr wenige verordnungsfähige Therapieoptionen, diese sind dann beispielsweise gerade für Betroffene im ländlichen Raum schwer erreichbar oder die Programme sind im Allgemeinen starr und unflexibel. Folglich fühlen sich viele Patientinnen und Patienten allein gelassen und versuchen mit verschiedensten Lifestyle-Diäten Gewicht zu verlieren, die allerdings für eine Adipositas-Erkrankung überhaupt nicht ratsam und letztlich wirkungslos sind. Für manche ist dann eine adipositaschirurgische Operation die letzte Hoffnung auf Gewichtsverlust. Doch diese Operationen bergen Risiken und können das Gewicht meist nur vorübergehend senken. Nach mehreren Jahren ist das Übergewicht wieder da. Was wir in Deutschland brauchen, ist also eine angemessene medizinische Versorgung für Adipositas, die für alle Betroffenen gleichermaßen zugänglich und gleichzeitig bezahlbar ist. Dieses Problem wollen wir mit unserer Anwendung lösen.

Welche Chancen/Potenziale siehst du beim Fast-Track-Verfahren im Allgemeinen und auf eure Lösung bezogen?

EMMERT: Das Fast-Track-Verfahren bietet durch seine komprimierte Struktur die Chance, die Versorgungssituation mithilfe digitaler Anwendungen schnell zu verbessern. Dank diesem Verfahren können digitale Innovationen sehr viel schneller in das System aufgenommen werden, als zuvor. Sie werden für Patientinnen und Patienten damit unmittelbar erlebbar. Das empfinde ich als großen Fortschritt. Auch für unsere Anwendung hat das Verfahren den Grundstein gelegt, um in die Versorgung zu gelangen. Denn für die Einzelerstattung der Krankenkassen ist unsere Lösung nicht sonderlich interessant: Adipositas-Patientinnen und -Patienten haben keine Lobby, die Therapie der Erkrankung ist daher nichts, womit Krankenversicherungen Marketing für sich betreiben könnten. Der Bedarf an neuen Versorgungsmöglichkeiten ist dagegen umso größer, wie zuvor geschildert. Das Fast-Track-Verfahren macht es möglich, dass auch Versorgungslösungen für weniger populäre Erkrankungen schneller zu den Betroffenen gelangen.

Welche Herausforderungen/Risiken siehst du beim Fast-Track-Verfahren bezüglich DiGA im Allgemeinen und auf eure Lösung bezogen?

EMMERT: Die größte Herausforderung ist es in meinen Augen, dass wir Ärztinnen und Ärzte abholen und ihnen dieses neue System der digitalen Versorgung nahebringen. Der Mehrwert der digitalen Anwendungen muss deutlich werden, sie müssen den Status der „digitalen Spielerei“ hinter sich lassen. Der Prozess der Verordnung ist zudem recht komplex und längst ist nicht allen Akteuren eindeutig klar, wie er abläuft. Es wird also noch etwas dauern, bis alles reibungslos läuft. Mit Blick auf das Thema Datenschutz sehe ich die hohen Anforderungen, die im DiGA Zulassungsprozess gestellt werden, als wichtig und richtig an. Aufgabe von uns als Anbieter ist es natürlich, diese hohen Anforderungen mit einer patientengerechten Usability in Einklang zu bringen. Denn ohne diese wird auch das wirksamste Produkt letztlich keine dauerhafte Nutzung erreichen. Wiederum halte ich die aktuell sehr strikten Vorgaben zum Umgang mit US-amerikanischen Anbietern für langfristig nicht praktikabel. In den USA finden stetig Innovationen auf diesem Gebiet statt, wenn wir uns diesen gänzlich versperren, verlieren wir schon recht bald den Anschluss. Ich halte es für wichtig, dass wir nach dem Best-in-Class-Ansatz agieren – also den besten und sichersten Weg wählen und gleichzeitig unsere europäischen Standards und Werte beibehalten.

Was wäre die größte Unterstützung für eure Entwicklung?

EMMERT: Die größte Unterstützung wäre sicherlich die Aufnahme unseres Programms in die Leitlinien zur Adipositas-Therapie und damit einhergehend ein Bericht über die Wirksamkeit von zanadio. Damit könnten wir Ärztinnen und

Ärzte flächendeckend über den Mehrwert unseres Programms informieren, das hätte sicher einen enormen Effekt.

Wenn wir eurer Anwendung 2 Mio. Euro geben würden, was würdest du damit machen?

EMMERT: Mit so viel zusätzlichem Kapital würde ich zunächst unsere Informationsangebote gegenüber ärztlichen Fachkreisen noch stärker ausbauen. Wir sind hier schon sehr aktiv, zusätzliche finanzielle Mittel würden uns natürlich weitere Möglichkeiten eröffnen. Die App würde ich im Bereich Machine Learning weiterentwickeln und entsprechende Expertinnen und Experten einstellen.

Wie glaubst du wird sich das Gesundheitswesen in 10 Jahren verändern? Gib uns mal ein Beispiel.

EMMERT: Ich hoffe inständig, dass das Fax im Gesundheitswesen in zehn Jahren endlich abgeschafft ist. Abgesehen davon, wird es, denke ich, viel mehr telemedizinische Angebote geben, auch für Diagnostik oder Tests, die man zuhause durchführen kann. Der Arztbesuch wird also immer seltener vor Ort in der Praxis stattfinden, sondern zunehmend digital unterstützt ablaufen. Und wenn ich schon beim Fax begonnen habe, wird natürlich auch die TI in zehn Jahren laufen – und zwar ohne Konnektoren oder Chipkarten. Ich glaube, dass Ärztinnen und Ärzte den Begriff „Digitalisierung“ in zehn Jahren nicht mehr als Schimpfwort empfinden, wie es heute leider oft noch der Fall ist. Sondern Digitalisierung wird im medizinischen Alltag praktizierte Realität sein – auf verschiedensten Ebenen. Digitale Angebote werden selbstverständlich in den medizinischen Alltag und die Arzt–Patienten-Beziehung integriert sein – nicht zum Selbstzweck, sondern weil sie ihren Wert bewiesen haben. Ich hoffe, dass in Zukunft die Bezahlung im Gesundheitssystem stärker am Patientenwohl ausgerichtet wird. Nach dem Konzept der Value-Based-Healthcare sollte eine Behandlung sich am gesundheitlichen Nutzen und Ergebnis für den Patienten oder die Patientin orientieren – anstatt wie bisher häufig den ärztlichen Aufwand zu honorieren. Im Zentrum der Therapieentscheidung muss die Patientin oder der Patient und die Verbesserung ihres Gesundheitszustandes und Wohlbefindens stehen. Das kommt letztlich auch dem System zugute, weil dadurch beispielsweise die Kosten für Folgeerkrankungen langfristig deutlich geringer ausfallen.

Was wolltest du schon immer loswerden? Hier ist deine Chance.

EMMERT: Allen voran wünsche ich mir mehr Kooperation zwischen den einzelnen Stakeholdern! Also weniger Fokus darauf, die eigene Situation zu verbessern, stattdessen mehr Austausch im gemeinsamen Interesse, die Versorgung der Patientinnen und Patienten und das gesamte System zu verbessern. Dann könnten wir einige Hemmschuhe im System angehen und erfolgreich überwinden.

Interview mit Noah Lorenz, Gründer von mementor GmbH

Zur Person:

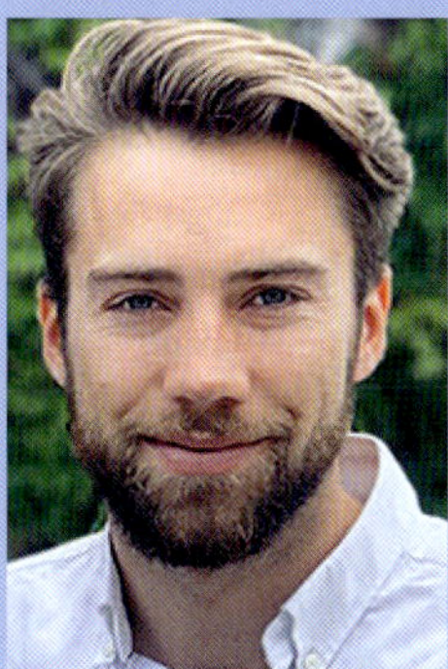

© Foto: Björn Bauermeister

Noah Lorenz studierte Psychologie im Schweizer Fribourg und Zürich. Nach mehreren Auslandsaufenthalten gründete er während seines Masterstudiums die Firma mementor GmbH. Nach Abschluss des Studiums nahm er eine wissenschaftliche Stelle am Forschungszentrum der Stiftung Deutsche Depressionshilfe in Leipzig an, während derer er eine Dissertation an der medizinischen Fakultät der Universität Leipzig ausarbeitete. Im Januar 2020 baute er durch Ausgründung der mementor GmbH ein Unternehmensstandort in Leipzig auf (mementor DE GmbH), für den er aktuell geschäftsführend tätig ist. Unternehmenszweck ist die Entwicklung und der Vertrieb von digitalen Gesundheitsanwendungen (DiGA). Mit dem Produkt „somnio" ist es der mementor DE GmbH gelungen, eine der ersten digitalen Gesundheitsanwendungen über das Fast-Track-Verfahren des BfArM zuzulassen. „somnio" ist eine DiGA zur Behandlung von Insomnie.

Wer bist du und warum beschäftigst du dich mit digitaler Gesundheit?

LORENZ: Noah Lorenz, Gründer und Geschäftsführer von mementor. Als Psychologe beschäftige ich mich schon länger mit dem Thema der mentalen Gesundheit. Bereits im Studium ist mir aufgefallen, dass viele sehr wirksame Behandlungstechniken aus der Psychotherapie zu selten genutzt werden. Patientinnen und Patienten profitieren leider noch viel zu selten von guten Behandlungsmethoden, da Behandlungskapazitäten begrenzt und die Aufwände für Betroffene hoch sind. Ich bin überzeugt, dass digitale Technologien die Versorgungsituation deutlich verbessern können. Das motiviert mich, in diesem Bereich aktiv zu sein.

Wie genau funktioniert eure digitale Lösung/euer digitaler Helfer?

LORENZ: In einem Team aus Schlafexpertinnen, Ärzten, Psychologen und Software Entwicklern haben wir vor einiger Zeit somnio entwickelt, eine digitale Lösung gegen Schlafstörungen. Das Programm erfasst Schlaf- und Verhaltensdaten der Patientinnen und Patenten wahlweise über ein digitales Schlaftagebuch (Kurzfragebögen am Morgen und am Abend) oder über Schlaftracker und vermittelt in verschiedenen Modulen kognitiv verhaltenstherapeutische Techniken zur Behandlung der Insomnie. Zum Einsatz kommt dabei ein virtueller Schlafexperte, den Nutzerin und Nutzer zu jeder Zeit mit dem Laptop, Tablet oder Smartphone konsultieren können. In den Modulen werden auf Basis von individuellen Schlafdaten anerkannte Übungen und Methoden aus dem Bereich der kognitiven Verhaltenstherapie eingesetzt, die den Schlaf langfristig verbessern. Zum Einsatz kommen ausschließlich leitliniengerechte Methoden aus der schlafmedizinischen Forschung. Betroffene lernen beispielsweise, ihre Schlafzeiten zu optimieren, einem individuell abgestimmten Schlaf-Wach-Rhythmus zu folgen, mit schlafhindernden Gedanken umzugehen oder sich mittels Entspannungstechniken in einen schlafförderlichen Zustand zu bringen. Ein Vorteil für Betroffene ist, dass das Programm immer und überall verwendet werden kann.

Wer ist eure Zielgruppe und welche Probleme löst ihr? Wie wird sich die Versorgung durch euch verbessern?

LORENZ: Zielgruppe sind Personen mit einer Insomnie. Eine Insomnie ist eine Schlafstörung, bei der Betroffene unter Ein- und Durchschlafstörungen leiden, die über einen längeren Zeitraum auftreten und mit Beeinträchtigungen der Tagesbefindlichkeit oder Leistungsfähigkeit am Tag einhergehen. Insomnien sind sehr weit verbreitet. In der Versorgungsrealität bleibt ein erheblicher Anteil der Betroffenen jedoch unbehandelt, obwohl es wirksame Therapiemöglichkeiten gibt. So kommen beispielsweise die Behandlungsleitlinien in Europa und den USA übereinstimmend zu dem Schluss, dass die kognitive Verhaltenstherapie die Behandlung erster Wahl für Patientinnen und Patienten mit Insomnie sein sollte. Die Deutsche Gesellschaft für Schlafforschung und Schlafmedizin schreibt beispielsweise in ihrer S-3 Leitlinie: „Die kognitive Verhaltenstherapie für Insomnien soll bei Erwachsenen jedes Lebensalters als erste Behandlungsoption für Insomnien durchgeführt werden". In der Versorgungsrealität erhalten jedoch nur sehr wenige betroffene Patientinnen und Patienten eine entsprechende Therapie und die derzeitigen Behandlungsansätze stehen in starkem Kontrast zu den Empfehlungen der Behandlungsleitlinien: Wenn überhaupt eine Behandlung durchgeführt wird, bleibt die medikamentöse Behandlung die vorherrschende Therapieform bei Insomnie, mit all ihren Nachteilen, wie dem Abhängigkeitspotenzial sowie den physischen und psychischen Nebenwirkungen. Dieses Versorgungsdefizit wird auch in den Abrechnungsdaten der Krankenkassen deutlich. Dem Gesundheitsreport zum Thema Schlaf der Barmer Krankenkasse aus dem Jahr 2019 ist beispielweise zu entnehmen, dass auf 1000 Erwerbspersonen durchschnittlich nur 3,16 mal die Diagnose einer Insomnie (F51.0) gestellt wurde, was im erheblichen Kontrast zu den epidemiologischen Studien steht. Von den diagnostizierten Patientinnen und Patienten (Erstdiagnosen) ergaben sich aus den Krankenkassendaten lediglich bei 9 % Hinweise auf eine Behandlung mittels kognitiver Verhaltenstherapie, obwohl diese in der Leitlinie der Deutschen Gesellschaft für Schlafforschung und Schlafmedizin explizit als Behandlungsmethode erster Wahl genannt wird. Dies verdeutlich, wie weit wissenschaftlich fundierte Versorgungsempfehlungen und Versorgungsrealität auseinandergehen. Durch den Einsatz unserer digitalen Gesundheitsanwendung somnio wollen wir deutlich mehr Betroffenen die Möglichkeit auf eine wirksame Behandlung bieten.

Welche Chancen/Potenziale siehst du beim Fast-Track-Verfahren im Allgemeinen und auf eure Lösung bezogen?

LORENZ: Das Fast-Track Verfahren bietet uns und anderen Digital-Health-Unternehmen erstmalig die Möglichkeit, digitale Gesundheitsanwendungen in die medizinische Versorgungslandschaft Deutschlands zu integrieren. Zuvor waren leider meist nur Lösungen mittels Selektivverträge für einen Teil der Versicherten oder Angebote für Selbstzahler möglich. Erstmals wurde mit dem Fast-Track nun ein einheitliches Vorgehen geschaffen, wie digitale Anwendungen sinnvoll und flächendeckend in die medizinische Versorgung integriert werden können.

Welche Herausforderungen/Risiken siehst du beim Fast-Track-Verfahren bezüglich DiGA im Allgemeinen und auf eure Lösung bezogen?

LORENZ: Die regulatorischen Anforderungen an die Hersteller von digitalen Gesundheitsanwendungen sind hoch. Einerseits ist dies notwendig, um die Qualität der Anwendungen hoch zu halten und daher zu begrüßen, andererseits kann dies Hersteller auch vor größere Herausforderungen stellen. Insbesondere für Start-ups in einer sehr frühen Phase könnte das eine größere Hürde darstellen. Wir waren insgesamt jedoch sehr zufrieden mit der Ausgestaltung des Fast-Track-Verfahrens und bewerten die Chancen als deutlich höher als die Risiken.

Wie glaubst du wird sich das Gesundheitswesen in 10 Jahren verändern? Gib uns mal ein Beispiel.

LORENZ: Ich hoffe, dass langes Warten auf einen Facharzttermin, überfüllte Wartezimmer und Impfpässe aus Papier der Vergangenheit angehören werden. Videokonsultationen, der Einsatz von digitalen Anwendungen und ein sicherer Datenaustausch von Gesundheitsdaten sollte in 10 Jahren der Standard und nicht die Ausnahme sein.

Interview mit Manuel Grahammer, Gründer und CEO von ABATON

Zur Person:

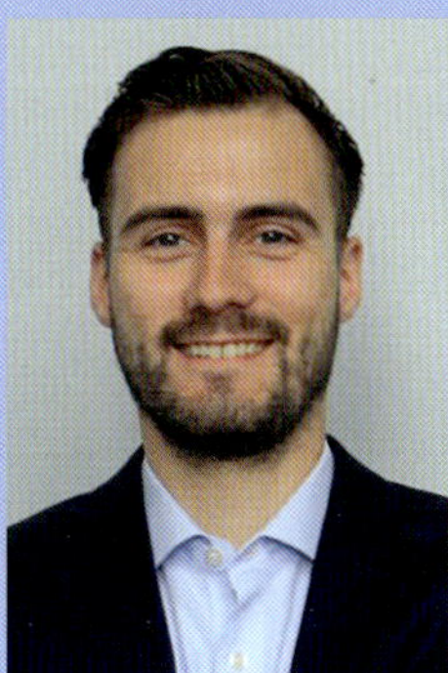

© Foto: ABATON GmbH

Manuel Grahammer: Der Experte für digitale Gesundheitsversorgung studierte an der LMU München, Harvard Medical School in Boston und University of Edinburgh Biomedizin mit dem Schwerpunkt Immunologie. Nach seinem Bachelor- und Masterabschlüssen sammelte er praktische Erfahrung in der Forschung und bei einem börsennotierten Gesundheitsversorger. Er widmet sich seit einigen Jahren der digitalen Weiterentwicklung des Gesundheitssystems zu mehr Patientenzentriertheit und Zukunftsfähigkeit. Als geschäftsführender Gesellschafter der ABATON GmbH entwickelt er mit seinem Team Digitale Gesundheitsanwendungen (sog. DiGAs).

Wer bist du und warum beschäftigst du dich mit digitaler Gesundheit?

GRAHAMMER: Meiner akademischen Ausbildung zufolge bin ich biomedizinischer Grundlagenforscher im Bereich Immunologie. Nach dem Abschluss hat es mich aber ziemlich schnell weg von der Labormaus hin zur handfesten Versorgung von Patienten gezogen. Hier wurde mir schnell klar, dass meine Lebenswirklichkeit mit vielen „traditionellen" Strukturen im Gesundheitssystem nicht mehr viel gemein hat. Die Digitalisierung hat uns in so vielen Bereichen das Leben leichter gemacht – wir sparen Zeit und Kosten beim Telefonieren, Einkaufen, Recherchieren, Navigieren … die Liste könnte ich endlos weiterführen. So entstand der Wunsch, das höchste Gut – die Gesundheit (-sversorgung) – ebenfalls mit den besten technologischen Instrumenten zu fördern. Als Kind war ich immer neidisch auf die Entdecker und Abenteuerreisenden während der Aufklärung – es war bereits alles von Menschen Bewohnbare erschlossen und entdeckt. Umso mehr fasziniert es mich, dass wir gerade dabei sind, erstmalig eine neue Wirklichkeit – den digitalen Raum – zu erschaffen. Hier gibt es noch sehr, sehr viel zu entdecken – man muss sich nur trauen und machen!

Welche Person aus dem Gesundheitswesen hat dich am meisten motiviert und warum?

GRAHAMMER: Eine Person? Viele Personen und Gruppen. Wer sich mit dem Gesundheitswesen in Deutschland beschäftigt, wie es mir über die Jahre möglich war, stellt fest, dass die vielen motivierenden Initiativen und Gesetzesvorhaben von verschiedensten Personen getragen wurden und noch werden. Besonders beeindruckt hat mich aber schon, wie dynamisch, umsetzungsfreudig und innovativ der Gesetzgeber (Ministerium und Parlament), Behörden (vorrangig natürlich das BfArM) und Think Tanks (hih) in Erscheinung getreten sind. Die Kommunikation, der Dialog und die tatsächliche Umsetzung von mutigen Projekten verlangen großen Respekt. Hieran werden sich viele messen lassen müssen. Es kommt nicht häufig (wenn überhaupt) vor, dass der „langsame" Gesetzgeber bzw. fehlende gesetzliche Grundlagen NICHT als Ausrede für die schleichende Implementierung von digitalen Innovationen herhalten können. Man kann sich nur wünschen, dass dieser Fokus auf die Outcomes (bessere Versorgung, Nutzung des technologischen Fortschritts/digitaler Instrumente) kein „One-Hit-Wonder" war, sondern zum „Evergreen" wird.

Wie genau funktioniert eure digitale Lösung/euer digitaler Helfer?

GRAHAMMER: Unser grundlegender Ansatz ist die Optimierung der Gesundheitsversorgung durch Zurückgreifen auf bestehende Strukturen. Dabei steht der Patient klar im Fokus, aber der Leistungserbringer wird immer mitgedacht. Um das volle Potenzial „Digitaler Gesundheitsanwendungen" auszuschöpfen, sind wir auf die Bereitschaft von allen Versorgungsteilnehmern – vom Patienten bis zum Arzt – angewiesen, diese auch zum Einsatz zu bringen. Unsere digitale Anwendung wird die physische Interaktion von Patient und Leistungserbringer („Touchpoints") um eine digitale Komponente zwischen den Kontaktpunkten erweitern um so eine longitudinale Versorgung ermöglichen („Touchline"). „From Touchpoints to Touchline" ist die Maxime. Damit können wir zugleich bewährte Prozesse beibehalten und die Vorgehensweise mithilfe von nutzenstiftender Technologie optimieren. Wir sehen uns dabei vorrangig als „Digitaler Begleiter" für den Patienten, aber auch als „Digitaler Helfer" für den Leistungserbringer.

Wer ist eure Zielgruppe und welche Probleme löst ihr? Wie wird sich die Versorgung durch euch verbessern?

GRAHAMMER: Unser Fokus liegt auf chronisch-entzündlichen Erkrankungen. Auf der einen Seite ist es offensichtlich, dass in unserer alternden Gesellschaft die – schon jetzt – sehr hohe Zahl der Patienten in diesem Bereich stetig steigen wird. Auf der anderen Seite sehen wir aber (leider) auch einen Rückgang der Leistungserbringer und Fachärzte in den nächsten Jahren. Daher ist es von großer Bedeutung, dass wir der sich anbahnenden Unterversorgung frühzeitig durch eine effizientere Nutzung der bestehenden Infrastruktur entgegenwirken. Durch unsere Digitale Gesundheitsanwendung (DiGA) wird der Patient aktiv in seine Behandlung mit einbezogen. Der Patient wird vom zu behandelnden Objekt zum mitbehandelnden Subjekt. Wir wollen nachweisen, dass wir durch unsere Unterstützung signifikant zu einem besseren Gesundheitszustand verhelfen. Zudem spart der Leistungserbringer kostbare Zeit bei administrativen Tätigkeiten und bekommt mehr Transparenz über den Krankheitsverlauf seiner Patienten. So wird durch uns also nicht nur eine effizientere Versorgung ermöglicht, sondern wir erwarten vor allem eine Verbesserung der Therapieergebnisse.

Welche Chancen/Potenziale siehst du beim Fast-Track-Verfahren im Allgemeinen und auf eure Lösung bezogen?

GRAHAMMER: Das Fast-Track-Verfahren ist aus meiner Sicht nicht nur geeignet, sondern auch notwendig, um die hardware-zentrierte Versorgungslandschaft (Arzneimittel, physische Medizinprodukte) um eine digitale Komponente (digitale Gesundheitsanwendungen) zu erweitern. Digitale Anwendungen unterscheiden sich ganz wesentlich von Hardwareprodukten dahingehend, dass sie NICHT unveränderbar sind. Sobald ein Medizinprodukt, wie z. B. ein Skalpell, vom Hersteller ausgeliefert wurde, hat er keinen Einfluss mehr auf das Objekt selbst. Digitalprodukte hingegen können auch nach Auslieferung (Download) noch angepasst werden. Sollten sie sogar! Es liegt in der Natur einer digitalen Anwendung, dass diese kontinuierlich optimiert wird. Dieses Denken sollten wir auch auf das Fast-Track-Verfahren an sich übertragen: Es ist damit schon ein guter erster Rahmen gesetzt worden, aber die stetige Weiterentwicklung und Optimierung des Prozesses ist unabdingbar und sollte das gemeinsame Ziel aller Beteiligten sein.

Welche Herausforderungen/Risiken siehst du beim Fast-Track-Verfahren bezüglich DiGA im Allgemeinen und auf eure Lösung bezogen?

GRAHAMMER: Der neue regulatorische Rahmen für Innovationen wie DiGAs wird zunächst weiter Vertrauen gewinnen müssen. Es ist nachvollziehbar, dass man in einem reifen und stabilen System wie unserem Gesundheitssystem alle Neuerungen erstmal kritisch beäugt und auf eine Bewährungsprobe stellt. Man kann nicht davon ausgehen, dass direkt zu Beginn jeder Einzelne von DiGAs überzeugt ist und deren Verschreibung oder Nutzung wie selbstverständlich in seinen Alltag übernimmt – auch wenn es wünschenswert wäre. So ist Innovation aber noch nie in die Fläche gekommen. Der Technology Adoption Life Cycle von Everett Rogers führt dieses Phänomen sehr gut vor Augen.

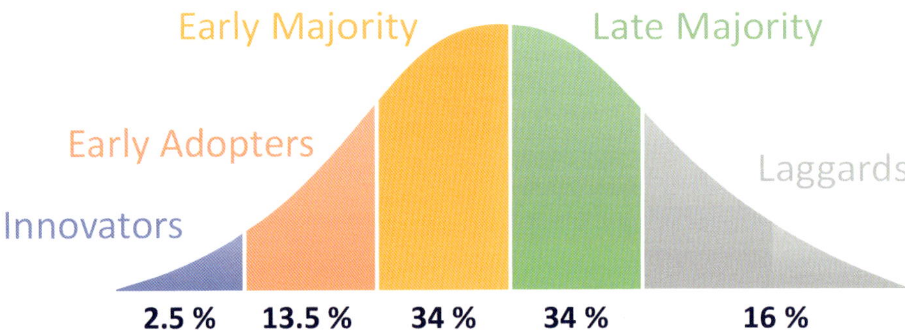

Abb. 1: Innovation adaption lifecycle

Quelle: ABATON GmbH; Innovation adaption lifecycle nach Everett Rogers.

Wir bei ABATON werden uns – wie alle anderen DiGA Hersteller auch – um einen Vertrauensvorschuss bei allen Beteiligten bemühen und unser Bestes geben, dieses Vertrauen nicht zu enttäuschen.

Was wäre die größte Unterstützung für eure Entwicklung?

GRAHAMMER: Unser größtes Anliegen ist Offenheit, Interesse und Vertrauen seitens der Patienten und der Leistungserbringer. Wir haben das Wohl des Patienten als Ziel Nummer 1 vor Augen und wollen das Leben der Leistungserbringer vereinfachen. Dafür setzen wir uns Tag und Nacht ein. Wir würden uns sehr freuen, wenn wir damit Neugierde und Interesse wecken könnten und die Chance bekämen, unseren Mehrwert unter Beweis zu stellen. Wir wünschen uns auch, dass Innovation im Gesundheitswesen weiter vorangetrieben wird und auf der politischen Agenda an vorderster Stelle steht. Das Digitale-Versorgung-Gesetz (DVG) war ein erster wichtiger Schritt in die richtige Richtung, weitere sollten zeitnah folgen. Wir sind auch gerne bereit diese Bestrebungen tatkräftig zu unterstützen und aktiv mitzugestalten. Wir hoffen außerdem, dass DiGA-Herstellern Platz zum Atmen gelassen wird und wir die Möglichkeit bekommen, uns zu entfalten. Ein stetiges Dazulernen kann nur von Vorteil sein. Wir bekommen hier die einmalige Chance, Wissen und Kompetenzen aufzubauen, welche es weltweit so noch nicht gibt. Das erinnert mich ein wenig an meine Zeit im Labor. Nach bestimmten Experimenten wusste man, in diesem Moment bin ich der erste und einzige Mensch auf diesem Globus, der das nun weiß. Es ist DIE Gelegenheit für uns als DiGA-Hersteller, für uns als ganzes Land, einen Wissensvorsprung aufzubauen und eine globale Vorreiterrolle im Bereich digitale Gesundheit einzunehmen.

Wenn wir eurer Anwendung 2 Mio. Euro geben würden, was würdest du damit machen?

GRAHAMMER: An dieser Stelle möchte ich auf den sehr nachdenklich stimmenden Kommentar „Think big or go home“ von Amir Kulin in der KMA Online verweisen: kma-online.de/aktuelles/it-digital-health/detail/think-big-or-go-home-a-44241. Dem ist nicht viel hinzuzufügen.

Wie glaubst du wird sich das Gesundheitswesen in 10 Jahren verändern? Gib uns mal ein Beispiel.

GRAHAMMER: Ganz ehrlich? Ich befürchte, die Veränderung wird schleichend und inkrementell von statten gehen (auch wenn Viele alles daransetzen, diesen Prozess zu beschleunigen!). Leider wird noch zu viel diskutiert, kritisiert und reguliert, BEVOR dann tatsächlich Innovation beim Patienten ankommt. Wenn wir aber in 10 Jahren zurückblicken, werden wir uns wundern, weshalb wir neue Vergütungsmodelle, Versorgungs- und Ausbildungskonzepte nicht schon viel früher eingeführt und umgesetzt haben.

Was wolltest du schon immer loswerden? Hier ist deine Chance.

GRAHAMMER: Wir müssen aufhören, Innovation in den bereits bekannten Kategorien und Mustern zu denken – oder noch schlimmer: sie dort hineinzupressen. Wir sollten uns GEMEINSAM auf das „Abenteuer Digital" einlassen – Leistungserbringer, Kostenträger und Patienten. Wobei bei Letzteren wohl am wenigsten Überzeugungsarbeit geleistet werden muss. Digitalisierung und Innovation im Gesundheitswesen werden so oder so kommen, aber aktuell können wir selbst noch Standards setzen, bevor dies andere für uns tun.

Interview mit Dominik Burziwoda, CEO und Gründer der Perfood GmbH

Zur Person:

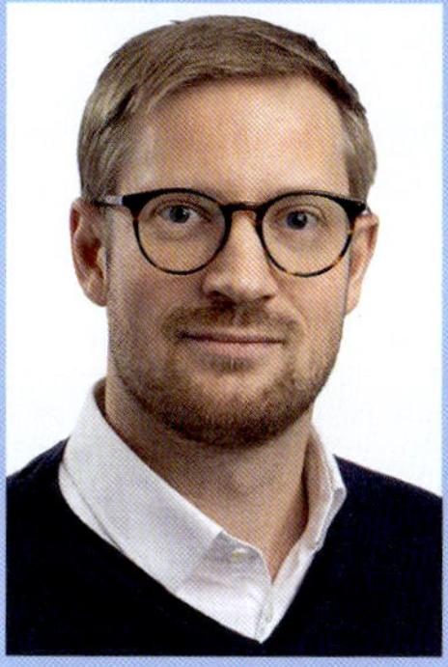

© Foto: Perfood GmbH

Dominik Burziwoda ist seit 2017 Gründer und geschäftsführender Gesellschafter von Perfood (www.perfood.de). Zuvor war er drei Jahre lang als einer der ersten Mitarbeiter für ein VC-finanziertes E-Commerce Startup tätig, bei dem er verschiedene Bereiche verantwortete. Seit 2015 ist Burziwoda Honorardozent an der International School of Management. Zuvor war in den Bereichen Unternehmensberatung, Mergers & Acquisitions und Private Equity in Deutschland und den USA tätig. Er hält einen Master in Laws von der Westfälischen Wilhelms-Universität Münster, einen Master in Finance von der IE Business School sowie einen Bachelor in International Business von der Rotterdam School of Management, Erasmus University. Er ist gelernter Bankkaufmann.

Wer bist du und warum beschäftigst du dich mit digitaler Gesundheit?

BURZIWODA: Ursprünglich habe ich Betriebswirtschaft mit Mastern in Finance und Law studiert, allerdings war ich schon in der Schule stark an Biologie interessiert. Mir war klar, dass dieses Studium eine super Grundlage ist, um später etwas bewegen zu können. Mein Abschluss erfolgte mitten in der Finanzkrise und jeder war froh, einen Job zu finden. Schließlich ging ich zu einer Investmentbank und war anschließend in einem Konzern für erneuerbare Energien tätig. Ich wusste jedoch von Anfang an, dass ich eines Tages etwas aufbauen wollte – am liebsten in einem Bereich, der mich unterschiedlichen Ländern, Branchen, Wissenschaften und Menschen näherbringt. Als sich die Gelegenheit bot, in ein neu gegründetes E-Commerce Start-up einzusteigen, habe ich zugeschlagen und dort verschiedene Geschäftsbereiche aufgebaut. 2016 habe ich dann gemeinsam mit Dr. Torsten Schröder, Prof. Christian Sina und Dr. Christoph Twesten Perfood gegründet und hier meine Berufung gefunden. Ich bin sicher, dass digitale Gesundheit eine noch nie dagewesene Chance darstellt, um gesund alt zu werden. Bei Perfood arbeiten wir an der Schnittstelle von Biotechnologie, Medizin, Data Science und Tech in einem hoch regulierten Umfeld. Das ist jeden Tag eine neue Herausforderung und macht wahnsinnig viel Spaß.

Welche Person aus dem Gesundheitswesen hat dich am meisten motiviert und warum?

BURZIWODA: Perfood hat mir die Chance gegeben, sehr viele beeindruckende Personen kennenzulernen. Darunter sind Direktoren von Forschungsinstituten und Professoren, Venture Capital-Investoren, Landes- und Bundesminister und andere Gründer. Mich motivieren Menschen, die antreten um, etwas aufrichtig Gutes zu schaffen. Am meisten motiviert mich aber unser Team bei Perfood. Ich habe das Glück, mit extrem beeindruckenden, intelligenten und motivierten Menschen zusammenarbeiten zu können, die jeden Tag in einem hochkomplexen, regulierten und dynamischen Umfeld Herausforderungen begegnen, die komplett neu sind und noch nie zuvor angegangen wurden.

Wie genau funktioniert eure digitale Lösung/euer digitaler Helfer?

BURZIWODA: Bei Perfood entwickeln wir digitale Therapien auf Basis von personalisierter niedrig-glykämischer Ernährung als zentralem Wirkmechanismus. Sowohl wissenschaftliche Studien als auch unsere eigenen Daten zeigen, dass Ernährung bzw. unsere Stoffwechselreaktion auf Lebensmittel hoch individuell ist. In unseren digitalen Therapien nutzen wir dies für gezielte individuelle Interventionen. Im Regelfall müssen Patienten nur sehr wenige, dafür aber gezielte Änderungen ihrer Ernährung vornehmen, um einen sehr großen Effekt zu erzielen. Für die Interpretation der Blutzuckerkurven haben wir eine Technologie entwickelt, die wir zum Patent angemeldet haben. Diese Basistechnologie kann auf verschiedene Erkrankungen angewendet werden, im ersten Schritt fokussieren wir uns jedoch auf Migräne. Mit sinCephalea haben wir eine digitale Gesundheitsanwendung für die prophylaktische Therapie von Migräne entwickelt. sinCephalea basiert auf der eigens von Perfood erarbeiteten und zum Patent angemeldeten Nutrilytics™-Technologie, die individualisierte Ernährungsempfehlungen zur Stabilisierung des Blutzuckerspiegels möglich macht. Das Besondere an Nutrilytics™: Diese Technologie ist ein Set von maschinell lernenden Algorithmen, die mittels qualitätsgesicherter Prozesse individuelle Blutzuckerreaktionen auf bestimmte Lebensmittel untersuchen und auf unserer Basis von 7. Mio. Datenpunkten trainiert wurden.

Wer ist eure Zielgruppe und welche Probleme löst ihr? Wie wird sich die Versorgung durch euch verbessern?

BURZIWODA: Aus Real World Data Analysen haben wir gesehen, dass wir mit diesem Produkt eine Reduktion der Kopfschmerztage auf Arzneimittelniveau nur durch personalisierte Ernährung erzielen können. Die klinische Erfahrung zeigt, dass die Ernährung und damit der Blutzuckerspiegel bei vielen Patienten eine wichtige Rolle als Trigger für Migräneanfälle spielen (Evcili u. a. 2018; Finsterer/Frank 2019; Gross u. a. 2019; Bernecker u. a. 2011). Da das Gehirn über unzureichende eigene Energiespeicher verfügt, hängt die Hirnfunktion wesentlich von den über das Blut und die Blut-Hirn-Schranke zugführten Energiemetaboliten ab. Der für die Gehirnfunktion wichtigste Energiemetabolit ist Glukose, sprich Blutzucker. Somit beeinflusst die Nahrungsaufnahme über den Glukosespiegel unsere Hirnfunktion (Mergenthaler u. a. 2013). Die Kombination aus personalisierter Ernährung, anwenderfreundlichen Informationen und Handlungsempfehlungen unterstützt den Patienten, selbstbestimmt mit der Erkrankung umzugehen. Wir sehen, dass Nutzer sich auch noch Jahre nach der erstmaligen Verwendung an die personalisierten Ernährungsempfehlungen halten und die Verbesserung der Erkrankungssymptome dauerhaft anhält. Die niedrig-glykämische Ernährung erzielt zudem „wünschenswerte Nebenwirkungen" wie eine Reduktion von kardiovaskulärem Erkrankungs- und Diabetesrisiko.

Welche Chancen/Potenziale siehst du beim Fast-Track-Verfahren im Allgemeinen und auf eure Lösung bezogen?

BURZIWODA: Das Fast-Track-Verfahren ist vor allem eine Chance für Deutschland, weltweit eine führende Rolle im Bereich der digitalen Gesundheitswirtschaft zu werden. Deutschland hat bisher die Digitalisierung verschlafen. Mit der Digitalisierung der Gesundheitswirtschaft haben wir nun eine zweite Chance bekommen. Zudem ist es eine Chance für Patienten, eine bessere Versorgung zu erhalten. Für uns als Hersteller bietet das DVG einen Regulierungsrahmen, um unsere innovativen Produkte in einen Markt zu bringen, der zuvor de facto verschlossen war.

Welche Herausforderungen/Risiken siehst du beim Fast-Track-Verfahren bezüglich DiGA im Allgemeinen und auf eure Lösung bezogen?

BURZIWODA: Digitale Gesundheitsanwendungen sind heterogen, hochinnovativ und komplex. Wir betreten gerade alle Neuland. Deshalb ist es essenziell, dass alle Marktteilnehmer daran arbeiten, ein gemeinsames Verständnis der jeweiligen Bedürfnisse zu entwickeln. Die Zulassungsbehörden und Standardsetzer müssen sich mit Herstellern, Ärzten, Patientenvertretungen und Kassen austauschen. Wenn wir miteinander sprechen, miteinander lernen und wohlwollend miteinander umgehen, wird das Fast-Track-Verfahren ein toller Erfolg für alle – Politik, Behörden, Hersteller, Ärzte, Praxisteams, Krankenkassen und vor allem für Patienten.

Was wäre die größte Unterstützung für eure Entwicklung?

BURZIWODA: Wir suchen immer sehr gute Teammitglieder in den Bereichen Softwareentwicklung, Forschung und Entwicklung und aus den wissenschaftlichen Fachbereichen. Zum anderen sehen wir eine Schlüsselrolle bei den Ärzten. Nur mit ihrem Vertrauen und ihrer Unterstützung werden digitale Gesundheitsanwendungen die Chance bekommen, die sie verdienen.

Wenn wir eurer Anwendung 2 Mio. Euro geben würden, was würdest du damit machen?

BURZIWODA: Vor allem würde ich noch mehr gute Leute einstellen. Wir sehen so viele Chancen für die Technologie von Perfood. Bereits heute arbeiten wir an Konzepten für digitale Therapien in den Bereichen Gynäkologie, Diabetologie und Onkologie. Zwei Millionen Euro hört sich nach sehr viel Geld an, ist aber nur eine Anfangsinvestition. Die Entwicklung und Markteinführung digitaler Therapien ist extrem teuer.

Wie glaubst du wird sich das Gesundheitswesen in 10 Jahren verändern? Gib uns mal ein Beispiel.

BURZIWODA: In 10 Jahren wird meiner Meinung nach so gut wie jede Erkrankung digital begleitet werden. Die pharmakologische Therapie wird von einem Adherence Management Tool und einer strukturierten, digital gestützten Lebensstilintervention begleitet und ergänzt. Ich gehe davon aus, dass diese kombinierte Therapie hochgradig personalisiert sein wird, damit die Patienten die maximale Effektivität bei den geringstmöglichen Nebenwirkungen erhalten. Der Arzt ist in der Lage, Diagnosen und Therapieschritte basierend auf vollständigen und objektiven Informationen durchführen. Dadurch gewinnt er Zeit, um sich um Patienten zu kümmern und die therapeutischen Maßnahmen im Sinne von besserer Therapietreue zu erklären. Parallel werden Bürokratie und Haftungsrisiken abgebaut. Kassen zahlen aufgrund von Pay-4-Performance Modellen nur Therapien, die wirken. Im Ergebnis erzielen wir „mehr Gesundheit" bei stabilen oder sogar sinkenden Kosten. Hersteller wiederum schalten ihren Therapien diagnostische Tools zur präzisen Phänotypisierung voraus und schulen Ärzte und Praxisteams entsprechend. Dadurch werden wir in einer alternden Gesellschaft unseren hohen Versorgungsstandard aufrechterhalten können und parallel eine weltweit führende Rolle im Digital Health Bereich einnehmen. Ich gehe davon aus, dass deutsche Hersteller ihren aktuellen geostrategischen Vorteil aufgrund des DVG nutzen werden. Die Googles, Apples und Microsofts der Gesundheitsbranche könnten deshalb ihren Hauptsitz in Deutschland haben und entsprechend Steuern abführen und Arbeitsplätze schaffen.

Was wolltest du schon immer loswerden? Hier ist deine Chance.

BURZIWODA: Ich bin glücklich und dankbar, in einer Zeit zu leben, in der wir digitale Gesundheitsanwendungen auf den Weg bringen und als Pioniere entwickeln.

Interview mit Dr. Philip Heimann, Gründer und Geschäftsführer der Vivira Health Lab GmbH

Zur Person:

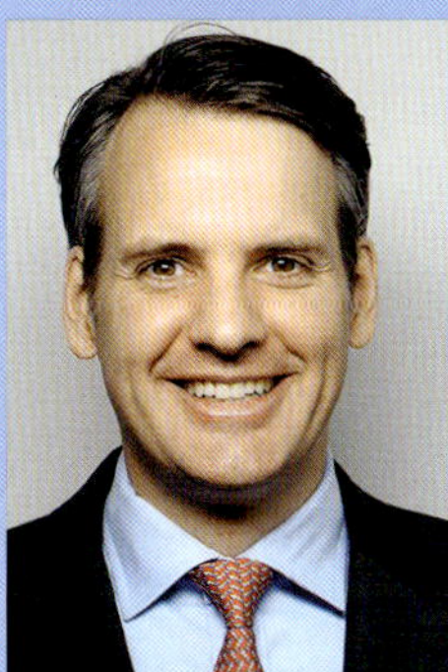

© Foto: Vivira Health Lab

Dr. Philip Heimann ist Mitgründer und Geschäftsführer von Vivira, der ersten DiGA für Rücken-, Knie- und Hüftleiden. Vivira schließt durch bewegungstherapeutisches Training per App Versorgungslücken und soll möglichst vielen Menschen helfen, Schmerzen zu lindern und Bewegungsfähigkeit wiederherzustellen. Philip Heimann hat BWL studiert, in VWL promoviert und mehrere Jahre als Unternehmensberater gearbeitet.

Wer bist du und warum beschäftigst du dich mit digitaler Gesundheit?

HEIMANN: Mein Name ist Philip Heimann, ich bin Mitgründer und Geschäftsführer der Vivira Health Lab GmbH. Ich fragte mich in meinem früheren beruflichen Leben, warum die Kundenzufriedenheit im Gesundheitswesen häufig so schlecht abschneidet, obwohl doch die Gesundheit unser wertvollstes Gut ist und wir in Deutschland so viel Geld für Gesundheit ausgeben. Mir war klar, dass die Gesundheitsversorgung bei der Digitalisierung noch ganz am Anfang steht und ich sah große Potenziale, die Versorgung durch digitale Gesundheitsanwendungen (DiGA) zu verbessern. Beispielsweise im Bereich der Muskel-Skelett-Leiden, in dem trotz des hohen Standards unseres Gesundheitssystems jedes Jahr viele Millionen Menschen erhebliche Schmerzen ertragen müssen. Ich gründete Vivira, um Menschen mit Rücken- und Gelenkschmerzen unabhängig von Zeit und Ort Zugang zu therapeutischem Training zu ermöglichen, klinisch validiert, so personalisiert wie möglich, so lange wie sie dieses benötigen.

Welche Person aus dem Gesundheitswesen hat dich am meisten motiviert und warum?

HEIMANN: Ich las schon früh das Buch „The Patient Will See You Now" von Eric Topol. Die von ihm beschrieben Potenziale einer durch Technologie verbesserten Gesundheitsversorgung, in der Patienten im Zentrum stehen, haben mich sehr inspiriert. Als dann das Digitale-Versorgung-Gesetz (DVG) aufkam, inspirierte mich auch sehr, wie Bundesminister der Gesundheit Jens Spahn und sein Team den Weg für die Digitalisierung des deutschen Gesundheitswesens freimachten. Tagtäglich inspirieren mich die Ärzte, die verstehen, dass DiGA große Potenziale für die Versorgung in Deutschland darstellen und unermüdlich daran arbeiten, mit uns und den anderen DiGA-Herstellern diese Potenziale Schritt für Schritt zu realisieren.

Wie genau funktioniert eure digitale Lösung/euer digitaler Helfer?

HEIMANN: Die Vivira App, die erste im BfArM-Verzeichnis gelistete DiGA für orthopädische Leiden, bietet therapeutische Trainingsprogramme bei Rücken-, Knie- und Hüftschmerzen. Sie unterstützt Patienten bei der Schmerzreduktion und der Wiederherstellung ihrer Beweglichkeit. Patienten können die App selbstständig herunterladen, konfigurieren und verwenden. Behandler und deren Praxisteams müssen keine Therapieprogramme konfigurieren und nachfolgend keine Anpassungen vornehmen. Der Praxisbetrieb wird durch Vivira nicht gestört. Das Vivira Training basiert auf Bewegungstherapie nach funktionellem Trainingsprinzip. Patienten bekommen täglich 4 Übungen und werden durch Video, Ton und Text angeleitet. Die Trainingsinhalte passen sich täglich durch Rückmeldungen der Nutzer an deren Fähigkeiten an. Die tägliche Visualisierung der Trainingsfortschritte, wöchentliche Fortschrittsprotokolle und monatliche Bewegungstests ergänzen die täglichen Übungen. Als vom BfArM gelistete DiGA, kann die Vivira App von allen Ärzten mit Kassensitz in Deutschland extrabudgetär verordnet werden, die Kosten werden durch die gesetzliche Krankenversicherung übernommen. Auch ohne Verordnung besteht ein Versorgungsanspruch, falls bei dem Patienten der Nachweis einer geeigneten Diagnose vorliegt.

Wer ist eure Zielgruppe und welche Probleme löst ihr? Wie wird sich die Versorgung durch euch verbessern?

HEIMANN: Vivira richtet sich vor allem an Allgemeinmediziner, Orthopäden, Sportmediziner und Schmerztherapeuten und ihre Patienten ab 18 Jahre mit Rücken-, Knie- und Hüftschmerzen. Besonders angesprochen fühlen sich vor allem Patienten, die einen aktiven Beitrag zu ihrer eigenen Therapie leisten und möglichst flexibel von zu Hause aus therapeutisch trainieren möchten. Wir haben in Deutschland eins der besten Gesundheitssysteme der Welt, dennoch bestehen beträchtliche Versorgungslücken. Hier setzt Vivira an. Wir ermöglichen Zugang zu therapeutischem Training, wo Menschen bislang keinen Zugang hatten. Wir vereinfachen das Training, wo es bislang zu kompliziert war. Dabei ergänzt Vivira die medikamentöse, physiotherapeutische und physikalische Therapie in örtlicher, zeitlicher und praktischer Hinsicht. Insbesondere die ambulanten Heilmittel sind oft in dreierlei Hinsicht begrenzt: Örtlich auf die Räumlichkeiten des Therapeuten, zeitlich auf z. B. 1–2 Verordnungen à 6 Behandlungen mit ca. 20 Minuten pro Behandlung und praktisch durch die Nichtanwesenheit des Behandlers bei Eigenübungen zu Hause. Hinzu kommt die Wartezeit ab der Verordnung bis zum ersten Therapietermin, die in der kassenärztlichen Versorgungsrealität mehrere Wochen betragen kann. Das therapeutische Training mit Vivira kann unmittelbar begonnen werden. Es kann täglich unabhängig von Ort und Zeit stattfinden, auch über das Ende der Therapieverordnung hinaus. Detaillierte Übungsanleitungen unterstützen auch bei Nichtanwesenheit des Behandlers die korrekte Ausführung der Übungen.

Die Vivira App kann also vor, während und nach einer herkömmlichen Therapie eingesetzt werden und bietet Ärzten und Therapeuten die Möglichkeit, ihre Versorgung auszuweiten:

- vor dem Start der Therapie: zur Überbrückung der Wartezeit
- während der Therapie: als Leit- und Richtlinienkonforme Ergänzung der Behandlung
- nach dem Ende der Therapie: zur Sekundärprävention

Vivira unterstützt die Umsetzung der in Leit- und Richtlinien vorgesehenen Trainingselemente der Nationalen VersorgungsLeitlinie nicht-spezifischer Kreuzschmerz, der DEGAM S1-Handlungsempfehlung Knieschmerz bei Arthrosezeichen, der S2k-Leitlinie Koxarthrose (Hüftarthrose) sowie der Heilmittel-Richtlinie. Bislang werden die in den Leit- und Richtlinien geforderten Trainingselemente meist verbal oder anhand eines Übungszettels erläutert. Übungszettel sind in ihrer Funktion aber i. d. R. beschränkt, insbesondere beim Detailgrad der Übungsanleitungen, der Personalisierung von Trainingsinhalt und -progression sowie der Visualisierung von Aktivitäten und Verläufen. Vivira überwindet all diese Beschränkungen, ermöglicht eine stärkere Beteiligung des Patienten an der Therapie und unterstützt die Gesundheitskompetenz.

Welche Chancen/Potenziale siehst du beim Fast-Track-Verfahren im Allgemeinen und auf eure Lösung bezogen?

HEIMANN: Das Fast-Track-Verfahren ist wichtig für unser Gesundheitssystem, da es den DiGA, die alle BfArM-Anforderungen erfüllen, einen Weg in die Versorgung bietet. Das ist in erster Linie gut für die betroffenen Versicherten: Die mir bekannten DiGA schließen allesamt Versorgungslücken und erweitern die Versorgung, wo herkömmliche Versorgungsmethoden an ihre Grenzen stoßen. Sie ermöglichen es den Betroffenen, aktiv einen Beitrag zur eigenen Therapie zu leisten, unterstützen die Gesundheitskompetenz der Betroffenen und ermöglichen einen intensiveren Austausch zwischen dem Behandler und dem Betroffenen. Kurzum, sie stärken die Gesundheitsversorgung in Deutschland. Und das, wie auch im Fall von Vivira häufig in Bereichen der Versorgung, in denen bislang kaum Standardisierung und kaum klinische Evidenz vorhanden sind. Durch das Fast-Track-Verfahren konnte Vivira bereits basierend auf seiner vorliegenden retrospektiv kontrollierten Studie vorläufig ins BfArM-Verzeichnis aufgenommen werden. Unsere derzeit laufende, konfirmatorische prospektiv randomisiert kontrollierte Studie wird diese Ergebnisse als Basis für die endgültige Aufnahme ins Verzeichnis noch weiter erhärten.

Welche Herausforderungen/Risiken siehst du beim Fast-Track-Verfahren bezüglich DiGA im Allgemeinen und auf eure Lösung bezogen?

HEIMANN: Alle Stakeholder-Gruppen im Gesundheitssystem, die an die Wichtigkeit digitaler Gesundheitsanwendungen glauben, sollen mithelfen, Ärzte und Versicherte flächendeckend zu DiGA zu informieren. Ärzte müssen verstehen, wie DiGA funktionieren, wie diese die Versorgung verbessern und wie DiGA verordnet werden. Gesetzlich Versicherte müssen verstehen, dass sie bei geeigneter Diagnose einen gesetzlichen Versorgungsanspruch auf DiGA haben und dass die Kassen die vollen Kosten übernehmen. Nur wenn Ärzte und Versicherte Bescheid wissen, bleibt das Projekt „digitale Gesundheitsanwendungen“ in Deutschland nicht auf halber Strecke stecken.

Was wäre die größte Unterstützung für eure Entwicklung?

HEIMANN: Derzeit müssen Patienten noch einen umständlichen Prozess durchlaufen, um anhand der DiGA-Verordnung den Freischaltcode von ihrer Kasse zu erhalten, den sie dann wiederum in die DiGA eingeben müssen. Der Prozess stellt für einen nicht unerheblichen Anteil der Patienten eine Barriere zur Aktivierung der DiGA dar. Diese Barriere, die außerhalb des unmittelbaren Einflussbereichs der DiGA-Hersteller liegt, sollte so bald wie möglich entfernt werden. Ein volldigitaler Aktivierungsprozess ohne Medienbruch wäre wesentlich patientenfreundlicher und barrierefreier und somit eine große Unterstützung für Versicherte und DiGA-Hersteller.

Wenn wir eurer Anwendung 2 Mio. Euro geben würden, was würdest du damit machen?

HEIMANN: Es gibt viel zu tun, um Vivira flächendeckend an Ärzte und Patienten zu bringen und um weitere Anwendungen zu entwickeln.

Wie glaubst du wird sich das Gesundheitswesen in 10 Jahren verändern? Gib uns mal ein Beispiel.

HEIMANN: Die integrierte Versorgung mit Performance-basierter Vergütung wird durch digitale Versorgungs- und Infrastrukturkomponenten irgendwann im großen Umfang Realität werden. Das bedeutet eine bessere Versorgung für Versicherte und Kosteneinsparungen für das Gesamtsystem. Ermöglicht wird diese Veränderung maßgeblich durch große digitale Projekte wie z. B. Telematik, ePA, Telemedizin und DiGA.

Was wolltest du schon immer loswerden? Hier ist deine Chance

HEIMANN: Mit dem DVG nimmt das deutsche Gesundheitssystem weltweit eine Spitzenposition in Sachen digitale Gesundheitsversorugung ein. Das ist nicht nur für die Versicherten gut, sondern auch für alle Beteiligten der Gesundheitswirtschaft, die der Zukunft offen gegenüberstehen. Lassen Sie uns diese Chance nutzen!

Interview mit Daniela Schumacher, Gründerin von PsyCurio

Zur Person:

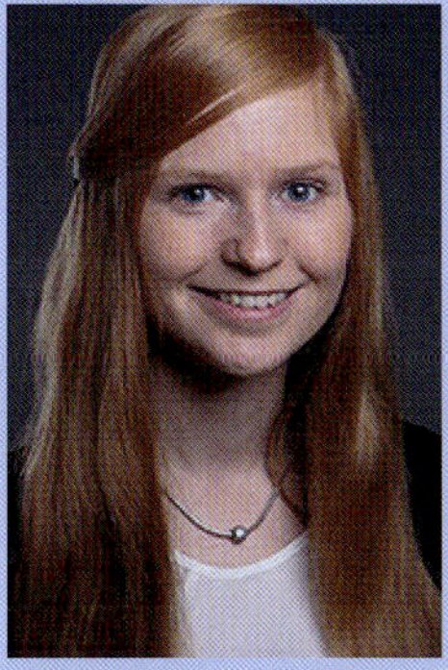

© Foto: privat

Daniela Schumacher ist Psychologin und Gründerin des Digital Health Startups PsyCurio. Die Themen Psychologie und Neurowissenschaften sind ihre Leidenschaft. Sie hat zum Thema Führung und psychischer Stress am Arbeitsplatz geforscht und dieses Wissen in Workshops an Manager- und Startup-Teams weitergegeben. Über die Themen Psychologie und Wirtschaft hat sie für die Deutsche Presse Agentur und die Wirtschaftswoche geschrieben. Gründen ist für sie die ideale Möglichkeit Lebensbedingungen für Menschen zu verbessern, daher studierte sie parallel Wirtschaft, baute ein Social Business Team mit auf und engagiert sich als Jurorin in Social Business Wettbewerben. Als Mentorin unterstützt sie Health-Startups und weiblich geführte Teams. Ihr Startup PsyCurio wurde mehrfach für seinen innovativen Ansatz mit VR-Therapie psychische und neurologische Erkrankungen zu behandeln ausgezeichnet. Ihr Ziel ist es die Psychologie der Zukunft mitzugestalten und mehr Menschen Zugang zu den effektivsten Methoden zu geben.

Wer bist du und warum beschäftigst du dich mit digitaler Gesundheit?

SCHUMACHER: Mein Name ist Daniela Schumacher und ich bin Gründerin des HealthTech Startups PsyCurio und Psychologin. Aus der Forschung und Praxis von Psychologie und Neurowissenschaften heraus habe ich eine Begeisterung für das Thema Digital Mental Health entwickelt. Daher arbeite ich mit meinem Team und unseren Forschungspartnern an der Entwicklung von wissenschaftlich validierten HealthTech-Lösungen zur Verbesserung der psychischen Gesundheit. Als Mentorin unterstütze ich zudem Gründerinnen und Gründer im Gesundheitswesen.

Welche Person aus dem Gesundheitswesen hat dich am meisten motiviert und warum?

SCHUMACHER: Am meisten motiviert haben mich persönliche Begegnungen und Gespräche mit Führungskräften und Patienten in meinem Berufsleben: Als Psychologin habe ich in der therapeutischen Praxis und in den Führungskräfteworkshops tiefen Austausch darüber gehabt, was Menschen im Kontext Gesundheitskompetenz, Beziehungsgestaltung, berufliche Kompetenzen, psychische Gesundheit und Motivation bewegt. Dabei ist immer wieder rausgekommen, dass Menschen vergleichsweise wenig über die Funktionsweise ihres Gehirns, ihres eigenen Körpers und über die eigene Psyche wissen. Dabei ist dieses Verstehen einer der größten Hebel für die eigene Gesundheit und auch Zufriedenheit. Auch Entscheidungstreiber im System haben mich motiviert. In den letzten Jahren ist ein Umdenken erfolgt: Vor ein paar Jahren wurde Psychotherapie von Krankenlassen zum Teil als hoher Kostenpunkt ohne klaren Output gesehen. Daher haben Krankenkassen nach Lösungen gesucht diese Kosten zu minimieren, anstatt die Lösung zu optimieren. Die Datenlage zeigt aber eindeutig, dass psychische Interventionen immens wirksam sind und zu langfristiger Gesundheit und somit auch zu Kosteneinsparungen beitragen. In Gesprächen mit Politkerinnen und Politikern, Krankenkassen, Klinikleiterinnen und Klinikleitern und Pharmaunternehmen konnten wir mit Daten und Zahlen zu den Kostenstrukturen nach erfolgreichen Interventionen in der Psychotherapie hier ein Umdenken mitanstoßen: Das ist für mich ein riesiger Antrieb!

Wie genau funktioniert eure digitale Lösung/euer digitaler Helfer?

SCHUMACHER: PsyCurio entwickelt Virtual-Reality-Software mit integrierten modernsten Erweiterungstechnologien für die Behandlung von psychischen und neurologischen Erkrankungen. Die Patientinnen und Patienten können mit Hilfe der VR-Brillen in virtuelle Welten eintauchen. Zeitgleich werden physiologische Daten wie beispielsweise die Herzrate in Echtzeit rückgemeldet. Dadurch kann das Stresslevel, die Aufmerksamkeitssteuerung und der Behandlungserfolg sichtbar gemacht werden. In der VR erleben die Patientinnen und Patienten Situationen, die therapeutisch wirksam sind. Sie fühlen sich als aktiver Teil der Welt, da sie direkt mit dieser interagieren können. Die „Immersion" ist also besonders hoch in unseren VR-Umgebungen. Dabei macht sich die Lösung einige Eigenschaften des Gehirns zunutze: Unser Gehirn ist ein Erfahrungssimulator, der oft damit beschäftigt ist, Situationen in der Zukunft vorherzusagen und diese mit Erfahrungen aus der Vergangenheit abzugleichen. Dadurch bereiten wir uns auf kommende Herausforderungen vor, können unseren Alltag meistern – letztendlich ein genialer Überlebensmechanismus. Zusätzlich koppelt unser Gehirn die Situationen an emotionale Reaktionen: Das hilft uns, in kürzester Zeit Entscheidungen zu treffen und beispielsweise Dinge zu vermeiden, die gefährlich für uns sind oder mit denen wir in der Vergangenheit negative Erfahrungen gemacht haben. Manchmal jedoch gerät dieser Erfahrungs- und Emotionssimulator außer Kontrolle. Das ist zum

Beispiel der Fall, wenn Menschen eine Angststörung, eine Depression oder eine Sucht entwickelt haben und Emotionen erleben, die nicht funktional für Sie sind. In virtuellen Welten schaffen wir neue Erfahrungen, bei denen sich die Nutzer als erlebender Akteur der Situation begreift und so in einer sicheren, kontrollierbaren Umgebung den Anstoß setzt um neue Nervenverbindungen im Gehirn aufzubauen: Es werden neue Verhaltens- und Emotionsmuster ausgebildet. Der Erfahrungssimulator bekommt somit neuen Input und kann wieder besser arbeiten.

Wer ist eure Zielgruppe und welches Problem löst ihr? Wie wird sich die Versorgung durch euch verbessern?

SCHUMACHER: Unsere Lösung richtet sich an Therapeutinnen und Therapeuten, Psychiaterinnen und Psychiater in Praxen und Kliniken, sowie Verantwortliche im betrieblichen Gesundheitsmanagement. Die Lösung macht den Therapieprozess angenehmer, effektiver und kosteneffizienter. Die Therapeutin profitiert dabei davon, dass die Therapie individuell auf die Bedürfnisse des Patienten angepasst werden kann. Das objektive Datenfeedback gibt ein gutes Gefühl genau zu verstehen, wo der Patient in seinem Behandlungsprozess steht. Das ist zusätzlich auch motivierend für den Patienten.

Welche Chancen/Potenziale siehst du beim Fast-Track-Verfahren im Allgemeinen und auf eure Lösung bezogen?

SCHUMACHER: Für Therapeuten stellt es ein Problem dar, wenn eine Digital Health Lösung nur von einzelnen Krankenkassen oder von jeder einzelnen Krankenkassen unterschiedlich abgerechnet werden kann. Dies war bisher aber der Status Quo: Es gab für Softwarelösungen die Option, einen Selektivvertrag mit einer Krankenkasse zu schließen. Durch das Fast-Track-Verfahren können Software-Lösungen nun flächendeckend abgerechnet werden. Gerade im Bereich der Versorgung von psychisch und neurologisch erkrankten Patienten existieren große Versorgungsengpässe. Dadurch müssen Patienten oft lange auf einen Behandlungsplatz bei großem Leidensdruck warten. In diesem Bereich drängen dadurch viele Anbieter von App-Lösungen, Workshops, Coachings, Beratern u. v. m. auf den Markt, deren Inhalte nicht von Psychologinnen und Psychologen oder Ärztinnen und Ärzten erstellt und nicht wissenschaftlich validiert worden sind. Durch die hohe Not der Betroffenen und den Mangel an von der Krankenkasse erstattet Alternativen werden dann diese Angebote wahrgenommen. Der Fast-Track kann im besten Fall eine Möglichkeit bieten, qualifizierte Programme ebenfalls schnell für die Patienten nutzbar und auch sichtbar zu machen.

Welche Herausforderungen/Risiken siehst du beim Fast-Track-Verfahren bezüglich DiGA im Allgemeinen und auf eure Lösung bezogen?

SCHUMACHER: Ein Risiko sehe ich darin, dass unklar ist, wie mit Veränderungen in der Software sowie den Erweiterungen des Anwendungsspektrums umzugehen ist. Software-Lösungen werden laufend erweitert und verbessert, um den Anforderungen an Usability, Interoperabilität und Datenschutz bestmöglich zu entsprechen. Im Bereich der Software-Entwicklung und auch Hardware-Entwicklung gibt es in einer enormen Geschwindigkeit Neuerungen, die Anbieter gerne durch Updates an ihre Kunden weitergeben, sodass das Therapieerlebnis optimal bleibt. Sinnvoll ist es, wenn es Möglichkeiten gibt, diese Erweiterungen schnell in ein bereits zugelassenes Produkt einzubringen.

Was wäre die größte Unterstützung für eure Entwicklung?

SCHUMACHER: Für uns wäre es eine große Unterstützung, wenn in den kommenden Jahren die Bedeutung von Mental Health weiter erkannt wird. Durch objektive Daten kann die Anamnese, Verlaufskontrolle und Rückfallprophylaxe bei psychischen Erkrankungen deutlich verbessert werden. Bisher wurde die Wichtigkeit des Faktors psychische Gesundheit fundamental unterschätzt. Ich hoffe darauf, dass das Thema, sowie die Entstigmatisierung stärker in den Fokus gerät.

Insbesondere große Unternehmen und Entscheidungsträger wie Krankenkassen und die Pharmaindustrie könnten hier stärker auf die Expertise von Start-ups setzen und gemeinsam an einem Strang ziehen.

Wenn wir eurer Anwendung 2 Mio. Euro geben würden, was würdest du damit machen?

SCHUMACHER: Mit dem Geld würden wir weitere Lösungen im Bereich der psychischen und neurologischen Erkrankungen in klinischen Studien validieren und mehr Patienten Zugang zu psychologischer Hilfe bieten. Des Weiteren setze ich mich für die Förderung von präventiven Bildungsformaten für den Umgang mit mentalen Herausforderungen ein. Dies könnte weiter ausgebaut werden, um psychischen Erkrankungen schon zu begegnen bevor sie entstehen.

Wie glaubst du wird sich das Gesundheitswesen in 10 Jahren verändern? Gib uns mal ein Beispiel.

SCHUMACHER: Die neuen Technologien bereiten die Grundlage für mehr Individualität, Autonomie und die Entwicklung von Gesundheitskompetenz auf Seite des Patienten. Dazu wird eine andere Form der Anamnese durch den Behandler notwendig sein: Die Untersuchung wird mehr Daten sowohl durch Laboruntersuchungen als auch Bewegungs- und Ereignisdaten, die den Lebensstil betrachten, einbeziehen und so zu differenzierteren Ergebnissen und damit Behandlungsplänen kommen. Die Fachbereiche Psychologie, Medizin, Neurowissenschaften, Pharmazie und Molekularbiologie werden enger miteinander verknüpft werden. Zudem werden technische Innovationen durch Daten ermöglichen, dass Ursachen von Erkrankungen erkannt werden, der Beginn und Verlauf einer Erkrankung präziser bestimmt wird und der Therapieprozess individueller auf den Patienten zugeschnitten ist. Konkret sieht das so aus: Heute wissen viele Menschen nicht einmal die eigene Blutgruppe, in zehn Jahren wird es Menschen geben, die verstehen, wie ihr Mikrobiom im Darm aufgebaut ist, welche Nährstoffe ihnen fehlen, welche Neurotransmitter in ihrem Gehirn gerade die Überhand haben und wie dies ihre körperliche und mentale Gesundheit beeinflusst. Das kann so aussehen, dass der Patient durch Remote Monitoring eigenständig Gesundheitsdaten aufnimmt und so frühzeitig über Auffälligkeiten informiert wird. Schon heute können anhand von Gameanwendungen oder Bewegungsdaten von Smartphones wertvolle Aussagen über die psychische Gesundheit eines Patienten gemacht werden: Neurologische Erkrankungen wie Demenz können zum Beispiel schon sehr frühzeitig durch eine Abnahme des räumlichen Orientierungsvermögens erkannt und so verlangsamt werden. Psychische Erkrankungen wie Depressionen können anhand von Bewegungsdaten lange vor dem derzeitigen Diagnosezeitpunkt entdeckt werden. Durch den Einsatz der Blockchain-Technologie wird es möglich, dass die Daten sicher und anonym versendet werden können. Künstliche Intelligenz wird ermöglichen, gesichertere Entscheidungen bezüglich der Diagnose und des Behandlungsverlaufes zu treffen. Durch die neuen Technologien wird auch der Zugang zu einer Behandlung mehr an dem Bedürfnis des Patienten orientierten sein und so der Kontakt zum Arzt oder Therapeuten digital und kurzfristig möglich sein. Methoden zur Messung der Hirnaktivität verbessern sich derzeit so rasant, dass wir in 10 Jahren sehr viel genauer verstehen werden, wie das Gehirn arbeitet und dieses Wissen für die neurologische und psychische Gesundheit einsetzen werden. Social Robotics werden in der Pflege eine Rolle spielen. Mit Hilfe von Virtual Reality werden Menschen emotionale Lernsituationen durchlaufen und Psycho- sowie Rehatherapie in einem angenehmen und auf sie zugeschnittenen Setting wahrnehmen. Spielerisch wird die kognitive Leistungsfähigkeit nach neurologischen Erkrankungen durch lebensnahe VR-Games erhalten werden können. Ärzte und Therapeuten werden durch virtuelle Lernumgebungen lebensechtes Training durchlaufen. Wenn wir einen guten Umgang mit den Innovationen finden, werden wir eine höhere Qualität der medizinischen Versorgung erschaffen können.

Was wolltest du schon immer loswerden? Hier ist deine Chance.

SCHUMACHER: Die Gesundheitsbranche steht an einer Weggabelung. Wir beginnen gerade erst zu erkennen, wie wesentlich die Lebensqualität durch digitale Anwendungen gesteigert werden kann. Damit dies gelingt, brauchen wir sinnvolle Regelungen im Datenschutz und Lösungen, um die Innovationen schneller in das Gesundheitssystem zu bringen.

Interview mit Dr. Uso Walter, niedergelassener HNO-Arzt in Duisburg

Zur Person:

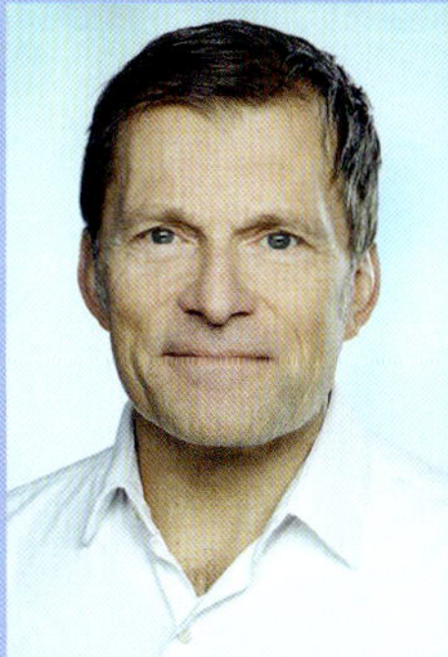

Dr. Uso Walter ist niedergelassener HNO-Arzt in Duisburg und Vorsitzender des größten deutschen HNO-Facharztnetzes HNOnet. Er studierte in Düsseldorf und Essen Humanmedizin und arbeitete bis zu seiner Niederlassung 1996 im Malteser Krankenhaus St. Anna in Duisburg als HNO-Facharzt und Oberarzt. Seit seiner Niederlassung beschäftigt er sich intensiv mit dem Thema Tinnitus und betreibt auf Youtube den Kanal „Tinnitussprechstunde". 2015 gründete er die mynoise GmbH. Gemeinsam mit dem Psychologen Dr. Stefan Pennig entwickelte er für mynoise die verhaltenstherapeutische Tinnitus-App Kalmeda, die 2018 als Medizinprodukt zugelassen und 2020 als erste digitale Gesundheitsanwendung (DiGA) in Deutschland gelistet wurde.

© Foto: privat

Wer bist du und warum beschäftigst du dich mit digitaler Gesundheit?

WALTER: Ich bin niedergelassener HNO-Arzt in Duisburg und versuche, die Versorgung meiner Patienten mit digitalen Anwendungen zu verbessern, da vor allem bei chronischen Erkrankungen wie Tinnitus immer noch eine große Versorgungslücke besteht.

Welche Person aus dem Gesundheitswesen hat dich am meisten motiviert und warum?

WALTER: Ist schon ein bisschen historisch, aber es ist Robert Koch, weil er Medizin ganz neu gedacht hat und auch die gesellschaftlichen Dimensionen seines Handelns erkannt hat.

Wie genau funktioniert eure digitale Lösung/euer digitaler Helfer?

WALTER: Die Kalmeda Tinnitus-App bietet eine kognitive Verhaltenstherapie für Patienten mit chronischem Tinnitus. Damit steht erstmals weltweit eine leitlinienbasierte Tinnitustherapie jederzeit und überall zur Verfügung. Der Patient durchläuft bei der Behandlung ein individuelles Übungsprogramm und lernt, seine Einstellungen gegenüber dem Tinnitus so zu ändern, dass die Tinnitusbelastung sich nachhaltig bessert.

Wer ist eure Zielgruppe und welche Probleme löst ihr? Wie wird sich die Versorgung durch euch verbessern?

WALTER: Zielgruppe für die Kalmeda Tinnitus-App sind Patienten, die unter ihrem Tinnitus leiden und psychovegetative Beschwerden entwickelt haben oder entwickeln, also z. B. Schlafstörungen, depressive Verstimmungen oder Angst. Da es bisher einen signifikanten Engpass bei der psychologischen Betreuung von Tinnituspatienten gab, wird eine große Versorgungslücke geschlossen.

Welche Chancen/Potenziale siehst du beim Fast-Track-Verfahren im Allgemeinen und auf eure Lösung bezogen?

WALTER: Das Fast-Track-Verfahren bietet den Herstellern die Möglichkeit, den Versorgungsnutzen ihrer digitalen Medizinprodukte nachzuweisen und dadurch wesentlich schneller in die Regelversorgung zu kommen als dies bisher möglich war. Dadurch erhalten innovative Lösungen eine Chance.

Welche Herausforderungen/Risiken siehst du beim Fast-Track-Verfahren bezüglich DiGA im Allgemeinen und auf eure Lösung bezogen?

WALTER: Für uns war die größte Herausforderung, den Versorgungsnutzen in einer klinischen Studie nachzuweisen, da es hier kaum Erfahrungen gibt und wir als Anbieter hier echte Pionierarbeit leisten.

Was wäre die größte Unterstützung für eure Entwicklung?

WALTER: Entscheidend für den Erfolg einer DiGA ist deren Bekanntheit und Akzeptanz bei den Ärzten, denn sie kann nur verordnet werden, wenn Ärzte sie auch kennen und für gut befunden haben. Vorstellungen in der Fachpresse und Kongressbeiträge sind da ein möglicher Weg.

Wenn wir eurer Anwendung 2 Mio. Euro geben würden, was würdest du damit machen?

WALTER: Wir würden die Internationalisierung vorantreiben und das Produkt mithilfe von KI weiterentwickeln, um die Therapie noch individueller anpassen zu können.

Wie glaubst du wird sich das Gesundheitswesen in 10 Jahren verändern? Gib uns mal ein Beispiel.

WALTER: Entscheidend wird sein, Therapien immer passgenauer und individueller zu gestalten. Dazu ist die intelligente Verarbeitung vieler Gesundheitsdaten erforderlich. So könnte bei entsprechender Weiterentwicklung unserer App diese beispielsweise innerhalb weniger Wochen mehr Erfahrung mit Tinnituspatienten sammeln als ein Arzt in seinem ganzen Leben. Richtig ausgewertet kann damit eine wesentlich höhere Effizienz in der Behandlung erreicht werden.

Was wolltest du schon immer loswerden? Hier ist deine Chance.

WALTER: Digitale Medizin wird häufig sehr emotional beurteilt: Während die einen sie verteufeln, sehen die anderen gleich den Stein der Weisen darin. Eine etwas nüchternere Diskussion würde der Sache daher guttun.

Interview mit Adalbert Pakura, Geschäftsführer der RetroBrain R&D GmbH

Zur Person:

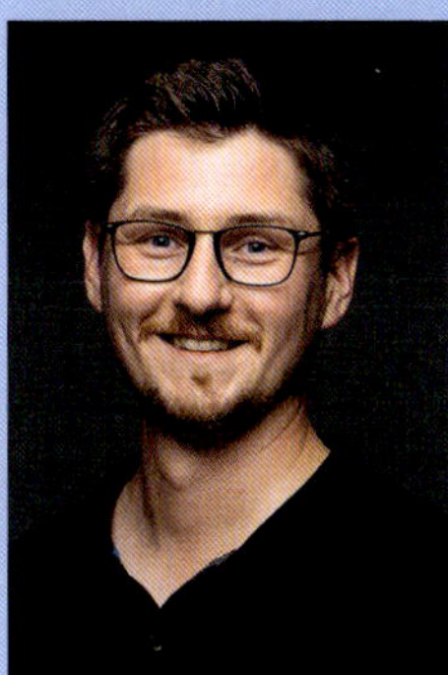

© Foto: RetroBrain R&D GmbH

Adalbert Pakura: Jahrgang 1985, leitet seit 2018 als Managing Director das Digital Therapeutics Unternehmen RetroBrain R&D. Nach seinem Studium der Bildungswissenschaften an der Leuphana Universität Lüneburg baute er das preisgekrönte Entrepreneurial Ecosystem dort mit auf. Er war als Entrepreneurship Education Coordinator u. a. für die Leuphana Startwoche verantwortlich und erhielt 2015 den Lehrpreis für innovative Weiterbildungskonzepte. Bei RetroBrain R&D verantwortet er maßgeblich das Produkt und die regulatorischen Aspekte und gilt als Fachmann für Kostenerstattungsmodelle im Digital Health Bereich. Als Coach, Berater und Mentor unterstützt er regelmäßig junge technologieorientierte Startups. Privat forscht und lehrt Pakura seit vielen Jahren zu den Themen Digitalisierung, Entrepreneurship und Gaming/Gamification. Er engagiert sich u. a. bei Arbeiterkind.de und ist Rotarier.

Wer bist du und warum beschäftigst du dich mit digitaler Gesundheit?

PAKURA: Als einer von zwei Geschäftsführern leite ich seit Ende 2018 die RetroBrain R&D GmbH in Hamburg. Zuvor habe ich an der Leuphana Universität Lüneburg studentische Start-ups betreut und die (u. a. vom Stifterverband für die Deutsche Wissenschaft preisgekrönten) Entrepreneurship Education Angebote verantwortet. Zum Thema Digital Health bin ich vergleichsweise spät gekommen, dann aber mit voller Kraft und großer Leidenschaft – denn hier sehe ich den größtmöglichen Impact, der sich aus Wissenstransfer aus der Forschung für Menschen ergeben kann. Zugleich sind hier, obwohl wir in Deutschland eines der besten Gesundheitssysteme der Welt haben, die Herausforderungen immens: als migrantisches ArbeiterInnenkind habe ich immer wieder die Auswirkungen mangelnder Teilhabe zu spüren bekommen. Dies betrifft verschiedene Lebensbereiche, unter anderem auch gesundheitliche Aspekte. Hier kann Digitalisierung Brücken bauen, niedrigschwellige Angebote schaffen, und den Zugang zu wissenschaftlichem oder technologischem Fortschritt demokratisieren. Dies zeigt sich besonders gut in der Formulierung des einschlägigen Sustainable Development Goals (SDG) No. 3, das uns bei RetroBrain und mich persönlich motiviert: „Ein gesundes Leben für alle Menschen jeden Alters [zu] gewährleisten und ihr Wohlergehen [zu] fördern." Ich bin deswegen fasziniert von den Möglichkeiten, die wir der Digitalisierung des Gesundheitswesens verdanken und davon überzeugt, dass vor allem gamifizierte Angebote nachhaltig Unterstützung bieten können.

Welche Person aus dem Gesundheitswesen hat dich am meisten motiviert und warum?

PAKURA: Sofort kommt mir Manouchehr Shamsrizi in den Sinn, Gründer unseres Unternehmens, den ich als inspirierende und immerfort rastlose Persönlichkeit kennengelernt habe. Er ist auch der Grund, warum ich überhaupt in diesem Bereich gelandet bin. Schon beim ersten Kennenlernen wird deutlich, mit welcher Willensstärke er seine Vision von einer besseren, humaneren Pflege verfolgt und dabei mit spielerischer Leichtigkeit komplexe Themen wie Gaming und Health zusammenbringt – das hat mich schon früh begeistert. Er versteht es, Menschen zusammenzubringen und Netzwerke aufzubauen – nicht als Selbstzweck, sondern um auf diese Weise sinnvollen Innovationen mit Hilfe eines partizipativen Ansatzes, also mit möglichst allen Beteiligten, ins streng regulierte und oft politische Gesundheitswesen zu verhelfen. Ganz der sozial-unternehmerischen Idee verpflichtet, unterstützt er nicht nur unsere eigenen Projekte und Produkte, sondern oft auch uns bekannte junge GründerInnen und WissenschaftlerInnen – was ich großartig finde. Es ist deshalb eine besondere Freude, Forschung und Lehre gemeinsam mit Manouchehr zu gestalten. In unseren regelmäßigen Seminaren zu „Zukunftstechnologien und deren Auswirkungen auf gesellschaftliche Entwicklungen" beobachte ich immer wieder, wie der Funke seiner Begeisterung schnell auf die Studierenden umspringt, wenn er philosophische Herleitungen zu tagesaktuellen Herausforderungen liefert und diese schließlich gemeinsam mit den Studierenden zu unternehmerischen Ideen mit gestalterischem Anspruch weiterentwickelt.

Wie genau funktioniert eure digitale Lösung/euer digitaler Helfer?

PAKURA: Die memoreBox ist eine gestengesteuerte Videospielplattform, die gezielt für ältere Menschen entwickelt wurde und aktuell insbesondere in stationären Pflegeeinrichtungen eingesetzt wird. Die Spielmodule lassen sich einzeln oder in der Gruppe – auch altersübergreifend – spielen und sind explizit inklusiv angelegt. Die digitalen Trainingsprogramme integrieren verschiedene therapeutisch wirksame Elemente, die unter anderem aus Erkenntnissen der Geriatrie, der Neuropsychologie sowie der Physio- und Musiktherapie heraus entwickelt wurden. Und das wichtigste – das ganze macht den älteren Menschen richtig Spaß! Einmal an einen handelsüblichen Fernseher angeschlossen, lässt sie sich mit nur einem Knopfdruck starten. Diese einfache Bedienung ist gerade für das betreuende Pflegepersonal sehr wichtig. Mit Hilfe einer Spezialkamera erkennt die memoreBox die Bewegungen der NutzerInnen, die mit den Armbewegungen sowohl durch das Menü navigieren als auch die therapeutischen Spielmodule steuern können. „Helfer-Avatare" unterstützen und motivieren. Sie erläutern per Sprachausgabe Aspekte des Spiels, geben adaptiv Feedback und vieles mehr. Als Medizinprodukt der Klasse 1 sind die Videospiele der memoreBox so konzipiert, dass sie sicher und leicht durchzuführen sind und vermitteln den NutzerInnen Spaß an therapeutischen Übungen. Spiele wie das virtuelle Kegeln, Tischtennis, oder Motorrad fahren schaffen ein gemeinschaftliches Erlebnis in der stationären Pflege und sorgen für Austausch untereinander.

Wer ist eure Zielgruppe und welche Probleme löst ihr? Wie wird sich die Versorgung durch euch verbessern?

PAKURA: Der GKV-Spitzenverband beschreibt die Vorteile der memoreBox in Band 15 seiner Schriftenreihe „Modellprogramm zur Weiterentwicklung der Pflegeversicherung" wie folgt: „Die Fallstudie memoreBox zeigt, wie durch den Einsatz eines technischen Systems pflegebedürftige Menschen hinsichtlich der kognitiven Fähigkeiten, der sozialen Interaktion und Kommunikation sowie in Bezug auf die Gangqualität profitieren. Auch Betreuungs- und Pflegekräfte erleben positive Effekte. Förderlich bei der Einführung der memoreBox in das Versorgungsgeschehen sind ein motiviertes Herangehen der Betreuungs- und Pflegekräfte sowie die einfache Bedienung des Systems."(GKV-Spitzenverband 2020) Bisher fokussierten wir uns darauf, den Alltag der BewohnerInnen von (teil-)stationären Pflegeeinrichtungen zu verbessern. Die Nachfrage nach einer Lösung für die Häuslichkeit steigt jedoch zunehmend und hat mit der starken Einschränkung von Kontakten und Besuchen seit Beginn der COVID-19-Pandemie eine besondere Dringlichkeit erfahren. Wir möchten die memoreBox daher künftig auch für Menschen in ambulanter Pflege verfügbar machen. Durch die einfache Bedienung und die potenziellen Erweiterungen kann die memoreBox in der Zukunft einen wesentlichen Beitrag zur aktiven Lebensführung älterer Menschen zu Hause leisten.

Welche Chancen/Potenziale siehst du beim Fast-Track-Verfahren im Allgemeinen und auf eure Lösung bezogen?

PAKURA: Das Fast-Track-Verfahren ist ein Quantensprung in der Art und Weise, wie digitale Medizinprodukte in die Regelversorgung gelangen. Ungeachtet der Herausforderungen, die direkt mit den ersten Zulassungen von DiGAs einhergingen, haben die verantwortlichen AkteurInnen auch im Vorhinein sehr agil und lösungsorientiert über Monate hinweg deutlich gemacht, dass diese neue Art der Gesetzgebung nicht ohne Schwierigkeiten ins Leben kommen kann – mit einer gesunden Feedbackkultur und schnellen Reaktionszeiten konnte trotzdem der

Benchmark für moderne Gesetzgebung in Zeiten (nicht nur) digitaler Umbrüche gesetzt werden. Das große Potenzial steckt aus meiner Sicht in der Geschwindigkeit und Transparenz, mit der nun digitale Anwendungen – die ja trotzdem und berechtigterweise hohe Hürden nehmen müssen – in die Regelversorgung kommen können. Während die Gesetzgebung über viele Jahre hinweg eben nicht mit den schnellen Veränderungen im Digital Health Bereich Schritt halten konnte, wurde stellenweise sogar realer Impact im Sinne des SDG No. 3 – der auch für unsere nationale Gesundheitspolitik maßgeblich ist – verhindert. Mit Blick auf die memoreBox ist das Fast-Track-Verfahren besonders spannend: Schon seit Beginn unserer Bemühungen war es das erklärte Ziel, unsere Lösungen möglichst vielen pflegebedürftigen Menschen zur Verfügung zu stellen. Hier erreichen wir zwar in der stationären Pflege schon zahlreiche Menschen, sehen aber mittelfristig die größten Chancen in der Häuslichkeit, wo pflegebedürftige SeniorInnen mit unseren Lösungen ihre Mobilität verbessern und damit eine selbständigere Lebensführung ermöglicht wird. Und selbst wenn wir noch einen Schritt weiterdenken: Mit Hilfe von Fördermitteln des BMVI entwickeln wir z. B. aktuell gezielt therapeutische Videospiele für Menschen mit Morbus Parkinson. Diesen könnte durch eine Kostenübernahme als DiGA die Möglichkeit gegeben werden, ihre Therapie selbstbestimmt und mit mehr Freude in den eigenen vier Wänden zu gestalten.

Welche Herausforderungen/Risiken siehst du beim Fast-Track-Verfahren bezüglich DiGA im Allgemeinen und auf eure Lösung bezogen?

PAKURA: Bisher überwiegen für mich klar die positiven Aspekte der digitalen Gesundheitsanwendungen, auch wenn es zu verschiedenen Details (auf unterschiedlichen Ebenen) im Gesundheitssystem Reibungspunkte gibt. Gleichsam lässt sich feststellen, dass die Einschränkungen in der Verordnung, also z. B. welche Berufsgruppen unter welchen Bedingungen verordnen dürfen, sowohl praktisch (vor allem für unsere Zielgruppe) eine Herausforderung darstellen, als auch im Sinne der gesetzgeberischen Intention weniger nachvollziehbar sind. Wünschenswert wäre auch, den Evidenzbegriff mit vergleichbaren Anforderungen aus benachbarten gesundheitspolitischen Initiativen wie beispielsweise dem Präventionsgesetz abzugleichen. Die COVID-19-Pandemie hat allen AkteurInnen des Gesundheits- und Pflegewesens, aber auch der allgemeinen Öffentlichkeit, das sogenannte „Präventions-Paradox" vor Augen geführt, welches viele Digital Health-Start-ups schon seit Jahren thematisieren (müssen), und das methodologische Fragen aufwirft: Wie lässt sich der Nutzen von DiGAs, deren Zweckbestimmung gleichermaßen therapeutisch wie sekundärpräventiv formuliert werden kann, zweifellos bestimmen? Und wie viel Aufwand ist zu rechtfertigen und angemessen, um diesen Nutzen dann nachzuweisen?

Was wäre die größte Unterstützung für eure Entwicklung?

PAKURA: Es braucht noch immer mehr und bessere Möglichkeiten der Kostenübernahme durch Kostenträger, die das Thema „Pflege" verstärkt in den Mittelpunkt stellen. Hier bringt das Bundesgesundheitsministerium mit neuen

Gesetzgebungsinitiativen erfreulicherweise weiterhin Bewegung in den Markt. Nachdem sich u. a. der Verbraucherzentrale Bundesverband e. V. zu Beginn des Jahres 2020 vehement für Erstattungsmöglichkeiten digitaler altersgerechter Assistenzsysteme in der ambulanten Versorgung eingesetzt hatte und konkrete Handlungsempfehlungen vorlegte, hat das Bundesgesundheitsministerium mittlerweile einen Gesetzesentwurf zu einem weiteren Digitalisierungsgesetz vorangebracht. In diesem werden u. a. sogenannte Digitale Pflegeanwendungen (DiPAs) thematisiert, welche verordnet und nach einer Prüfung durch das BfArM von der sozialen Pflegeversicherung erstattet werden sollen. Das sind alles eindeutig Schritte in die richtige Richtung. Es wird sich zeigen müssen, ob der Gesetzgeber die Kompetenzen verschiedener relevanter Berufsgruppen stärken wird, sodass z. B. auch pflegerisches Fachpersonal eine DiPA verordnen darf. Ich bin außerdem davon überzeugt, dass es im Gesundheitswesen einer Weiterentwicklung des Nutzen-Begriffs bedarf, wie ihn beispielsweise die Forschungsstelle Pflegeversicherung des GKV-Spitzenverbands in die Diskussion eingebracht hat: „Nutzenbetrachtungen sind stets kontext- und werteabhängig und bedürfen folglich individueller und die Situation berücksichtigender Ansätze“ (GKV-Spitzenverband 2020). Das dazugehörige Nutzenmodell wurde aufwendig hergeleitet, bildet meiner Meinung nach den Status quo der komplexen Diskussion rund um Nutzen im Gesundheitswesen ab und bietet sich an, um bei DiPAs und DiGAs Berücksichtigung zu finden.

Wenn wir eurer Anwendung 2 Mio. Euro geben würden, was würdest du damit machen?

PAKURA: Im Bereich Digital Therapeutics, in dem wir uns bewegen, sind viele Wege lang und Hürden verhältnismäßig hoch. Die Herausforderungen, sei es im Bereich Zertifizierung, Wirkungsnachweis oder schlicht zielgruppengerechter und evidenzbasierter Produktentwicklung sind zwar nachvollziehbar, aber oft nur mit hohem Zeit- und Ressourcenaufwand zu lösen. Ich würde also konsequent in ein starkes und facettenreiches Team und in unsere Partnerschaften investieren – denn das entscheidet am Ende über Erfolg oder Misserfolg. Die richtigen Personen und Persönlichkeiten auf den richtigen Positionen zu wissen, sie bei ihrer Potenzialentfaltung, in der Erarbeitung gemeinsamer Ziele zu erleben und ihnen dabei voll vertrauen zu können, ist ein fantastisches Gefühl. Wir haben zudem eine Fülle an spannenden Ideen, Partnerschaften, und Projekten „vor der Brust“, die schneller und effizienter in die Umsetzung kommen, wenn das Team mitwachsen kann. Die richtigen MitarbeiterInnen zu finden, ihnen die bestmöglichen Rahmenbedingungen und Ownership zu geben und damit auch langfristig zu halten, ist eine niemals beendete Kernaufgabe guten Leaderships – denn nur, wenn sich Mitarbeitende gefordert und gefördert fühlen, können sie sich bestmöglich einbringen. Geht mir persönlich ja auch nicht anders.

Wie glaubst du wird sich das Gesundheitswesen in 10 Jahren verändern? Gib uns mal ein Beispiel.

PAKURA: Ich bin davon überzeugt, dass insbesondere die Quantentechnologien große Teile unseres Lebens auf den Kopf gestellt haben werden. Eine Technologie wie die Magnetresonanztomographie, die auf den Grundlagen der ersten Quantenrevolution aufbaut, nutzen wir heute im medizinischen Kontext regelmäßig – ohne sie als „Magie" abzutun. Nicht anders wird es sich mit den Errungenschaften der zweiten Quantenrevolution verhalten. Ein Beispiel: Aufbauend auf den Erkenntnissen der sogenannten Quantensimulation, werden wir wie selbstverständlich in einer Welt „wahrhaft personalisierter Medizin" leben (Shamsrizi/Krutzik 2020). Das bedeutet, dass PatientInnen nicht mehr „Standard Medizin" erhalten, die „nur im Durchschnitt wirkt" (Stiftung Münch 2019), sondern Medikamente entwickelt und verabreicht werden können, die z. B. dediziert das Alter, das Geschlecht, oder Wechselwirkungen mit Ernährung und Chronobiologie beachten – ein Grad an Personalisierung, der dann auch für Digital Therapeutics gelten wird, da wir mehr und bessere Daten in schnellerer Zeit übertragen, sortieren und verstehen können werden. Quantensimulationen werden uns in die Lage versetzt haben, präzise Wirkstoffe zusammenzusetzen und zu berechnen, inwieweit versprochene Wirkmechanismen auch tatsächlich ihre Wirkung entfalten. Um aber die Früchte der zweiten Quantenrevolution in 10 Jahren ernten zu können, müssen Unternehmen, insbesondere im Gesundheitswesen, schon heute in die Lage versetzt werden, eine fundierte Bewertung der Potenziale und Applikationen dieses Technologiefelds zu erarbeiten – komplementär zu den wissenschaftlichen Forschungsnetzwerken von Universitäten und Forschungsinstituten zum Thema – und ihre MitarbeiterInnen hierzu weiterbilden. Es ist nun auch bezeichnend, dass die Bundesregierung Quantentechnologien als das bezeichnet, was „nach der Digitalisierung kommt". Werden wir also in 10 Jahren vielleicht neben DiGAs und DiPAs auch über QuGAs (Quantenbasierte Gesundheitsanwendungen) sprechen? Ich bin gespannt.

Was wolltest du schon immer loswerden? Hier ist deine Chance.

PAKURA: In vielen Bereichen schaffen wir es bis heute nicht, die Potenziale von Gleichberechtigung und Diversity ernsthaft zu heben. Frauen verdienten im Jahr 2019 in Deutschland ca. 20 % weniger als Männer. Das ist absurd. Für mich steht es außer Frage, dass diverse Teams (das reicht von gender diversity über die Einbindung von Menschen mit Migrationserfahrung, People of Color, der LGBTQI+-Community bis hin zu ArbeiterInnenkindern und vielen anderen) die besten Ergebnisse liefern. Doch bis heute sind z. B. Gründungsteams männlich dominiert, Investorinnen aber eine Seltenheit. Hier gilt es anzusetzen, insbesondere vor den spezifischen Herausforderungen an PatientInnen und NutzerInnen im Gesundheitswesen. Entrepreneurship Education kann aus meiner Sicht dabei einen wesentlichen Beitrag leisten. An immer mehr Universitäten wird unternehmerischem Denken und Handeln Raum gegeben. Es werden Programme entworfen, die (junge) Menschen motivieren, Entrepreneurship als Schlüsselkompetenz zu verstehen und selbst unternehmerisch aktiv zu werden. Die spezifischen Herausforderungen, mit denen Minoritäten allerdings ein Leben lang umgehen müssen, werden selten ausreichend adressiert – positive Gegenbeispiele wie z. B. das Grace Summer Camp bestätigen dabei die Regel. Hier müssen insbesondere Start-up-Ökosysteme bessere Bedingungen schaffen, damit die Lösungen, die Start-ups entwickeln, auch wirklich Impact entwickeln können – und Sensoren von Seifenspendern nicht mehr vornehmlich die Hände von weißen NutzerInnen erkennen (Deutschlandfunk 2019).

Interview mit Diana Heinrichs, Gründerin und CEO von Lindera

Zur Person:

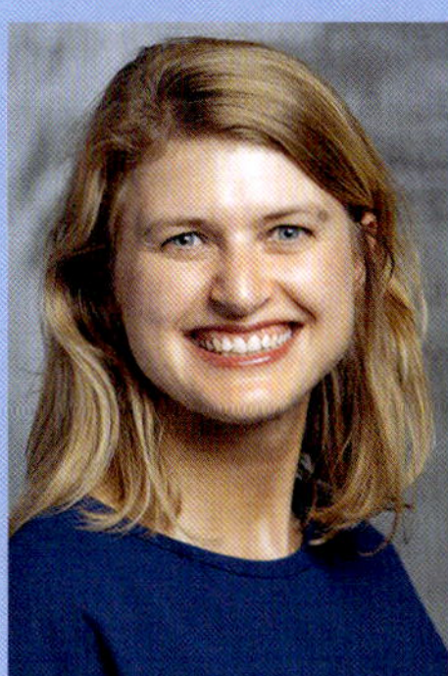

© Foto: Lindera GmbH

Diana Heinrichs: Vor Lindera war Diana Heinrichs sechs Jahre bei Microsoft Deutschland tätig. Sie hat an den Universitäten Bonn, Florenz und Oxford studiert und einen MBA an der Universität St. Gallen absolviert. Seit 2017 ist sie die Gründerin und CEO von Lindera. Sie hat den Spitzenverband Digitale Gesundheitsversorgung e. V. mitgegründet und ist ehrenamtlich im Vorstand aktiv.

Wer bist du und warum beschäftigst du dich mit digitaler Gesundheit?

HEINRICHS: Tief technische Fragestellungen, physikalische Zusammenhänge und mechanische Verfahren zur Mensch-Maschine Interaktion haben mich schon immer gereizt – ebenso die Frage, wie sie sich sinnvoll einsetzen lassen, um die Zusammenarbeit zwischen Generationen und über Entfernungen hin zu gestalten. Mein Name ist Diana Heinrichs, Gründerin des Unternehmens Lindera. Wir sind spezialisiert auf KI-basierte 3D-Bewegungsanalysen über die einfach Smartphone-Kamera. Auf dieser Basis haben wir eine innovative Lösung für die Sturzprävention bei älteren Menschen entwickelt. Bei der Gründung hatte ich meine eigene Oma vor Augen. Sie konnte bis zu ihrem Lebensende zu Hause wohnen – weil es unseren familiären Zusammenhalt und die Unterstützung der häuslichen Pflege gab. Doch auch das konnte mehrfache Stürze nicht verhindern. Mir wurde klar, dass es kaum wirklich hilfreiche Anwendungen für die Sturzprävention gibt.

Gemeinsam mit meinem Team wollte ich deshalb eine medizinische und Software-basierte Lösung entwickeln, die es Menschen ermöglicht, so lange wie möglich mobil zu bleiben. Das Ergebnis ist ein vielseitiges Deep Tech-Produkt mit einem einzigartigen Algorithmus, der uns alle Möglichkeiten in den verschiedensten Anwendungsfeldern von Pflege über Reha bis hin in die Orthopädie bietet.

Welche Person aus dem Gesundheitswesen hat dich am meisten motiviert und warum?

HEINRICHS: Über die letzten Jahre habe ich gemerkt, dass mich zwei Typen von Menschen antreiben: Auf der einen Seite sind es Ärzt*innen, Therapeut*innen und Pflegekräfte, die so klar und zielgerichtet für das Wohl des Patient*innen denken und handeln. Mich motiviert es, jeden Tagen mit Menschen wie Prof. Dr. med. Wolfgang Pommer, Daniela Thimm aus dem Korian-Haus Gartenstadt Berlin-Rudow, Prof. Dr. med. Johannes Zeichen, Dr. med. Sebastian Weber, Dr. med. Johannes Flechtenmacher zusammenzuarbeiten und neue Lösungen auf der Schnittstelle von Technik und Medizin zu entwickeln. Diese Leidenschaft für den Patient*innen, jenseits aller systemischer Zwänge und diese Offenheit für neue Ansätze zeigen mir, dass Deutschland trotz aller Bedenkenträger ein Innovationsstandort ist. Gemeinsam können wir etwas für unsere alternde Gesellschaft bewegen und mit unseren Ansprüchen an Evidenzen, Qualität und Datenschutz weltweite Standards setzen. Auf der anderen Seite fasziniert es mich, wie ein chinesischer Lehrer eine der größten Institutionen im Gesundheitswesen aufbauen kann. Jack Ma hat neben der Handelsplattform Alibaba auch eine digitale Krankenversicherung für mehr als 50 Millionen Versicherte geschaffen – in drei Jahren. Wenn junge Firmen wie wir immer nur zu hören bekommen, was alles nicht möglich sei, dass Mühlen nun mal langsam mahlen, dann will ich das nicht akzeptieren. Wir werden immer älter, uns fehlen Fachkräfte. Wir brauchen jetzt neue Lösungen: einfach, schnell, digital und hochwertig. Mich motivieren unbequeme Menschen, die es schaffen, andere mitzureißen. Welche Ausreden wollen und können wir uns noch leisten?

Wie genau funktioniert eure digitale Lösung/euer digitaler Helfer?

HEINRICHS: Wir bewegen die Menschen. Von Anfang an war unser wichtigstes Ziel, ihnen mehr Bewegungsfreiheit zu ermöglichen. Ob ein älterer Mensch, der seinen Alltag genießen kann oder jüngere, die ihr Leben lang fit bleiben wollen. Was kann es Besseres geben als jeden Tag ein Stück Freiheit zu schenken? Jede*r von uns hat den Wunsch, so lange wie möglich mobil und selbstbestimmt leben zu können. Genau hier setzt unsere Mobilitätsanalyse an. Die auf künstlicher Intelligenz basierende digitale Gesundheitsanwendung (DiGA) ermittelt präzise Sturzrisikofaktoren und schlägt individuelle und evidenzbasierte Maßnahmen zur Sturzprophylaxe vor. Wir fördern mit der Ganganalyse per App nicht nur die Mobilität und Gesundheit älterer Menschen – die Lindera-Technologie findet in immer mehr Bereichen erfolgreich Anwendung. Neben der Sturzprophylaxe wird unsere Technologie auch für Assessments und zur Behandlung von Patient*innen in der Orthopädie oder im klinischen Umfeld getestet. Wer zuhause Online-Therapien oder Workouts macht und sich dabei automatisch korrigieren lässt, nutzt höchstwahrscheinlich dabei unsere Algorithmen.

Wer ist eure Zielgruppe und welche Probleme löst ihr? Wie wird sich die Versorgung durch euch verbessern?

HEINRICHS: Unsere Technologie ermöglicht eine objektive Evaluation individueller Bewegungsabläufe über eine herkömmliche Smartphone-Kamera. So ermitteln wir Risikofaktoren, die zu Stürzen führen können und geben individuelle Empfehlungen zur Minimierung des Risikos. Das gelingt in drei einfachen Schritten: Sie nehmen ein 30-sekündiges Smartphone-Video vom gehenden Menschen auf, füllen einen psychosozialen Test in der App aus und erhalten anschließend eine Analyse inklusive individueller Maßnahmenempfehlungen zur Sturzprävention. Der von uns entwickelte, selbstlernende Algorithmus ist dabei so präzise, dass erstmals alle Bewegungsparameter auf den Millimeter genau gemessen werden können. Dabei entsteht ein anatomisch korrektes dreidimensionales Gangbild der Gelenk- und Skelettdaten. Mit unserer exzellenten Messgenauigkeit der 3D-Skelettschätzung sind wir einzigartig in der Welt der Mobilitätsanalyse.

Welche Chancen/Potenziale sowie Herausforderungen/Risiken siehst du beim Fast-Track-Verfahren im Allgemeinen und auf eure Lösung bezogen?

HEINRICHS: Es ist wichtig hier zu verstehen, dass viele Vorgaben für Medizinprodukthersteller nicht aus der Zeit der agilen Software-Entwicklung stammen. Das macht das Fast-Track-Verfahren so wichtig. Es hilft uns, Innovation und Qualitätssicherung zusammenzubringen – und eröffnet den Herstellern eine zeitliche wie auch inhaltliche Perspektive bei der Zulassung zur Kostenerstattung ihrer Lösungen. Das Bundesamt für Arzneimittel und Medizinprodukte (BfArM) prüft die DiGA, bevor sie im Verzeichnis erstattungsfähiger digitaler Gesundheitsanwendungen gelistet werden. Dabei beträgt der Prüfzeitraum drei Monate – ein effizienter Vorgang, der gerade jungen Unternehmen wie auch Lindera eine wichtige Perspektive bietet. Die Herausforderung besteht nun darin, digitale Anwendungen im Schulterschluss mit den Ärzt*innen, Pflegekräften und pflegenden Angehörigen tief und nachhaltig in den Strukturen zu verankern.

Was wäre die größte Unterstützung für eure Entwicklung?

HEINRICHS: Die Anerkennung als offizielle digitale Gesundheitsanwendung ist für uns als Unternehmen der entscheidende Schritt, der uns ganz neue Möglichkeiten eröffnet. Ich habe Lindera mit dem Ziel gegründet, die Gesundheitsversorgung und Pflege mit intelligenten Technologien nachhaltig zu verbessern. Wir wollen älteren Menschen ermöglichen, länger selbstbestimmt zu Hause zu leben und mobil zu bleiben. Um eine integrierte und individuelle Gesundheitsversorgung für alle zu erreichen, setzen wir auf Mediziner*innen, ambulante Pflegedienste und stationäre Einrichtungen. Lasst uns nicht dabei zusehen, wie die

Digitalisierung im Gesundheitssektor verschlafen wird – was das zur Folge haben kann, sehen wir derzeit im Bildungsbereich. Es ist jetzt an der Zeit, wegweisend voranzugehen und digitale Gesundheitsanwendungen in den Pflegealltag zu integrieren – zum Wohl von Patient*innen und Pflegekräften.

Wenn wir eurer Anwendung 2 Mio. Euro geben würden, was würdest du damit machen?

HEINRICHS: Noch schneller und noch mehr entwickeln. Wir haben so viele Ideen, wo wir Menschen mit präzisen Bewegungsanalysen helfen können: Neben Pflege, Reha, Orthopädie und Neurologie wollen wir das Leben mit Multipler Sklerose und Parkinson verbessern. Durch all diese Krankheiten, so unterschiedlich die Verläufe auch sind, zieht sich das Thema Bewegung wie ein roter Faden. Bisher ist eine individuelle Betreuung eine Frage von Zugang, Geld und Zeit. Wir können unsere Bewegungsanalysen an jedem Ort auf jedem Smartphone oder Tablet zur Verfügung stellen und damit Spitzenmedizin demokratisieren. Unsere Mission lautet: We push the limits of human motion in every phase of life to be painless, happy and healthy.

Wie glaubst du wird sich das Gesundheitswesen in 10 Jahren verändern? Gib uns mal ein Beispiel.

HEINRICHS: Während die Anzahl der Patient*innen steigt, reduziert sich die Zahl von Ärzt*innen, Therapeut*innen und medizinischem Fachpersonal. Wir sehen bei der räumlichen und fachlichen Verteilung ein massives Ungleichgewicht auf uns zukommen. Ich denke da beispielsweise an die Hausärzt*innen, die keine Nachfolge für ihre Praxis finden. Das trifft gerade die ambulante Versorgung im ländlichen Raum. Immer mehr junge Ärzt*innen und Pflegekräfte ziehen ein Angestelltenverhältnis oder Arbeit in Teilzeit vor. Unser Gesundheitssystem, wie wir es kennen, stößt an seine Kapazitätsgrenzen. Benötigt werden neue Ansätze, mit denen wir diesen Herausforderungen begegnen. Der Schlüssel zum Erfolg ist die Präzisionsmedizin, die gezielte Anwendung von künstlicher Intelligenz (KI) für eine individualisierte und patientenzentrierte Gesundheitsversorgung. In zehn Jahre wollen wir mit unserem 3D-Bewegungs-Avataren eine zentrale Rolle für die Diagnostik, Begleitung und Prävention von Millionen Menschen spielen, um ihren individuellen Bewegungsradius in jeder Lebensphase systematisch zu erweitern. Mit dem Digitale-Versorgung-Gesetz und den DiGA sind wir einen ersten Schritt in Richtung einer flächendeckenden Versorgung gegangen. Die Politik hat verstanden, dass wir den gesellschaftlichen Zusammenhalt in einer alternden Bevölkerung nur schaffen können, wenn wir auch neue smarte Wege gehen und alle über die Regelversorgung teilhaben lassen.

Was wolltest du schon immer loswerden? Hier ist deine Chance.

HEINRICHS: In allen Bereichen unseres Lebens treiben wir unsere Selbstbestimmung voran – sei es individuell, in der Gesellschaft oder in der Medizin. Die Patient*innen von heute sind aufgeklärt, möchten teilhaben an medizinischem

Wissen – von Prävention bis Therapie, im Krankenhaus und zu Hause. Wie kann ich eine Knie-Operationen vermeiden? Wie kann ich nach einer Operation schneller genesen? Das sind Fragen, die sich Menschen selbstverständlich stellen. Ein Teil der Antwort sind digitale Gesundheitsanwendungen. Sie verbinden unseren Wunsch nach Selbstbestimmung mit technologischen Lösungen und geben eine Antwort auf den drängenden Fachkräftemangel. Die wachsende E-Health Szene ist das beste Beispiel dafür, dass die Potenziale und Innovationskraft hier bei uns in Deutschland und Europa vorhanden sind. Nutzen wir sie!

Stichwortverzeichnis

Herausgeber- und Autorenverzeichnis

Die Herausgeber

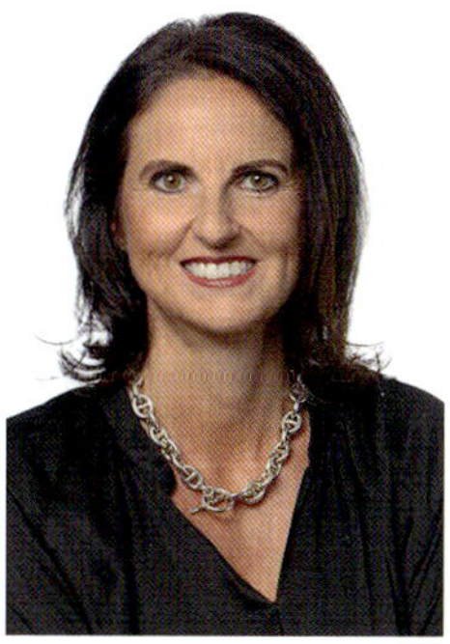

© Foto: JORZIG Rechts-anwälte

Prof. Dr. Alexandra Jorzig: Studium der Rechtswissenschaften an der Ruhr-Universität Bochum. Die Promotion erfolgte an der Universität Leipzig. Seit über 20 Jahren ist sie als Rechtsanwältin und Fachanwältin für Medizinrecht tätig. Hierbei berät und vertritt sie Ärzte, Krankenhäuser und sonstige medizinische Leistungserbringer bundesweit in allen Fragen des Medizin- und Gesundheitsrechts. Die Juristin ist Autorin zahlreicher wissenschaftlicher Publikationen und Professorin für Gesundheits- und Sozialrecht an der IB Hochschule für Gesundheit und Soziales in Berlin.

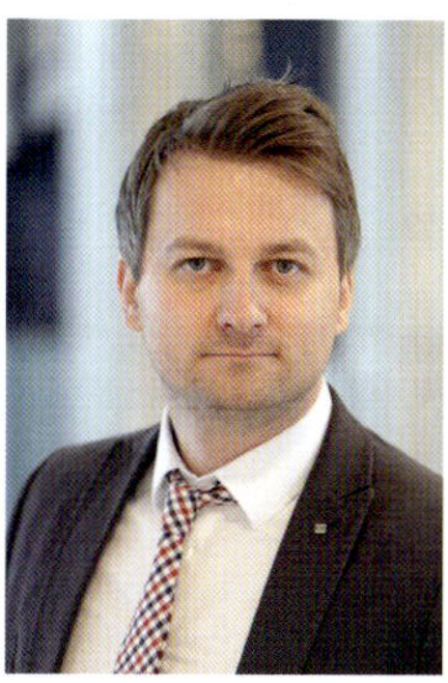

© Foto:
Tom Schulte/FOM

Prof. Dr. David Matusiewicz ist Professor für Medizinmanagement an der FOM Hochschule – der größten Privathochschule in Deutschland. Seit 2015 verantwortet er als Dekan den Hochschulbereich Gesundheit & Soziales und leitet als Direktor das Forschungsinstitut für Gesundheit & Soziales (ifgs). Darüber hinaus unterstützt als Gründer bzw. Business Angel technologie-getriebene Start-ups im Gesundheitswesen.

Die Autoren

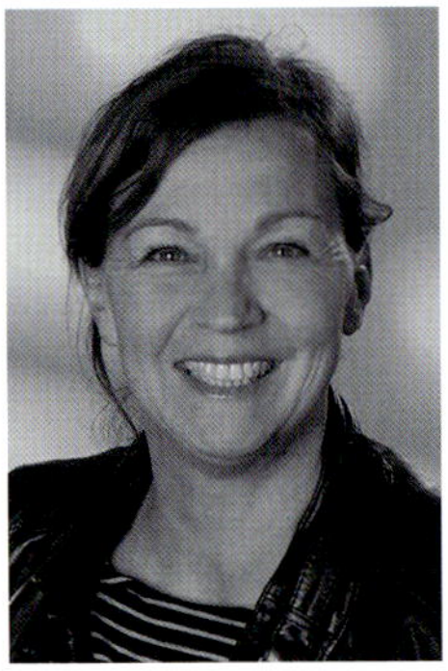

© Foto: privat

Dr. Pamela Aidelsburger, Jahrgang 1967, ist seit 2004 geschäftsführende Gesellschafterin des strategischen Beratungs- und Auftragsforschungsinstituts CAREM (www.carem.de).
Für die pharmazeutische Industrie und verschiedene Institutionen im deutschen Gesundheitswesen (DIMDI, Robert Koch-Institut) hat sie zahlreiche Dossiers zur frühen Nutzenbewertung nach Arzneimittelmarktneuordnungsgesetz (AMNOG), Health Technology Assessments und gesundheitsökonomische Analysen erstellt. Als Market Access Expertin berät sie seit Anfang 2020 auch Hersteller von digitalen Gesundheitsanwendungen (DiGA) umfassend zu den Voraussetzungen für die Aufnahme in das DiGA-Verzeichnis des Bundesinstituts für Arzneimittel und Medizinprodukte (BfArM).
Neben regelmäßigen Fachvorträgen und der Gutachtertätigkeit für verschiedene Fachjournale hat Dr. Aidelsburger seit ihrem Abschluss zur Magistra Public Health postgrad. im Jahr 2000 zahlreiche Fachbeiträge für wissenschaftliche Magazine geschrieben.

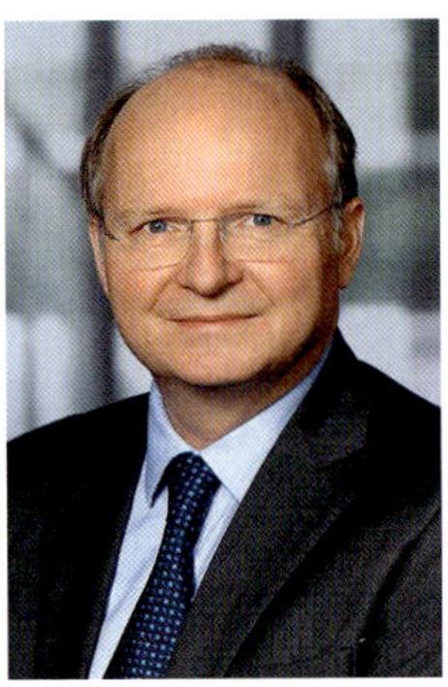

© Foto: Michael Fuchs, Remseck

Univ.-Prof. Dr. oec. Volker E. Amelung studierte an der Hochschule St. Gallen und an der Universität Paris-Dauphine Betriebswirtschaftslehre. Nach der Promotion arbeitete er an der Hochschule für Wirtschaft und Politik in Hamburg und war über mehrere Jahre Gastwissenschaftler an der Columbia University in New York. Volker Amelung wurde 2001 zum Universitäts-Professor für Gesundheitsmanagement und Gesundheitssystemforschung an der Medizinischen Hochschule Hannover berufen. Diverse Lehraufträge führten ihn seitdem unter anderem nach Wien (Medizinische Universität und Wirtschaftsuniversität), an die Columbia University (New York/NY), die TiasNimbas Business School (NL), die Fachhochschule Kärnten, die European Business School (EBS) sowie die TU Braunschweig. Er ist Gründer und Geschäftsführer des privaten Instituts für angewandte Versorgungsforschung GmbH (inav) sowie Vorstandsvorsitzender des Bundesverbandes Managed Care e. V. (BMC).

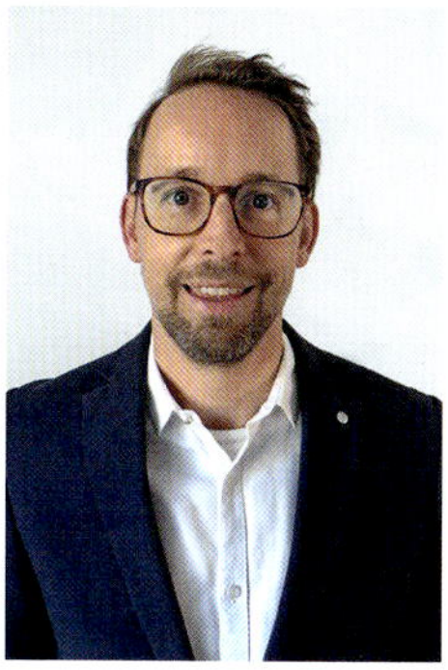

© Foto: privat

Als Biologe promovierte **Dr. Arne Bartol** am Deutschen Krebsforschungszentrum (DKFZ) in Heidelberg im Forschungsbereich Vaskuläre Onkologie und Metastasierung. Nach dem Wechsel in die pharmazeutische Industrie war er zunächst bei einem mittelständischen Pharmaunternehmen mit Schwerpunkt Kinderarzneimittel tätig, unter anderem als wissenschaftlicher Produktmanager im Bereich pädiatrische Pneumologie sowie in den Bereichen Marktzugang und Gesundheitspolitik. Seit 2016 ist er bei Janssen-Cilag als Manager Government Affairs für die Themen Arzneimittelerstattung und Gesetzgebung zuständig.

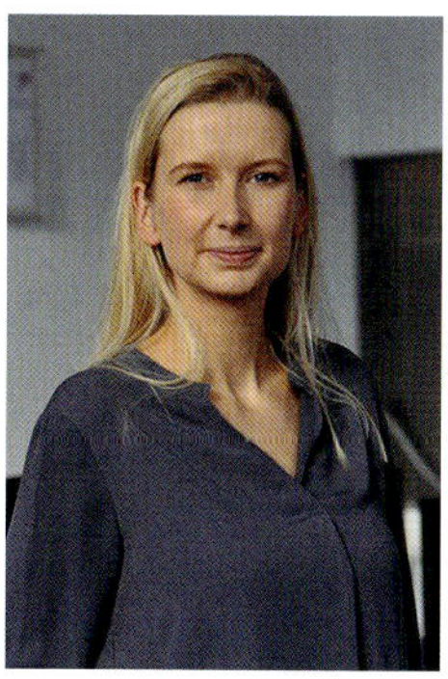

© Foto: privat

Jeanette Baudach ist Prokuristin und CFO von DIPAT Die Patientenverfügung GmbH. Als zertifizierte Datenschutzbeauftragte leitet Sie außerdem ehrenamtlich den Arbeitskreis Datenschutz & Datensicherheit des Spitzenverbandes Digitale Gesundheitsversorgung e. V.

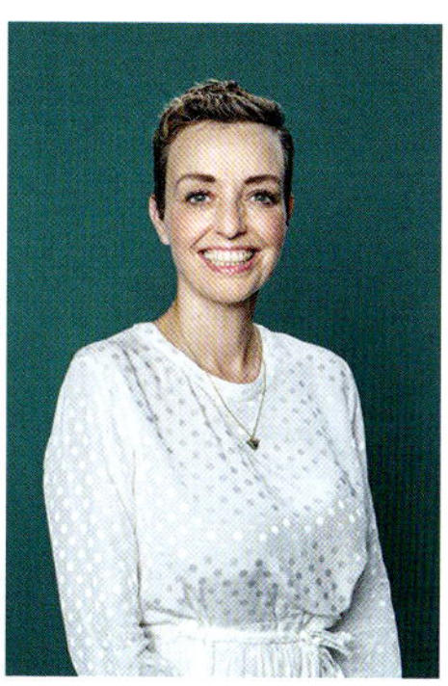

© Foto: privat

Inga Bergen ist eine deutsche Unternehmerin im Gesundheitswesen.Sie war CEO des Start-ups Magnosco GmbH, das Melanome mit Hilfe von Laser und Künstlicher Intelligenz erkennt und CEO des Gesundheits-Apps-Anbieters Welldoo (heute Vilua). Sie gilt als Experte auf dem Gebiet der digitalen Gesundheitsversorgung und Gastgeberin des Podcast-Formats „Visionäre der Gesundheit", in dem sie Persönlichkeiten trifft, die Gesundheit neu denken, Unternehmen gründen, Erfindungen machen und die Zukunft gestalten und stellt ihre persönliche Geschichte und ihre Visionen für die Zukunft der Gesundheit vor. Sie ist außerdem Sprecherin des Beirats für Digitalisierung & Ethik der AOK Nordost, Botschafterin des Gesundheits Clusters Berlin-Brandenburg und lehrt am IKF der Hochschule Luzern.

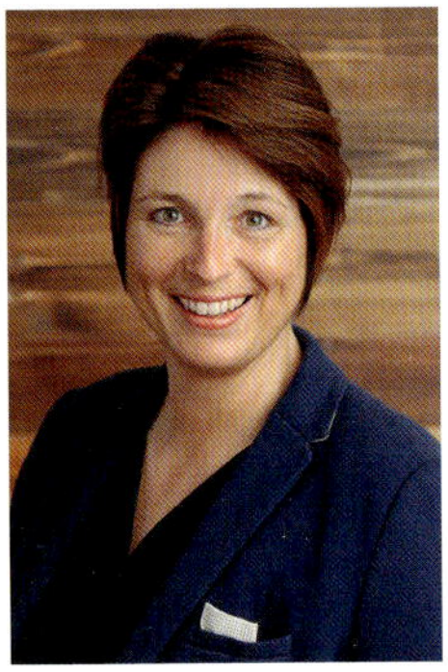

© Foto: privat

Dr. med. Martina Bittroff ist Fachärztin der Arbeitsmedizin mit 20-jähriger Berufserfahrung im Bereich Healthcare und bekleidet eine Führungsposition mit der Leitung von diversen Fachexpertenteams in einem arbeitsmedizinischen Dienstleistungsunternehmen. Ihren Executive MBA absolvierte sie bis 2019 an der Frankfurt School of Finance & Management. Im Juni 2020 veröffentlichte sie ihre Masterthesis zum Thema „Blockchain in Healthcare“ gemeinsam mit Prof. Dr. Sander vom Frankfurt School Blockchain Center. Am Institut für Angewandte Blockchain ist sie als Digital Health Expert tätig. Dabei liegen ihre Tätigkeitsschwerpunkte auf der Identifizierung von Blockchain und Telemedizin use cases in der Unternehmenspraxis. Ebenso widmet sie ihre Aufmerksamkeit der Etablierung einer Self Sovereign Identity in Geschäftsprozessen. Beratend steht sie jungen Gründern und Start-ups auch im DiGA-Umfeld zur Seite.

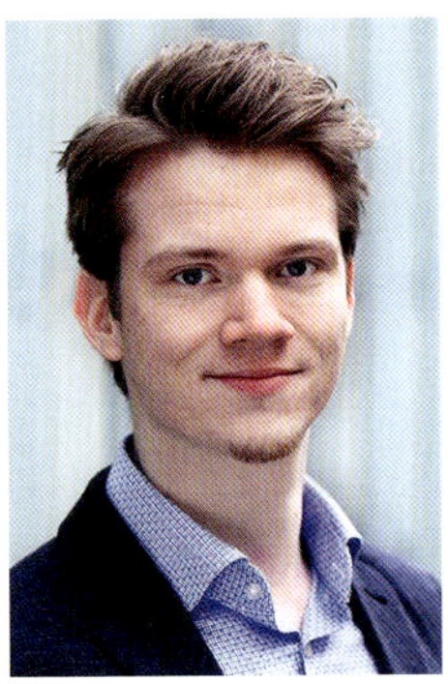

© Foto: WIG2 GmbH

Martin Blaschka ist seit 2015 für das WIG2 Institut tätig und seit 2019 Leiter des Innovationsnetzwerks und des Veranstaltungsmanagements. In dieser Funktion betreut er das maßgeblich durch ihn initiierte Zentrum für Innovation und Netzwerk im Gesundheitswesen (ZING!). Martin Blaschka beschäftigt sich insbesondere mit der Begleitung digitaler Versorgungsinnovationen auf dem Weg in den ersten Gesundheitsmarkt, dem Aufbau von digital Health-Partnernetzwerken sowie mit der Konzeption und Realisierung von komplexen Innovationsformaten im Gesundheitswesen, insbesondere Hackathons. Er ist Mentor bei mehreren Accelerator- und Inkubator-Programmen für Healthcare Start-ups in Deutschland. Zuvor studierte Martin Blaschka Medienkommunikation (B.A.) sowie Communication Management (M.A.) an den Universitäten Chemnitz und Leipzig. Parallel sammelte er u. a. bei einer gesetzlichen Krankenkasse Praxiserfahrungen im Gesundheitssystem.

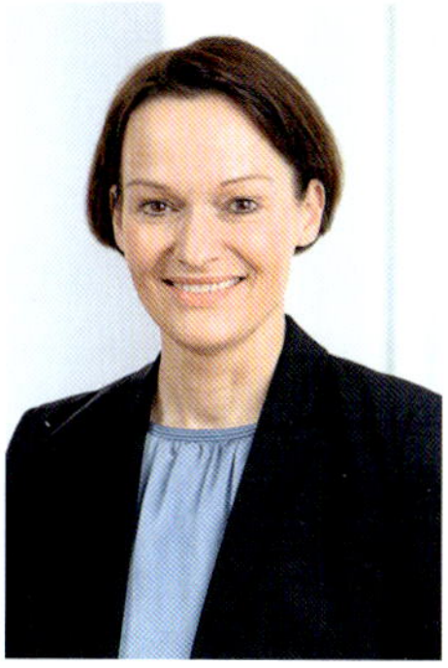

© Foto: privat

Dr. Dorothee Brakmann ist Mitglied der Geschäftsleitung und leitet bei Janssen den Bereich Gesundheitsökonomie, Marktzugang und Erstattung. Sie begann bei dem Unternehmen im Jahr 2008 als Leiterin Gesundheitspolitik und zeichnete ab 2013 als Leiterin der Abteilung Preisgestaltung, Erstattung und Verträge. Davor war sie unter anderem als Krankenhausapothekerin tätig, arbeitete für Kostenträger im Gesundheitswesen und entwickelte pharmakoökonomische Softwarelösungen für Apotheken.

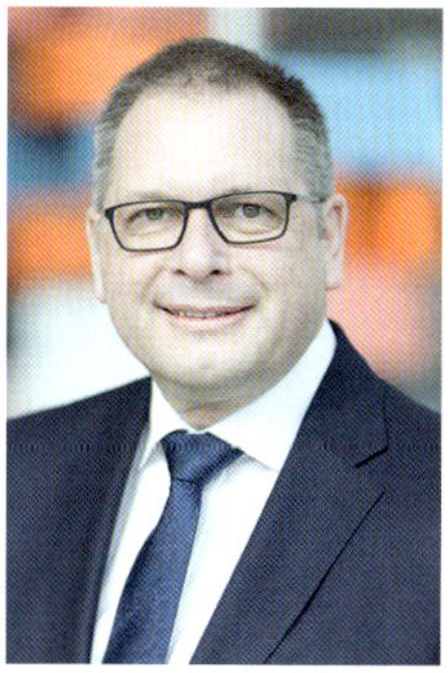

© Foto: privat

Prof. Dr. med. Karl Broich, Humanmediziner (Approbation 1985, Promotion 1986); Arzt für Neurologie und Psychiatrie (Nervenheilkunde 1993); Zusatztitel Psychotherapie mit Schwerpunkt Verhaltenstherapie (1999). 2000 bis 2009 zunächst Fachgebietsleiter Neurologie/ Psychiatrie, dann Abteilungsleiter Zulassung 4 im BfArM; ab 2009 Vizepräsident, seit 2014 Präsident des BfArM.

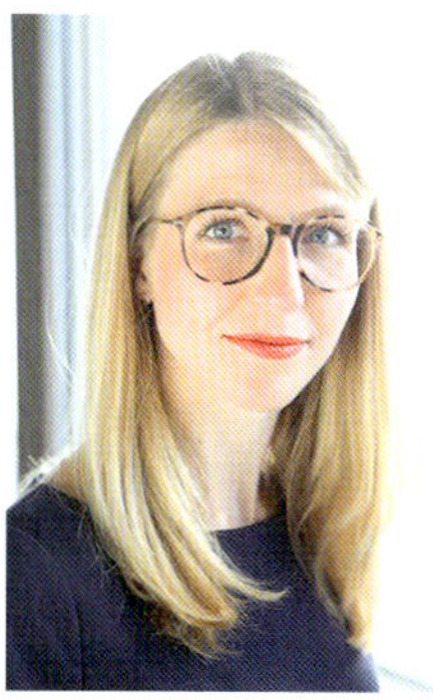

© Foto: Raimar von Wienskowski

Dr. Patricia Ex war von 2017 bis 2021 Geschäftsführerin des Bundesverbands Managed Care, ab 2021 leitet sie die Abteilung Versorgungsmanagement beim BKK Dachverband. Zuvor war sie Mitglied des Expertenpools beim Gemeinsamen Bundesausschuss (G-BA), Senior Consultant bei strategischen Beratungsfirmen sowie wissenschaftliche Mitarbeiterin bei Ulla Schmidt, Vizepräsidentin des Deutschen Bundestages und Gesundheitsministerin a. D. Für ihre Studien zu Finanzierungsinstrumenten von Innovationen im Gesundheitswesen an der TU Berlin und der University of California at Berkeley wurde sie 2018 promoviert. Patricia Ex studierte an den Universitäten in Göttingen, Bilbao, Bremen und am Dickinson College in den USA.

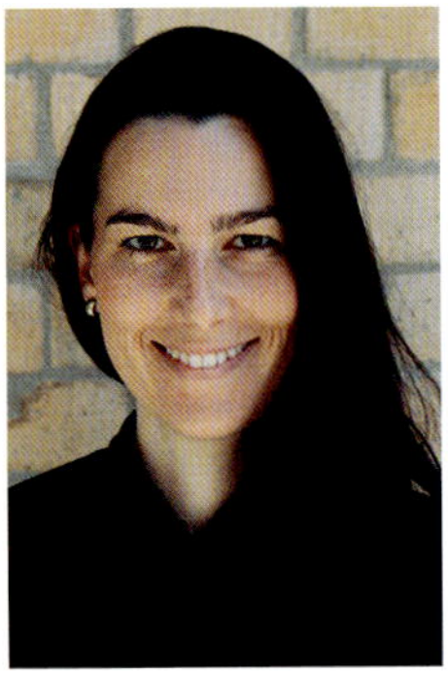

© Foto: Spitzenverband Digitale Gesundheitsversorgung

Dr. Anne Sophie Geier ist seit Oktober 2020 die Geschäftsführerin des Spitzenverbands Digitale Gesundheitsversorgung. Sie hat Pharmazie studiert, im Bereich Real-World-Evidence und Outcomes Research an der WWU Münster und Harvard Medical School promoviert und anschließend in der Unternehmensberatung eines Pharmakonzerns gearbeitet. Zuletzt war sie als Sachgebietsleiterin beim GKV-Spitzenverband für die frühe Nutzenbewertung von neu zugelassenen Arzneimitteln zuständig.

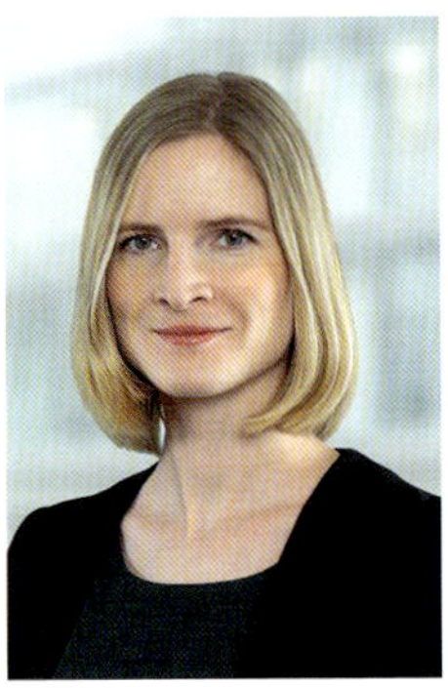

© Foto: BVMed e. V.

Natalie Gladkov leitet seit dem 1. Juni 2019 das Referat „Digitale Medizinprodukte“ beim BVMed – Bundesverband Medizintechnologie e. V. Zu den Schwerpunkten des Referats gehören der Marktzugang von digitalen Medizinprodukten sowie Robotik in der medizinischen Versorgung.
Davor war Natalie Gladkov mehr als drei Jahre als Referentin für Presse- und Öffentlichkeitsarbeit beim Bundesverband Gesundheits-IT – bvitg e. V. tätig. Zu ihren Aufgaben zählten die Verbands- und Messekommunikation. Sie hat in Münster, Berlin und Zürich im Fach Kommunikationswissenschaft studiert. Ihre ersten Berufserfahrungen im Gesundheitssektor sammelte sie zudem bei der gematik und dem Kassen-IT-Dienstleister gkv informatik.
Natalie Gladkov ist Alumna der Studienstiftung des deutschen Volkes.

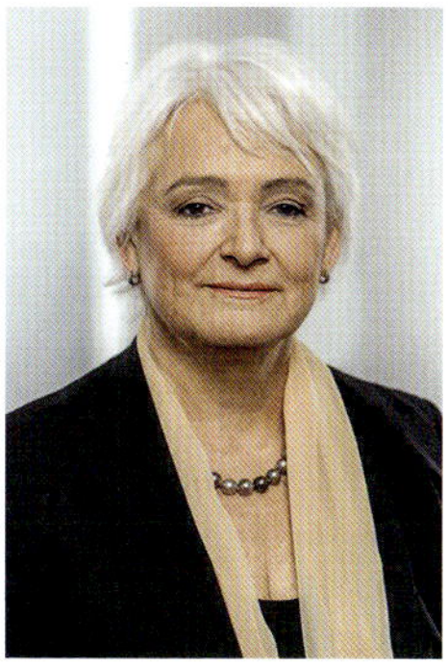

© Foto: J. Rolfes

Dr. med. Christiane Groß, M.A., Ärztin für Allgemeinmedizin, Psychotherapie und ärztliches Qualitätsmanagement, niedergelassen als ärztliche Psychotherapeutin. Postgraduales Universitätsstudium: Management von Gesundheits- u. Sozialeinrichtungen (MGS)/Fernstudium an der Technischen Universität Kaiserslautern in Kooperation mit der Universität Witten Herdecke/Fakultät für Medizin. Mit der Masterarbeit zum Thema: „Veränderungen in der Arzt-Patienten-Beziehung durch die elektronische Gesundheitskarte". Ehrenamtliche Tätigkeit u. a.: Mitglied im Vorstand der Ärztekammer Nordrhein, Vorsitzende des Ausschusses „E-Health und KI" der Ärztekammer Nordrhein, Mitglied im Ausschuss "Digitalisierung" der Bundesärztekammer, Vorsitzende des „Ärztlichen Beirates Digitalisierung NRW", Mitglied im Vorstand der „Spitzenfrauen Gesundheit", Präsidentin des „Deutschen Ärztinnenbundes".

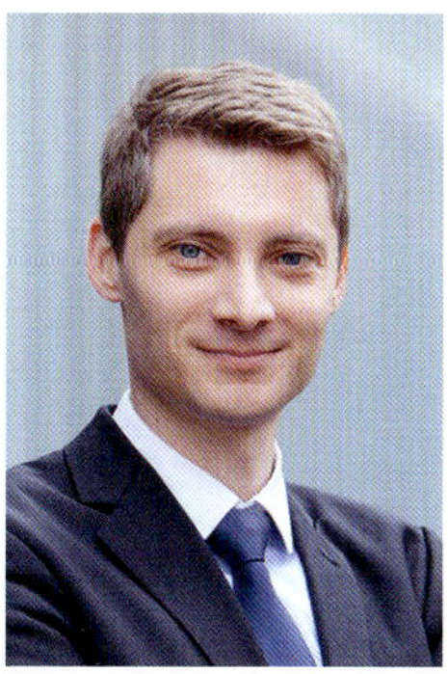

© Foto: WIG2 GmbH

Dr. Dennis Häckl ist seit 2014 Mitgründer und Geschäftsführer des WIG2 Instituts. Er studierte Volkswirtschaftslehre in Nürnberg sowie Detroit und promovierte am Center for Healthcare Management an der HHL Leipzig Graduate School of Management als persönlicher Referent des Rektors. Anschließend übernahm er Forschungs- und Lehrtätigkeiten an der Technischen Universität Dresden. Dr. Häckl war und ist Gastdozent sowie Mitglied in Expertengremien an verschiedenen Universitäten und Hochschulen in Deutschland – beispielsweise an der Technischen Universität Dresden sowie an der FOM Hochschule. Zudem ist er Autor zahlreicher Fachartikel und Buchbeiträge zu gesundheitsökonomischen Themen und führte viele Studien sowie Expertengutachten durch.

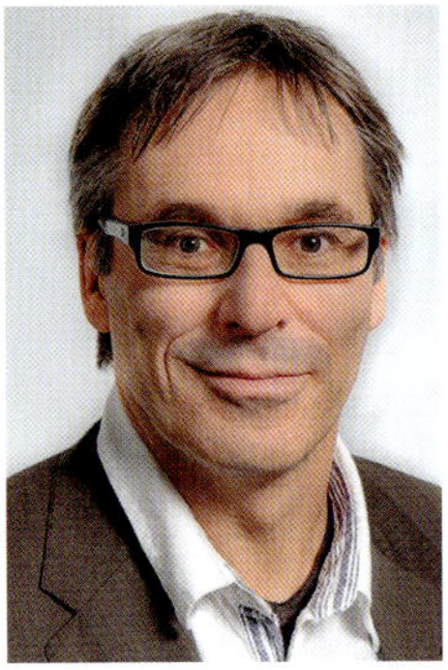

© Foto: privat

Dr. Dipl. Inform.-med. Michael Hägele studierte an der Universität Heidelberg/Fachhochschule Heilbronn medizinische Informatik, konzipierte früh digital vernetzte Systeme in der integrierten Versorgung und promovierte an der Uni Heidelberg mit „CAIHM (Computer Assisted Informing and Health Management)". In den nun knapp 30 Jahren Tätigkeit im Gesundheitswesen entwickelte er (patientenzentrierte) digitale Lösungen für die integrierte Versorgung, automatisierte DMP-Programme, medizinische Suchmaschinen, vollautomatisierte Laborbefundung (Qonsilus), personalisierte Gesundheitsinformationen und beschäftigte sich früh und intensiv mit eHealth und mHealth-Systemen. Seit 2008 ist er Mitglied in der Kommission „Gesundheitsberichterstattung und Gesundheitsmonitoring" des Robert-Koch-Instituts. Seit einigen Jahren ist er Entwicklungsleiter bei einem der ersten Anbieter einer elektronischen Gesundheitsakte (Vitabook).

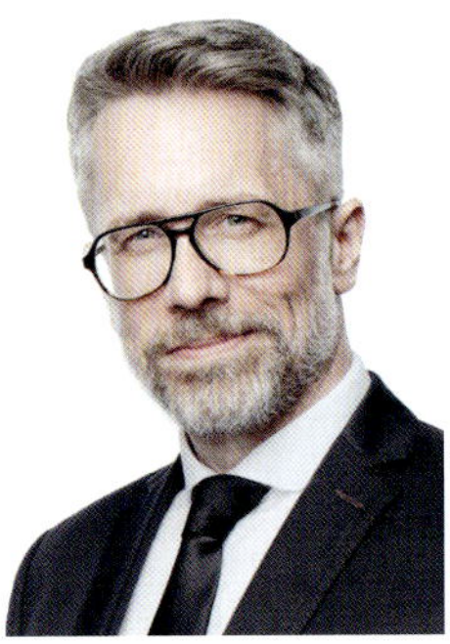

© Foto: Frank Lothar Lange

Prof. Dr. Stefan Heinemann ist Professor für Wirtschaftsethik an der FOM Hochschule und Sprecher der Ethik-Ellipse Smart Hospital der Universitätsmedizin Essen und fokussiert die ökonomische und ethische Perspektive auf die digitale Medizin und Gesundheitswirtschaft. Er ist Leiter der Forschungsgruppe „Ethik der digitalen Gesundheitswirtschaft & Medizin" am ifgs Institut für Gesundheit & Soziales der FOM Hochschule, Mitglied in der „AG KI in der Inneren Medizin" in der Kommission „Digitale Transformation in der Inneren Medizin" der DGIM Deutsche Gesellschaft für Innere Medizin e. V. sowie Fachbeirat in diversen Forschungs- und Bildungsinstitutionen. Zudem ist der Philosoph und Theologe Mitglied im wissenschaftlichen Beirat „Digitale Transformation" der AOK Nordost, Mitglied im Beirat des Institutes für PatientenErleben der Universitätsmedizin Essen, Mitglied im Sozial- und Gesundheitspolitischen Beirat der BARMER Landesvertretung Nordrhein-Westfalen und Mitglied des Innovationskreises Blutspendewesen des DRK-Blutspendedienstes West. Sowie im Vorstand der Kölner Wissenschaftsrunde, Vorstandsvorsitzender der „Wissenschaftsstadt Essen" und Mitglied im Kuratorium von sneep e. V., einem studentischen Netzwerk für Wirtschafts- und Unternehmensethik.

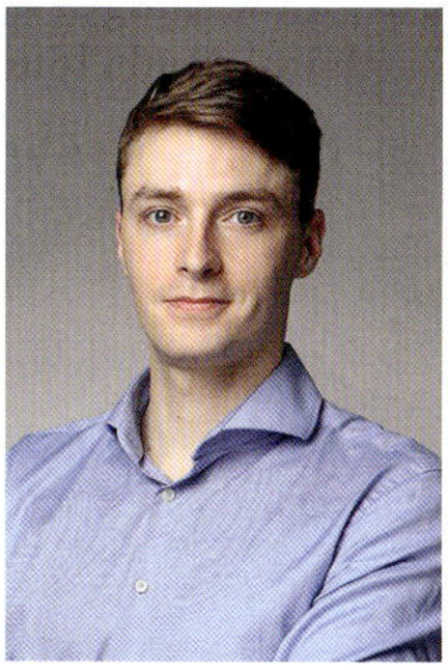

© Foto: privat

Leo Hilse ist ein deutscher Unternehmer mit einem Fokus auf Plattform Business Modelle und Verbraucherportale. Neben seinen Aktivitäten in der Modeindustrie ist er besonders seit dem DVG, welches den Grundstein für DiGAs gelegt hat, auch im Digital-Health Bereich des deutschen Gesundheitswesens tätig. Als Geschäftsführer der Digital Versorgung GmbH wird hier unter seiner Leitung eine Plattform für Versicherte verschiedenster Krankenkassen geschaffen, um digitale Anwendungen an Verbraucher zu bringen. Durch zusätzliche Investments, welche durch die Plattform begünstigt werden, kann Innovation in der digitalen Medizin weiter gefördert werden.

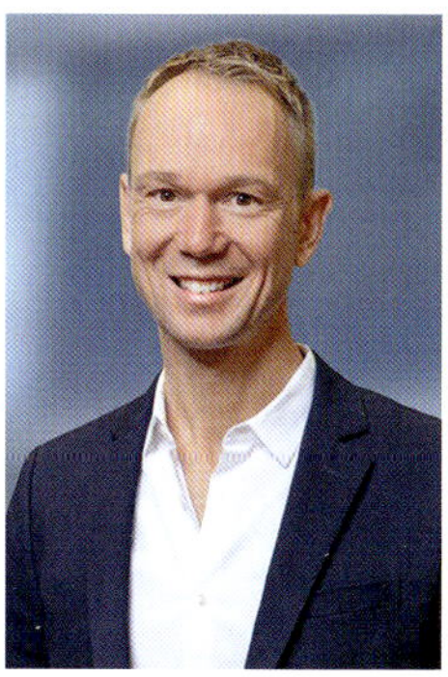

© Foto: Roche

Dr. Pascal Hofer ist Rechtsanwalt und Fachanwalt für Medizinrecht. Er berät insbesondere an der Schnittstelle von Digital und Gesundheit. Als Unternehmensanwalt von Roche hat er rechtsgestaltend und -beratend an einer Reihe von digitalen Plattform- und Softwarelösungen (z. B. mySugr App, Roche Diabetes Care Platform) federführend mitgewirkt.

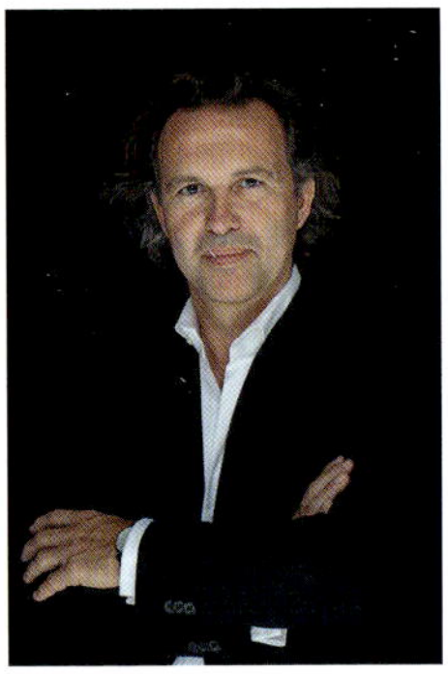

© Foto: Raimar von Wienskowski

Ingo Horak ist Digital Health Entrepreneur, Strategieberater, Autor und Referent zu Digitalisierung in Gesundheitssystemen. Er hat Wirtschaftsinformatik studiert und über 25 Jahre Berufserfahrung bei führenden internationalen Unternehmen wie AOL Time Warner Inc., Bertelsmann AG, Gruner & Jahr und mit eigenen Unternehmungsgründungen in Hamburg, Berlin und London. Seit 15 Jahren beschäftigt er sich mit digitaler Gesundheit als Gründer, Strategieberater und C-Level Führungskraft u. a. beim Arztbewertungsportal DocInsider, Beratungs- und Vertriebsunternehmen für Digital Health, als Chief Market Officer der elektronischen Gesundheitsakte Vivy und Chief Commercial Officer bei Vilua Healthcare.

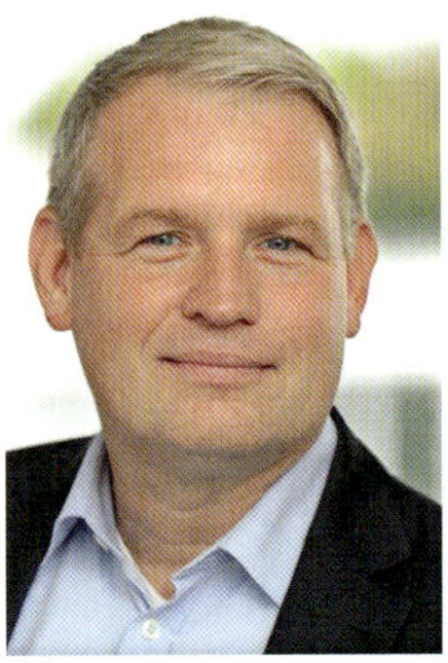

© Foto: Tom Schulte, DATATREE AG

Prof. Dr. Thomas Jäschke ist Experte für Digitalisierung und Habitual Entrepreneur als Medizin-Informatiker und Wirtschaftsinformatiker. Er ist als Professor an der FOM-Hochschule für Oekonomie und Management tätig. Zudem ist der Vorstand der Dr. Jäschke AG beratend mit den Schwerpunkten Digitalisierung, Informationssicherheit und Datenschutz im Gesundheitswesen aktiv.

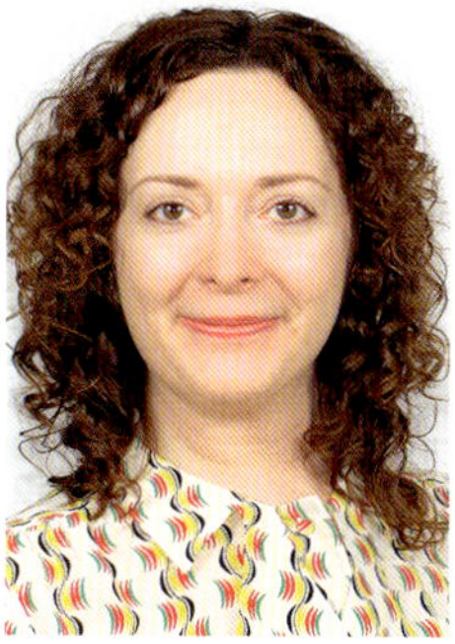

© Foto: privat

Alexandra Jelen studierte Betriebswirtschaftslehre an der FOM Hochschule. Sie verfügt über 19 Jahre Berufserfahrung im Digitalen Bereich rund um Plattformen, Portale und Apps. Seit über 8 Jahren berät sie Unternehmen und Start-ups in den Bereichen Digital Health, Software als Medizinprodukt, Digitale Gesundheits-/Anwendungen, Digitale Geschäftsmodelle, Produktstrategie &-konzeption, Agile Produktentwicklung, Marktzugang und Krankenversicherungen. Seit Januar 2021 ist sie geschäftsführende Gesellschafterin und Mitgründerin der HEPICC GmbH.

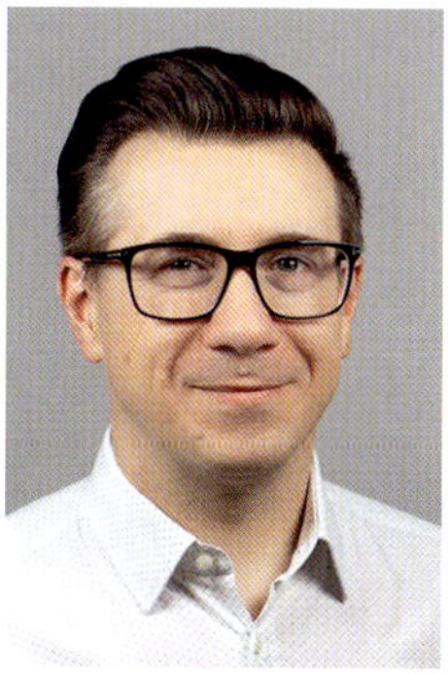

© Foto: Alexandra Jelen

Gregor Jelen studierte Betriebswirtschaftslehre an der FOM Hochschule und absolvierte das Intensivstudium Market Access Management an der EBS Universität. Er blickt auf über 13 Jahre Berufserfahrung in der Medizintechnik und ist seit 2 Jahren Berater in der Healthcare-Branche. Seine Beratung unterstützt Start-ups, KMUs und Konzerne in den Bereichen Geschäftsstrategie, Digital Health, Medizinprodukte-Zulassung, Market Access & Reimbursement sowie Evaluationskonzepte und Klinische Evidenz. Seit Januar 2021 ist er geschäftsführender Gesellschafter und Mitgründer der HEPICC GmbH.

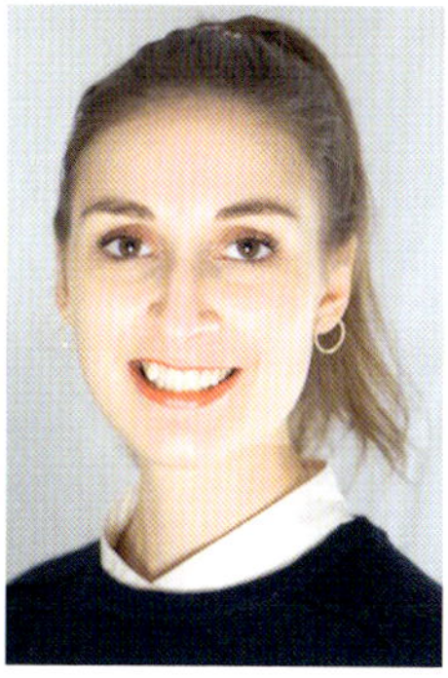

© Foto: Tobias Gurok

Sophie Anne Ines Klopfenstein ist ausgebildete Ärztin und studierte Humanmedizin in Berlin, Kanada, Frankreich, Österreich und der Schweiz. Ihre Interessens- und Forschungsschwerpunkte liegen in den Gebieten Public Health, Medizininformatik und eHealth. Sie sammelte Erfahrung bei verschiedenen medizinischen Start-ups, bei denen sie medizinische Inhalte kuratiert, modelliert sowie mitverfasst und an Übersetzungs- und NLP-Projekten mitgewirkt hat. Aktuell arbeitet sie als wissenschaftliche Mitarbeiterin und Projektmanagerin in den Arbeitsgruppen eHealth und Interoperabilität am BIH sowie Patient Monitoring and Alarm Management am Institut für Medizinische Informatik der Charité.

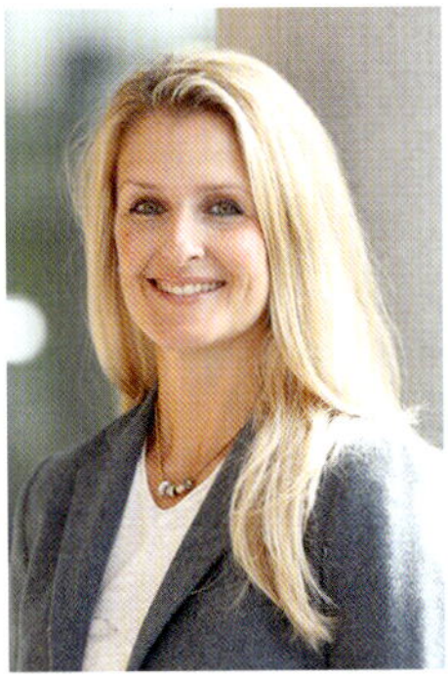

© Foto: privat

Sabrina Kühn ist Vorstandsmitglied des Bundesverbands Internetmedizin und Strategische Projektleiterin Digitaler Gesundheitsanwendungen im Bereich Market Access bei der Servier Deutschland GmbH, der deutschen Niederlassung des privaten französischen Arzneimittelunternehmens. Sie absolvierte ein BWL-Studium mit den Schwerpunkten Medizinmanagement, Unternehmensrechnung & Controlling an der Universität Duisburg-Essen mit dem Abschluss Diplom-Kauffrau sowie einen Masterstudiengang mit dem Abschluss Master in Health and Medical Management (MHMM) an der Friedrich-Alexander Universität Erlangen-Nürnberg. Bei der BKK vor Ort (heute VIACTIV Krankenkasse) verantwortete sie die Abteilung Verträge und Abrechnung und war bei dem Dienstleistungsunternehmen GWQ ServicePlus AG als Projektleiterin Leistungsentwicklung, u. a. zuständig für die Konzeptionierung, Verhandlung und Umsetzung von Versorgungsverträgen.

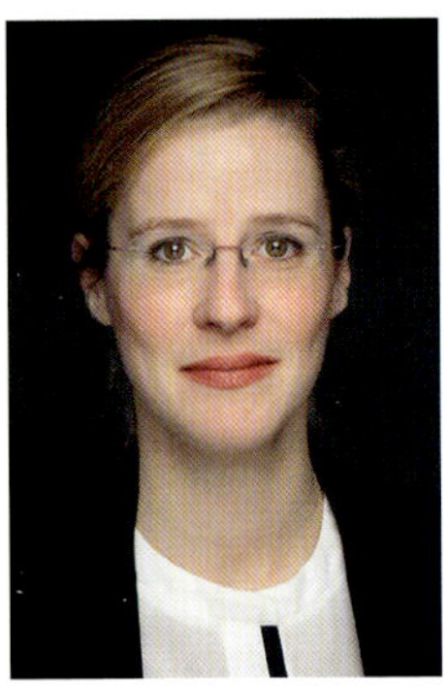

© Foto: privat

Dr. rer. nat. Wiebke Löbker, Apothekerin (Fachapothekerin für Arzneimittelinformation); 2009–2011 wissenschaftliche Mitarbeiterin am Institut für Pharmazie der Freien Universität Berlin; 2011 – September 2016 Referentin in der Abteilung Arzneimittel des Gemeinsamen Bundesausschusses, Berlin; seit Oktober 2016 als wissenschaftliche Mitarbeiterin beim Bundesinstitut für Arzneimittel und Medizinprodukte, Bonn – Leiterin der Stabsstelle Innovationsbüro, Change-Management und persönliche Referentin des Präsidenten.

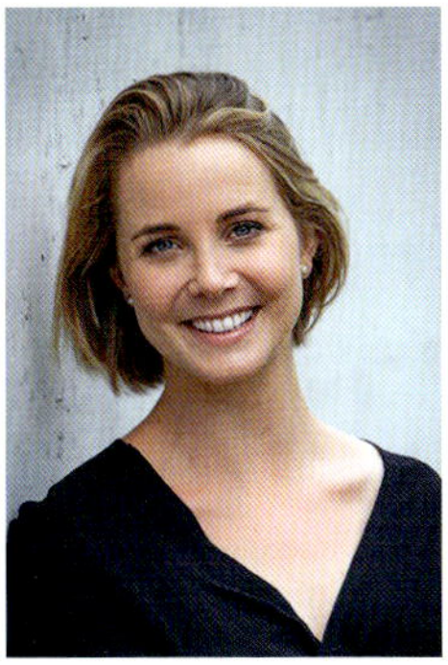

© Foto: privat

Dr. Lara Maier ist eine Ärztin, die sich nach Stationen an den Universitätsklinikum rechts der Isar, München, und der Charité in Berlin (HNO, Arbeitsmedizin) nunmehr der digitalen Medizin widmet. Bei CASPAR Health, einer digitalen Rehabilitationsplattform, verantwortet sie als Head of die Bereiche des Business Development, Medical Content sowie klinische Studien. Als zertifiziertes Mitglied der American Society of Lifestyle Medicine (AMLM) und Ernährungsmedizinerin (DGEM) gilt ihr besonderes Interesse der Prävention im digitalen Kontext. Darüber hinaus setzt sie ihr Expertenwissen als medizinische Beraterin für Start-ups und Unternehmen ein, um die notwendige Brücke zwischen „medizinischer Realität" und „Wirtschaft zu schlagen. Sie verfasst regelmäßige „Faktenchecks" für den Podcast „Visionäre der Gesundheit" und ist aktives Mitglied bei Hacking Health.

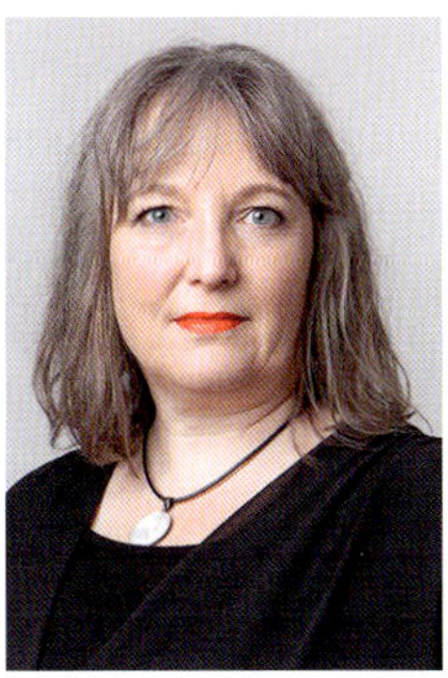

© Foto: privat

Pia Maier, MBA, ist Mitglied im Vorstand des Bundesverband Internetmedizin, einem der maßgeblichen Herstellerverbände, die Hersteller von digitalen Gesundheitsanwendungen gegenüber dem GKV-Spitzenverband vertreten. Sie arbeitet als Senior Consultant Digital Health bei WMP Healthcare. Die Politologin hat zunächst im politischen Betrieb gearbeitet, hat diesen mit einem MBA Healthcare Management dann in Richtung Gesundheitswesen verlassen: zunächst zur AOK Brandenburg als Teamleiterin Integrierte Versorgung und dann bei Berlin-Chemie AG für Strategisches Gesundheitsmanagement.

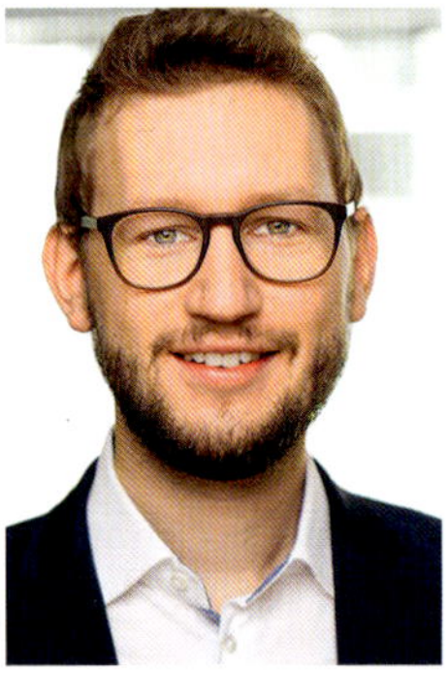

© Foto: vfa/B. Brundert

Tobias Manner-Romberg ist ausgebildeter Wirtschaftsinformatiker und Betriebswirt. Seit 2020 ist er als Referent Digital Health beim Verband der forschenden Pharmaunternehmen tätig. Nach seinem dualen Studium der Betriebswirtschaftslehre und einigen Jahren Berufserfahrung in der Medienbranche, absolvierte Tobias Manner-Romberg den Elitenetzwerkstudiengang Finanz- und Informationsmanagement an der TU München, der Universität Augsburg und der Universität Bayreuth. Hier spezialisierte er sich auf das Themengebiet Digital Health und arbeitete zudem für die Fraunhofer-Projektgruppe Wirtschaftsinformatik und das Kernkompetenzzentrum FIM.

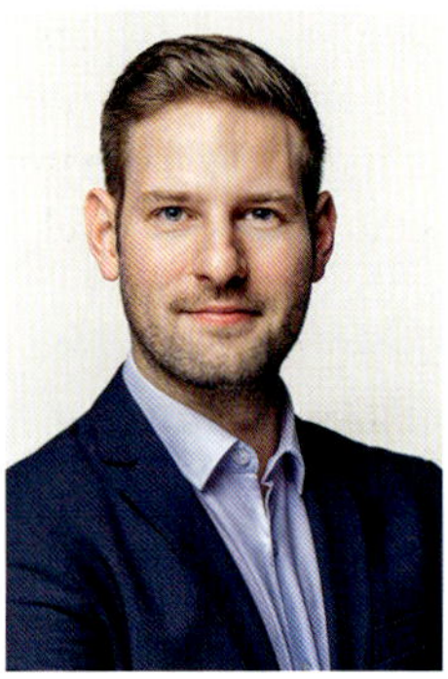

© Foto: fbeta GmbH

Dr. med. Filippo Martino ist Leiter Digitale Gesundheit bei der Unternehmensgruppe der Median Kliniken und erster Vorsitzender der Deutschen Gesellschaft für Digitale Medizin (DGDM). Er studierte Humanmedizin an der Medizinischen Hochschule Hannover (MHH) sowie der Tongji Universität von Shanghai. Nach dem Studium begann er seine ärztliche Tätigkeit in der Fachrichtung Neurologie am Universitätsklinikum Carl-Gustav Carus Dresden, wo er neben der klinischen Arbeit auch die Stelle des Fachdozenten für Neurologie an der Carus Akademie Dresden besetzte. Darüber hinaus engagierte er sich für die ärztliche Perspektive auf Digitalisierung in der Medizin und sammelte weitere Erfahrungen mit einem eigenen Start-up-Vorhaben. Anschließend betreute Dr. med. Filippo Martino bei der fbeta GmbH die Themen rund um digitale Gesundheit und leitete den dazugehörigen Geschäftsbereich.

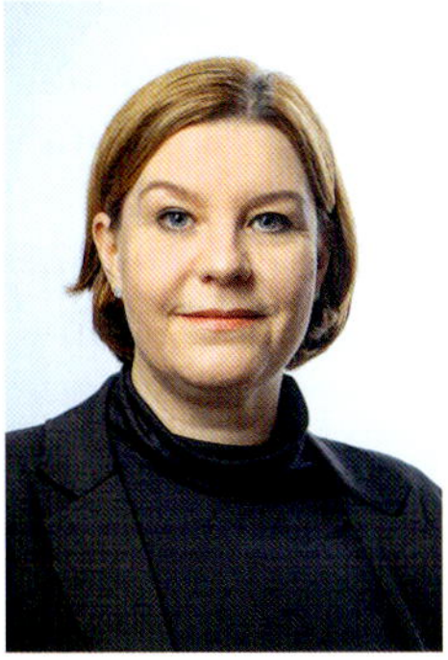

© Foto: privat

Dr. rer. cur. Andrea Mischker, Ausbildung zur examinierten Pflegekraft, Studium zur Diplompflegewirtin an der Evangelischen Hochschule Berlin, Absolventin des Graduiertenkollegs der Robert-Bosch-Stiftung, Promotion an der Charité. Berufliche Stationen: Pflegekraft, Lehrbeauftragte, Managerin in der Gesundheitswirtschaft, seit 2002 für die GKV tätig, derzeit stv. Leitung des Landesverbandes/FuE der BIG direkt gesund.

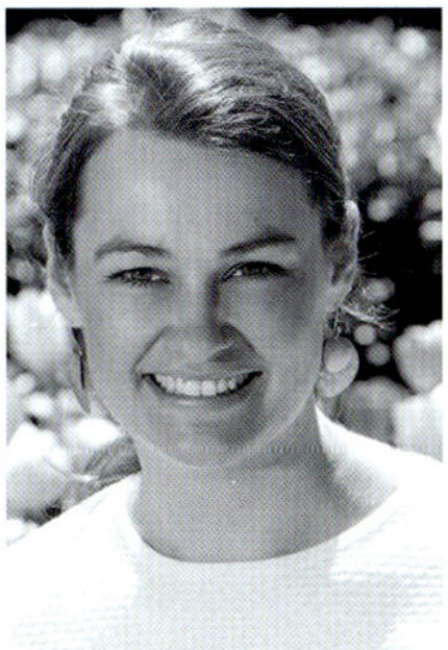

© Foto: privat

Dr. med. Mirja Mittermaier (geb. Ramke) ist Fellow des Digital Clinician Scientist Programms des Berlin Institute of Health (BIH), der Charité – Universitätsmedizin Berlin und der Deutschen Forschungsgemeinschaft (DFG). Ziel ihrer Forschung ist es die Pathogenese von viralen und bakteriellen Lungenentzündungen besser zu verstehen. Hierzu implementiert und entwickelt sie Deep-Learning Algorithmen, um hochauflösende Mikroskopbilder von virusinfizierten Lungengewebe zu analysieren. Zudem beschäftigt sie sich mit der Implementierung von digitalen Technologien in den klinischen Alltag. Parallel dazu arbeitet sie als Ärztin an der Medizinischen Klinik mit Schwerpunkt Infektiologie und Pneumologie der Charité – Universitätsmedizin Berlin. Davor war Dr. Mittermaier als Postdoctoral Research Fellow im "Howe-Laboratory" der Harvard Medical School angestellt. Sie studierte Humanmedizin an der Medizinischen Hochschule Hannover, wo sie am Institut für Virologie promovierte

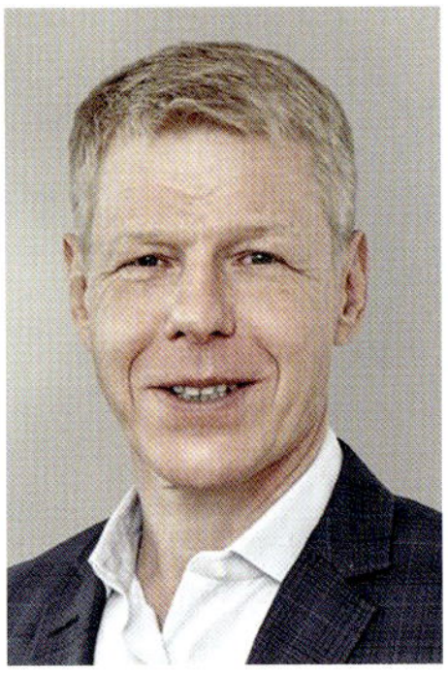

© Foto: privat

Tom Mühlmann ist Digital Culture Expert aus Überzeugung und Erfahrung und berät etablierte Unternehmen, die auch im Digitalen Zeitalter erfolgreich bleiben wollen. Diese Expertise bringt er auch beim Bundesverband der Pharmazeutischen Industrie (BPI e. V.) als Chief Digital Officer und Geschäftsfeldleiter Digitale Transformation ein. Aufgrund seiner rund 20-jährigen Erfahrung in Führungspositionen quer durch viele Branchen von IT, Pharma, Handel bis Freizeit und vom Konzern bis zum Startup (Microsoft, Garmin, Scout24, NewMoove, Grillido, how2lead.digital) kennt er die Herausforderungen und Chancen des Digitalen Zeitalters aus erster Hand. Auf Basis vielzähliger Projekte ist er davon überzeugt, dass für die erfolgreiche Digital Transformation eine zeitgemäße Unternehmens- und Führungskultur eine deutlich wichtigere Rolle spielt als die Technologie selbst.

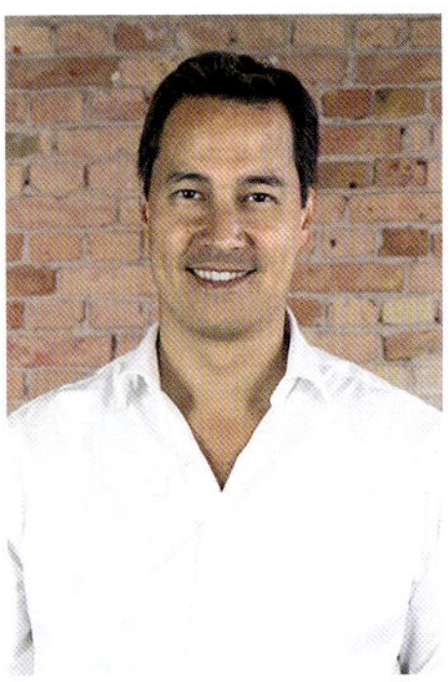

© Foto: Ada Health GmbH

Daniel Nathrath ist Vorstandsvorsitzender des SVDGV und Geschäftsführer von Ada Health, einer KI-gestützten Gesundheitsplattform die Menschen auf der ganzen Welt hilft, ihre Symptome besser zu verstehen und passende Behandlungsmöglichkeit zu finden. Nach dem Jurastudium als Fulbright-Stipendiat an der University of Houston und dem MBA an der University of Chicago fokussierte er sich anschließend auf die Unternehmensberatung bei der BCG. Vor der Mitgründung von Ada Health war er am Aufbau und Leitung mehrerer internationaler Internet-Start-ups beteiligt.

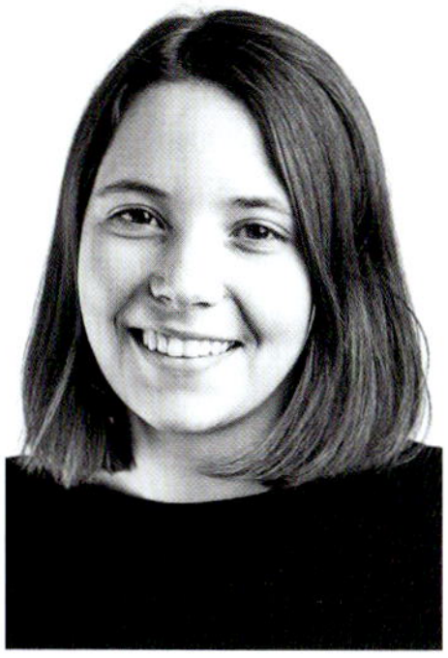

© Foto: Astrid Dill

Laura Nelde ist Startup Relationship Managerin bei Flying Health, mit einem Fokus auf Marktzugangsmöglichkeiten für Digital Health Startups. Das Flying Health Startup-Team unterstützt dabei sowohl deutsche als auch internationale Startups bei Fragen zum Markteintritt und Geschäftsmodellen, insbesondere im deutschen Gesundheitssystem. Durch den kontinuierlichen Austausch mit innovativen Startups weltweit und Scouting-Aktivitäten für das Flying Health Partnernetzwerk hat Laura Nelde ein umfassendes Wissen über die digitale Gesundheitslandschaft mit ihren wichtigsten Akteuren aufgebaut. Laura Nelde hat einen MPhil in Bioscience Enterprise von der University of Cambridge.

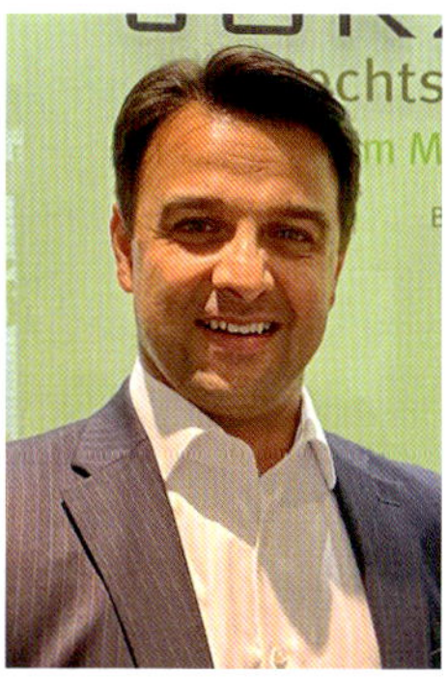

© Foto: privat

Frank Sarangi studierte Rechtswissenschaften an der Ruhr-Universität Bochum. Im Anschluss absolvierte er das postgraduiertes Masterstudium „Medizinrecht" an der Heinrich Heine Universität Düsseldorf. Frank Sarangi ist Fachanwalt für Medizinrecht und seit 2016 Lehrbeauftragter der Fakultät für Gesundheit der Universität Witten/Herdecke und unterrichtet dort seit dem Sommersemester 2021 auch zum Digital Track im Gesundheitswesen. Herr Sarangi hat 14 Jahre lang im Rettungsdienst gearbeitet und gibt die Zeitschrift „Notfall + Rettungsmedizin" mit heraus. Er kann auf knapp 200 Vorträge zurückblicken und neben diversen Buchbeiträgen und einem eigenen Buch auf mehr als 40 Veröffentlichungen. Der Anwalt vertritt und berät Ärzte, Kliniken, Rettungsdienste, Start-Ups und alle weiteren Leistungserbringer im Gesundheitssektor und wurde mehrfach als Sachverständiger im Gesundheitsausschuss des Deutschen Bundestages zu aktuellen Gesetzgebungsvorhaben angehört.

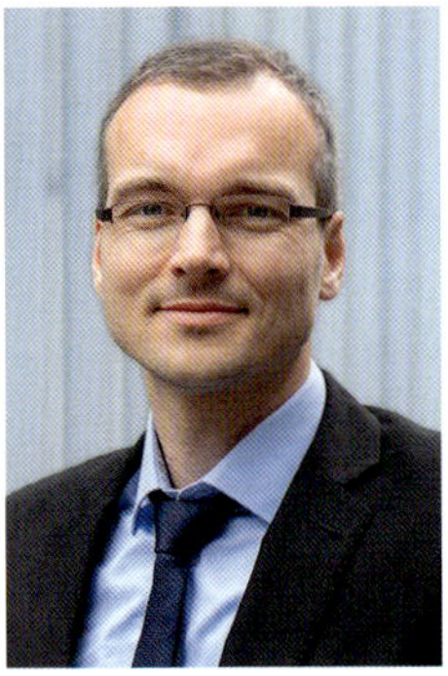

© Foto: WIG2 GmbH

Dr. Tonio Schönfelder beschäftigt sich langjährig mit Fragestellungen zur Messung und Evaluation der Qualität im Gesundheitswesen mit Fokus auf digitalen Gesundheitsinnovationen. Seine Arbeitsschwerpunkte liegen darüber hinaus auf der Untersuchung und Beschreibung von Versorgungsstrukturen, der Erstellung von Evidenzanalysen sowie der Entwicklung von Market Access-Strategien im Gesundheitswesen. Seit 2019 ist er am WIG2 Institut in Leipzig tätig und Leiter für den Fachbereich Versorgungsforschung. Parallel ist Dr. Schönfelder Gastdozent am Lehrstuhl für Gesundheitswissenschaften/Public Health an der TU Dresden, wo er ebenfalls habilitiert.

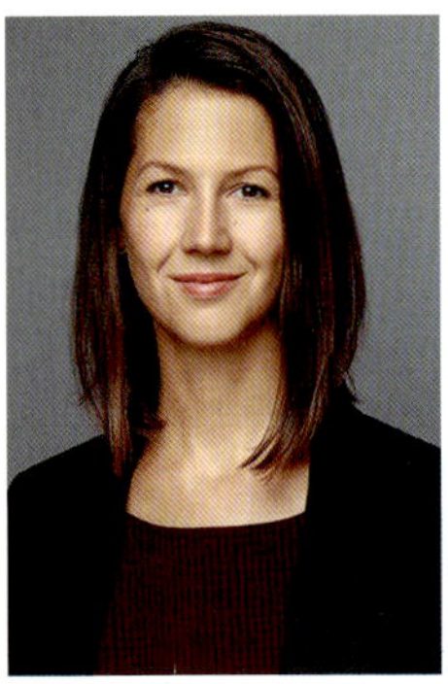

© Foto: privat

Mareike Schröder ist selbstständige PR-Beraterin und Redakteurin und auf die Kommunikationsberatung von Digital-Health-Unternehmen und -Organisationen spezialisiert. Ein Schwerpunkt ihrer Arbeit ist die Kommunikation rund um die Zulassung und den Marktzugang von DiGA. Seit mehreren Jahren begleitet sie Start-ups und junge Unternehmen in der Patienten- sowie in der Fachkommunikation. Zuvor hat sie die Kommunikation eines E-Health Startups verantwortet und war als Beraterin und PR-Redakteurin in verschiedenen Agenturen tätig. Mareike Schröder ist Mitglied des PR-Netzwerks „The Medical Network".

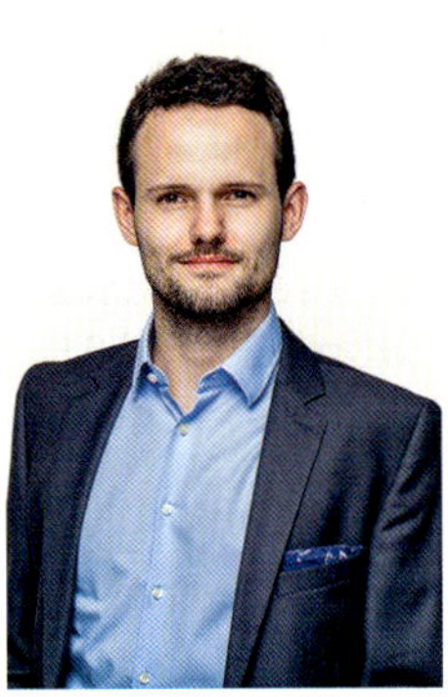

© Foto: fbeta GmbH

David Seißler ist Gesundheitsökonom und arbeitet als Berater bei der fbeta GmbH im Bereich Digital Health. Dort begleitet er nationale und internationale Start-ups und andere Unternehmen aus dem Digital-Health-Bereich zu verschiedenen Themen rund um den Marktzugang zum ersten Gesundheitsmarkt. Schwerpunkte seiner Beratung sind neben einer optimalen Marktzugangsstrategie die Themenfelder Evaluation und Studiendesign sowie Nutzenbewertung und HTA. David Seißler hat Gesundheitsökonomie an der Hochschule RheinMain (B.Sc.) und der Universität Bayreuth (M.Sc.) studiert und sich im Rahmen seiner Masterarbeit mit den methodischen Herausforderungen und möglichen Lösungsansätzen bei der Nutzenbewertung von Medizinprodukten, unter anderem auch Digital-Health-Anwendungen, auseinandergesetzt.

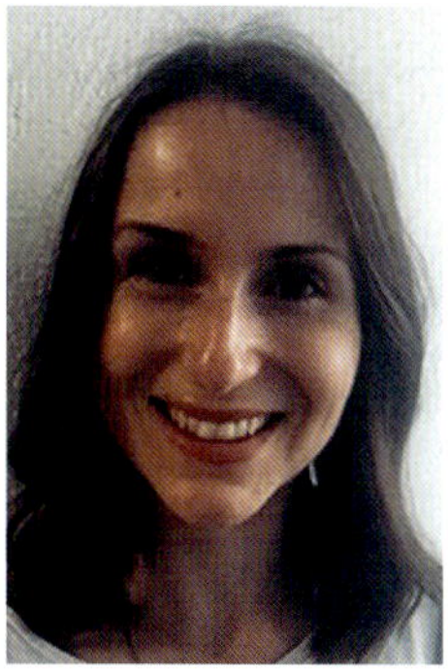

© Foto: privat

Caroline Stellmach hat International Business Management im Bachelor in Berlin studiert. Ein Fulbright Stipendium ermöglichte es ihr, zwei Auslandssemester an der Rutgers Business School in New Jersey (USA) zu verbringen und ein halbjähriges Praktikum bei einem Pharmaunternehmen vor Ort zu machen. Nach erfolgreichem Studienabschluss war sie fünf Jahre lang in Pharmaunternehmen in Deutschland und den USA im Finanzbereich tätig, bevor sie ein Zweitstudium der Biochemie in Berlin mit dem Bachelor absolvierte und 2020 den Master in Mikro- und Zellbiologie erhielt. Momentan arbeitet Caroline als Wissenschaftliche Mitarbeiterin in der AG eHealth und Interoperabilität an der Charité/BIH.

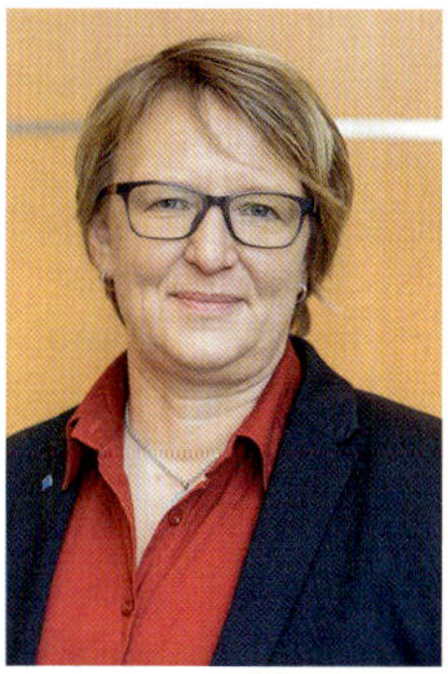

© Foto: Rafalzyk

Prof. Dr. med. Dipl.-Ing. Sylvia Thun: Die approbierte Ärztin und Dipl.-Ingenieurin Sylvia Thun ist seit 2011 Professorin für Informations- und Kommunikationstechnologie im Gesundheitswesen an die Hochschule Niederrhein und leitet dort das eHealth Kompetenzzentrum. Seit 2018 ist sie Charité Visiting Professor, gefördert durch die Stiftung Charité. Zusätzliche leitet sie die Core Unit eHealth & Interoperabilität am Berlin Institut of Health (BIH).

2014 erhielt sie die Auszeichnung des BMBF und der Gesellschaft für Informatik zum „Digitalen Kopf". 2020 erlangte sie die Zusatzbezeichnung ‚Medizinische Informatik' der Ärztekammer Nordrhein. Sie ist zudem Zertifikatsinhaberin der Medizinischen Fachgesellschaft GMDS für Medizinische Informatik.
Sylvia Thun ist die Vorsitzende des Spitzenverband IT-Standards im Gesundheitswesen (SITiG) und Vorsitzende HL7 Deutschland, sie ist stellv. Obfrau DIN Fachausschuss Medizinische Infor-matik und Delegierte zum ISO TC 215 „Medizinische Informatik" und CEN TC 215.

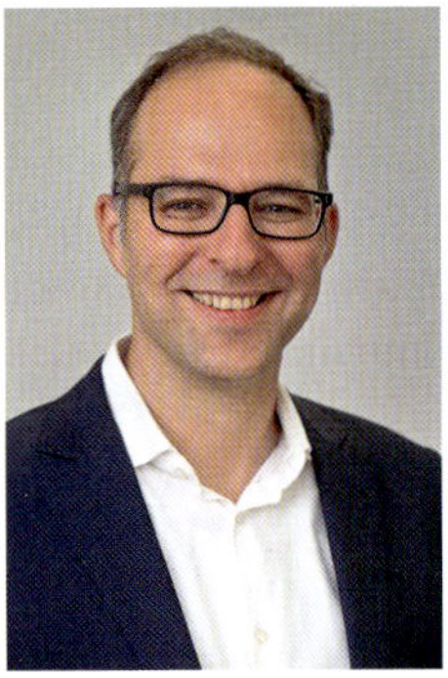

© Foto: Dieter Menne

Dr. Elmar Waldschmitt, Ausbildung zum Industriekaufmann in der Konsumgüterindustrie, Studium der Volkswirtschaftslehre in Marburg und Waterloo/Kanada, anschließend Promotion. Berufliche Stationen: Deutscher Bundestag, Die Familienunternehmer e. V. Seit 2007 im Gesundheitswesen tätig bei BIG direkt gesund, derzeit als Vorstandsbeauftragter Strategie, digitales Innovationsmanagement und Politik, seit 2017 Geschäftsführer des Healthy Hub.

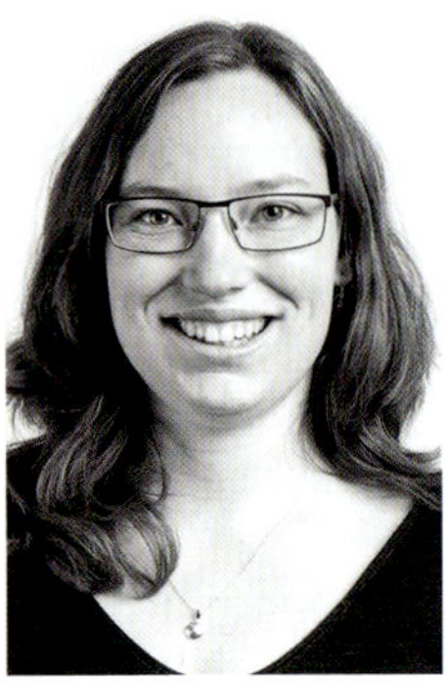

© Foto: Astrid Dill

Laura Wamprecht verantwortet als Geschäftsführerin bei Flying Health das Partnership Programm, welches den Rahmen für die Zusammenarbeit mit den Partnerunternehmen definiert. Die Biochemikerin stieß bereits 2015 als die erste Mitarbeiterin zum Team dazu und hat in dieser Zeit durch die enge Zusammenarbeit mit den führenden Akteuren der Gesundheitswirtschaft und den darin eingebundenen Startups einen signifikanten Marktüberblick über die noch junge Branche der digitalen Medizin im In- und Ausland sowie Markteintrittsstrategien für Digital Health Produkte gewonnen. Ihr Wissen hat Frau Wamprecht bereits in verschiedenen Veröffentlichungen beispielsweise im Bundesgesundheitsblatt sowie als Expertin im Rahmen von Keynote Vorträgen und Paneldiskussionen eingebracht.

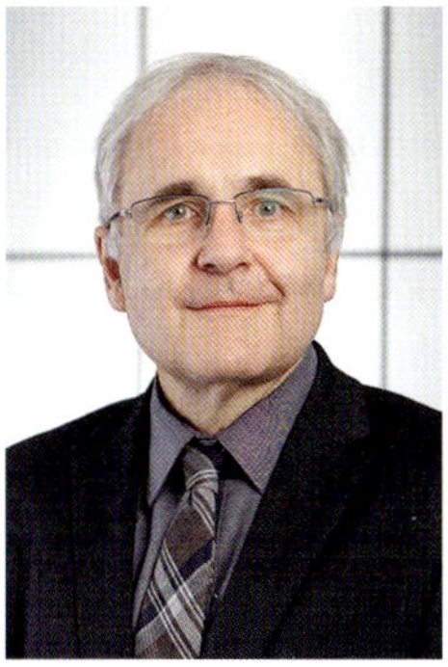

© Foto: privat

Prof. Dr. Jürgen Wasem hat VWL, Politikwissenschaft und Sozialpolitik an der Pennsylvania State University, der University of Sussex und der Uni Köln studiert, in Köln in Ökonomie promoviert und in Bielefeld in Gesundheitswissenschaften habilitiert. Nach beruflichen Stationen im Bundesministerium für Arbeit und Sozialordnung, der Fachhochschule Köln und dem Max-Planck-Institut für Gesellschaftsforschung folgten Professuren an der LMU München und der Universität Greifswald. Seit 2003 ist er Lehrstuhlinhaber an der Uni Duisburg-Essen. Wasem ist seit August 2020 Vorsitzender der Schiedsstelle für Vergütungsbeträge für digitale Gesundheitsanwendungen. Er ist seit 2007 des Erweiterten Bewertungsausschusses für die vertragsärztliche Versorgung. Er war u. a. von 2015 bis 2019 Vorsitzender der Schiedsstelle für Arzneimittelpreise und von 2009 bis 2018 Vorsitzender des Wissenschaftlichen Beirats zur Weiterentwicklung des Risikostrukturausgleichs. 2013/14 war er Vorsitzender der Deutschen Gesellschaft für Gesundheitsökonomie.

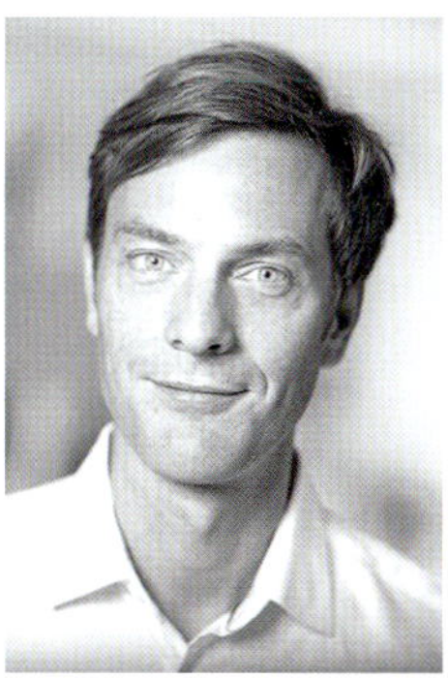

© Foto: Katrin Mainka

Prof. Dr. Kai Wehkamp, MPH ist Geschäftsführender Oberarzt in der Klinik für Innere Medizin I am Universitätsklinikum Schleswig-Holstein, Kiel, sowie Professor für Public Health im Department Medizinmanagement der Medical School Hamburg. Seit 2017 ist er zudem in leitender Funktion im Innovationsfondsprojekt „Making SDM a Reality“ tätig, in dem Maßnahmen zur Verbesserung der Patientenzentrierung implementiert werden. Außerdem ist er beratend für verschiedene Start-ups mit Bezug zur Versorgungsqualität tätig und engagiert sich für Nachwuchskräfte im Bereich der Gesundheitswirtschaft. In praktischer Tätigkeit, Wissenschaft und Lehre liegt sein Interesse an den Schnittstellen von Gesundheitssystem/-wirtschaft, Krankenhausmanagement, klinischem Qualitätsmanagement, Controlling und Ethik mit besonderem Fokus auf der Nutzbarmachung digitaler Prozessunterstützung für eine Verbesserung der Versorgungsqualität und Patientenzentrierung.

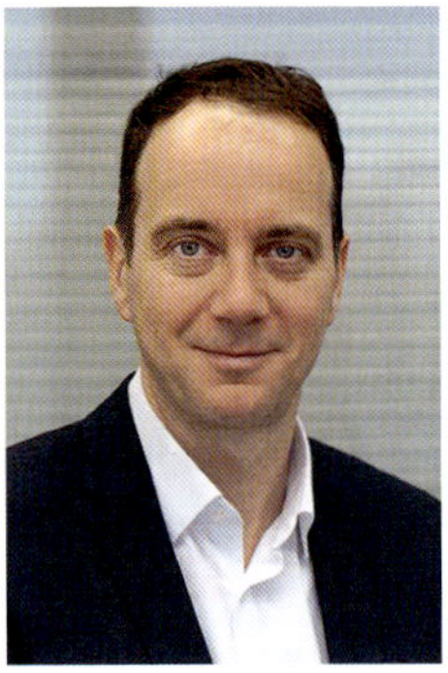

© Foto: Unabhängige Patientenberatung Deutschland

Marcel Weigand ist seit 2019 Leiter Kooperationen und digitale Transformation bei der Unabhängigen Patientenberatung Deutschland (UPD). Seine berufliche Laufbahn begann er als Dipl. Sprachheilpädagoge 1999 in einer Praxis und einer neurologischen Klinik. Nach einem berufsbegleitenden Studium der Angewandte Gesundheitswissenschaften war er ab 2005 beim Gemeinsamen Bundesausschuss in der Abteilung stationäre Qualitätssicherung tätig. Ab 2007 leitete er das Referat Netzwerkmanagement bei der UPD Deutschland. Anschließend arbeitete er neun Jahre lang als Projektleiter für die Weisse Liste-Krankenhaussuche der Bertelsmann Stiftung und war 2019 Leiter des Innovationsfondsprojekts digital SACCIA. Der zertifizierte Auditor und Qualitätsmanagementbeauftragte (DGQ) war vier Jahre im Vorstand beim Aktionsbündnis Patientensicherheit und ist seit 2018 auch als freier Berater tätig.

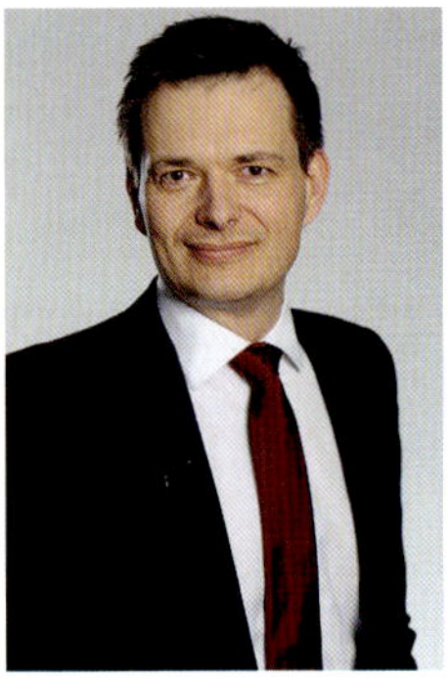

© Foto: Arvato Systems

Jan Wemmel hat Nachrichtentechnik in Bremen studiert und hält einen MBA der Cranfield Business School. In verschiedenen Führungspositionen, beispielsweise bei PwC, Pfizer und Arvato, hat Jan Wemmel seit über 20 Jahren digitale Innovation entworfen und umgesetzt. Bei Arvato Systems verantwortet er seit 2012 den Bereich E-Health und hat dort maßgeblich die Implementation der Telematikinfrastruktur und ihrer Dienste gestaltet. Er engagiert sich außerdem aktiv im Vorstand des Arbeitskreises E-Health des Bitkom.

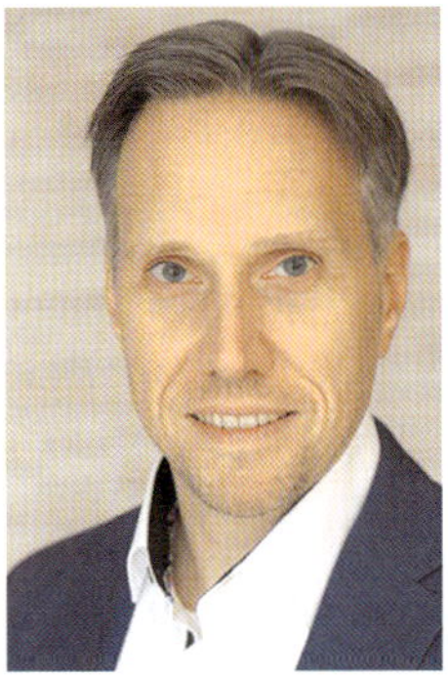

© Foto: privat

Der Biologe und promovierte Biochemiker **Dr. Daniel Wirth** war mehrere Jahre als Clinical Research Associate und Business Developer im Bereich nicht-Interventionelle Studien bei dem auf den Pharmamarkt spezialisierten Forschungsunternehmen IMS (heute: IQVIA) tätig, bevor er 2011 als Manager Marktzugang zu Janssen ging. Dort hatte er in unterschiedlichen Indikationsfeldern national und auf europäischer Ebene Führungspositionen inne. Aktuell leitet er bei Janssen-Cilag in Deutschland den Bereich Market Access für solide Tumore, Immunologie und Augenerkrankungen.